AF203953

J. Pfeil · W. Siebert · A. Janousek · C. Josten (Hrsg.)

Minimal-invasive Verfahren in der Orthopädie und Traumatologie

Springer-Verlag Berlin Heidelberg GmbH

J. Pfeil · W. Siebert · A. Janousek · C. Josten (Hrsg.)

Minimal-invasive Verfahren in der Orthopädie und Traumatologie

Mit 311 Abbildungen, davon 222 in Farbe

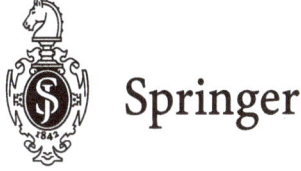

Springer

Herausgeber:

Professor Dr. J. Pfeil
Orthopädische Kliniken Wiesbaden
Mosbacher Straße 10
65187 Wiesbaden

Professor Dr. W. Siebert
Orthopädische Klinik Kassel
Wilhelmshöher Allee 345
34131 Kassel

Dr. A. Janousek
Unfallkrankenhaus Lorenz-Böhler
Donaueschingenstr. 13
1200 Wien, Österreich

Professor Dr. C. Josten
Klinik für Unfall-
und Wiederherstellungschirurgie
Liebigstr. 27
04103 Leipzig

ISBN 3-540-66168-9 Springer-Verlag Berlin Heidelberg New York

Die Deutsche Bibliothek – CIP-Einheitsaufnahme
Minimal-invasive Verfahren in der Orthopädie und Traumatologie/Hrsg.: J. Pfeil ... – Berlin ; Heidelberg ; New York ; Barcelona ; Honkong ; London ; Mailand ;
Paris ; Singapur ; Tokio ; Springer, 2000
ISBN 978-3-642-63035-4 ISBN 978-3-642-57090-2 (eBook)
DOI 10.1007/978-3-642-57090-2

Herstellung: PRO EDIT GmbH, Heidelberg
Zeichnungen: Medical Art, Gudrun und Adrian Cornford
Einbandgestaltung: Erich Kirchner, Heidelberg
Satz: Hagedorn Kommunikation, Viernheim
Gedruckt auf säurefreiem Papier   SPIN 10661531   24/3135SO 5 4 3 2 1 0

Vorwort

Minimal-invasive Verfahren haben in den vergangenen Jahren in allen chirurgischen Disziplinen große Bedeutung gewonnen. Der aufgeklärte Patient wünscht, ja fordert sie geradezu. Nach dem Grundsatz „weniger ist mehr" wird diesen Methoden, die weitestgehende Weichteilschonung garantieren, mittlerweile generell der Vorzug vor den konventionellen Eingriffen gegeben.

Diesem Trend folgend, sind von Ärzten in Zusammenarbeit mit Ingenieuren und Technikern ein perfektioniertes Equipment und ausgereiftere Implantate entwickelt worden, die bei vereinfachten und verkürzten Operationsabläufen bessere Resultate durch die erheblich reduzierte Weichteiltraumatisierung zeigen. Patienten schätzen insbesondere die postoperative schnelle Mobilisierung und Belastungsfähigkeit, d. h. eine sehr kurzfristige Arbeitsunfähigkeit sowie eine kurze stationäre Behandlung bzw. – bei gänzlichem Verzicht darauf – die ambulante Operation.

Die minimal-invasiven Verfahren sind neben der deutlichen Qualitätsverbesserung für die Patienten auch für die Kostenträger ein wirtschaftlich günstiges Konzept und deshalb zukunftsträchtig.

„Am Puls der Zeit". In diesem Sinn haben Orthopäden und Traumatologen sich zusammengefunden und das hier vorliegende Buch verfaßt. Sie haben ihre speziellen Erfahrungen und Innovationen zum minimal-invasiven Vorgehen eingebracht. Dabei ist es ein besonderes Anliegen, über die reine Wissensvermittlung hinaus die Kollegen anzuregen, diese Verfahren selbst aktiv weiter zu entwickeln. Es wäre wünschenswert, sie in absehbarer Zeit in einer erweiterten Auflage einem interessierten Fachpublikum zur Verfügung stellen zu können.

JOACHIM PFEIL,
Wiesbaden,
für die Herausgeber

Inhaltsverzeichnis

Kniegelenk und Unterschenkel

Allgemein

Mitarbeiterverzeichnis

BEISSE, RUDOLF, Dr. med.
Berufsgenossenschaftliche Unfallklinik Murnau,
Professor-Küntscher-Straße 8, 82418 Murnau

BROLL-ZEITVOGEL, ELIANE, Dr. med.
Parkklinik Bad Rothenfelde, Parkstraße 12–14,
49214 Bad Rothenfelde

BUCH, MATTHIAS, Dr. med.
Orthopädische Klinik Kassel,
Wilhelmshöher Allee 345, 34131 Kassel

DIENST, MICHAEL, Dr. med.
Orthopädische Universitäts- und Poliklinik,
66421 Homburg

FAUST, ANGIE
Orthopädische Klinik Kassel,
Wilhelmshöher Allee 345, 34131 Kassel

GLADBACH, BRUNO, Dr. med.
Orthopädische Klinik Wiesbaden,
Mosbacher Straße 10, 65189 Wiesbaden

HANGODY, LÁSZLÓ, Dr. med.
Usoky-Hospital, Orthopaedic and Trauma
Department, Mexicoi-Street 62, 1145 Budapest, Ungarn

HEIJENS, ETIENNE, Dr. med.
Orthopädische Klinik Wiesbaden,
Mosbacher Straße 10, 65187 Wiesbaden

HEMPFLING, HARALD, Prof. Dr. med.
Berufsgenossenschaftliche Unfallklinik,
Prof.-Küntscher-Straße 8, 82418 Murnau

HESS, THOMAS, Dr. med., PD
Orthopädische Universitäts- und Poliklinik,
66421 Homburg

HOFFMANN, FRANK, Dr. med.
Klinik für Orthopädie und Sportorthopädie,
Pettenkoferstraße 10, 83022 Rosenheim

HOFMANN, GUNTHER O., Dr. med., Dr. rer. nat., PD
Berufsgenossenschaftliche Unfallklinik Murnau,
Prof.-Küntscher-Straße 8, 82418 Murnau

JANOUSEK, ANDREAS, Dr. med.
Unfallkrankenhaus Lorenz-Böhler,
Donaueschingenstraße 13, 1200 Wien, Österreich

JEROSCH, JÖRG, Prof. Dr. med.
Johanna-Etienne-Krankenhaus
Klinik für Orthopädie und Orthopädische Chirurgie
Am Hasenberg 46, 41462 Neuss

JOSTEN, CHRISTOPH, Prof. Dr. med.
Klinik für Unfall- und Wiederherstellungschirurgie,
Liebigstraße 27, 04103 Leipzig

KATSCHER, SEBASTIAN
Klinik für Unfall- und Wiederherstellungschirurgie
der Universität Leipzig, Liebigstraße 20a,
04103 Leipzig

KRIEGER, MANFRED, Dr. med.
Königsberger Ring 2-8, 65239 Hochheim

KRÖDEL, ANDREAS, Prof. Dr. med.
Alfried-Krupp-Krankenhaus, Alfried-Krupp-Straße 21,
45117 Essen

LEE, SANG-HO, M.D., Ph.D.
Wooridul Hospital, 16th Fl. Samboo Bldg.,
676 Yeoksam Dong Kangnam-gu, Seoul 135–080,
South Korea

LESSL, WOLF, Dr. med.
Kreillerstr. 62a, 81673 München

LILL, HELMUT, Dr. med.
Klinik für Unfall- und Wiederherstellungschirurgie
der Universität Leipzig, Liebigstraße 20,
04103 Leipzig

MAYER, MICHAEL H., PD, Dr. med.
Wirbelsäulenzentrum der Orthopädischen Klinik
München-Harlaching, Harlachinger Straße 51,
81547 München

PELINKA, HARTMUT, Dr. med.
AUVA
Adalbert-Stifter-Str. 65, 1200 Wien, Österreich

PFEIL, JOACHIM, Prof. Dr. med.
Orthopädische Kliniken Wiesbaden,
Mosbacher Straße 10, 65187 Wiesbaden

POVACZ, PAUL, Dr. med.
Abt. Unfallchirurgie der Landeskrankenanstalten
Salzburg, Müllner Hauptstraße 48, 5020 Salzburg,
Österreich

SAUR, PETRA, Dr. med., PD
Zentrum Anaesthesiologie, Rettungs- und Intensiv-
medizin, Georg-August-Universität Göttingen,
Robert-Koch-Straße 40, 37075 Göttingen

SCHIPPINGER, GERT, Dr. med.
Univ.-Klinik für Unfallchirurgie,
Auenbruggerplatz 7a, 8036 Graz, Österreich

SEIL, ROMAIN, Dr. med.
Orthopädische Universitäts- und Poliklinik,
66421 Homburg

SIEBERT, WERNER, Prof. Dr. med.
Ortopädische Klinik Kassel, Wilhelmshöher Allee 345,
34131 Kassel

SOMMERFELD, FRANK P., Dr. med.
Orthopädische Klinik Kassel, Wilhelmshöher
Allee 345, 34131 Kassel

SPERNER, GERNOT, Univ.-Dozent, Dr. med.
Universitätsklinik für Unfallchirurgie, Anichstraße 35,
6020 Innsbruck, Österreich

STÜTZ, ARNDT, Dr. med.
Berufsgenossenschaftliches Unfallkrankenhaus
Hamburg, Bergedorfer Straße 10, 21033 Hamburg

VERHEYDEN, PETER, Dr. med.
Klinik für Unfall- und Wiederherstellungschirurgie
der Universität Leipzig, Liebigstraße 20a,
04103 Leipzig

Wirbelsäule

Thorakoskopische Eingriffe an der Wirbelsäule

R. Beisse

Vorbemerkungen

Thorakoskopische Eingriffe an der Wirbelsäule stellen aufgrund des hohen technischen und operativen Aufwands in der Regel keine Notfalleingriffe dar. Sie werden zum Zeitpunkt der Wahl nach Ausschluß von Begleitverletzungen bei stabilen Kreislaufverhältnissen und ausreichender Lungenfunktion vorgenommen. Gegen den notfallmäßigen ventralen Eingriff sprechen auch die häufig mit der Wirbelsäulenverletzung vergesellschafteten Traumen der Thoraxwand und der intrathorakalen Organe, deren Ausmaß sich häufig erst in den Folgetagen nach dem Unfall manifestiert.

Instabile Verletzungen der Wirbelsäule sind dringlich zu operieren, wohingegen das Vorliegen neurologischer Ausfälle eine Indikation zum Notfalleingriff darstellt. Zu bevorzugen ist in diesen Fällen eine primär dorsale Stabilisierung mit einem Fixateur interne mit evtl. ergänzender dorsaler Dekompression des Spinalkanals. Ist im Rahmen des thorakoskopischen Eingriffs zusätzlich zum Wirbelkörper-(teil-)ersatz mit Span die Stabilisierung mit einem Metallimplantat vorgesehen, so ist bereits beim Ersteingriff auf eine deckplattennahe Plazierung der Pedikelschrauben zu achten, um eine Kollision der eingebrachten Pedikelschrauben mit den Verankerungsschrauben des ventralen Implantats beim Zweiteingriff zu vermeiden. Eine transpedikuläre Spongiosaplastik kann entfallen.

Diagnostische Vorgehensweise

Klinische Untersuchung

Im Vordergrund der Diagnostik von traumatischen, anlagebedingten und degenerativen Veränderungen der Wirbelsäule stehen radiologische Verfahren, so daß sich die klinische Untersuchung, insbesondere bei dem Verdacht auf eine Verletzung der Rumpfwirbelsäule, auf die Erhebung des neurologischen Status beschränken kann. Begleitverletzungen gilt es ausschließen.

Apparative Diagnostik

Röntgen, CT und MRT

Bei geeigneten Unfallmechanismen (Hochrasanztrauma, Sturz aus >2,5 m Höhe) sollte eine Traumaserie mit Röntgenaufnahmen der gesamten Wirbelsäule in beiden Ebenen, des Beckens und des Thorax angefertigt werden. Konventionell nicht eindeutig beurteilbare Übergangssegmente oder Abschnitte mit eindeutigen Verletzungszeichen werden mittels CT weiter abgeklärt. Die computertomographischen Schichtaufnahmen des verletzten Wirbelkörpers stellen eine wesentliche Grundlage der Entscheidung für oder gegen eine kurzstreckige monosegmentale interkorporelle Fusion dar. Um eine sichere Verankerung des Spans und der grundplattennah zu plazierenden Schrauben zu erreichen, muß mindestens 1/3 des Wirbelkörpers computertomographisch eine intakte und tragfähige Knochenstruktur aufweisen. Im Einzelfall ist für die Operationsplanung eine 3-D-Rekonstruktion hilfreich.

Neurologische Ausfallserscheinungen ohne ein entsprechendes knöchernes Äquivalent im konventionellen Röntgenbild oder CT erfordern zum Ausschluß einer spinalen Kontusion oder Einblutung eine erweiterte Diagnostik mittels Magnetresonanztomographie.

Vor rekonstruktiven Eingriffen sind das Ausmaß der Fehlstellung und die erforderliche Korrektur exakt zu vermessen.

Lungenfunktionsprüfung, Blutgasanalyse

Die Indikation zur präoperativen Beurteilung der Lungenfunktion trägt dem Umstand Rechnung, daß sowohl Fehlstellungen als auch Verletzungen der Wirbelsäule durch ein direktes Trauma der intrathorakalen Organe eine Beeinträchtigung der Lungenfunktion nach sich ziehen können. Der thorakoskopische Eingriff selbst, der die weitgehende Ausschaltung einer Lungenhälfte voraussetzt, kann hier zu einer Verschlechterung der pulmonalen Ausgangssituation führen.

Bildliche Darstellung und Erläuterung des technischen Equipments (Abb. 1)

Bildübertragung

Die Bildkette besteht aus einer 30°-Winkeloptik mit daran angekoppelter hochauflösender 3-Chip-Videokamera. Die Ausleuchtung des verhältnismäßig großen intrathorakalen Operationsraums erfordert eine lichtstarke (Xenon-) Kaltlichtquelle. Das Bild wird auf 2 Operateur und Assistent gegenüberstehende Monitore übertragen. Da der Assistent „gegen die Kamera arbeitet", wird ihm ein in zweifacher Hinsicht gespiegeltes Bild angeboten, das eine sichere Instrumentenführung erschwert und auf Dauer außerordentlich ermüdet. Hier empfiehlt sich die Verwendung eines Gerätes mit optionaler digitaler Umkehrfunktion des Bildes (Reverse-Video, Fa. Storz). Eine digitale Bildaufzeichnungseinheit (Digital Still Recorder, Fa. Sony) und ein Videorekorder ergänzen den Videoturm.

Instrumente

Konventionelles Instrumentarium

Benötigt werden Instrumente für die Anlage und den Verschluß der Portzugänge: 10er Skalpell, stumpfe Schere, chirurgische Pinzette, schmale Langenbeck-Haken, Nadelhalter, monopolare Hochfrequenzdiathermie. Für die Entnahme des Beckenkammspans benötigt man zusätzlich eine oszillierende Säge, ein Raspatorium und gebogene Meißel sowie für die Rekonstruktion des Beckenkamms bei dünner Weichteildeckung ein Kleinfragmentinstrumentarium Titan (Drittelrohrplatte) [4].

Endoskopisches Instrumentarium

Wir verwenden hierfür ein speziell für die minimalinvasive Wirbelsäulenchirurgie entwickeltes Instrumentarium für die endoskopische Weichteilpräparation und Knochenbearbeitung. Präparierhaken, Tastastab, scharfe Haltezange 5 mm, Overholt 10 mm 90° abgewinkelt, Overholt gebogen 5 mm, Saug-Spül-Ein-

Abb. 1. Videoeinrichtung, Optik und Instrumente

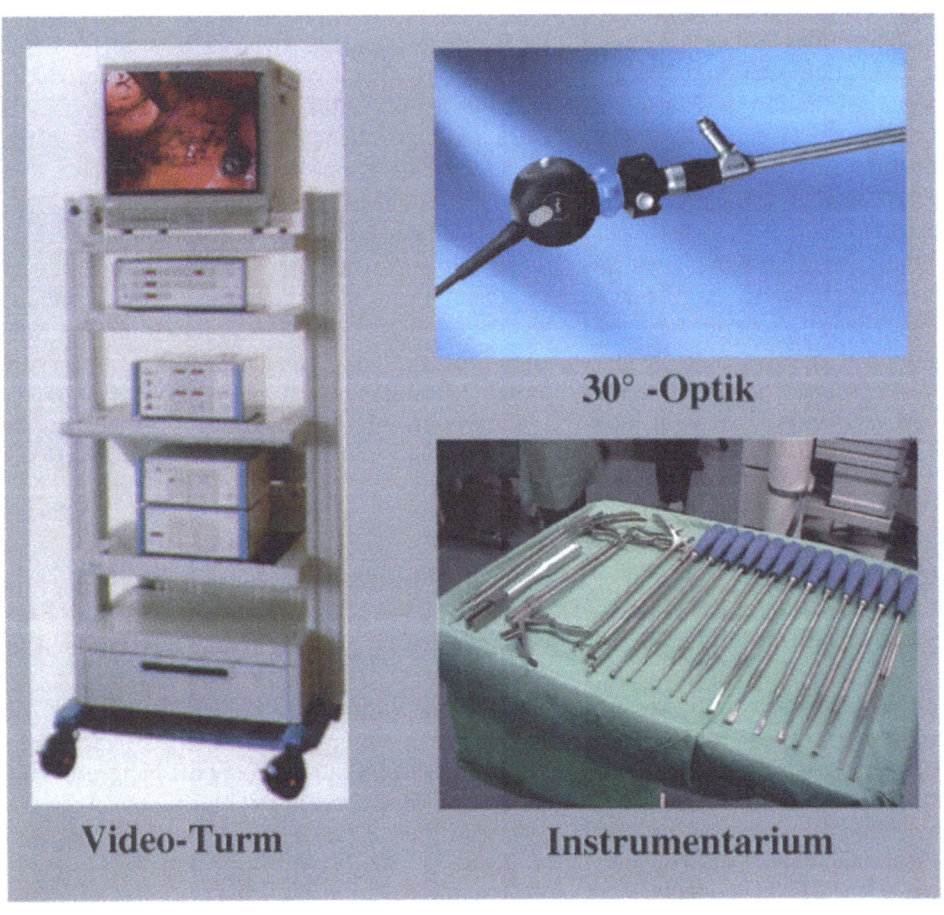

richtung mit 5 mm Rohransatz und der Möglichkeit zum Anschluß an ein Cellsaver-System, Spreizzangen in 2 verschiedenen Längen der Spekula, Wechselstab für den Austausch einer Trokarhülse gegen die Spreizzange. (Aesculab AG & Co KG, Am Aesculap-Platz, 78532 Tuttlingen). Benötigt wird ein monopolares Hochfrequenzdiathermiegerät oder ein Ultraschallgenerator mit verschiedenen Ansätzen (Auto Suture GmbH, Tempelsweg 26, 47918 Tönisvorst). Aufgrund der Komplikationsmöglichkeiten im Zusammenhang mit der Anwendung monopolaren Stroms in unmittelbarer Nähe zentralnervöser Strukturen favorisieren wir die Verwendung von Ultraschall zur Blutstillung und Gewebsdurchtrennung.

Für die minimal-invasive Knochen- und Bandscheibenresektion werden extralange Instrumente verwendet, die eine Länge zwischen 20 und 30 cm aufweisen. Die Instrumente sollten massiv ausgeführt sein und gut in der Hand liegen. Sie werden überwiegend beidhändig geführt: „Eine Hand führt, die andere sichert". Dazu gehören ein Osteotom, ein Bandscheibenmesser, gerade und abgewinkelte Rongeure und Stanzen, Stößel, Cloward-Löffel, Küretten, Tasthaken und ein Dissektor. Das Set wird ergänzt durch einen Knochenspanhalter mit Gewinde und ein Instrument für die endoskopische Distanzmessung (Aesculap AG & CO KG, Am Aesculap-Platz, 78532 Tuttlingen).

Für die Ausarbeitung des Spanlagers und die Osteotomie des Wirbelkörpers bei sklerosiertem Knochen hat sich der Einsatz einer Hochfrequenzfräse bewährt (Midas-Rex Medinorm AG, Med.-techn.-Produkte, Hüttenstr. 16, 66583 Elversberg).

An Einmalinstrumenten verwenden wir einen Retraktor (Endo-Retract, Auto Suture GmbH, Tempelsweg 26, 47918 Tönisvorst) zum Beiseitehalten von Lunge oder Zwerchfell sowie einen Applikator für die Clipligatur der Segmentgefäße (Acuclip, Braun-Dexon GmbH, B.-Schuster-Str. 46, 55116 Mainz). Das Zwerchfell kann manuell genäht oder zeitsparender mit einem Stapler (Universal-Hernia-Stapler 65°, Auto Suture GmbH, Tempelsweg 26, 47918 Tönisvorst) verschlossen werden.

Für die Montage des Implantats (MACS TL) sollten die vom Hersteller angebotenen und auf das Implantat abgestimmten Instrumente verwendet werden. Knochenpfriem, Hülsen, lange Schraubendreher, und Schraubenschlüssel. (Aesculab AG & Co KG, Am Aesculap-Platz, 78532 Tuttlingen).

Implantate

Seit einigen Monaten ist ein auf den endoskopischen Eingriff zugeschnittenes winkelstabiles Implantat auf dem Markt erhältlich (MACS TL, AESCULAP), das wir seither regelmäßig verwenden. Von den urspünglich für die offene Wirbelsäulenchirurgie entwickelten Implantaten sind darüber hinaus nur wenige für die minimal invasive Technik geeignet. Unsere Erfahrungen beschränken sich hier auf den Einsatz der Z-Plate (Sofamor Danek GmbH, Kölner Str. 265, 51149 Köln) und in Ausnahmefällen auf das Ventrofix-System der Fa. Synthes.

Anästhesie

Die Operation erfolgt in Allgemeinanästhesie nach präoperativer Anlage eines Periduralkatheters zur postoperativen Schmerzbehandlung. Die Verwendung eines Doppellumentubus ermöglicht die weitgehende Ausschaltung einer Lungenhälfte auf der Operationsseite. In den meisten Fällen, insbesondere bei den Eingriffen an der unteren BWS und dem thorakolumbalen Übergang, ist eine Teilbelüftung der linken Lunge unter Einsatz einer 2. Beatmungsmaschine möglich. Ein Cell-saver-System zur Blutrückgewinnung kann installiert werden. In Anbetracht eines durchschnittlich zu erwartenden Blutverlustes zwischen 200 und 500 ml ist eine Aufbereitung nur selten sinnvoll. Für den Eingriff sind 4 Konserven Fremdblut bereitzustellen. Bei Selektiveingriffen sollten 2–3 Einheiten Eigenblut vorgesehen werden. Wird eine Thoraxdrainage mit Sog eingelegt, ist ein postoperativer Überwachungsplatz auf der Intensivstation bereitzustellen.

Lagerung und Anzeichnen der Zugänge (Abb. 2)

Lagerung

In Rückenlage wird zunächst die seitengetrennte Intubation vorgenommen und die einwandfreie Lage des Doppellumentubus bronchoskopisch kontrolliert. Der Patient wird dann achsengerecht in eine stabile Seitenlage gebracht, die durch eine Vierpunktabstützung durch Seitstützen über der Symphyse, dem Kreuzbein, den Schulterblättern und mittels einer Armstütze gesichert wird. Auf eine ausreichende Polsterung prominenter Körperpartien ist besonders im Hinblick auf die zumindest anfangs längere Operationszeit zu achten.

Bei der Entscheidung zwischen Rechts- und Linksseitenlage hat sich aus anatomischen Gründen dabei das folgende Vorgehen bewährt:
- Frakturhöhe Th 4–Th 8: Linksseitenlagerung und Zugang von rechts,
- Frakturhöhe Th 9–L 3: Rechtsseitenlagerung und Zugang von links.

Der oben befindliche Arm ist in Elevation flach nach vorne zu lagern, um die Bewegungsfreiheit der

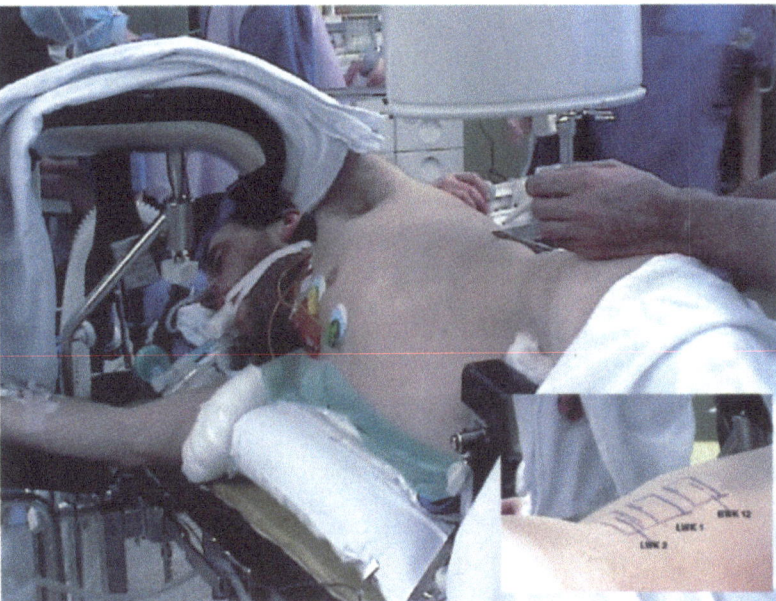

Abb. 2. Seitenlagerung und Markierung der zu instrumentierenden Wirbel auf der seitlichen Thoraxwand

langen Optik- und Instrumentenschäfte nicht einzuschränken. Vor Beginn der Operation ist die freie Dreh- und Schwenkbarkeit des C-Bogens sowie die überlagerungsfreie Abbildung der zu instrumentierenden Wirbel zu überprüfen!

Anzeichnen der Zugänge

Dieser Vorgang gehört zu den wichtigsten Maßnahmen vor Beginn der eigentlichen Operation. Eine fehlerhafte und ungenaue Anlage des Arbeitstrokars kann den gesamten Operationsablauf behindern und zur Fehllage von Implantaten führen.

Zunächst wird der verletzte Wirbelsäulenabschnitt mit einem Röntgenbildverstärker in seitlicher Durchleuchtung identifiziert. Jeder zu instrumentierende Wirbel wird zentral eingestellt, um Projektionsfehler zu vermeiden. Dabei ist auf eine überlagerungsfreie Darstellung der Grund- und Deckplatte als auch der Hinterkante ohne Doppelkontur zu achten. Mit einem röntgendichten Gegenstand, z. B. einem langen Raspatorium und einem Fettstift, werden nun die einzelnen Wirbelkörper schrittweise auf die laterale Thorax- oder Bauchwand übertragen und dort eingezeichnet. Der Arbeitstrokar wird orthograd über dem verletzten Segment eingezeichnet, wobei der Verlauf der Rippen manchmal dazu zwingt, in den darunter oder darüber befindlichen Interkostalraum auszuweichen. Es hat sich bewährt, den Trokar für die Optik in der Wirbelsäulenachse 2–3 Interkostalräume kranial oder kaudal des Arbeitstrokars einzuzeichnen. Bei Eingriffen an der BWS liegt die Optik kaudal, bei Eingriffen an der unteren BWS und dem thorakolumbalen Übergang

kranial des Arbeitsportals. Die Zugänge für die Spülung/Saugung und den Retraktor liegen etwa eine handbreit ventral der zuerst genannten. Abschließend kann mit dem Fettstift der Verlauf des Beckenkamms markiert werden.

Nach dem sterilen Abwaschen wird von der Mitte des Sternums bis zur Dornfortsatzreihe und von der Achsel bis handbreit kaudal des Beckenkamms (Spanentnahme!) abgedeckt.

Beide Monitore werden nun am Fußende des Operationstisches schräg gegenüber dem Operateur und Assistenten aufgestellt. Operateur und Kameramann stehen zusammen im Rücken des Patienten. Der C-Bogen wird bei Bedarf zwischen diesen positioniert. Assistent und Röntgenbildverstärkermonitor stehen gegenüber.

Operationsablauf (s. Abb. 3)

Anlage der Zugänge

Der thorakoskopisch gesteuerte Operationsablauf wird anhand einer Fraktur des 1. Lendenwirbels Typ A3.1 dargestellt. Die Spondylodese wird monosegmental von BWK 12 auf LWK 1 vorgenommen. Zuerst wird der am weitesten kranial und sicher thorakal gelegene Zugang über eine 1,5 cm lange Hautinzision im Verlauf des Interkostalraums als Minithorakotomie angelegt. Nach dem Einsetzen schmaler Langenbeck-Haken werden in der Art eines Wechselschnitts die einzelnen Muskelschichten unter Nachsetzen der Haken stumpf mit der Schere in Faserrichtung eröffnet, bis die Pleu-

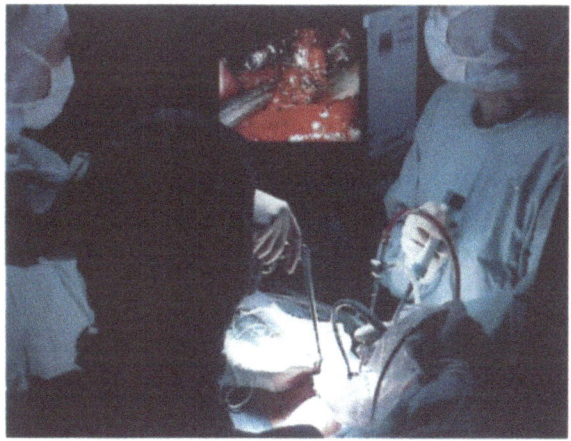

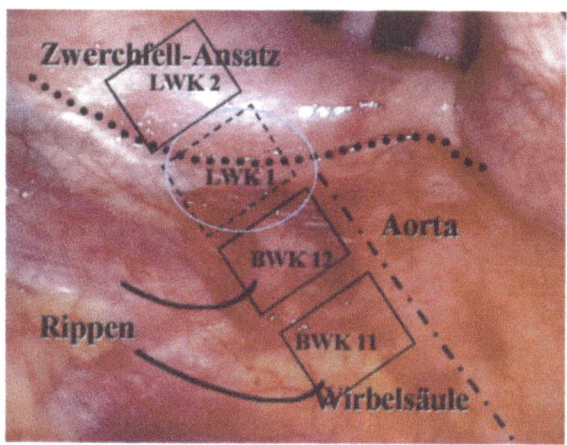

Abb. 3. Intraoperative Situation nach Anlage der Zugänge und Einführen der Instrumente

Abb. 4. Intraoperativer Situs

ra unter Sicht perforiert werden kann. Darunter ist nun das sich atemsynchron verschiebende Lungenparenchym sichtbar. Nach dem Eindrehen des ersten 10-mm-Trokars informieren wir den Anästhesisten, um die Lunge kollabieren zu lassen. Die Optik wird flach in Richtung des 2. Zugangs eingeführt und unter Sicht vorgeschoben. Durch Eindrücken der geplanten Eintrittsstelle des 2. Trokars mit dem Finger kann die Durchtrittsstelle an der inneren Brustwand sichtbar gemacht werden. Dort inzidieren wir die Haut und gehen mit der Schere unter spreizenden Bewegungen bis zur gut sichtbaren Perforation der Pleura durch die Scherenspitze ein. Der 2. Trokar wird eingedreht. In gleicher Technik werden nun die weiteren Trokare eingebracht und die Portale mit den entsprechenden Instrumenten besetzt.

Situs

Der Situs (Abb. 4)wird mit einem fächerartig entfalteten Retraktor dargestellt, der über die ventral gelegene Trokarhülse unter Sicht eingeführt wurde. Er drängt das Zwerchfell und Lungenparenchym nach kaudal und medial ab und spannt gleichzeitig den Zwerchfellansatz an. Mit einem Taststab werden nun die Vorderkante und der Verlauf der Wirbelsäule und die hintere Begrenzung der Aorta identifiziert. Durch wechselweise Anspannung des Zwerchfellansatzes an der Wirbelsäule und an den Rippen mit dem Retraktor wird der Ansatz identifiziert und der Verlauf der Zwerchfellinzision mit dem Präparierhaken unter Anwendung monopolaren Stroms oder mit Ultraschall markiert (s. auch Kap. Operationsvarianten: „Thorakolumbale Eingriffe mit Zwerchfellinzision"). Es folgt die schichtweise Durchtrennung des Zwerchfells mit der Schere oder dem Präparierhaken unter Belassen eines

etwa 1 cm breiten Randsaums, um den späteren Verschluß zu erleichtern. Das präperitoneale Fettgewebe wird mitsamt dem Peritonealsack von der Psoasmuskulatur mit einem Präpariertupfer abgeschoben. Wir splitten die Fasern des M. psoas vorsichtig in Längsfaserrichtung mit einem Raspatorium und schieben die Muskulatur vom Wirbelkörper nach ventral ab. An dieser Stelle sollten die Segmentgefäße nicht verletzt werden, da die Blutungsquelle in der Muskulatur nur schwer zu identifizieren ist.

Setzen von Landmarken

Einen wesentlichen Schritt zur Sicherstellung der Orientierung stellt das Setzen von Landmarken in den zu instrumentierenden Wirbelkörpern dar (Abb. 5). Wir verwenden als Landmarken die für die Befestigung des Plattenimplantats vorgesehenen Spannelemente. Der

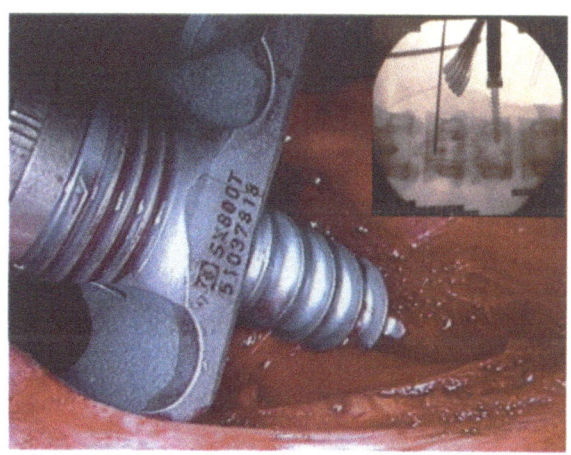

Abb. 5. Setzen der 1. Schraube mit Spannelement über einen Spickdraht im BWK 12

Retraktor wird hierzu in die Zwerchfellücke eingesetzt. Unter Bildverstärkereinsatz wird die genaue Eintrittsstelle für die 1. Schraube über einen Spickdraht mit einem kanülierten Pfriem markiert und die seitliche Kortikalis des Wirbelkörpers damit eröffnet. Die erste Schraube wird grundplattennah und parallel zur Hinterkante eingedreht, wobei deren Richtung in seitlicher Projektion und abschließend auch die Länge der Schraube in der a.p.-Projektion kontrolliert wird. Der Spickdraht wird entfernt. In gleicher Weise wird das 2. Spannelement eingebracht. Wir speichern das Röntgenbild zur Orientierung auf dem Bildverstärkermonitor ab.

Teilkorporektomie, Diskektomie (Abb. 6)

Die Segmentgefäße werden mit einem Raspatorium und einem rechtwinklig gebogenen Overholt vom Periost des Wirbelkörpers abgehoben, mit einem Titanclipapplikator (Acuclip, Braun-Dexon GmbH, B.-Schuster-Str. 46, 55116 Mainz) 4fach ligiert und mit der Schere durchtrennt.

Wir markieren die Ausdehnung der Teilkorporektomie mit einem Osteotom und eröffnen den Bandscheibenraum mit einem Bandscheibenmesser. Es folgt die Resektion der angrenzenden Bandscheibe(n) und der frakturierten Anteile des Wirbelkörpers mit dem Osteotom und Rongeuren. Zur Ausarbeitung des Spanlagers, insbesondere bei sehr hartem Knochen, kann auch eine Hochfrequenzfräse verwendet werden. Die Länge und Breite des Knochendefekts werden ausgemessen, wobei eine noch erforderliche Reposition und Aufrichtung der Wirbelsäule bei der Bemessung der Spanlänge zu berücksichtigen ist. Die Messung wird dann unter lordosierendem Druck mit der flachen Hand des Operateurs gegen die Wirbelsäule von dorsal vorgenommen.

Spanentnahme

Der Beckenkammspan wird trikortikal aus dem vorderen Beckenkamm entnommen, der nach der Hautinzision subperiostal dargestellt wird. Die Länge des Spans wird auf dem Beckenkamm abgegriffen und mit einem Meißel markiert, wobei die Spanlänge 1–2 mm länger als gemessen gewählt wird, um einen festen Sitz des Spans im Wirbelkörper zu erreichen. Mit der oszillierenden Säge werden die entsprechenden Sägeschnitte ausgeführt und der etwa 30 mm tiefe Span an seiner Basis mit dem gebogenen Meißel abgesetzt. Zur Wiederherstellung der Kontur des Beckenkamms wird eine Drittelrohrtitanplatte in der von Blauth [4] angegebenen Technik an den Enden angebogen, eingesetzt und mit Spongiosaschrauben fixiert.

Spaninterposition (Abb. 7)

Die seitliche Kortikalis des von Periost- und Muskelresten gesäuberten Spans wird mehrfach unter der Vorstellung einer erleichterten Gefäßeinsprossung mit einem 2,0-mm-Bohrer perforiert. Der Span wird dann zentral mit einem 2,5-mm-Bohrer angebohrt und der Spanhalter mit Gewinde eingedreht. Die Ränder des Spans können, soweit erforderlich, mit der oszillierenden Säge geglättet werden. Um den Durchtritt des Spans durch die Thoraxwand zu erleichtern, verwenden wir die Kunststoffverpackung einer Redondrainage als Gleitschutz, in die der Span eingeschlagen wird. Nach dem Austausch des Arbeitstrokars gegen die Spreizzange werden schmale Langenbeck-Haken eingesetzt und der Span zwischen den Rippen hindurch geschoben. Späne über 2 cm Länge werden der Länge nach nach Einsetzen von Langenbeck-Haken eingebracht und erst intrathorakal mit dem Spanhalter verbunden. Der Spanhalter erleichtert ein passgenaues

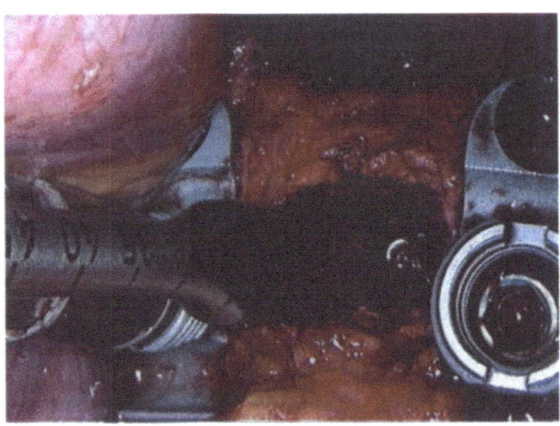

Abb. 6. Teilkorporektomie LWK 1 und Diskektomie Th 12/L 1

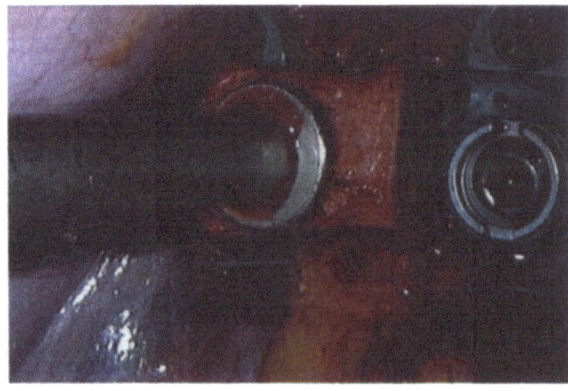

Abb. 7. „Press-fit"-Interposition eines trikortikalen Beckenkammspans

Einsetzen des Spans in den Wirbelkörperdefekt. Bei noch erforderlicher Reposition wird die Aufrichtung des betroffenen Segments durch kräftigen Druck mit der flachen Hand des Assistenten auf die Dornfortsatzreihe des frakturierten Wirbelsäulenabschnitts im Sinne einer Lordosierung herbeigeführt. Der Span ist soweit einzustoßen, daß die Oberkante unter der seitlichen Begrenzung des Wirbelkörpers zu liegen kommt und eine zentrale Position des Spans hergestellt ist. Eingeschlagene Bandscheibenreste und Weichteile können dabei ein Hindernis darstellen und müssen entfernt werden. Marginale seitliche Osteophyten werden mit einem Rongeur abgetragen, um die Platte bündig dem Wirbelkörper auflegen zu können.

Plattenmontage (Abb. 8)

Die zuvor ausgewählte Platte wird auf die Spannelemente aufgelegt. Unter Bildverstärkerkontrolle in a.-p.-Projektion werden nunmehr die Schrauben bis in die korrekte Position im Wirbelkörper eingedreht. Nach der Befestigung der Platte mit Muttern werden die ventralen Plattenlöcher mit winkelstabil in der Platte gelagerten Schrauben etwa gleicher Länge bestückt.

Unter Lösung des Retraktors wird der freie Rand der Zwerchfellinzision mit einer scharfen Faßzange (5 mm) gefaßt und dem Randsaum leicht überlappend genähert. In dieser Position werden nun die Klammern des über den Arbeitstrokar (12,5 mm) eingebrachten Klammernahtgeräts gesetzt oder das Zwerchfell durch eine endoskopische Handnaht verschlossen.

Thoraxdrainage, Pleurakath

Nach dem Verschluß des Zwerchfells spülen wir die Thoraxhöhle und entfernen noch verbliebene Blutkoagel. Eine 28-Ch-Thoraxdrainage wird über einen der ventralen Zugänge im kostodiaphragmalen Rezessus plaziert. Wir legen zusätzlich einen Pleurakathkatheter ein, um die Thoraxdrainage frühzeitig nach 12 h entfernen zu können. Restergüsse können dann über den Pleurakath entlastet werden. Die Einlungenbeatmung wird aufgehoben und die vollständige Entfaltung der bis dahin ausgeschalteten Lunge thorakoskopisch kontrolliert. Die Portale werden schichtweise verschlossen.

Operationsvarianten/Besonderheiten

Thorakolumbale Eingriffe mit Zwerchfellinzision (Abb. 9)

Eingriffe auf Höhe des thorakolumbalen Übergangs erfordern häufig eine Ablösung des Zwerchfellansatzes. Im Gegensatz zu der früher üblichen ausgedehnten Ablösung des gesamten linksseitigen Zwerchfells genügt für Interventionen am 12. Brust- und 1. Lendenwirbel in der Regel ein 2–3 cm langer Einschnitt in das Zwerchfell unmittelbar über der Wirbelsäule. Für den Zugang zum 2. Lendenwirbel ist eine randständige Schnitterweiterung mit teilweiser Ablösung des Zwerchfells auch von den angrenzenden Rippen erforderlich.

Dabei wird nach Einstellen des Situs der tiefste zu instrumentierende Punkt des Wirbelsäulenabschnitts unter Bildverstärkerkontrolle bei noch intaktem Zwerchfell mit einem röntgendichten Taststab lokali-

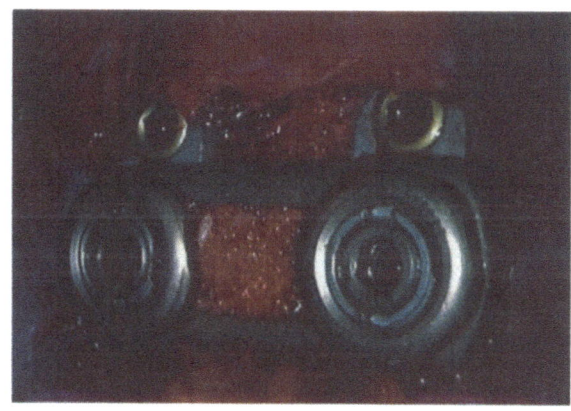

Abb. 8. Abgeschlossene Montage eines winkelstabilen Implantats (MACS) bei monosegmentaler Spondylodese BWK 12/LWK 1

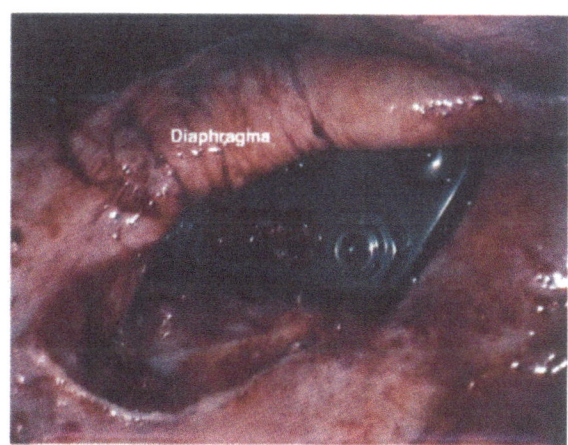

Abb. 9. Monosegmentale Spondylodese Th 12/L 1 mit Zwerchfellinzision unter Verwendung einer Z-Plate®

siert, um die Ausdehnung der erforderlichen Zwerchfellinzision abschätzen zu können. Durch Zug und Entlastung des Diaphragmas mit dem Retraktor können dann der Zwerchfellansatz und die Vorderkante der Wirbelsäule durch Betastung mit einem Taststab identifiziert werden. Im Abstand von einem Zentimeter vom Ansatz setzen wir Markierungen mit der Hochfrequenzdiathermie oder dem Ultraschallmesser, die der späteren Zwerchfellinzision entsprechen. Das Gewebe wird dann schichtweise unter Koagulation der Gefäße durchtrennt, bis in der Tiefe die Faszie des M. psoas erscheint. Das retroperitoneale Fettgewebe und der Peritonealsack können dann stumpf mit einem Präpariertupfer abgeschoben werden. Die Inzision wird nach Beendigung des Eingriffs an der Wirbelsäule mit einem Stapler (Abb. 10) (Universal-Hernia-Stapler 65°, Auto Suture GmbH, Tempelsweg 26, 47918 Tönisvorst) verschlossen. Sicherer und kostensparender ist der Verschluß durch die endoskopische Handnaht.

Versorgung mittlerer LWS-Abschnitte (3. Lendenwirbel)

Im Falle einer Instrumentierung des 3. Lendenwirbelkörpers reicht in der Regel auch eine ausgedehnte Inzision des Zwerchfells nicht mehr aus, um hier die Schrauben orthograd und grundplattennah unter thorakoskopischen Bedingungen zu setzen. Hierzu ist es erforderlich, einen Trokar knapp unterhalb des Zwerchfells zu plazieren. Unter thorakoskopischer Sicht wird zunächst der Zwerchfellansatz in üblicher Weise über der Wirbelsäule und den angrenzenden Rippe inzidiert und dann der Sinus phrenico-costalis eingestellt. Unter digitaler Palpation inzidieren wir die Haut knapp unterhalb des Zwerchfellansatzes. Nach

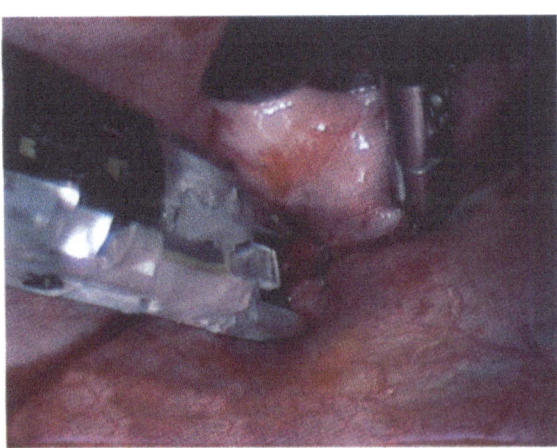

Abb. 10. Verschluß der Zwerchfellinzision mit einem Stapler

Durchtrennung der Faszie des M. quadratus lumborum schieben wir digital unter Schonung der perirenalen Faszie das retroperitoneale Fett von der seitlichen und hinteren Bauchwand und dem M. psoas ab, bis die Spitze des Fingers unterhalb des Zwerchfells in der Zwerchfellöffnung erscheint. Der Finger wird nun zurückgezogen und vorsichtig gegen den stumpfen Wechselstab ausgetauscht. Wird dessen Spitze sichtbar, kann die Trokarhülse darüber geschoben werden. Ein Retraktor wird in den Zwerchfellspalt eingesetzt, um Zwerchfell, Milz und Niere nach ventral wegzuhalten. Der Eingriff kann dann in üblicher Weise fortgeführt werden.

2-Höhen-Eingriffe

Das endoskopische Verfahren eignet sich in idealer Weise zur Versorgung von Läsionen auf verschiedenen Höhen der Rumpfwirbelsäule. Hierzu werden zu Beginn des Eingriffs der Optik- und Arbeitszugang über jeweils einer der Läsionshöhen eingezeichnet und entsprechend mit Trokaren besetzt. Nach der Versorgung der 1. Fraktur werden der Arbeitstrokar und der Optiktrokar gegeneinander ausgetauscht und der 2. Eingriff durchgeführt. Bei erheblicher Distanz der Frakturen kann es erforderlich sein, ein 5. Portal zu besetzen.

Spinale Dekompression von vorne (Abb. 11)

Die Indikation zur Dekompression des Spinalkanals wird nicht einheitlich gestellt. Wir sehen die Indikation bei jeder neurologischen Symptomatik im Zusammenhang mit einer signifikanten Einengung des Spinalkanals und gehen wie folgt vor: Zunächst werden die dorsal gelegenen Schrauben als Landmarken gesetzt und die Segmentgefäße des Wirbelkörpers geclipt und durchtrennt. Mit einem Raspatorium schieben wir die Weichteile mitsamt der Nervenwurzel auf Höhe des Ansatzes der Bogenwurzel nach dorsal ab und legen die Bogenwurzel frei. Nachdem wir die Unterkante der Bogenwurzel mit einem Tasthaken unter Schonung der austretenden Nervenwurzel identifiziert haben, wird der Wirbelbogen an seinem Ansatz am Wirbelkörper in kaudal-kranialer Richtung mit der Stanze und dem Rongeur abgetragen. Die Dura erscheint dann in der Tiefe. Unter guter Sicht durch Saugen und Spülen des Situs und eindeutiger Darstellung des Duralsacks wird die Wirbelkörperhinterkante von der Dura aus nach ventral hin abgetragen.

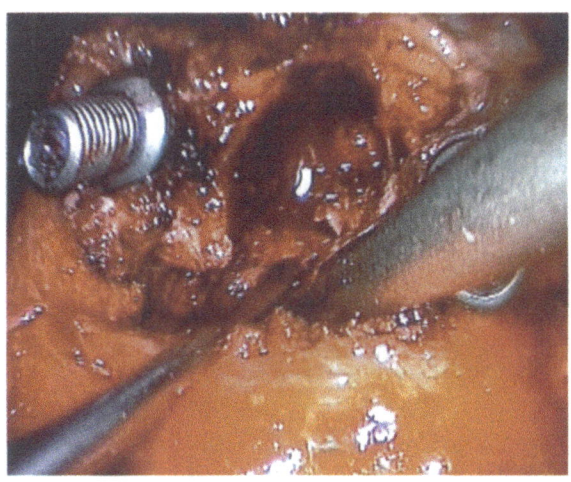

Abb. 11. Abgeschlossene Dekompression des Spinalkanals von vorne

Wirbelkörperersatz

Liegt eine Osteolyse des Wirbelkörpers oder eine starke osteoporotische Komponente der Fehlstellung oder Fraktur zugrunde, ist die Indikation zum Wirbelkörperersatz zu stellen. Wir verwenden hierbei den Titankorb nach Harms, der mit Knochenzement oder Spongiosa gefüllt, durch den Interkostalraum in die Thoraxhöhle eingeführt werden kann. Das gegenüber dem Beckenkammspan deutlich größere Volumen des Titankorbs erfordert eine ausgedehnte (Teil-)Korporektomie des Wirbels, um beim Einstößeln des Korbs keine Hinterkantenanteile Richtung Spinalkanal zu verlagern. Die Lage des Korbs ist mehrfach während des Einbringens in den Wirbelkörperdefekt mit einem Röntgenbildwandler in beiden Ebenen zu kontrollieren, um eine möglichst zentrale Position zu erzielen.

Indikation (Abb. 12a, b)

Wir sehen die Indikation zum ventralen endoskopischen Vorgehen bei Frakturen und Instabilitäten der Brust- und Lendenwirbelsäule in einem Bereich von BWK 4 bis einschließlich LWK 3 der Typen A1.2 und A 1.3 der AO-Klassifikation [9] mit signifikanter Knickbildung von mehr als 20° in der Sagittal- oder Frontalebene sowie bei den Typen A2, A3, B und C.

Frakturen der Typen B und C mit einer knöchernen oder ligamentären Läsion des hinteren Pfeilers erfordern eine zusätzliche dorsale Instrumentierung.

Posttraumatische, degenerative und tumorbedingte Einengungen des Spinalkanals können ebenso endoskopisch angegangen werden wie in Fehlstellung verheilte Frakturen mit und ohne Instabilität. Wie beim offenen Verfahren bedarf es bei letzteren meist eines kombiniert

dorsoventralen Vorgehens mit vollständiger Osteotomie der Wirbelsäule auf Höhe der Fehlstellung. Zur Erleichterung der Reposition kann temporär oder definitiv ein Fixateur interne von dorsal eingebracht werden.

Kontraindikation

Vorbestehende Erkrankungen mit wesentlicher pulmokardialer Einschränkung stellen ebenso eine Kontraindikation zum offenen und endoskopischen

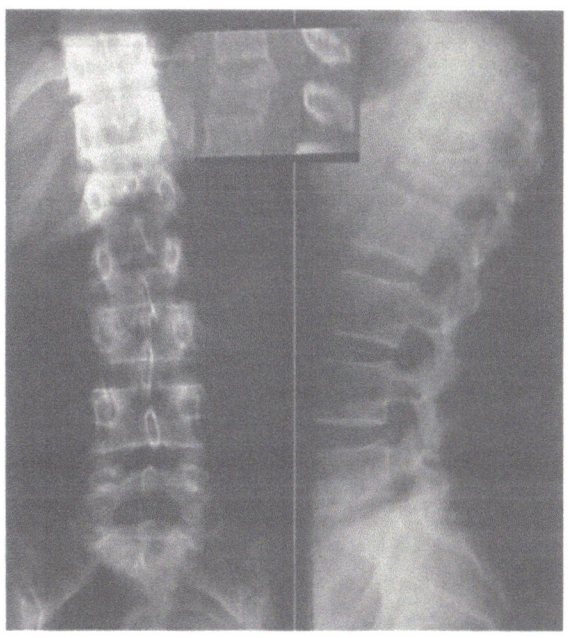

a

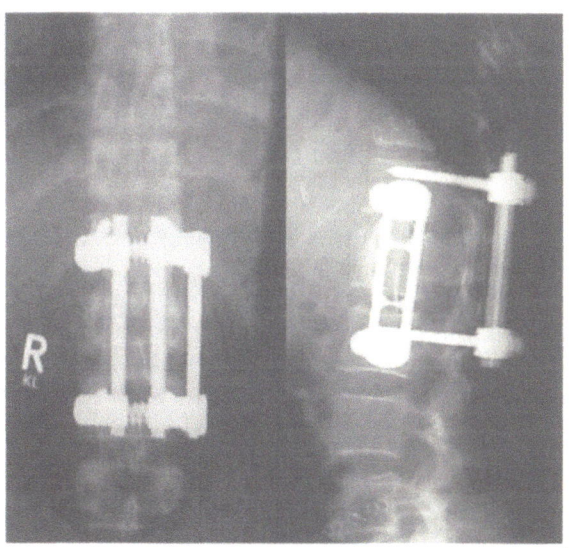

b

Abb. 12. a LWK 1-Fraktur Typ A 3.2; 29jährige Frau nach Rodelunfall, keine neurologischen Ausfälle, **b** ventrale bisegmentale Spondylodese Th 12/L 2 (ventrales Implantat MACS TL®, AESCULAP) nach primär dosaler Aufrichtung und Stabilisation mit Fixateur interne

Vorgehen dar wie ein manifestes akutes posttraumatisches Lungenversagen und Störungen der Blutgerinnung.

Nachbehandlung

Postoperative Phase

Noch im Operationssaal wird eine postoperative Abschlußkontrolle des instrumentierten Wirbelsäulenabschnitts in 2 Ebenen mit Röntgenbildverstärker und Photodokumentation vorgenommen. Der Patient kann in der Regel unmittelbar postoperativ extubiert werden. Eine Nachbeatmung über 24 h ist bei Patienten mit erhöhtem Operationsrisiko (Alter, chronische Lungenerkrankung, kardiovaskuläre Grunderkrankung, ausgedehnte Lungenkontusion) empfehlenswert.

Eine medikamentöse Thromboseprophylaxe durch subkutane Gabe eines für den Hochrisikobereich zugelassenen niedermolekularen Heparinpräparats ist indiziert.

Nach Entfernung der Thoraxdrainage am 1. postoperativenTag und Anfertigung einer Röntgen-Thorax-Kontrolle kann der Patient auf die Allgemeinstation verlegt werden. Der Pleurakath wird 48–72 h je nach Sekretionsmenge entfernt.

Mobilisation und Krankengymnastik

Ein Aufstehen über die gesunde Seite ist ab 1. postoperativen Tag unter Vermeidung von Kyphose und Torsion erlaubt. Wesentlich ist eine effektive Atemgymnastik unter Anleitung und mit Atemtrainer (Salvia-Gerät):

- 1. und 2. postoperative Woche: ab 2. Tag aktive und passive Krankengymnastik über etwa 1 h mit Aufstehen und Gehübungen, Rückenschule. Eigenständige Atemgymnastik. Verwendung eines Toilettenaufsatzes und eines Stehstuhls.
- 3. und 4. Woche: Intensivierung der Krankengymnastik auf 2–3 h/Tag, Wassertherapie mit Brust- und Rückenschwimmen. Das Sitzen ist mit Sitzkeil erlaubt.

Nach Freigabe der Torsion und des Sitzens ab der 6. postoperativen Woche wird die Krankengymnastik noch bis zum Ende der 12. postoperativen Woche weitergeführt.

Kontrolluntersuchungen

Kontrolluntersuchungen sollten stattfinden:

- am 2. postoperativen Tag: Konventionelle Röntgenaufnahmen in 2 Ebenen und CT des operierten Abschnitts nach Entfernung der Thorax- und Redondrainagen;
- in der 9. postoperativen Woche: Spätestens nach Rückkehr aus der Rehabilitationsbehandlung wird eine Röntgenkontrolle in 2 Ebenen durchgeführt.

Mit dem Eintritt der Arbeitsfähigkeit kann nach 12–16 Wochen gerechnet werden. Eine Metallentfernung des ventralen Implantats ist nicht erforderlich. Vor der Entfernung eines dorsalen Implantats (Fixateur interne) nach dorsoventralem Vorgehen sollte mittels CT der sichere Nachweis über den knöchernen Einbau des Spans geführt werden.

Literatur

1. Beisse R, Potulski M, Bühren V (1999) Thorakoskopisch gesteuerte ventrale Plattenspondylodese bei Frakturen der Brust- und Lendenwirbelsäule. Operat Orthop Traumatol 11: 54–69
2. Beisse R, Potulski M, Temme C, Bühren V (1998) Das endoskopisch kontrollierte Zwerchfell-Splittting – ein minimal invasiver Zugang zur ventralen Versorgung thorako-lumbaler Frakturen der Wirbelsäule. Unfallchirurg 101/8: 619–627
3. Beisse R, Potulski M, Ufer B, Bühren V (1999) Thorakoskopische Behandlung von Frakturen der Brust -und Lendenwirbelsäule – Operationstechnik und Frühergebnisse von 100 Fällen 1999. Arthroskopie, 12: 92–97
4. Blauth M, Knop C, Bastian L (1997) Brust- und Lendenwirbelsäule. In: Tscherne H, Blauth M (Hrsg) Unfallchirurgie. Springer, Berlin Heidelberg New York
5. Bühren V, Beisse R, Potulski M (1997) Minimal-invasive ventrale Spondylodesen bei Verletzungen der Brust- und Lendenwirbelsäule. Chirurg 68: 1076–1084
6. Huang TJ, Hsu WW, Liu HP, Liao YS, Shih HN (1997) Technique of video-assisted thoracoscopic surgery for the spine: new approach. World J Surg 21: 358–362
7. Liljenquist U, Steinbeck J, Halm H, Schröder M, Jerosch J (1996) Thorakoskopischer Zugang zur Brustwirbelsäule. Arthroskopie 9: 267–273
8. Mack MJ, Regan J, Bobechko WP, Acuff TE (1993) Applications of thoracoscopy for diseases of spine. Ann Thorac Surg 56: 736–738
9. Magerl F, Aebi S, Gertzbein SD, Harms J, Nazarian S (1994) A comprehensive classification of thoracic and lumbar injuries. Eur Spine J 3: 184–201
10. Mc Afee PC, Regan JR, Zdeblick T et al. (1995) The incidence of complications in endoscopic anterior thoracolumbar spinal reconstructive surgery. A prospective multicenter study comprising the first 100 consecutive cases. Spine 20: 1624–1632
11. Potulski M, Beisse R, Bühren V (1999) Die thorakoskopisch gesteuerte Behandlung der „vorderen Säule" Orthopäde 28: 723–730
12. Regan JJ, Mc Afee P, Mack M (1995) Atlas of endoscopic spine surgery. Quality Medical Publishing Inc., St. Louis
13. Rosenthal D, Rosenthal R, Simone A (1994) Removal of a protruded disc using microsurgery endoscopy. Spine 19: 1087–1091
14. Rosenthal D, Marquardt G, Lorenz R, Nichtweiss M (1996) Anterior decompression and stabilization using a microsurgical endoscopic technique for metastatic tumors of the thoracic spine. J Neurosurg 8: 565–572

Mikrochirurgischer, retroperitonealer Zugang zur interkorporellen Fusion von L2–L4

H. M. MAYER

Equipment

Bei dem beschriebenen Verfahren handelt es sich um eine mikrochirurgische Modifikation des konventionellen retroperitonealen Zugangs zur ventralen Lendenwirbelsäule. Folgendes Instrumentarium wird benötigt:

- Stirnlampe;
- Operationsmikroskop: 350 oder 400 mm (bzw. variabler) Fokus; Zoom bis 25fache Vergrößerung (Abb. 1a, b);
- Zugangsinstrumente,
- Hautreaktroren, scharf,
- Weichteilretraktoren mit unterschiedlicher Blattlänge,
- MINIALIF (minimal invasive anterior lumber interbody fusion) – Haken 80, 110, 125 x 20 sowie 80, 110, 125 x 35 mm,
- Mikroscheren gerade, gebogen,
- Bajonettpinzetten chirurgisch und anatomisch,
- lange gerade Stielklemme,
- langer chirurgischer Metallsauger,
- Clipapplikator für Gefäßclips,
- große und kleine Stieltupfer,
- gewinkeltes Bohrhandstück (180 mm) für Aesculap-Mikrotonsystem,
- 2,8 mm MINIALIF-Bohrer (Länge 10 mm),
- Gewebeschutz,
- Verankerungsschrauben,
- MINIALIF-Rahmenspreizersystem bestehend aus: kraniokaudalen Valven 95, 125, 155 mm Länge), Rahmenpreizer sowie Muskelretraktoren (105, 135, 165 mm) sowie Gefäßretraktoren (110, 140, 170 mm);
- Spondylodeseinstrumente für autologen trikortikalen Beckenkammspan

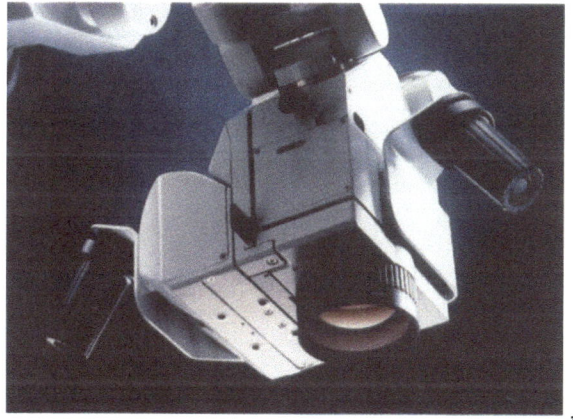

a

Abb. 1a, b. a Operationsmikroskop (Fa. Leica, Fokus 350 mm, –25fache Vergrößerung); **b** 3-D-Bildgebung des mikroskopischen Bildes über 2 Digitalkameras und head-mounted-Displays (Cyperspace-Helme)

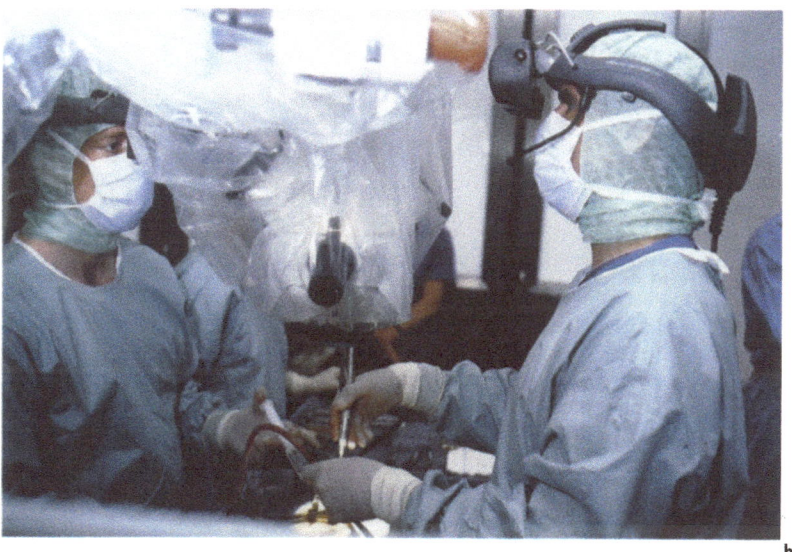

b

- Bajonettmesser, Rongeure (gerade groß, gerade klein, nach vorne gewinkelt, nach hinten gewinkelt, Osteophytenrongeur),
- gerade und gewinkelte Osteotome, Parallelmeißel, Bajonettosteom,
- Schublehre,
- oszillierende Parallelsäge (einstellbar),
- gerades und gebogenes Raspatorium,
- Spanschneider (Abb. 2),
- übliches Fadenmaterial für Muskulatur und Haut.

Operationsvorbereitung

Übliche präoperative Röntgendiagnostik, zur Beurteilung der Wirbelkörper, der Höhe und Orientierung des Bandscheibenraums. Eine Kernspintomographie ist erforderlich zur Darstellung der retroperitonealen

Topographie (M. psoas major, retroperitoneale Gefäße) sowie zur Beurteilung der angrenzenden Bewegungssegmente. Abführmaßnahmen 24 h präoperativ wie für

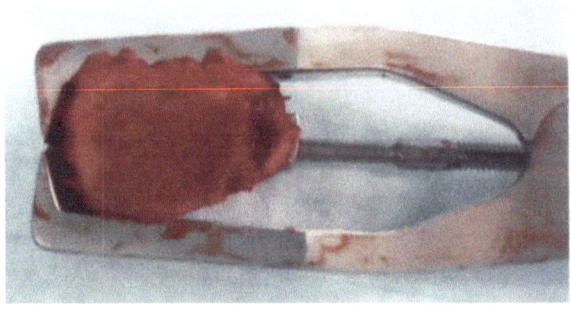

Abb. 2. Spanschneider zur Entnahme eines trikortikalen Knochenspans aus dem Beckenkamm

Abb. 3a, b. Lagerung des Patienten, a Ansicht von ventral und b Ansicht von dorsal

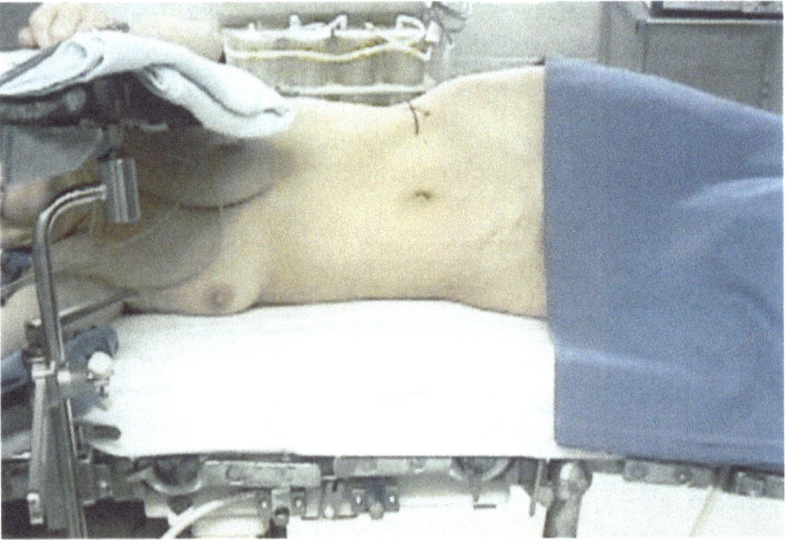

a

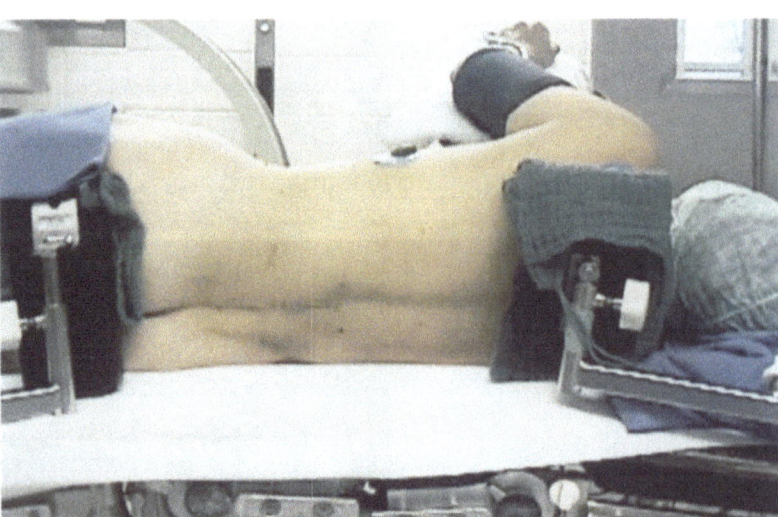

b

einen abdominellen Eingriff. Ab dem Nachmittag des präoperativen Tages nur noch Flüssigkost. Rasur des linken Unter- und Mittelbauches bis in die Genitalregion.

Lagerung (Abb. 3a von ventral und b von dorsal)

Der Patient wird in Rechtsseitenlagerung gebracht. Hierzu ist ein variabler Operationstisch (z. B. Maquet WS-Tisch) mit abwinkelbarem Kopf- und Fußteil notwendig. Darüber hinaus sollte eine Kippmöglichkeit des Tisches nach ventral und dorsal bestehen. Die Fixierung des Patienten erfolgt durch dorsale Stützen in Höhe des Gesäßes sowie in Schulterblatthöhe. Die Knie- und Sprunggelenke werden abgepolstert. Im Sinne einer umgekehrten stabilen Seitenlage wird das tischnahe Bein im Kniegelenk etwa 90° gebeugt, das tischferne Bein gestreckt. Fixierung der Beine mit einem Gurt und durch Kissenpolsterung zwischen den Beinen. Der rechte (tischnahe) Arm wird in 90° Elevation und Streckung auf einer gepolsterten Armstütze fixiert. Der linke (tischferne) Arm in 90° Elevation und ca. 60° Beugung im Ellenbogengelenk auf eine 2. Armstütze gelagert. Der Operateur steht dorsal, der Assistent gegenüber, die Instrumentierschwester links vom Operateur, der Instrumentiertisch wird über die Beine des Patienten geschwenkt.

Landmarken

Die Lagerung des Patienten ermöglicht einen optimalen Zugangskorridor zwischen unterem Rippenbogen und Beckenkamm. Der Operationstisch wird in Kopf- und Fußteil abgeknickt, so daß eine Distanzvergrößerung zwischen unterer Thoraxapertur und Beckenkamm entsteht. Dabei ist darauf zu achten, daß die Projektion des zu fusionierenden Bewegungssegments eine parallele Einstellung der Grund- und Deckplatten ergibt. In Abhängigkeit vom Zielsegment erfolgt die Kippung des Operationstisches nach dorsal um 20 (L 4/5), 30 (L 3/4) bzw. 40 (L 2/3) Grad. Röntgendurchleuchtung mit dem Bildwandler in a.-p.-Position. Hierdurch wird eine Schrägprojektion des zu fusionierenden Intervertebralraums auf die laterale Bauchwand erreicht. Die Orientierung des Bandscheibenraums in Projektion auf die Haut sowie die Projektion des geometrischen Zentrums des Intervertebralraums werden auf Hautniveau markiert (Abb. 4). Der Hautschnitt wird diagonal über den Schnittpunkt der beiden Linien gelegt und beträgt 4 cm (Abb. 5).

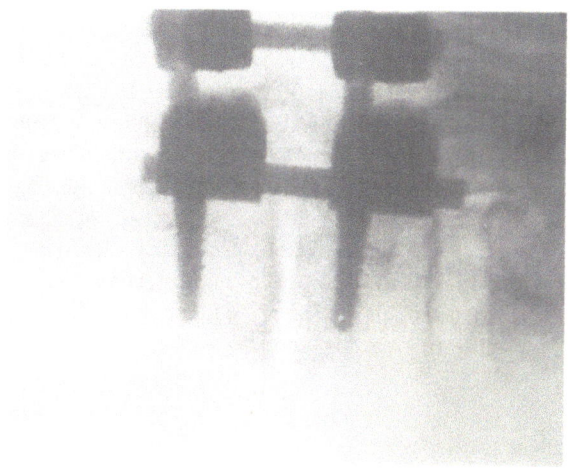

Abb. 4. Markierung der Bandscheibenraumorientierung sowie des geometrischen Zentrums der Bandscheibe in Projektion auf die Haut

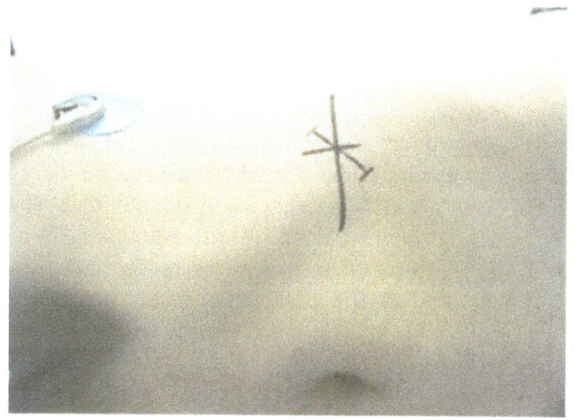

Abb. 5. Hautschnittplazierung

Operationsablauf

Nach der Hautinzision erfolgt nacheinander die Darstellung von M. obliquus externus, M. obliquus internus und M. transversus abdominis durch stumpfes Spreizen mit der Präparierschere und Auseinanderdrängen der Muskelfasern mit Stieltupfern im Sinne einer Wechselschnittechnik. Der Retroperitonealraum wird weit lateral eröffnet, da durch das hier reichlich vorhandene retroperitoneale Fettgewebe das Risiko einer Eröffnung des Peritoneums geringer ist. Es folgt die stumpfe Darstellung des M. psoas major durch Abdrängen des Peritonealsacks nach medial. Die ventrale Lendenwirbelsäule wird medial des M. psoas major erreicht. Ab hier wird der Eingriff mit Hilfe des Operationsmikroskops fortgesetzt. Der M. psoas major wird etwa 1-1, 5 cm an seinen Ansatzstellen in Höhe des Bandscheibenraums eingekerbt und nach lateral abgedrängt. In der Etage L 4/5 erfolgt zunächst die Identifizierung der lateralen Begrenzung der V. iliaca communis links sowie ggf. der V. lumbalis ascendens. Diese muß, sofern sie bei der Retraktion der V. iliaca communis oder des Peritonealsacks unter Spannung gerät, geclippt und durchtrennt werden. Gelegentlich liegt ein deckplattennaher Verlauf der Segmentgefäße des kaudalen Wirbelkörpers vor. Ist dies der Fall, so werden diese ebenfalls nach Ligatur durchtrennt. Der Truncus sympathicus kann nur selten mobilisiert werden und wird in den meisten Fällen ebenfalls koaguliert und durchtrennt.

(Anmerkung: Bei der präoperativen Aufklärung sollte der Patient auf mögliche postoperative Temperaturdifferenzen in den unteren Extremitäten hingewiesen werden. Die klinische Erfahrung zeigt, daß nur etwa 1/5 aller Patienten mit segmentaler Grenzstrangdurchtrennung Temperaturdifferenzen registrieren. Diese sind bei der Mehrzahl der Patienten nach 6–12 Monaten postoperativ nicht mehr nachweisbar.)

Die laterale Begrenzung des Lig. longitudinale anterius ist die Landmarke für das Einbringen der Halteschrauben (s. u.). Zuvor ist eine Bildwandlerkontrolle zur Verifizierung der exakten Operationshöhe notwendig. Die angrenzenden Wirbelkörper werden etwa 1–10 mm beidseits des Zwischenwirbelraums dargestellt. Die Kortikalis wird jeweils in Höhe der lateralen Begrenzung des vorderen Längsbandes aufgebohrt und die Halteschrauben in senkrechter Richtung eingebracht (Abb. 6). Die kranialen und kaudalen Weich-

teilblätter werden über die liegenden Halteschrauben eingeführt. Der Rahmenspreizer wird an den Schnappverschlüssen der Weichteilblätter befestigt (Abb. 7). Anschließend wird das scharfe Muskelblatt lateral eingebracht und der M. psoas major retrahiert. Das stumpfe Weichteilblatt wird medial befestigt und der Peritonealsack nach medial retrahiert. Beide Vorgänge geschehen unabhängig voneinander. Die ventrolaterale Zirkumferenz des zu fusionierenden Bewegungssegmentes ist jetzt dargestellt.

Im folgenden wird die interkorporelle Spondylodese mit autologem Beckenkammspan beschrieben. Andere Fusionsvarianten (homologes Knochenmaterial, Knochenersatzstoffe, interkorporelle Implantate (Cages)) sind ebenfalls möglich.

Der Bandscheibenraum wird rechteckig eröffnet. Der Anulus fibrosus wird hierbei von der Höhe des abgelösten M. psoas major bis nach ventral zur Hälfte der Breite des vorderen Längsbandes indiziert. Die Bandscheibe wird möglichst radikal ausgeräumt. Mit unterschiedlichen Osteotomen werden Grund- und Deckplatten vorsichtig bis zur subchondralen Knochenschicht abgetragen. Die interkorporelle Höhe sowie die Tiefe des zu gewinnenden Knochenspanes werden mit einer Schublehre bestimmt.

Über einen Hautschnitt über dem linken Beckenkamm ca. 3 cm lateral der Spina iliaca anterior superior (Schonung des N. cutaneus femoris lateralis) wird die Beckenschaufel subperiostal dargestellt. Mit einer speziellen oszillierenden Parallelsäge erfolgt die Entnahme eines trikortikalen Beckenkammspans sowie von spongiösem Knochenmaterial aus der dorsalen und ventralen Beckenschaufel.

Die Spanentnahmestelle wird mit Gelitta-Schwämmchen austamponiert und eine Redondraina-

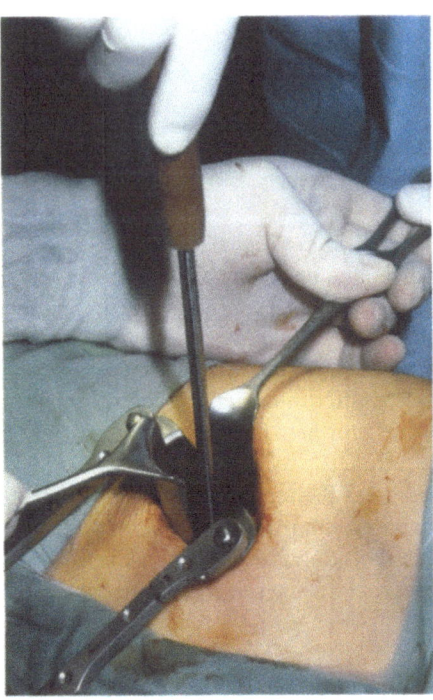

Abb. 6. Einsetzen der Halteschrauben

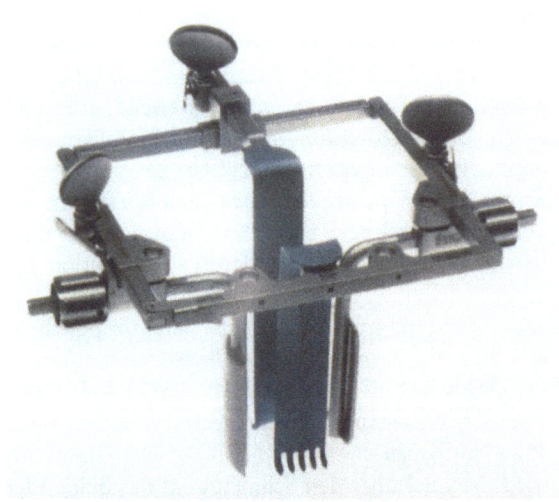

Abb. 7. MINIALIF–Rahmenspreizer zur Verankerung in den angrenzenden Wirbelkörpern

ge subfaszial eingelegt. Die Muskulatur wird mit resorbierbaren Einzelnähten readaptiert. Es folgen die Subkutannaht und zunächst steriles Abdecken. Anschließend erfolgt die Montage des Knochenspanes auf den Spanhalter (Abb. 8) und das Impaktieren „press-fit" in den Intervertebralraum. Mit der entnommene Spongiosa werden die Lücken im Intervertebralraum ausgefüllt. Der Spondylodesebereich wird dann mit Tabotamp-Vlies abgedeckt, die Bachwandmuskulatur schichtweise mit resorbierbaren Nähten adaptiert. Die Zugänge werden mit resorbierbaren Intrakutannähten verschlossen.

Varianten, Modifikationen und Besonderheiten

Bei der Bestimmung der Bandscheibenraumebene in Projektion auf die Haut muß auf die planparallele Projektion der Grund- und Deckplatten geachtet werden, da sonst die Präparation des Spanbettes erschwert ist.

Die Halteschrauben müssen parallel zur Bandscheibenbegrenzung orientiert sein, da sonst der Rahmenspreizer nicht exakt montiert werden kann. Ein Abstand von mindestens 5 mm zum Bandscheibenraum ist empfehlenswert, um genügend Distanz für das Abtragen der Grund- und Deckplatten zu erhalten und den festen Sitz der Halteschrauben nicht zu gefährden.

Bei zuvor dorsal stabilisierten Patienten sollten die Pedikelschrauben im kaudalen Wirbelkörper nicht zu deckplattennah eingebracht werden (Mindestabstand 5–8 mm). Dies erschwert gelegentlich das Einbringen der ventralen Halteschraube.

In Höhe L 4/5 müssen zunächst der laterale Rand der V. iliaca communis sowie die V. lumbalis ascendens dargestellt werden. Eine Retraktion der Vena iliaca communis kann zu einem Einreißen der abgehenden V. lumbalis ascendens führen.

Auf die sehr sorgfältige, stumpfe Mobilisierung der prävertebralen Weichteile einschließlich der Gefäße ist zu achten, da es zu Überdehnungen und Einrissen von Segmentgefäßen kommen kann, die sich außerhalb des mikroskopischen Blickfeldes des Operateus befinden.

Bei der interkorporellen Spondylodese von L 4/5 erfolgt die Entnahme des trikortikalen Beckenkammspans über den gleichen Hautschnitt wie der Zugang zum Bewegungssegment. Nach Hautschnitt über dem Zwischenwirbelraum L 4/5 wird der Beckenkamm subkutan erreicht. Dies gelingt besonders gut (gelegentlich auch bei der Etage L 3/4) bei adipösen Patienten (Abb. 9a).

Bei schlanken Patienten wird aus kosmetischen Gründen der laterale Teil der Crista iliaca erhalten und

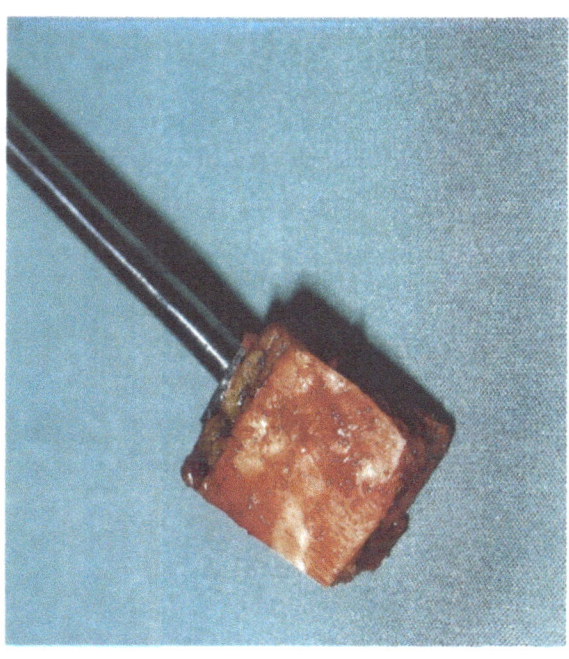

Abb. 8. Montage des Knochenspans auf dem Spanhalter

Abb. 9a, b. a Erhalten des lateralen Anteils der Crista iliaca bei der Knochenspanentnahme; **b** entnommener Knochenspan

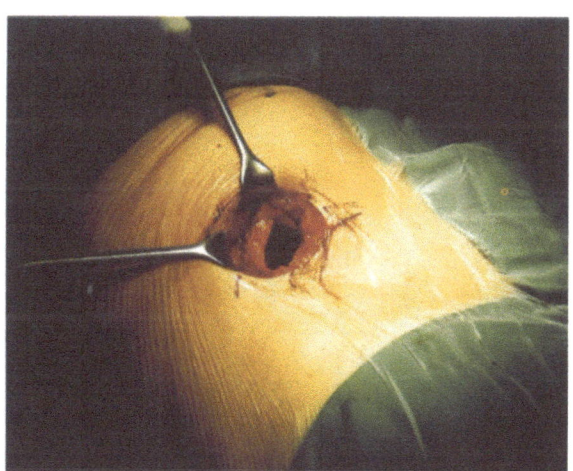

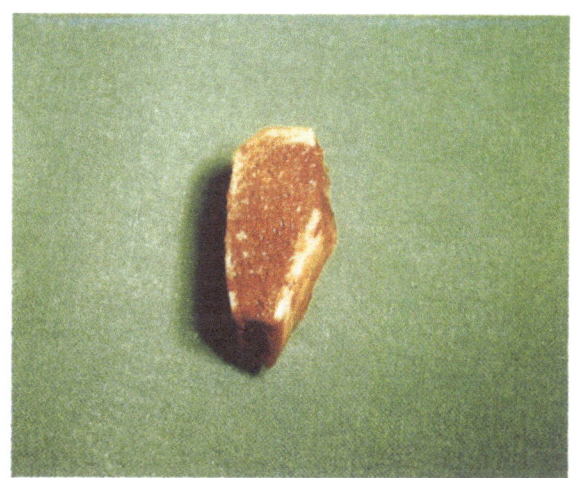

a   b

ein nicht komplett trikortikaler Span entnommen (Abb. 9b).

Bei fehlender dorsaler Stabilisation mit Fixateur interne wird empfohlen, die Grund- und Deckplatten lediglich zu entknorpeln und mit der Hochgeschwindigkeitsfräse anzufrischen.

Der Gebrauch der Hochgeschwindigkeitsfräse sollte streng intervertebral erfolgen. Der Fußschalter der Fräse sollte erst bedient werden, wenn der Fräskopf komplett im Bandscheibenraum lokalisiert ist.

Spondylektomien: Bei entzündlichen oder tumorösen Veränderungen kann über den beschriebenen Zugang eine Herdausräumung bzw. eine Spondylektomie mit anschließendem Wirbelkörperersatz erfolgen. Eine Schnitterweiterung auf etwa 6–7 cm ist notwendig. Der Rahmenspreizer überbrückt den befallenen Wirbelkörper.

Komplikationspotential

Hier sind zu nennen:
- Allgemeine Operationsrisiken: Thrombose, Embolie, Infektion,
- verzögerte Knochenheilung oder Pseudarthrosenbildung mit Notwendigkeit zur Reoperation,
- Gefäß- und Darmverletzung im Retroperitonealraum (Segmentgefäße, V. und A. iliaca communis, Aorta),
- Spinalnervenirritation oder -verletzung durch forcierte Retraktion des M. psoas major oder durch direktes Trauma,
- temporäre Temperaturempfindungsstörungen bei Durchtrennung des Grenzstranges,
- retroperitoneale Blutungen,
- Verletzungen innerhalb des Spinalkanals (Cauda equina),
- Ermüdungsfraktur an der Knochenentnahmestelle,
- Irritation des N. cutaneus lateralis.

Indikationen

Indikationen sind:
- degenerative lumbale Segmentinstabilitäten (z. B. degenerative Spondylolithesis, segmentale Bandscheibendegeneration mit radiologisch nachgewiesener Instabilität, instabile mono- oder bisegmentale Spinalstenosen),
- isthmische Spondylolisthesen,
- sogenannte „Postnukleotomiesyndrome",
- Frakturen,
- Pseudarthrosen nach anderen Fusionsarten,
- Spondylodiszitis/Spondylitis,
- Tumoren.

Bei ausschließlicher Verwendung von autologem Knochenmaterial (Beckenkamm) bei den oben angeführten Krankheitsbildern wird die Kombination der hier beschriebenen Operationsmethode mit einer dorsalen Instrumentation (Pedikelschraubensystem, translaminäre Verschraubung) empfohlen.

Relative Kontraindikationen

Als relative Kontraindikationen gelten:
- Ausgedehnte retroperitoneale Voroperationen,
- ausgedehnte maligne Tumoren,
- Spondylitiden mit ausgedehnter prävertebraler Weichteilbeteiligung.

Postoperative Behandlung

Mobilisierung des Patienten am 2. postoperativen Tag. Bei dorsaler Stabilisierung ist eine Orthesenversorgung in der Regel nicht erforderlich.

Beginn mit krankengymnastischer Übungstherapie (isometrische Spannungsübungen) ab dem 1. postoperativen Tag.

Thromboembolieprophylaxe mit niedermolekularem Heparin bis zur Vollmobilisierung.

Literatur s. nachfolgendes Kapitel.

Mikrochirurgischer transperitonealer Zugang zur interkorporellen Fusion von L 5/S1

H. M. Mayer

Equipment

Der mikrochirurgische ventrale transperitoneale Zugang zum lumbosakralen Übergang ist eine mikrochirurgische Modifikation des bekannten Mittellinienzugangs. Das folgende Instrumentarium ermöglicht die Minilaparatomie sowie die ventrale interkorporelle Fusion L5/S1:

- Operationsmikroskop: 350 oder 400 mm (bzw. variabler) Fokus; Zoom bis 25fache Vergrößerung (s. vorangegangenes Kapitel);
- Zugangsinstrumente,
- Hautretraktoren scharf,
- Weichteilretraktoren mit unterschiedlicher Blattlänge,
- MINIALIF- (Minimal Invasive Anterior Lumbar Interbody Fusion) Haken 80, 110, 125 x 20 sowie 80, 110, 125 x 35 mm,
- Mikroscheren gerade, gebogen, Mikroperitonealschere,
- Bajonettpinzetten chirurgisch und anatomisch,
- lange gerade Stielklemme,
- langer chirurgischer Metallsauger,
- Clipapplikator für Gefäßclips,
- große und kleine Stieltupfer,
- gewinkeltes Bohrhandstück (180 mm) für Aesculap-Microtronsystem,
- 2,8-mm-MINIALIF-Bohrer (Länge 10 mm),
- Gewebeschutz,
- Verankerungsschrauben,
- MINIALIF-II-Weichteilspreizersyste bestehend aus Peritonealvalven S und L (.... 55 mm Länge),
- Spondylodeseinstrumente für autologen trikortikalen Beckenkammspan (s. vorangegangenes Kapitel),
- Bajonettmesser, Rongeure (gerade groß, gerade klein, nach vorne gewinkelt, nach hinten gewinkelt, Osteophytenrongeur),
- gerade und gewinkelte Osteotome, Parallelmeißel, Bajonettosteom,
- Schublehre,
- oszillierende Parallelsäge (einstellbar),
- gerades und gebogenes Raspatorium,
- Spanschneider,
- übliches Fadenmaterial für Muskulatur und Haut.

Operationsvorbereitung

Die beschriebene Operationstechnik folgt mikrochirurgischen Prinzipien. Das Promontorium wird über eine 4-cm-Minilaparatomie erreicht. Für die präoperative Diagnostik sowie zur Beurteilung der Zielregion ist eine Kernspintomographie des lumbosakralen Übergangs notwendig. Die topographische Lokalisation der retroperitonealen Bifurkationen von V. cava und Aorta abdominalis in die entsprechenden Ilikalgefäße muß präoperativ bestimmt werden. In der Regel kann dies durch die konventionelle Kernspintomographie erfolgen. Bei Gefäßvarianten oder lumbosakralen Übergangsstörungen oder auch bei nicht eindeutiger Darstellung der Gefäßsituation sollte entweder eine Kernspinangiographie (Abb. 1) oder eine digitale Subtraktionsangiographie präoperativ erfolgen. Bei Lokalisation der Gefäßbifurkation in Höhe des Bandscheibenraums L5/S1 ist der transperitoneale Mittellinienzugang nicht zu empfehlen. Alternativ können dann der pararektale retroperitoneale oder der konventionelle retroperitoneale Zugang gewählt werden (s. o.).

Die Position des Chirurgen während des Eingriffs ist zwischen den abduzierten Beinen des Patienten. Vor allem bei älteren Patienten oder Patienten mit bekannten Hüftgelenkserkrankungen sollte präoperativ die Fähigkeit zur Hüftgelenksabduktion getestet werden. Ein Öffnungswinkel von 90° ist wünschenswert. Da es sich um einen transperitonealen Eingriff mit Eröffnung und Durchquerung der Bauchhöhle handelt, wird der Patient präoperativ wie für einen Abdominaleingriff vorbereitet. Der Patient erhält ab 24 h präoperativ nur noch Flüssigkost, ab 12 h präoperativ absolute Nahrungskarenz. Am präoperativen Tag erfolgen die üblichen Abführmaßnahmen mit Laxanzien und Schwenkeinläufen. Der Eingriff erfolgt in Allgemeinanästhesie unter kompletter Relaxation und, falls keine Kontraindikationen bestehen, in kontrollierter

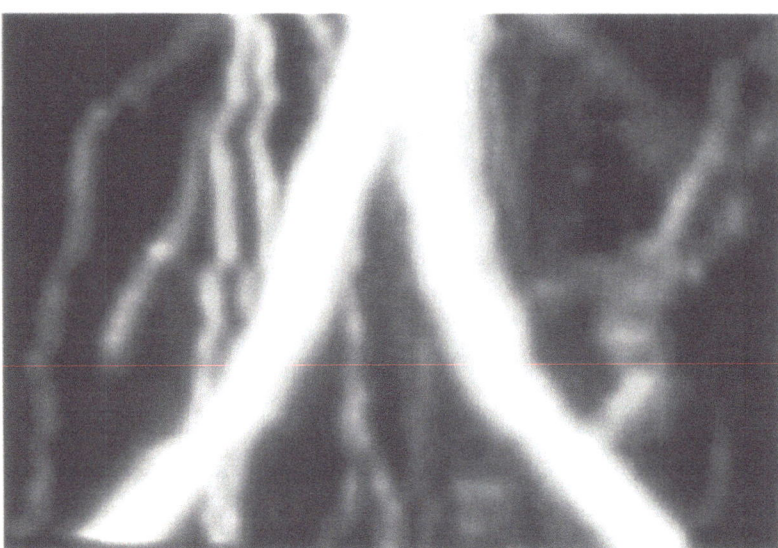

Abb. 1. Kernspinangiografie zur Bestimmung der Gefäßbifurkation

Hypotension (RR bei etwa 100 mmHg). Der Patient erhält perioperativ eine Magensonde sowie einen Blasenkatheter. Arterielle Blutdruckmessung und zentralvenöse Zugänge werden routinemäßig gelegt.

Lagerung (Abb. 2)

Der Patient wird auf einem variablen Standardoperationstisch in Rückenlage gelagert. Die Beinteile des Operationstischs werden seitlich ausgeschwenkt, so daß die Beine in gespreizter Position fixiert werden können. Der Rumpf des Patienten ist durch eine Gelmattenunterlage gepolstert. Die Sprunggelenke werden durch Tuchrollen unterpolstert, so daß die Fersen des Patienten keinem Druck ausgesetzt sind. Die Beine werden mit je einer breiten halbelastischen Binde an den Beinteilen des Tisches fixiert. Die Arme des Patienten sind 90° abgespreizt und auf gepolstertem Armschienen gelagert und fixiert. Es erfolgt nun die Kippung des Tisches, so daß eine Kopftieflage (Trendelenburg-Position) erreicht wird. Anschließend können die Beinteile des Tisches noch leicht abgeklappt werden. Nach Beendigung des Lagerungsvorganges sollte der Operateur seine vorgesehene Arbeitsposition am Patienten überprüfen, da nach erfolgter Desinfektion und chirurgischer Abdeckung Korrekturen stets zu einer Veränderung der anatomisch-topografischen Lagebeziehungen führen und so den Zugang erschweren können.

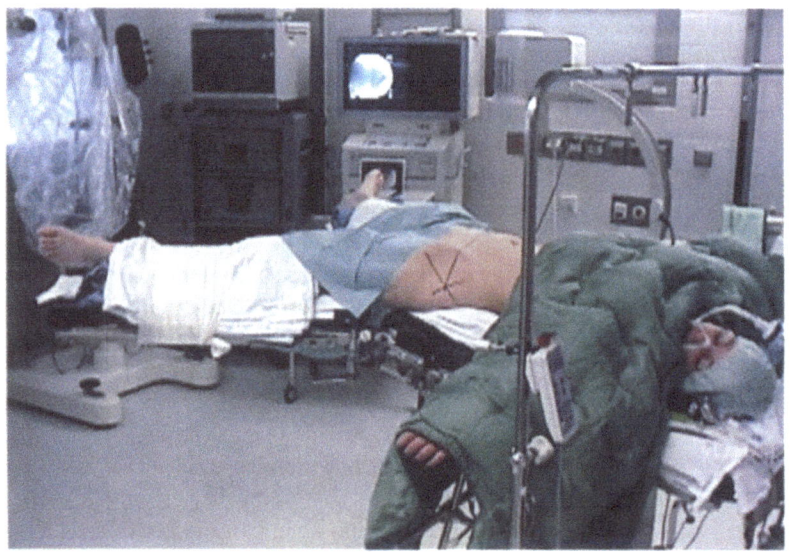

Abb. 2. Lagerung des Patienten für den transperitonealen Zugang zu L5/S1

Landmarken/Lokalisation (Abb. 3)

Die Orientierung des Bandscheibenraumes L5/S1 wird unter seitlicher Bildwandlerkontrolle in Projektion auf die Haut markiert. Die markierte Linie ist in der Regel zwischen Trochanter major und Beckenkamm lokalisiert. Es erfolgt nun noch die Markierung der ventralen Begrenzung des Bandscheibenraums L5/S1 (Tangente des Promontoriums) ebenfalls in Projektion auf die Haut. Vom Schnittpunkt der beiden o. g. Linien wird eine quere Linie über den Unterbauch gezogen, die den Eingangskorridor zu L5/S1 repräsentiert (Korridorlinie). Der Hautschnitt wird nun entweder als senkrecht in der Mittellinie auf der Korridorlinie zentriert oder quer auf der Linie verlaufend angezeichnet (Abb. 4). Letztere Variante wird gelegentlich bei weiblichen Patienten aus kosmetischen Gründen bevorzugt.

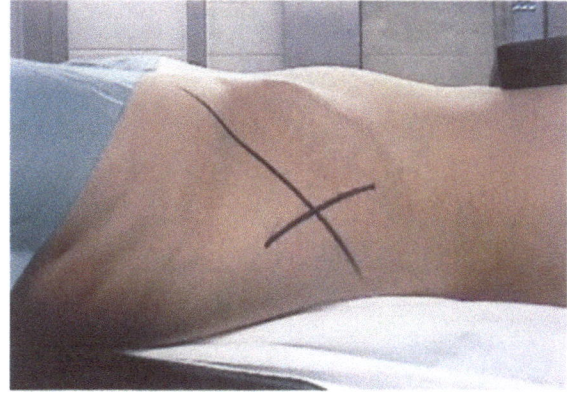

Abb. 3. Orientierung des Bandscheibenraums und Tangente des Promontoriums in Projektion auf die Haut bei seitlicher Bildwandlerkontrolle

Operationsablauf

Über den 4-cm-Hautschnitt wird die Rektusfaszie mit der Linea alba dargestellt. Letztere wird in der Mittellinie gespalten und das Peritoneum viscerale freigelegt. Der M. rectus abdominis wird durch einen Weichteilspreizer retrahiert (Abb. 5).

Das Peritoneum viscerale wird geöffnet und an den Enden mit je 2 Haltefäden armiert. Der Weichteilspreizer wird nun nach intraperitoneal umgesetzt. Es erfolgt die Exposition des Promontoriums durch vorsichtiges Abdrängen des Abdominalinhalts. Hierbei werden mit Hilfe von kleinen Bauchtüchern das Mesenterium mit Dünndarm nach kranial und rechts, das Mesokolon mit Colon sigmoideum in den linken Unterbauch abgedrängt. Bei guter präoperativer Vorbereitung des Patienten gelingt dieser Vorgang in der Regel problemlos. Die Retraktorblätter werden nun gegen längere ausgetauscht, um den abgedrängten Abdominalinhalt nach beiden Seiten wegzuhalten. Als nächstes werden die A. iliaca communis sowie der durch das Peritoneum viscerale durchscheinende Urether der rechten Seite identifiziert. Der Weichteilspreizer wird durch das Anbringen eines kranialen (zwischen der Bifurkation lokalisiert) und eines kaudalen (im präsakralen Raum lokalisiert) Weichteilblattes komplettiert (Abb. 6).

Der Eingriff wird ab hier mit dem Operationsmikroskop weitergeführt. Das Peritoneum parietale wird etwa 1–1,5 cm medial des Verlaufs der A. iliaca communis bogenförmig geöffnet. Mit kleinen Stieltupfern wird paramedian rechts zunächst auf den Bandscheibenraum L5/S1 präpariert. In dieser Region finden sich nur sehr kleine Verästelungen des Plexus hypogastricus superior, so daß die Gefahr einer Schädigung weitgehend gemindert ist. Das prävertebrale Gewebe wird

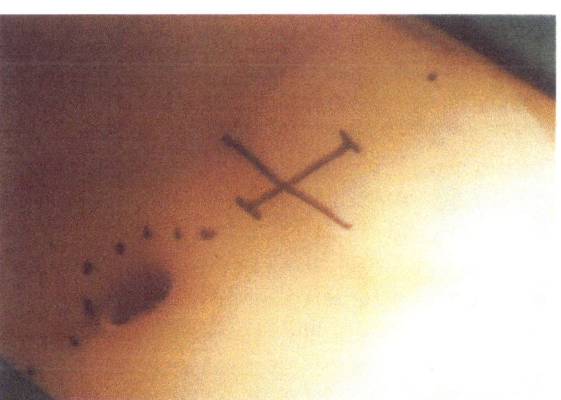

Abb. 4. Hautschnitt angezeichnet über der „Korridorlinie"

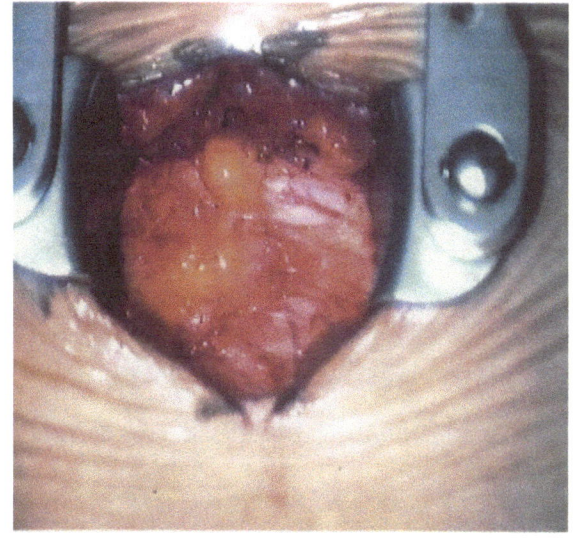

Abb. 5. Retraktion des M. rectus abdominis mit Weichteilspreizer

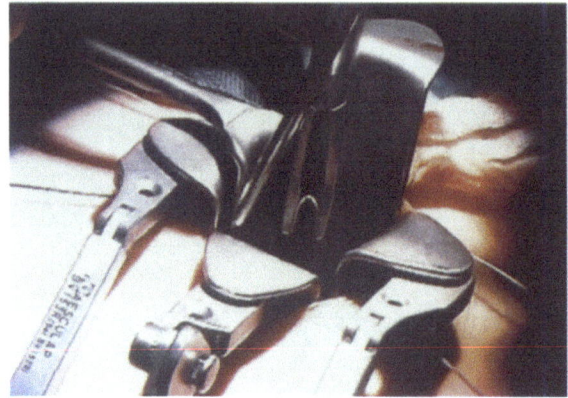

Abb. 6. Weichteilspreizer komplett in situ

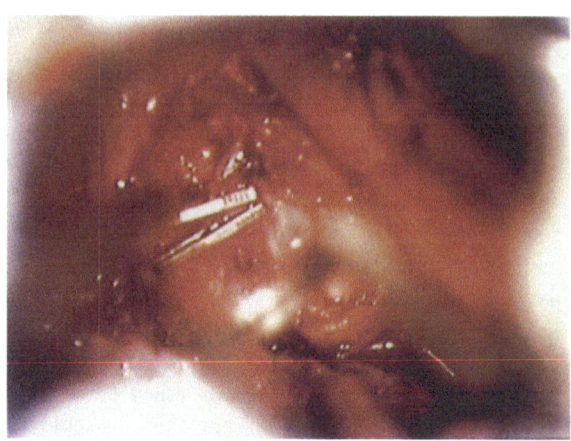

Abb. 8. Durchtrennte und abgeschobene A. und V. sacralis mediana

stumpf von rechts nach links abgeschoben (Abb. 7). Bei kleineren Blutungen erfolgt vorsichtig die bipolare Koagulation. In der Mittellinie werden die präsakralen Gefäße (A. und V. sacralis mediana) dargestellt. Sie zeigen bezüglich Verlauf und Durchmesser erhebliche Variationen. Nach stumpfer Dissektion werden sie mittels Gefäßclips verschlossen, durchtrennt und nach kranial und kaudal abgeschoben (Abb. 8). Der linke Anteil der ventralen Zirkumferenz von L5/S1 wird nun dargestellt. Hier ist besondere Vorsicht geboten, da oft die V. iliaca communis der linken Seite den Bandscheibenraum L5/S1 partiell bedeckt (Abb. 9). Nach kompletter Darstellung der ventralen Zirkumferenz des Bandscheibenraums L5/S1 wird der Retraktor neu plaziert. Dabei werden die Spreizerblätter unter das Peritoneum parietale versetzt, um während der Vorbereitung der Spondylodese die Übersicht zu optimieren.

Die Art der Spondylodese entspricht grundsätzlich der im vorangegangenen Kapitel beschriebenen. Auch hier gilt, daß andere Fusionsvarianten (homologes Knochenmaterial, Knochenersatzstoffe, interkorporelle Implantate (Cages)) ebenfalls möglich sind.

Der Anulus fibrosus wird im Ansatzbereich an der Grundplatte L5 sowie Deckplatte S1 rechteckig eröffnet und entfernt. Es erfolgt dann die Ausräumung des Bandscheibenraums sowie das Abtragen der Grund- und Deckplatten mittels Rongeuren, scharfen Löffeln und Meißeln. Gelegentlich kann, bedingt durch die Sakralinklination oder die Lagerung des Patienten, die Grundplatte von L5 nicht eingesehen werden. Die Resektion der Knorpelplatte sowie die Vorbereitung des Spanbettes erfolgen mit Hilfe von gewinkelten Osteotomen, welche eine Abtragung ermöglichen. Durch Kontrolle der Abtragungsfläche kann beurteilt werden, ob genügend subchondrale Knochenfläche als Spanbett freigelegt ist. Bei ausgeprägt keilförmigem Bandscheibenraum empfiehlt es sich, das Spanbett im Os sacrum etwas tiefer anzulegen, um einer ventralen

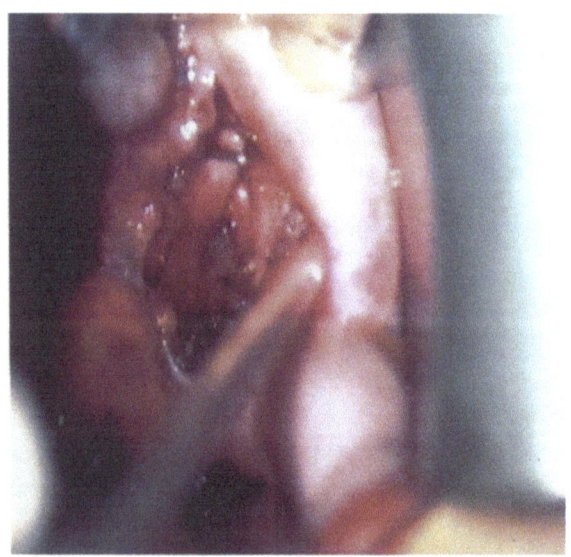

Abb. 7. Präparation des Promontoriums durch Abschieben der prävertebralen Weichteile von rechts nach links

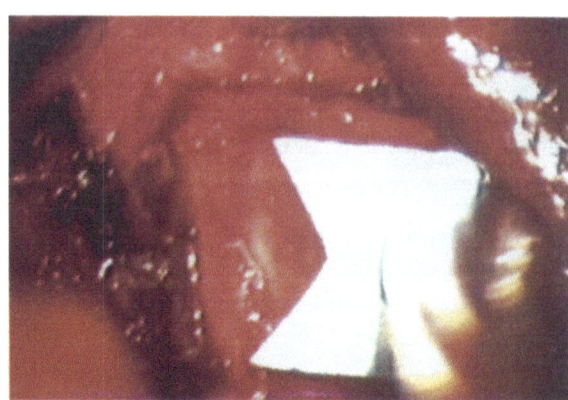

Abb. 9. V. iliaca communis links. Die Vene bedeckt ca. 50% des Bandscheibenraums. Das Impaktieren des Knochenspans erfolgt unter vorsichtiger Retraktion der Vene

Luxation des Knochenspans vorzubeugen. Die Entnahme des Knochenspans ist im vorangegangenen Kapitel beschrieben. Der Knochen wird press-fit in der Mittellinie impaktiert, die verbleibenden Lücken im Intervertebralraum werden mit Spongiosa aufgefüllt. Ventral des Knochenspans wird ebenfalls Spongiosa angelagert (Abb. 10).

Die Fusionsregion wird mit Tabotampvlies abgedeckt. Eine Wunddrainage ist in der Regel nicht notwendig. Das Peritoneum parietale wird mit fortlaufender Naht mikrochirurgisch verschlossen. Gleiches erfolgt mit dem Peritoneum viscerale nach Entfernen des Spreizersystems sowie der Bauchtücher. Die Linea alba wird mit Einzelnähten fest adaptiert und die Haut nach subkutaner Adaptation intrakutan verschlossen.

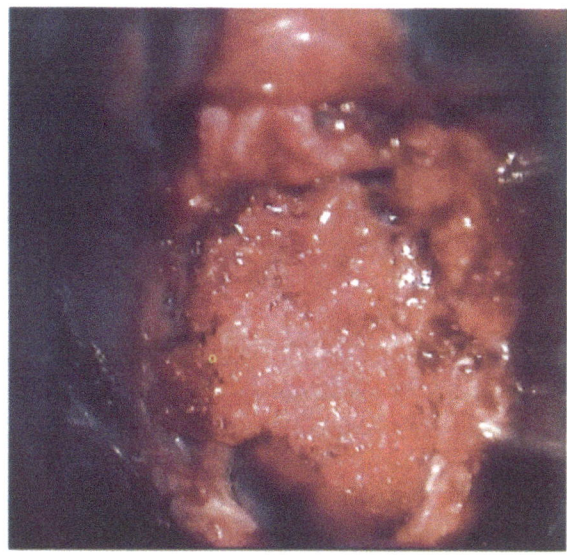

Abb. 10. Mit spongiösem Knochen bedeckter Spondylodesebezirk L5/S1

Modifikationen und Besonderheiten

Bei der präoperativen Aufklärung von zeugungsfähigen Männern ist auf die mögliche Läsion des Plexus hypogastricus superior mit den entsprechenden Konsequenzen (retrograde Ejakulation und Verlust der Zeugungsfähigkeit) hinzuweisen.

Bei besonders adipösen oder suboptimal vorbereiteten Patienten gelingt gelegentlich die Retraktion des Abdominalinhalts bzw. die des Peritoneum viscerale nur inkomplett. In diesem Fall muß der chirurgische Assistent mit Hilfe der Langenbeck-Haken das Operationsfeld freihalten.

Bei atypischem Verlauf der V. iliaca communis links sind gelegentlich die Präparation und die Darstellung des Bandscheibenraums erschwert. Die Mobilisierung und die Retraktion der Vene müssen mikrochirurgisch und mit äußerster Sorgfalt durchgeführt werden. Auch in diesem Fall wird empfohlen, die Retraktion manuell durch den chirurgischen Assistenten durchführen zu lassen. Die Vene kann so während der Präparation des Spanbettes intermittierend weggehalten werden.

Komplikationspotential

Hier sind zu nennen:
- Allgemeine Operationsrisiken: Thrombose, Embolie, Infektion,
- verzögerte Knochenheilung oder Pseudarthrosenbildung mit Notwendigkeit zur Reoperation,
- Gefäß-, Urether- und Darmverletzung mit nachfolgender Peritonitis,
- Verletzung des Plexus hypogastricus superior mit retrograder Ejakulation bei Männern und damit Verlust der Zeugungsfähigkeit,
- retroperitoneale und intraabdominelle Blutungen,
- posteoperativer paralytischer oder mechanischer Ileus,
- Verletzungen innerhalb des Spinalkanals (Cauda equina),
- Ermüdungsfraktur an der Knochenentnahmestelle,
- Irritation des N. cutaneus femoris lateralis.

Indikationen

Indikationen sind:
- Isthmische Spondylolisthesen,
- degenerative lumbale Segmentinstabilitäten (z.B. degenerative Spondylolithesis, segmentale Bandscheibendegeneration mit radiologisch nachgewiesener Instabilität, instabile mono- oder bisegmentale Spinalstenosen),
- sogenannte „Postnukleotomiesyndrome“,
- Frakturen,
- Pseudarthrosen nach anderen Fusionsarten,
- (Spondylodiszitis/Spondylitis).

Bei ausschließlicher Verwendung von autologem Knochenmaterial (Beckenkamm) bei den oben angeführten Krankheitsbildern wird die Kombination der hier beschriebenen Operationsmethode mit einer dorsalen Instrumentation (Pedikelschraubensystem, translaminäre Verschraubung) empfohlen.

Kontraindikationen

Als Kontraindikationen gelten:

- Gefäßanomalien (Bifurkation „bedeckt" den Bandscheibenraum L5/S1),
- intraabdominelle Verwachsungen bei Zustand nach ausgedehnten offenen Laparotomien,
- ausgedehnte Tumoren,
- Spondylitiden mit ausgedehnter prävertebraler Weichteilbeteiligung.

Relative Kontraindikation

Als relative Kontraindikationen gelten:

- Zustand nach laparoskopischen Eingriffen,
- lumbosakrale Assimilationsstörungen,
- Adipositas permagna,
- gastointestinale Erkrankungen (z. B. Morbus Crohn; Colitis ulcerosa etc.).

Postoperative Behandlung

- Mobilisierung des Patienten am 2. postoperativen Tag,
- Flüssigkost für 24 h,
- bei dorsaler Stabilisierung Orthesenversorgung nur bei Spondylolisthesen Grad II–IV.
- Beginn mit krankengymnastischer Übungstherapie (isometrische Spannungsübungen) ab dem 1. postoperativen Tag. Thromboembolieprophylaxe mit niedermolekularem Heparin bis zur Vollmobilisierung.

Literatur

Bauer R, Kerschbaumer F, Poisel S (Hrsg) (1992) Orthopädische Operationslehre, Bd. I: Wirbelsäule, Thieme, Stuttgart

Bohlman HH, Eismont FJ (1981) Surgical techniques of anterior decompression and fusion for spinal cord injuries. Clin Orthop 154: 57–67

Capener N (1932) Spondylolisthesis. Br J Surg 19: 374–386

Crock HV (1982)Anterior lumbar interbody fusion. Clin Orthop 165: 157–163

Faciszewski T, Winter RB, Lonstein JE, Denis F, Johnson L (1995) The surgical and medical perioperative complications of anterior spinal fusion surgery in the thoracic and lumbar spine in adults. Spine 20: 1592–1599

Flynn JC, Hoque AM (1979) Anterior fusion of the lumbar spine: end result study with long-term follow-up. J Bone Joint Surg 61-A: 1143–1147

Fujimaki A, Crock HV, Bedbrook GM (1982) The result of 150 anterior lumbar interbodyfusion operations performed by two surgeons in australia. Clin Orthop 165: 164–167

Gertzbein SD, Court-Brown CM, Jacobs RR (1988) Decompression and circumferential stabilization of unstable spinal fractures. Spine 13: 892–895

Greenough CG, Taylor LJ, Fraser RD (1994) Anterior lumbar fusion. A comparison of noncompensation patients with compensation patients. Clin Orthop 300: 30–37

Greenough CG, Taylor LJ, Fraser RD (1994) Anterior lumbar fusion: results, assessment techniques and prognostic factors. Eur Spine J 3: 225–230

Grob D, Scheier HJG, Dvorak J, Siegrist H, Rubeli M, Joller R (1991) Circumferential fusion of the lumbar and lumbosacral spine. Arch Orthop Trauma Surg 111: 20–25

Harmon PH (1963) Anterior excision and vertebral body fusion operation for intervertebral disc syndromes of the lower lumbar spine. Clin Orthop 25: 107–127

Kostuik JP (1979) Decision making in adult scoliosis. Spine 4: 520–525

Kozak JA, O'Brien JP (1990) Simultaneous combined anterior and posterior fusion. An independent analysis of a treatment for the disabled low-back pain patient. Spine 15: 322–328

Kozak JA, Heilman AE, O'Brien JP (1994) Anterior lumbar fusion options. Clin Orthop 300: 45–51

Leong JCY, Hoper G, Fang D, Chun SY (1982) Disc excision and anterior spinal fusion for lumbar disc protrusion in the adolescent. Spine 7: 623–617

Louw JA (1990) Spinal tuberculosis with neurological deficit. J Bone Joint Surg 72B: 686–693

Mathews HH, Evans MT, Molligan HJ, Long BH (1995) Laparoscopic discectomy with anterior lumbar interbody fusion. Spine 20: 1797–1802

Mayer HM (1997) A new microsurgical technique for minimally invasive anterior lumbar interbody fusion. Spine 22: 691–700

Affee PC, Regan JR, Zdeblick T (1995) The indicidence of complications in endoscopic anterior thoracolumbar spinal reconstructive surgery. Spine 20: 1623–1632

McCormack B, Maher D, Fessler RG (1996) Anterior Approaches to the lumbar spine. In: Menezes AH, Sonntag VKH (eds) Principles of spinal surgery. Liepincott-Raven, New York, pp 1293–1306

McCulloch JA (1996) Focus issue on lumbar disc herniation: macro- and microdiscetomy. Spine 24S: 45S– 56S

Obenchain TG (1991) Laparoscopic lumbar discectomy. J Laparoendoc Surg 3: 145–149

O'Brien JP, Dawson MHO, Heard CW, Momberger G, Weatherley CR (1986) Simultaneous combined anterior and posterior fusion. A surgical solution for failed spinal surgery with a brief review of the first 150 patients. Clin Orthop 203: 191–195

Pope MH, Wilder DG, Krag MH (1991) Biomechanics of the lumbar spine. A: basic principles. In: Frymoyer JW (ed) The adult spine Vol I. Raven Press, New York, pp 1487–1502

Prolo DJ, Oklund SA, Butcher M (1986) Toward uniformity in evaluating results of lumbar spine operations. Spine 11: 601–606

Regan JJ, McAffee PC, Mack MJ (eds) (1995) Atlas of endoscopic spine surgery. Quality Medical Publishing Inc. St. Louis

Sachs S (1966) Anterior interbody fusion of the lumbar spine. Indication and results in 200 cases. Clin Orthop 44: 163–170

Sorenson KH (1978) Anterior interbody lumbar spine fusion for incapacitating disc degeneration and spondylolisthesis. Acta Ortho Scand 49: 267–277

Spivak JM, Neuwirth MG, Giordano CP, Bloom N (1994) The perioperative course of combined anterior and posterior spinal fusion. Spine 19: 520–525

Stauffer RN, Coventry MB (1972) Anterior interbody lumbar spine fusion. J Bone Joint Surg 54A: 756–768

Takahashi K. Kitahara H. Yamagata M (1990) Long-term results of anterior interbody fusion for treatment of degenerativ spondylolisthesis. Spine 15: 1201–1215

Zucherman JF, Zdeblick TA, Bailey SA, Mahvi D, Hsu KY, Kohrs D (1995) Instrumented laparoscopic spinal fusion. Spine 20: 2029–2035

Interkorporelle Fusion, endoskopische Technik

A. KRÖDEL, R. BOSCH, G. MEYER

Operationsprinzip und technische Voraussetzungen

Die ventrale interkorporelle Spondylodese hat sich, basierend auf empirischen Erkenntnissen, als eine der wichtigsten orthopädischen Operationen an der WS etabliert [1]. Da die Durchführung lumbaler interkorporeller Spondylodesen infolge des notwendigen retroperitonealen oder transperitonealen Zugangs mit einem erheblichen Operationstrauma für die Patienten verbunden war, lag es nahe, Erkenntnisse aus der minimal-invasiven Bauchchirurgie [3] zu nutzen, um so endoskopische Techniken zur Fusionierung instabiler LWS-Segmente anzuwenden [4]. Prinzip der endoskopischen interkorporellen Spondylodese ist demnach die Reduktion der zugangsbedingten Morbidität durch Anwendung laparoskopischer Techniken.

Technische Voraussetzungen:
- Kooperation endoskopischer Chirurg – orthopädischer Chirurg;
- komplette Endoskopiekette (Endoskop 30°, 0°, Kamera, Videoaufzeichnungsgerät, Lichtquelle, 2mal Bildschirm, Co2-Isufflator (Fa. Karl Storz GmbH, Mittelstr. 8, 78532 Tuttlingen);
- Standardinstrumentarium für laparoskopische Chirurgie (Fa. Autosuture Deutschland GmbH, Tempelsweg 26, 47918 Tönisvorst, Fa. Ethicon Endo Surgery, Hummelsbütteler Steindamm 71, 22851 Norderstedt);
- Instrumentarium für laparoskopische WS-Chirurgie (Fa. Autosuture Deutschland GmbH, Fa. Spine Tech. Chemin du Fountillois 15, B 5001 Namur, Belgien, Fa. Aesculap, Am Aesculap-Platz, 78532 Tuttlingen, Fa. Synthes, Am Bergbaumuseum 31, 44722 Bochum, Abb. 1);
- fakultativ: Ultraschallschneidesystem mit Skalpell, Schere usw. (Fa. Ethicon, Harmonic scalpel);
- Bildverstärker;
- fakultativ: BAK-Cage-Instrumentarium und Implantate (Fa. Spine Tech.).

Lagerung und Landmarken

Rückenlage in Trendelenburg-Position, Beinhalter beidseits, leichte Beugung in Hüft- und Kniegelenk zur Entspannung der Iliakalgefäße. Polster kranial mit Abstützung an den Schultern, um Abrutschen des Pati-

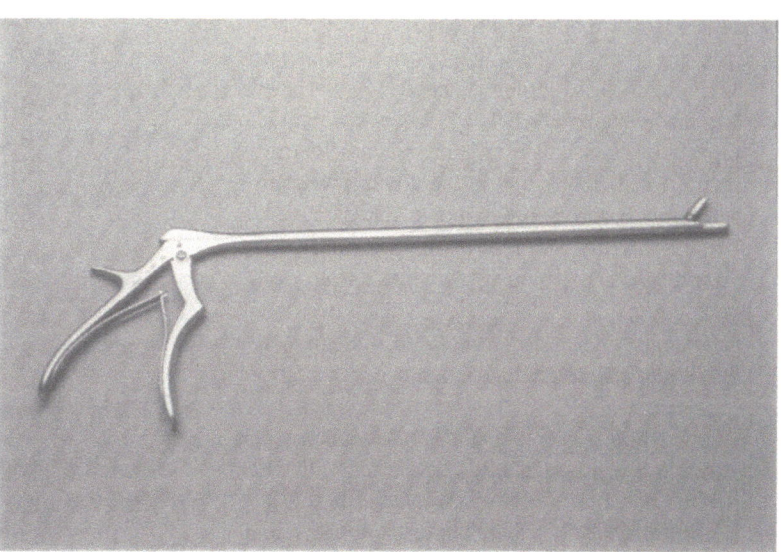

Abb. 1. Instrumentarium für laparoskopische Wirbelsäulenchirurgie (Fa. Synthes). Spezielles Kennzeichen: Verlängerte Instrumentenschäfte kompatibel mit 10-mm-Trokar

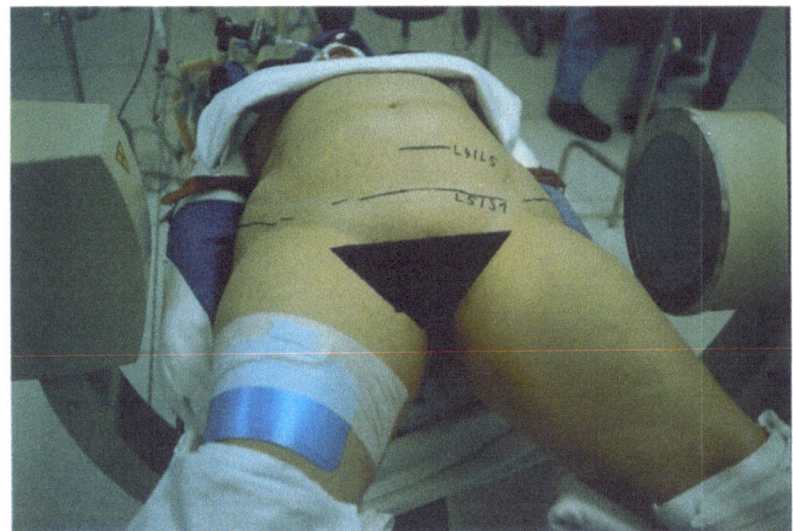

Abb. 2. Lagerung zur laparoskopischen Fusion. Präoperative Höhenlokalisation im BV

enten auf Operationstisch zu verhindern. Arme entweder in leichter Anteversion über dem Brustkorb in Armhaltern aufhängen oder seitlich am Körper. Dann lange Infusionsschläuche benutzen und Körper mit Lagerungskissen erhöhen (Abb. 2).

Seitliche und a.-p.-Bildwandlerdurchleuchtung prüfen. Hautmarkierung der zu operierenden Segmente unter Berücksichtigung der LWS-Lordose.

Operationsablauf

Die Operation läuft folgendermaßen ab:
- Spongiosaentnahme bzw. Spanentnahme.
- Periumbilikale Punktion des Bauchraumes mit Verres-Kanüle; Anlage des Pneumoperitoneums (16 mm Hg). *Wichtig:* Anheben der Kutis mit Backhaus-Klemmen vor der Punktion.
- Einbringen des Kameraports (10-mm-Trokar) umbilikal und Inspektion des Bauchraumes. Setzen der 3 übrigen Trokare unter Sicht. Dabei ist es wichtig, den suprapubischen Trokar (10 mm) in der Richtung der sagittalen Ebene des zu operierenden Zwischenwirbelraums einzusetzen. (s. Abb. 2, Abb. 3).
- Verlagerung des Dünndarmkonvoluts nach kranial (Trendelenburg-Lagerung). Indentifikation des Promontoriums bei L5/S1-Fusion. Inzision des dorsalen Peritoneums über der *rechten* A. iliaca mit Ultraschallskalpell (Harmonic scalpel, Fa. Ethicon) (Abb. 4a,b).
- Durchtrennung der A. und V. sacralis mediana. Stumpfe Präparation und Darstellung der Bandscheibe L5/S1 im ventralen Aspekt (Abb. 5a,b).
- Darstellung des Bandscheibenfachs mit 2 Weichteilretraktoren oder (besser) Tupfern (Abb. 6).

- Vollständige Bandscheibenausräumung, Anfrischen der Grund- und Deckplatten (scharfer Löffel, Kürette etc.).
- Cage-Implantation. BAK-Cage-Implantation beschrieben bei [2].
- Umsetzen des suprapubischen Trokars (10 mm) auf 18-mm-Trokar (Fa. Ethicon).
- Markierung der Bandscheibenmitte unter BV-Kontrolle in 2 Ebenen.
- Sukzessives Aufweiten des Zwischenwirbelraums mit Distraktoren, bis sich diese nur noch mit starkem Krafteinsatz zurückziehen lassen (Abb. 7a,b).
- Einführen des Bohrschutzes über den 18-mm-Trokar suprapubisch. Dieser wird zunächst einseitig über den liegenden Distraktor eingeschoben.

Abb. 3. Trokarpositionen

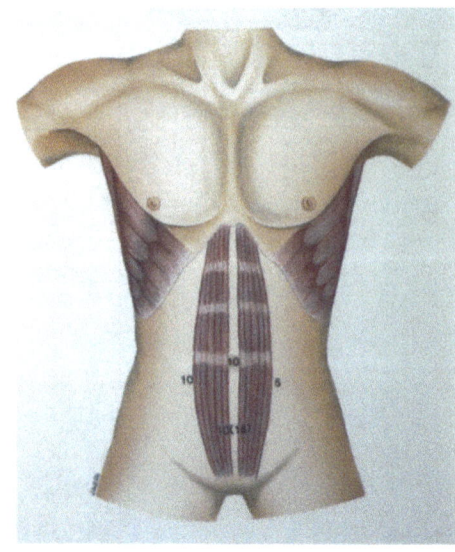

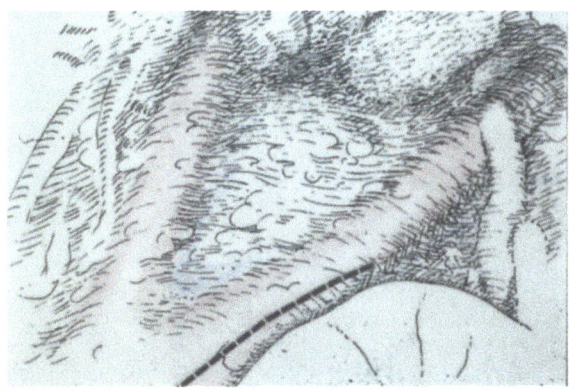
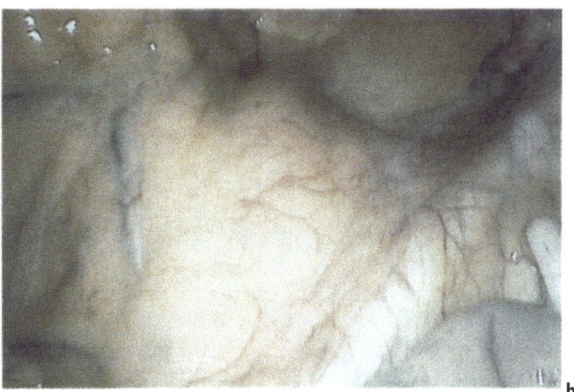

Abb. 4. a Schematische Zeichnung des Situs über dem Promontorium; *gestrichelte Linie* Inzision des Peritoneums.
b Laparoskopischer Situs am Promontorium

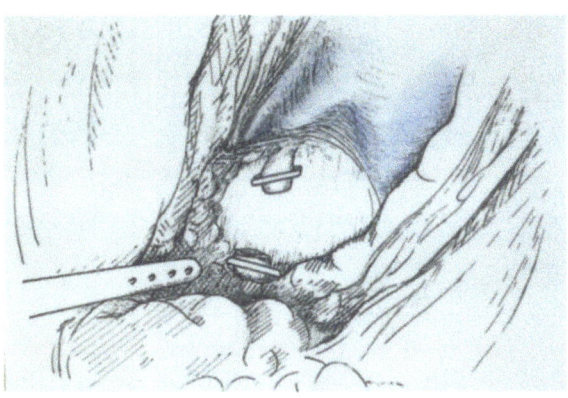
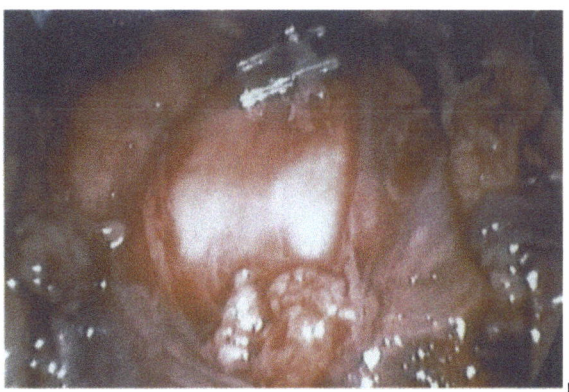

Abb. 5. a Schematische Zeichnung des Situs nach Unterbindung der V. sacralis mediana. **b** Laparoskopischer Befund nach Unterbindung der V. sacralis mediana

- Vortreiben des Innenrohrs (gezackt) und Verankerung der Zacken in Grund- und Deckplatte (Abb. 8). Durch das fest verankerte Rohr des Bohrschutzes kann jetzt das Auffräsen des Implantatlagers gefahrlos erfolgen.
- Auffräsen des Implantatlagers.
- Gewindeschneiden.
- Einschrauben des spongiosagefüllten BAK-Cages (Abb. 9).
- Gleiches Vorgehen kontralateral.
- Verschluß des Peritoneums durch Naht oder Clips.
- Naht der Trokareintrittsstellen.
- Additive dorsale Instrumentation (Abb. 10a,b).

Postoperative Mobilisation aus dem Bett am 1. Tag postoperativ. Diätaufbau nach Kontrolle der Darmmotorik (Abb. 11).

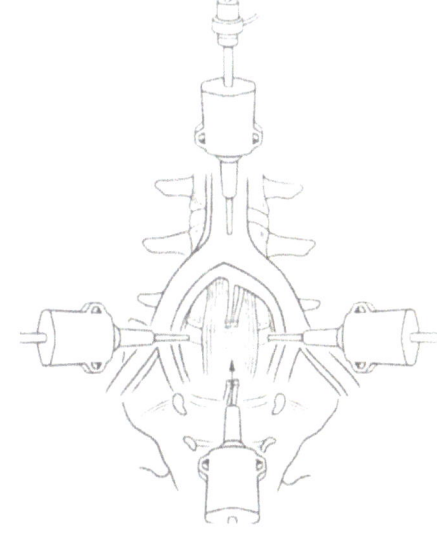

Abb. 6. Schematische Darstellung des Situs nach der Weichteilpräparation

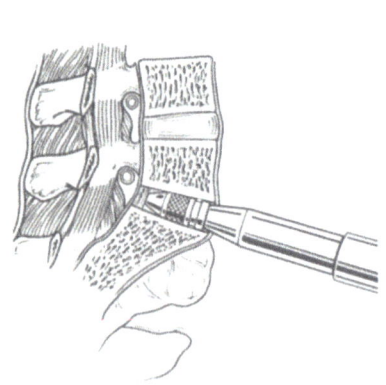

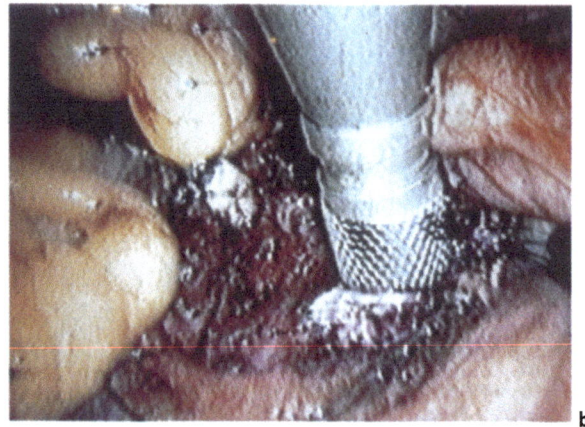

Abb. 7. a Schematische Darstellung der Distraktion mit zylindrischen Platzhaltern. **b** Intraoperativer Befund

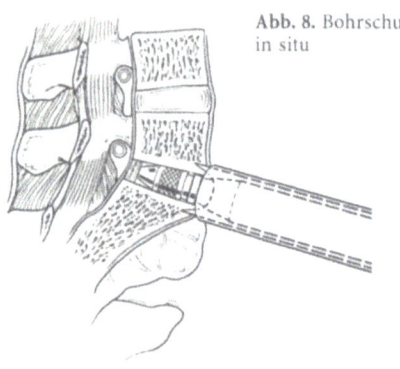

Abb. 8. Bohrschutz in situ

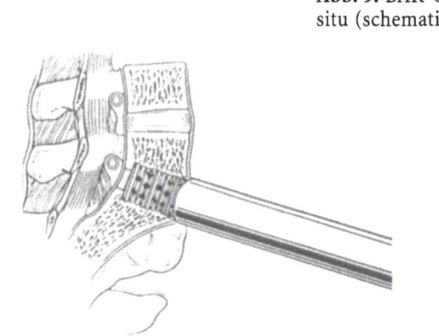

Abb. 9. BAK-Cage in situ (schematisch)

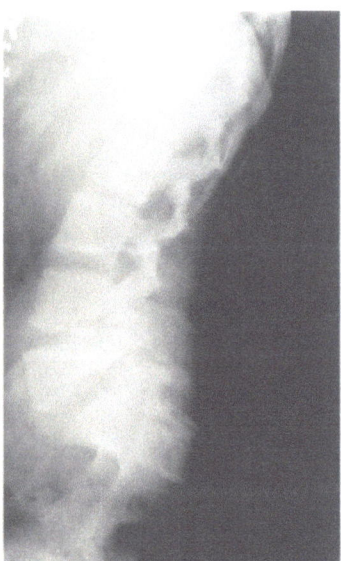

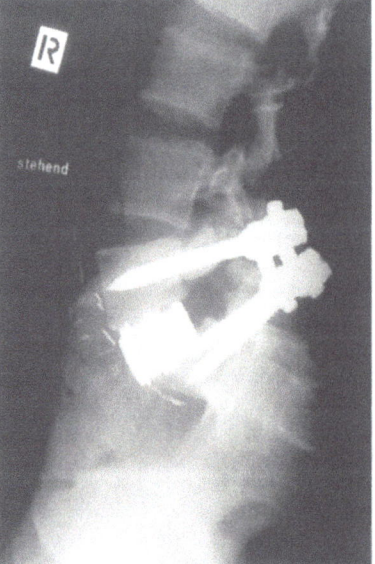

Abb. 10. a Spondylolisthese L5/S1. **b** Zustand nach ventraler laparoskopischer Fusion mit dorsaler Instrumentation mit USS (Fa. Synthes)

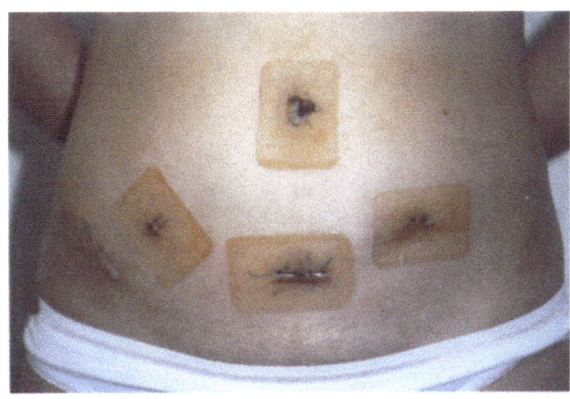

Abb. 11. Zustand nach laparoskopischer Fusion L5/S1 (eine Woche postop.)

Literatur

1. Crock HV (1982) Anterior lumbar interbody fusion. Indications for ist use and notes on surgical techniques. Clin Orthop 165: 157–162
2. Kuslich SD, Mc Affee PC, Regan JJ (1994) Spinal instrumentation. In: Regan JH, Mc Affee C, Mack MJ Atlas of endoscopic spine surgery. Lippincott, Philadelphia, pp 293–332
3. Reddick EJ, Olsen DE (1989) Laparoscopic laser cholecystectomy. A comparison with mini lap cholecystectomy. Surg Endosc 3: 331–333
4. Regan JH, Mc Affee C, Mack MJ (1994) Atlas of endoscopic spine surgery. Lippincott, Philadelphia

Perkutaner Wirbelsäulen-Fixateur interne

P. Verheyden, C. Josten

Instrumentarium

Abbildung 1 zeigt das für die Operation benötigte Instrumentarium.

Indikationsbreite

Die dorsale Aufrichtung und Stabilisierung von Wirbelfrakturen mit dem Fixateur interne zählt zu den häufig angewandten Verfahren der traumatologischen Wirbelsäulenchirurgie. Um den operativ bedingten Weichteilschaden mit konsekutiver Störung der Propriozeption, insbesondere der kurzen Rückenmuskeln, zu minimieren und die postoperative Rehabilitationsphase der Patienten zu verkürzen, kann man bestimmte Modelle des ursprünglich von Dick entwickelten Fixateur interne auch perkutan einbringen. Das ist allerdings nur bei A- und B-Frakturen nach Magerl möglich, wo auf einen Querstabilisator verzichtet werden kann. Sinnvoll ist die perkutane Technik bei bisegmentalem Vorgehen.

Lagerung

Die Operation wird standardmäßig in Bauchlagerung des Patienten durchgeführt, wobei Schultergürtel und Becken durch Lagerungshilfen angehoben werden.

Operationstechnik

Unter BV-Kontrolle werden die Pedikelaugen in der d.p.-Ebene identifiziert, markiert und in der Verlängerung 3 cm lange Hautinzisionen durchgeführt. Die paravertebrale Faszie wird 3 mm lateral der Dornfortsätze längs inzidiert, die langen Rückenstrecker mit einem Langenbeck-Haken nach lateral weggehalten (Kulissenzugang, Abb. 2) und der Eintrittspunkt in den Pedikel zunächst digital und anschließend unter BV-Kontrolle mit dem Kirschner-Draht identifiziert. Dieser liegt am Schnittpunkt einer den Querfortsatz halbierenden Horizontalen mit einer dem oberen Gelenkfortsatz außen anliegenden Vertikalen (Abb. 3) [1]. An dieser Stelle wird der Pedikel mit der Ahle eröffnet. Anschließend dreht man die selbstschneidende Schanz- oder Pedikelschraube bis dicht an die ventrale Kortikalis ein.

Sind alle Schrauben in dieser Weise eingebracht, werden die Verbindungsbacken auf die Schrauben gesteckt. Die Plazierung der Längsstangen erfolgt, indem man sie mit Hilfe einer Stabhaltezange durch eine Inzision zunächst subfaszial vorschiebt, dann unter Sicht in die 1. Backe einfädelt, etwas weiter durchschiebt, und in die 2. Backe einfädelt. Ganz wichtig hierbei ist, immer subfaszial zu bleiben, was durch einen kurzen schmalen Langenbeck-Haken erleichtert wird. Danach wird die Implantatskonstruktion heruntergedrückt, um möglichst nah an der Lamina zu liegen zu kommen. In üblicher Weise wird mit Hilfe von Stabhaltezangen und Distraktionszangen je nach Bedarf distrahiert und lordosiert (Abb. 4 und 5).

Die Faszienlängsinzisionen werden sorgfältig verschlossen. Der Hautverschluß wird so bewerkstelligt, daß eine subkutane Verschiebeschicht zur Faszie nicht transfixiert wird (Abb. 6).

Nachbehandlung

Schon am 1. postoperativen Tag kann das Aufstehen gestattet und mit der frühfunktionellen Mobilisierung begonnen werden.

Abb. 1. Instrumentarium

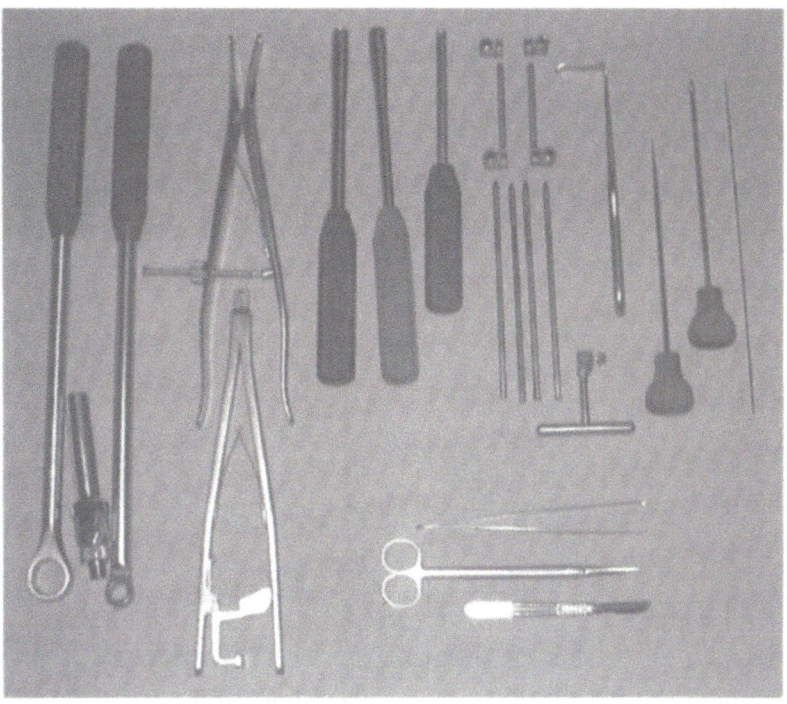

Abb. 2. Kulissenzugang

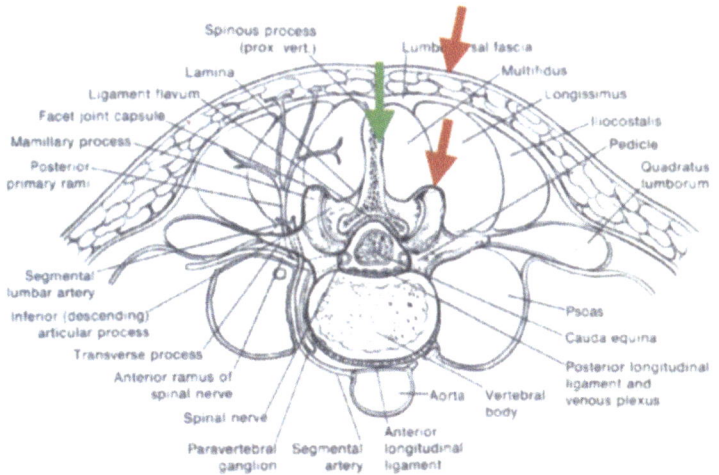

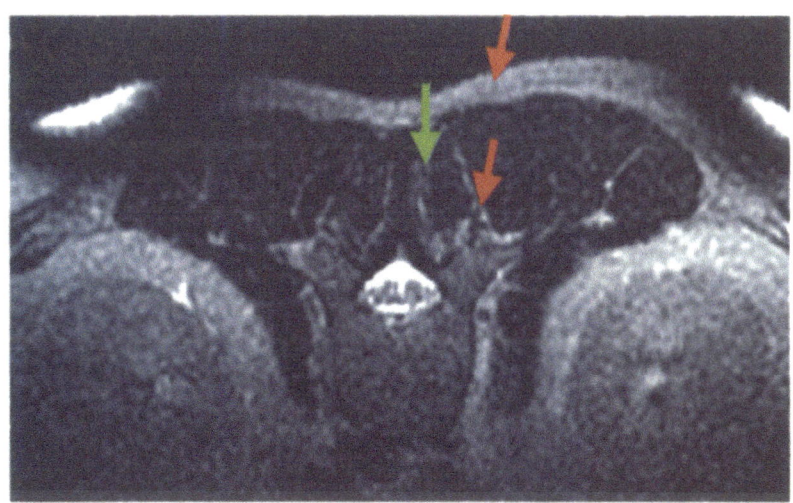

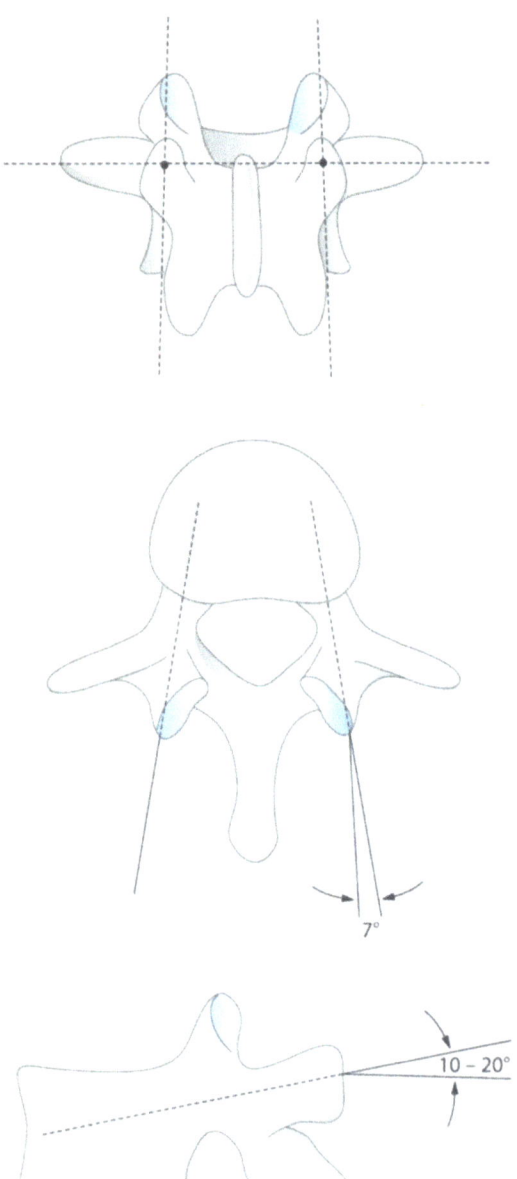

Abb. 3. Insertionspunkt der Schanz-Schraube

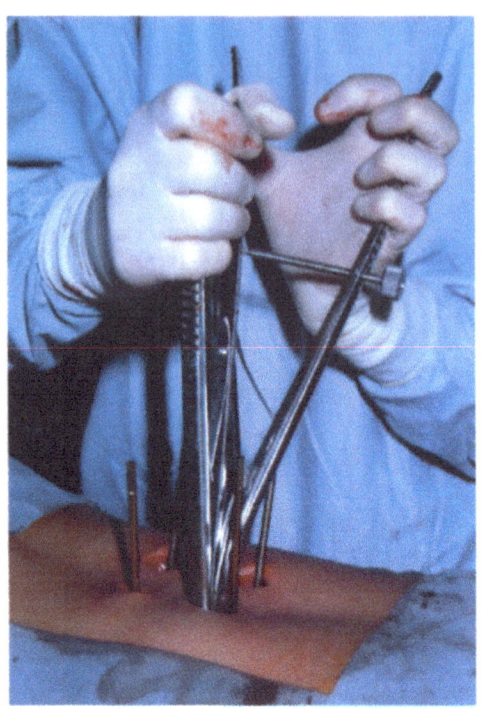

Abb. 4. Distraktion

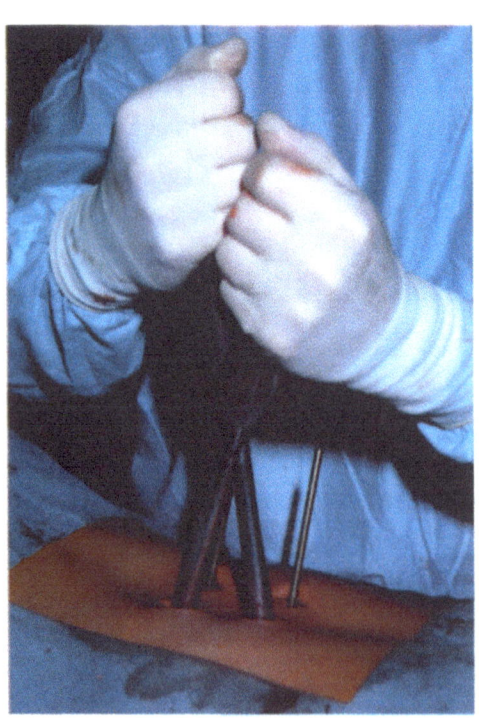

Abb. 5. Lordosierung

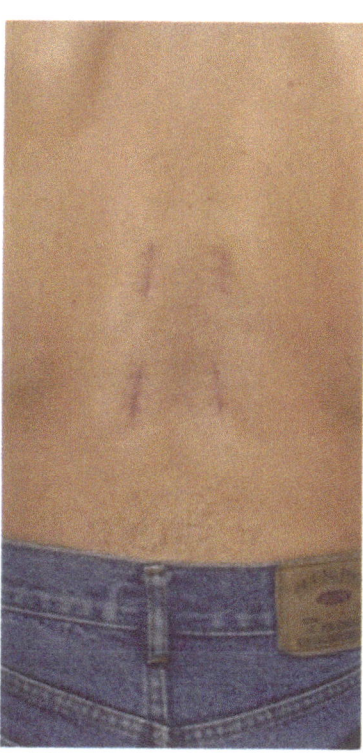

Abb. 6. Klinisches
Bild der Insertions-
stellen 2 Monate
postoperativ

Literatur

1. Dick W (1987) The „Fixateur interne" as a versatile implant for spine surgery. Spine 12/9: 882–900
2. Eggers C, Grübler J (1994) Verletzungen der BWS und LWS – Diagnostik, Klassifikation und typische Begleitverletzungen. Unfallchirurg 241: 857–862
3. Müller ME, Allgöwer M (1992) Wirbelsäule. Sonderdruck aus Manual Osteosynthese. Springer, Berlin Heidelberg New York, S 627–682

Injektionstechniken Wirbelsäule

E. Broll-Zeitvogel, J. Grifka, J. Bauer

Einleitung

Bei den verschiedenen degenerativen Erkrankungen der Wirbelsäule hat die Injektionstherapie eine zentrale Bedeutung im Rahmen der konservativen Therapie. Sie kann sowohl bei unspezifischen Beschwerden, wie z. B. bei pseudoradikulärer Symptomatik und Irritationen des Sympatikus, als auch bei radikulären Syndromen erfolgreich eingesetzt werden. Die Hauptindikation liegt dabei in der Unterbrechung des Circulus vitiosus der Schmerzentwicklung und Chronifizierung. Durch gezielte Injektionen können neuronale Veränderungen mit Ausbildung eines Schmerzgedächtnisses (neuronale Plastizität) frühzeitig verhindert werden. Mit der Unterbrechung der Kaskade Schmerz-Fehlhaltung-Verspannung-Schmerz schafft die gezielte Injektionstherapie die Voraussetzung, um physiotherapeutische Maßnahmen ergänzt durch physikalisch-balneologische Maßnahmen durchführen zu können [4]. Reflektorische Inhibitionen werden reduziert, die Muskulatur kann besser innerviert werden und ist folglich Trainingsreizen besser zugänglich [2]. Muskuläre Dysbalancen können ausgeglichen und die Stabilität der Wirbelsäule kann in ihren Hauptbelastungszonen verbessert werden.

Neben den Lokalanästhetika kommen auch Kortikoide und Kombinationen von Medikamenten zum Einsatz. Die allgemeinen und speziellen Kontraindikationen bei der Verwendung dieser Medikamente müssen berücksichtigt werden.

Obwohl es sich bei der therapeutischen Lokalanästhesie im Rahmen der wirbelsäulennahen Injektionen um ein risikoarmes Verfahren handelt, muß zur Vorbeugung möglicher Komplikationen ein Standardvorgehen entwickelt werden.

Zu den allgemeinen Vorbereitungen gehören die spezielle Schmerzanamnese und die körperliche Untersuchung. Allergien und Begleiterkrankungen, insbesondere kardiale Erkrankungen, müssen erfaßt werden.

Dem Patienten müssen vor Durchführung der Injektionstherapie die Art, der Ablauf und die Zielsetzung ausführlich erläutert werden. Der Patient ist über die Komplikationen und Risiken aufzuklären. Die Zustimmung und Aufklärung des Patienten ist entsprechend zu dokumentieren.

Bei der Injektionsdurchführung ist, entsprechend den Empfehlungen der DGOT für intraartikuläre Injektionen und Punktionen, auf aseptisches Vorgehen zu achten [1].

Zur Beherrschung möglicher Komplikationen müssen Notfallmedikamente, Intubationsbesteck, Sauerstoff und ggf. eine Beatmungsmöglichkeit verfügbar sein [6].

Der die Injektionstherapie durchführende Arzt muß über fundierte anatomische Kenntnisse verfügen und in der Lage sein, komplikationsbedingte Zwischenfälle zu beherrschen.

Allgemeine Komplikationen

Trotz adäquater Injektionstechnik und Einhaltung der notwendigen Vorsichtsmaßnahmen sind medikamenten- oder verfahrensbedingte Komplikationen nicht immer auszuschließen. Im folgenden werden die allgemeinen Komplikationen erläutert. Spezifische Komplikationen bei den unterschiedlichen Injektionstechniken werden bei den Verfahren aufgeführt.

Zu den allgemeinen Komplikationen gehören Kreislaufreaktionen auf der Grundlage psychischer Faktoren oder Reaktionen bei versehentlicher intravasaler Injektion. Dabei können medikamentenbedingte Nebenwirkungen durch hohe Plasmakonzentrationen hervorgerufen werden; diese betreffen insbesondere das zentrale Nervensystem und das Herz-Kreislauf-System. Angst, Unruhe, Schwindel und Verlust der Orientierung können Vorboten zentralnervöser Erscheinungen sein. Nach Muskelzuckungen und Krämpfen können Koma und zentrale Atemdepression folgen. Frequenzabnahme bis hin zum Herzstillstand, Verlängerung der Reizleitung, Verminderung der Erregbarkeit des Myokards und verminderte Kontraktionskraft können durch chininartige Wirkung der Lokalanästhetika am Herzen hervorgerufen werden. Außerdem trägt die vasodilatatorische Wirkung der Medikamente zum möglichen Kreislaufversagen bei.

Lokale oder allgemein allergische Reaktionen bis hin zum anaphylaktischen Schock sind insbesondere bei Prädisposition und der Verwendung von Lokalanästhetika vom Estertyp möglich. Dabei sind die lokalen Reaktionen meist auf den Zusatz von Konservierungsstoffen bei Stechampullen zurückzuführen. Durch die Verwendung von Lokalanästhetika ohne Zusatz von Konservierungsstoffen können diese Risiken vermindert werden.

Unter Einhaltung aseptischer Bedingungen sind Infektionen insgesamt selten. Gefährdet sind jedoch insbesondere abwehrgeschwächte Patienten.

Durch die Verwendung dünner Injektionskanülen sind bei ungestörter Gerinnung keine größeren Blutungen zu befürchten.

Sowohl durch direkte Traumatisierung durch die Kanülenspitze als auch durch eine versehentliche intraneurale Injektion können Nervenschäden verursacht werden.

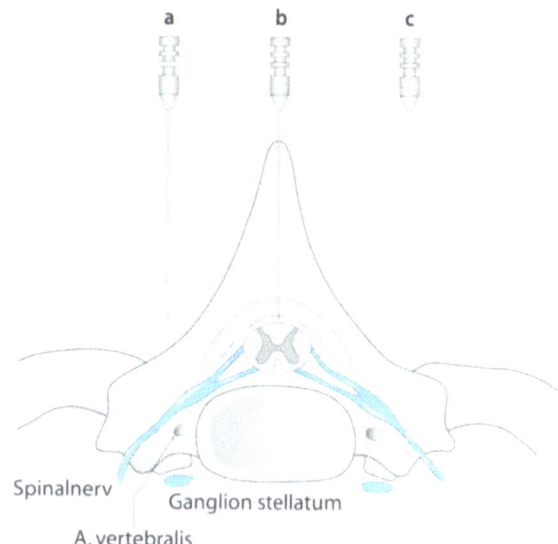

Abb. 1. Lokalisation zervikaler Injektionen.
a Facetteninfiltration, *b* epidural-zervikale Injektion, *c* zervikale Nervenwurzelblockade

Zervikale Injektionen

Zervikale Facetteninfiltration

Lokalanästhetikum, z. B. 2 ml Mepivacain 0,5 % (Scandicain) je Wirbelgelenk mit einer Injektionsnadel 0,6 x 60 oder 0,8 x 80.

Variation: ggf. unter Zusatz von Kortisonkristallsuspension wie z. B. 2,5–5 mg Triamcinolonacetonid (Triam 10) je Facettengelenk.

Sitzende oder liegende Position. Mittelstellung der HWS zur Vermeidung des Öffnens der interlaminären Fenster. Palpatorische Orientierung am Vertebra prominens, Markierung der Dornfortsätze und der Einstichpunkte 2 cm paraspinal in der Mitte zwischen den Dornfortsätzen der Segmente C 5/6 und C 6/7. Hautdesinfektion; Vorschieben der Nadel unter ständiger Aspiration bis zum Kontakt mit der dorsalen Gelenkfacette. Injektion des Lokalanästhetikums oder des Kortikoid-Lokalanästhetikum-Gemisches (Abb. 1a).

Überwachung des Patienten für 30 min. Anschließend weitere therapeutische Maßnahmen wie z. B. Glisson-Extension oder Physiotherapie.

Spezifische Komplikationen: versehentliche epidurale oder intrathekale Injektion.

Die zervikale Facetteninfiltration kann auch unter sonographischer Kontrolle gezielt durchgeführt werden [3, 4]. Nach Markierung des Vertebra prominens auf der Haut wird ein linearer Schallkopf im unteren Zervikalbereich dorsolateral angelegt. Unterhalb der Muskulatur erscheint die dachziegelartige knöcherne Kontur der Facette, die in ihrem gebogenen Anteil

wegen der Schallreflexion nicht zur Darstellung kommt. Nach Positionierung und Desinfektion der Haut wird die Injektionsnadel bis zum knöchernen Kontakt auf das Wirbelgelenk zugeschoben und die therapeutische Injektion wie oben beschrieben durchgeführt.

Spezifische Komplikationen: unter sonographischer Kontrolle wurden bisher keine spezifischen Komplikationen beobachtet.

Indikationen: lokale oder pseudoradikuläre Zervikalsyndrome, besonders im unteren Halswirbelsäulenbereich.

Kontraindikationen: Blutungsdiathesen, lokale Infektionen oder Weichteiltumoren.

Zervikale Nervenwurzel- (C 6, C 7, C 8) und Stellatumblockade (s. Abb. 1c)

Eine Spritze mit Lokalanästhetikum, z. B. 10 ml Mepivacain 0,5% (Scandicain) mit einer Injektionsnadel 0,8 x 120.

Sitzende Position bei maximaler Flexion der HWS mit seitlich frei herunterhängenden Armen. Palpatorische Orientierung und Markierung der Dornfortsätze C 6, C 7 und Th 1 und Verbindung durch eine Gerade (Abb. 2). Markierung der Einstichstellen 4 cm lateral der markierten Medianlinie auf halber Distanz zwischen den Dornfortsätzen. Hautdesinfektion; Einstich der Nadel im rechten Winkel zur Hautoberfläche. Die Nadel wird 3–5 cm vorgeschoben, bis die Spitze an die sich dachziegelartig überlappenden Seitenanteile der

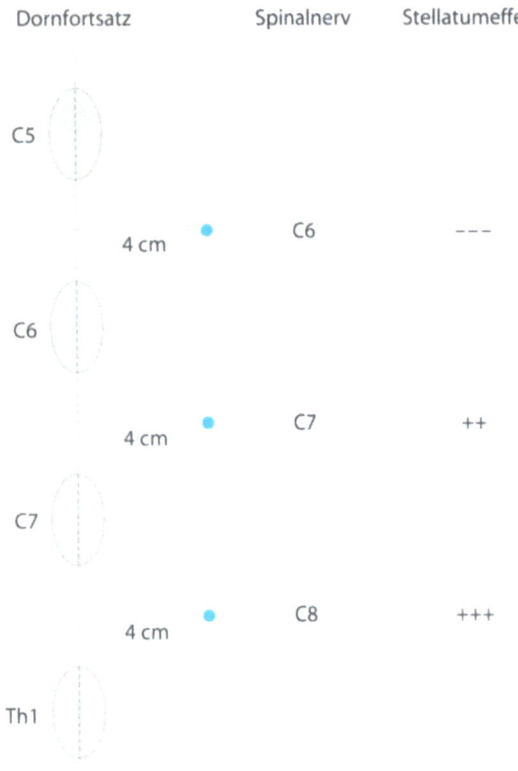

Dornfortsatz	Spinalnerv	Stellatumeffekt
C5		
4 cm ●	C6	---
C6		
4 cm ●	C7	++
C7		
4 cm ●	C8	+++
Th1		

Abb. 2. Markierungen und Einstichstellen bei der zervikalen Nervenwurzelblockade. (Nach Krämer 1994 [5])

Halswirbelbögen trifft. Unter ständiger Aspiration und leichtem Vorspritzen Vorbeiführen der Nadel an der seitlichen Begrenzung und weiteres vorsichtiges Vorschieben um ca. 1 cm bis an den Spinalnerv. Injektion des Lokalanästhetikums. Nach der Injektion sollte der Patient liegen und klinisch überwacht werden.

Spezifische Komplikationen: Pleurapunktion mit Ausbildung eines Pneumothorax, insbesondere bei Wurzelblockaden C 7 und C 8. Paravertebrale Hämatome, Horner-Symptomenkomplex (s. Abb. 2) komplett oder inkomplett bei Injektion an die Wurzel C 7 und C 8.

Indikationen: Zervikobrachiale und zervikozephale Syndrome.

Kontraindikationen: Blutungsdiathesen, lokale Infektionen oder Weichteiltumoren.

Zervikal-epidurale Injektion (s. Abb. 1*b*)

Mundschutz, sterile Handschuhe, Hautdesinfektion und steriles Abdeckmaterial. Eine Spritze mit 10 ml NaCl 0,9%, eine Spritze mit 5 ml Kontrastmittel (Solutrast) mit gefüllter Heidelberger Verlängerung, eine Spritze mit 3 ml 0,9 % NaCl, versehen mit 10 mg Triam-

cinolonacetonid (Triam 10), eine G-29-Spinocaninjektionsnadel.

Die zervikal-epidurale Injektion wird nach Anlage eines venösen Zugangs in Stand-by-Anästhesie unter BV-Kontrolle durchgeführt.

In Bauchlage und durch Plazierung eines Kissens unter dem Thorax wird die Halswirbelsäule kyphosiert. Durch Extension beider Arme wird die regelrechte Darstellung der HWS überlagerungsfrei gewährleistet. Hautdesinfektion und steriles Abdecken. Palpatorische Orientierung am Vertebra prominens. Unter BV-Kontrolle Lokalisation und Markierung des Bogenoberrandes C 7 mit Hilfe eines Kirschner-Drahts. An dieser Stelle wird im interlaminären Fenster C 6/C 7 die Injektionskanüle unter BV-Kontrolle bis zum knöchernen Kontakt zum Wirbelbogen leicht nach kranial geneigt vorgeschoben. Nach Entfernung des Mandrins Aufsetzen der mit NaCl gefüllten Spritze und unter ständigem Injektionsdruck vorsichtiges weiteres Vorschieben in das Lig. flavum. Bei Nadellage im Lig. flavum ist der Injektionswiderstand massiv erhöht und zeigt nach Penetration des Ligamentums einen typischen Widerstandsverlust (loss of resistance). Der plötzliche Widerstandsverlust signalisiert die epidurale Lage der Nadelspitze. Aspiration zum Ausschluß einer intrathekalen Kanülenlage. Austausch der NaCl-Spritze gegen die mit dem gefüllten Verlängerungsschlauch versehene kontrastmittelhaltige Spritze. Injektion von 1–2 ml Kontrastmittel unter BV-Kontrolle zur Sicherstellung der epiduralen Nadellage und Printbilddokumentation. Entfernung der mit Kontrastmittel gefüllten Spritze und therapeutische Applikation von 2–3 ml Nacl/Triamcinolonlösung.

Nach der Injektion sollte der Patient auf der schmerzhaften Seite liegen und für 1–2 h überwacht werden.

Spezielle Komplikationen: versehentliche Durapunktion mit Entstehung postpunktioneller Kopfschmerzen.

Indikation: Therapieresistente Zervikobrachialsyndrome stellen die Hauptindikation der zervikalen epiduralen Injektion dar.

Kontraindikationen: Blutungsdiathesen, Weichteiltumoren, Infektionen, neurologische Grunderkrankungen wie Anfallsleiden, Kontrastmittelallergien, Hautinfektionen am Injektionsort und die üblichen Kortikoidkontraindikationen.

Injektionen an der thorakalen Wirbelsäule

An der Brustwirbelsäule befinden sich die Wirbel- und Kostotransversalgelenke höher als der zum Bewegungssegment gehörige Dornfortsatz. Beim 1.–4. BW liegt die DF-Spitze 2, beim 5.–9. BW 3, und beim 10.–12.

BW 2QF tiefer als die kleinen Wirbelgelenke. Dies ist bei Injektionen an die Kostotransversal- und Facettengelenke zu beachten.

Thorakale periartikuläre Injektion an die Kostotransversalgelenke

Lokalanästhetikum, z.B. 1–2 ml Mepivacain 0,5 % (Scandicain) je Kostotransversalgelenk mit einer Injektionsnadel 0,6x60. Variation: ggf. unter Zusatz von Kortisonkristallsuspension wie z. B. 2,5 mg Triamcinolonacetonid (Triam 10) je Kostotransversalgelenk.

Kyphosierende Bauchlagerung. Palpatorische Orientierung und Markierung des Injektionspunktes 3 cm paramedian unter Palpation der Rippe. Hautdesinfektion; Einstich der Nadel gerade in Richtung Kostotransversalgelenk unter Palpation der Rippe bis in eine Tiefe von ca. 3–5 cm entsprechend der Hautdicke. Aspiration und Injektion des LA. Überwachung des Patienten für 30 min.

Spezifische Komplikationen: Pleurapunktion mit Ausbildung eines Pneumothorax.

Indikationen: Schmerzhafte therapieresistente Reizzustände der Kostotransversalgelenke mit pseudoradikulärem Thorakalsyndrom.

Kontraindikationen: Blutungsdiathesen, lokale Infektionen oder Weichteiltumoren. Zustand nach einseitiger Pulmektomie.

Thorakale Facetteninfiltrationen

Lokalanästhetikum, z. B. 1–2 ml Mepivacain 0,5 % (Scandicain) je Facettengelenk mit einer Injektionsnadel 0,6 x 60. Variation: ggf. unter Zusatz von 2,5 mg Kortisonkristallsuspension wie z. B. Triamcinolonacetonid (Triam 10) je Facettengelenk.

Kyphosierende Bauchlagerung. Palpatorische Orientierung und Markierung des Injektionspunktes 1,5 cm paramedian. Hautdesinfektion; Einstich unter leichter Neigung der Nadel zur Mediansagittalen gerade in Richtung Facettengelenk bis zum Knochenkontakt. Aspiration und Injektion des LA. Pflasterverband. Überwachung des Patienten für 30 min.

Spezifische Komplikationen: Pleurapunktion mit Ausbildung eines Pneumothorax.

Indikationen: Schmerzhafte therapieresistente Reizzustände der Facettengelenke mit pseudoradikulärem Thorakalsyndrom.

Kontraindikationen: Blutungsdiathesen, lokale Infektionen oder Weichteiltumoren.

Injektionen an der lumbosakralen Wirbelsäule

Lumbale Facetteninfiltration

Lokalanästhetikum, z. B. 2 ml Mepivacain 0,5 % (Scandicain) je Wirbelgelenk mit einer Injektionsnadel 0,6 x 60 oder 0,8 x 80. Variation: ggf. unter Zusatz von Kortisonkristallsuspension wie z. B. 2,5–5 mg Triamcinolonacetonid (Triam 10) je Facettengelenk.

Sitzende oder liegende Position (Bauchlage) bei gleichzeitiger Entlordosierung unter Zuhilfenahme eines Kissens unter dem Abdomen. Palpatorische Orientierung und Markierung der Dornfortsätze sowie der Einstichstellen 2 cm paraspinal zwischen 2 benachbarten Dornfortsätzen. Hautdesinfektion; Vorschieben der Injektionsnadel in einem Winkel von 90° zur Haut, streng nach ventral, bis zum Kontakt mit dem Wirbelgelenk bzw. der Gelenkkapsel (Abb. 3c). Nach negativem Aspirationstest erfolgt die Injektion. Die unteren 2 oder

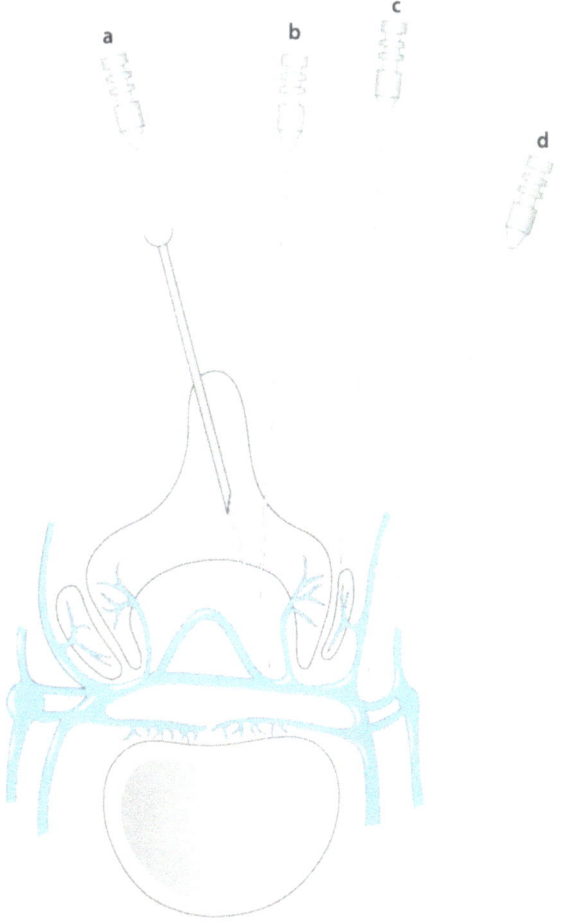

Abb. 3. Lumbale Injektionen. *a* epidural-perineurale Injektion, *b* epidural-dorsale Injektion, *c* Facetteninfiltration, *d* selektive Spinalnervanalgesie (SPA)

3 Segmente werden meist gleichzeitig infiltriert. Es genügt die Infiltration des Kapselbereiches ohne direkte intraartikuläre Lage. Überwachung des Patienten für 30 min.

Spezielle Komplikationen: versehentliche epidurale oder intrathekale Injektion.

Indikationen: zur lumbalen Facetteninfiltration bei therapieresistenten Lumbalsyndromen mit oder ohne pseudoradikuläre Ausstrahlung.

Kontraindikationen: Blutungsdiathesen, lokale Infektionen oder Weichteiltumoren.

Bei spezifischen Fragestellungen wie z. B. bei der Überprüfung der Indikation zur Spondylodese, kann es erforderlich sein, eine sichere intraartikuläre Injektion in das Wirbelgelenk durchzuführen. Die röntgenkontrollierte Punktion erfolgt in Bauchlagerung und unter sterilen Bedingungen. Durch Kippung der Röntgenröhre oder des Patienten wird der Wirbelgelenksspalt orthogonal mit einer externen Markierungshilfe dargestellt (z. B. langer KD). Eine 22-G-Spinalnadel wird in den Gelenkspalt geführt und die intraartikuläre Nadellage durch Injektion von 0,2–0,3 ml Kontrastmittel (z. B. Solutrast) bestätigt. Anschließend erfolgt die Injektion von 1 ml 0,5–1%igem Mepivacain (Scandicain), ggf. in Kombination mit einem Kortikosteroid (5–10 mg Triamcinolonacetonid [Triam 10]).

Lumbale Spinalnervanalgesie (SPA) (Synonym: Lumbale paravertebrale Injektion (PV) (s. Abb. 3*d*)

Eine Spritze mit Lokalanästhetikum, z. B. 10 ml Mepivacain 0,5% (Scandicain) mit einer Injektionsnadel 0,8x120.

Sitzende Position in leichter Inklinationsstellung. Palpatorische Orientierung und Markierung der Dornfortsätze sowie der Einstichstellen, Hautdesinfektion; für die Segmenthöhen L 4, L 5 und S 1 liegt die Einstichstelle 6–8 cm seitlich der Medianlinie unmittelbar proximal der Darmbeinkämme. Die Nadelführung ist abhängig von der segmentalen Zielrichtung der Injektion (Abb. 4). Zur Injektion an den Spinalnerven L 4 und L 5 wird die Injektionsnadel in einem Winkel von 60° zur Frontalebene in Richtung auf den Querfortsatz geschoben. Um die Wurzel L 4 zu erreichen, wird die Nadel unter ständiger Aspiration oberhalb des Querfortsatzes 1–2 cm weiter vorgeschoben. Die Wurzel L 5 wird durch Vorschieben der Nadel unterhalb des Querfortsatzes erreicht. Beim Kontakt mit der Nervenwurzel gibt der Patient einen blitzartigen, in das Bein ausstrahlenden Schmerz an. In diesem Fall sollte die Injektionsnadel 0,5 cm zurückgezogen werden. Durch die Aspirationsversuche und das ggf. notwendige Zurückziehen der Nadel wird eine versehentliche intrathekale oder intraneurale Injektion durch Punktion der Wurzeltasche im Foramen intervertebrale verhindert.

Bei Injektionen an die S 1-Wurzel muß die Spritze zusätzlich um 45° angehoben werden, damit das Neuroforamen erreicht werden kann. Überwachung des Patienten für mindestens 30 min. Beim Auftreten motorischer Störungen Immobilisation des Patienten bis zum Abklingen der Lokalanästhetikawirkung (ca. 2–4 h).

Spezifische Komplikationen: Temporäre neurologische Ausfälle in Form von Taubheitsgefühlen oder Schwäche der Muskulatur. Versehentliche intrathekale Injektion mit vorübergehender kompletter oder inkompletter Spinalanästhesie.

Indikationen: Akute oder chronische radikuläre oder pseudoradikuläre Lumbalsyndrome.

Kontraindikationen: Blutungsdiathesen, lokale Infektionen oder Weichteiltumoren.

Lumbale dorsale epidurale Injektion (s. Abb. 3*b*)

Sterile Handschuhe, Mundschutz, eine Spritze mit 10 ml NaCl 0,9%, eine Spritze 2 ml mit 10 mg Triamcinolonacetonid (Triam 10), eine G-27-Spinocaninjektionsnadel.

Sitzende Position in lumbal entlordosierter Position. Palpatorische Orientierung an den Beckenkämmen und Dornfortsätzen. Höhenlokalisation und Festlegung der Injektionshöhe entsprechend des betroffenen Bewegungssegments. Markierung der Einstichstelle im interlaminären Fenster. Zur besseren Orientierung und Beurteilung der Größe des Foramen interarcuale empfiehlt es sich, die Orientierung an einer a.-p.-LWS-Röntgenaufnahme vor der Injektion durchzuführen. Hautdesinfektion; langsames Vorschieben der Spinocannadel mit Mandrin zwischen die Dornfortsätze zum Lig. flavum (Widerstandserhöhung). Entfernung des Mandrins und Aufsetzen der mit NaCl gefüllten Spritze. Unter ständigem Injektionsdruck vorsichtiges wei-

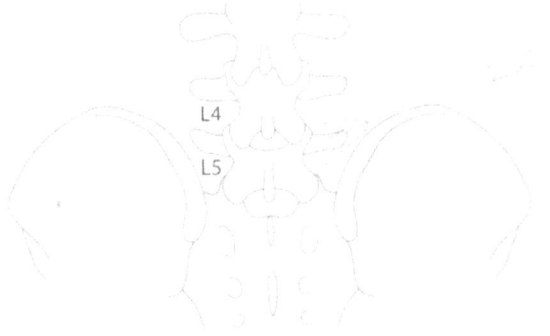

Abb. 4. Anatomische Lokalisation der Einstichstelle und Stichrichtung bei SPA

teres Vorschieben in das Lig. flavum. Bei Nadellage im Lig. flavum ist der Injektionswiderstand massiv erhöht und zeigt nach Penetration des Ligamentums einen typischen Widerstandsverlust (loss of resistance). Der plötzliche Widerstandsverlust signalisiert die epidurale Lage der Nadelspitze. Aspiration zum Ausschluß einer intrathekalen Kanülenlage. Austausch der NaCl-Spritze gegen die mit dem Kortikoid gefüllte Spritze und die therapeutische Injektion (s. Abb. 3b). Nach Entfernung der Spritze Dokumentation der Injektionstiefe durch Abmessen der Nadellänge; Pflasterverband. Nach der Injektion Überwachung des Patienten für mindestens 30 min in Seitenlagerung (betroffene Seite).

Spezielle Komplikationen: Versehentliche intrathekale Injektion, Durapunktion mit postpunktionellem Kopfschmerz.

Indikationen: Narben- oder bandscheibenbedingte Wurzelkompression mit radikulärer Symptomatik. Spinalkanalstenose.

Kontraindikationen: Blutungsdiathesen, lokale Infektionen, Weichteiltumoren und KI gegen Kortikoidinjektion.

Lumbal-epiperineurale Injektion

Sterile Handschuhe, Mundschutz, eine Spritze 2 ml ohne Füllung, eine Spritze 2 ml mit 10 mg Triamcinolonacetonid (Triam 10), ggf. unter Zusatz von 1–2 ml Mepivacain 0,5%, eine G-29-Spinocaninjektionsnadel mit Introducer (22G) für die Zweinadeltechnik.

Sitzende Position in lumbal entlordosierter Position. Palpatorische Orientierung an den Beckenkämmen und Dornfortsätzen. Höhenlokalisation und Festlegung der Injektionshöhe entsprechend der betroffenen Nervenwurzel. Markierung der Einstichstelle 2 cm paraspinal kontralateral unterhalb des Dornfortsatzes. Zur besseren Orientierung und Beurteilung der Größe des Foramen interarcuale empfiehlt sich die Orientierung an einer a.-p.-LWS-Röntgenaufnahme. Hautdesinfektion; langsames Vorschieben der kurzen Introducernadel in einem seitlichen Winkel von 20–30°. Einbringen und vorsichtiges Vorschieben der Spinocannadel mit Mandrin durch das Lig. interspinosum zur betroffenen Nervenwurzel. Bei direktem Kontakt mit der Nervenwurzel wird vom Patienten ein stechender Schmerz angegeben. Entfernung des Mandrins und Aufsetzen der leeren 2-ml-Spritze, Aspiration. Beim Ausschluß einer intrathekalen Lage Injektion des Kortikoids (s. Abb. 3a); Pflasterverband. Nach der Injektion Überwachung des Patienten für mindestens 30 min. Zur besseren Umflutung der Nervenwurzel sollte der Patient auf der betroffenen Seite liegen.

Zu Beginn der learning curve ist die Injektion ggf. unter CT-Kontrolle durchzuführen.

Spezielle Komplikationen: Versehentliche intrathekale Injektion, Durapunktion mit postpunktionellem Kopfschmerz. Bei Zugabe eines Lokalanästhetikums temporäres Auftreten sensibler oder motorischer Störungen.

Indikationen: Besonders narben- oder bandscheibenbedingte Wurzelkompressionen. Laterale Rezessusstenose.

Kontraindikationen: Blutungsdiathesen, lokale Infektionen, Weichteiltumoren oder Kontraindikationen gegen Kortikoidapplikation.

Epidural-sakrale Injektion

Eine Spritze mit 10 ml NaCl 0,9% unter Zusatz von 10 mg Triamcinolonacetonid (Triam 10) mit einer Injektionsnadel 0,8 x 120.

Knie-Ellenbogen-Lagerung. Palpatorische Orientierung am oberen Abschnitt der Analfalte an den Cornua sacralia und Identifizierung des Hiatus sacralis. Markierung des Hiatus und Hautdesinfektion. Einstechen der Injektionsnadel in einem Winkel von 45° bis zum Kontakt an der Vorderwand des Sakralkanals (Abb. 5a). Leichtes Zurückziehen der Nadel und Absenkung der Spritze bei gleichzeitig parallelem Vorschieben der Nadel um 5 cm. Aspiration und Ausschluß einer Duralsackpunktion. Injektion von 10 ml Injektionslösung (Abb. 5b); Pflasterverband. Überwachung des Patienten für 30 min.

Spezielle Komplikationen: Versehentliche intrathekale Injektion, Durapunktion mit postpunktionellem Kopfschmerz.

Indikationen: Untere radikuläre oder pseudoradikuläre Lumbalsyndrome, besonders bei starker Narbenbildung nach mehrfachen Wirbelsäuleneingriffen (z. B. Spondylodesen), Kokzygodynie.

Kontraindikationen: Blutungsdiathesen, lokale Infektionen, Weichteiltumoren oder Kontraindikationen gegen Kortikoidapplikation.

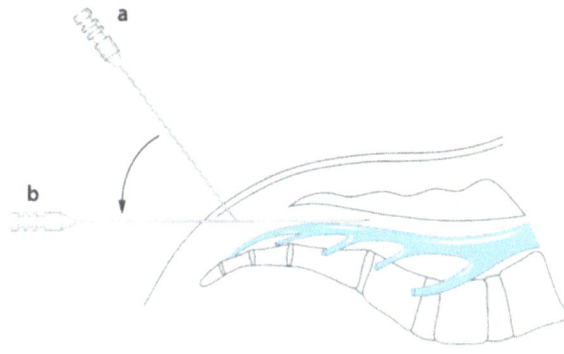

Abb. 5. Epidural-sakrale Injektion. *a* Einstichrichtung 45°, *b* Nadellokalisation bei regelrechter Lage vor der Injektion

Periartikuläre Injektion an das Sakroiliakalgelenk

Eine Spritze mit Lokalanästhetikum, z. B. 10 ml Mepivacain 0,5% (Scandicain), ggf. unter Zusatz von 10 mg Triamcinolonacetonid (Triam 10) mit einer Injektionsnadel 0,8x80.

Bauchlagerung oder sitzende Position. Palpatorische Orientierung an den Beckenkämmen und Dornfortsätzen. Höhenlokalisation und Festlegung der Einstichstelle in Höhe des Dornfortsatzes L 5 in der Medianlinie. Hautdesinfektion; Nadeleinstich im Winkel von 45° zur Frontalebene nach ventral und 45° nach kaudal zur Transversalebene. Bei Knochenkontakt leichtes Zurückziehen. Nach negativem Aspirationstest fächerförmige Injektion des Lokalanästhetikums ggf. unter Kortikoidzusatz; Pflasterverband. Überwachung des Patienten für 30 min.

Spezielle Komplikationen: Gelegentlich reversible motorische oder sensible Defizite.

Indikationen: Rezidivierende Reizzustände am SIG mit oder ohne pseudoradikulärer Ausstrahlung.

Kontraindikationen: Blutungsdiathesen, lokale Infektionen, Weichteiltumoren und Kontraindikationen gegen Kortikoidinjektion.

Literatur

1. Bernau A, Heeg P, Rompe G, Rudolph H (1998) Intraartikuläre Punktionen und Injektionen. Leitlinien der DGOT und des BVO. AWMF online
2. Broll-Zeitvogel E, Tyws J, Grifka J, Krämer J (1998) Veränderungen der neuromuskulären Aktivierung und des Schmerzerlebens nach selektiver perineuraler Analgesie (SPA). Z Orthop 136: A 99
3. Grifka J (1992) Lokale Injektionstherapie bei Zervikalsyndromen. Med Orthop Techn 112: 210–214
4. Grifka J (1996) Injektionstherapie bei Zervikalsyndromen. Orthopäde 25: 524–532
5. Krämer J (1994) Bandscheibenbedingte Erkrankungen. Thieme, Stuttgart
6. Nagel B (1995) Diagnostisch-therapeutische Lokalanästhesie, Neuraltherapie. In: Grifka J (Hrsg) Naturheilverfahren. Urban & Schwarzenberg, München

Perkutane endoskopische Diskotomie der Halswirbelsäule

S.-H. Lee, D. Gastambide,
Übersetzung, Korrektur: W. Siebert, A. Faust

Einführung

Die perkutane endoskopische zervikale Diskotomie (PECD) ist eine neue operative Methode für die Behandlung von nicht verkalkten zervikalen Bandscheibenvorfällen. Durch die perkutane Entfernung des Nucleus pulposus und die Schrumpfung des Vorfalles unter Lokalanästhesie wird eine Dekompression der Nervenwurzel erreicht. Mit dieser Methode können wahrscheinlich 50% aller Patienten, die für eine operative Behandlung eines nicht verkalkten zervikalen Bandscheibenvorfalls vorgesehen sind, erfolgreich behandelt werden. Dieses Verfahren eröffnet neue Perspektiven der operativen Behandlung von nicht verkalkten Bandscheibenvorfällen der Halswirbelsäule.

Die ventrale intervertebrale Fusion durch die Entfernung der Bandscheibe und die Implantation von Knochenmaterial unter Vollnarkose ist als Standardmethode zur Behandlung von weichen (nicht verkalkten) zervikalen Bandscheibenvorfällen anerkannt. Allerdings wird meistens ein Zugang durch den Spinalkanal benötigt, der Risiken mit sich bringt wie z. B. epidurale Blutungen, periradikuläre Fibrose, kurzzeitige oder anhaltende Myelopathie, Transplantationsprobleme (Morbidität des Spendermaterials, schmerzhafte Pseudarthrose, Abstoßen bzw. Kollaps des Spendermaterials, kyphotische Deformität, Wandern des Spendermaterials) sowie Dysphagie und Heiserkeit (kurzzeitige oder anhaltende Stimmbandparese) [7, 8, 9, 13, 22, 25, 42].

Die einfache ventrale Diskektomie ist für Patienten indiziert, die normal lordosiert sind und wegen eines nicht verkalkten zervikalen Bandscheibenvorfalls unter geringfügigen Schmerzen im Halswirbelsäulenbereich mit radikulärer Symptomatik leiden [38]. Die Durchführung der offenen anteromedialen Diskektomie ohne Fusion ist zeitlich kurz, und es treten keine Risiken durch das allogene oder das autogene Transplantat auf. Allerdings können Segmentinstabilität, Verlust der physiologischen Lordose, Kollabierung des Bandscheibenraums oder dorsale Verengung des intervertebralen Foramens eintreten [12, 15, 16, 26, 27, 33, 43].

Die minimal-invasive perkutane endoskopische ventrale zervikale Diskotomie (PECD) unter Lokalanästhesie kann diese Komplikationen vermeiden und ist eine gute Alternative zu offenen Operationen für die Behandlung zervikobrachialer Neuralgie oder radikulärer Symptomatik, die durch einen weichen zervikalen Bandscheibenvorfall verursacht wird. Falls diese Operation nicht zum Erfolg führt, sind andere konventionelle Methoden ohne weiteres durchführbar. Das Risiko einer epiduralen Blutung bzw. einer periradikulären Fibrose ist bei der PECD nicht gegeben. Des weiteren wird die Stabilität des intervertebralen Segments erhalten, das Rezidivrisiko ist reduziert durch die ventrale Fensterung, Operations- und Krankenhausaufenthaltszeiten sind verkürzt, Rückkehr zu Arbeits- und Freizeitaktivitäten findet früher statt.

Bei der mikrochirurgischen ventralen zervikalen Foraminotomie [21, 37] bzw. der posterioren Foraminotomie [35] mit partieller Diskotomie bleiben der Bandscheibenraum und die foraminale Höhe erhalten. Allerdings können mit diesen Methoden nur laterale oder foraminale Vorfälle behandelt werden, und der Zugang zu paramedianen, zentralen und diffusen Vorfällen ist schwierig. Mit der PECD können foraminale, laterale, paramediane, zentrale sowie diffuse Bandscheibenvorfälle der Halswirbelsäule behandelt werden.

Bei korrekter Indikationsstellung ist die PECD genauso sicher und effektiv wie die offene Diskektomie für die Behandlung von nicht verkalkten zervikalen Vorfällen. Außerdem ist die PECD weniger invasiv und kann ambulant durchgeführt werden. Die PECD kann als Maßnahme zwischen der konservativen Therapie und der offenen Diskektomie mit Fusion verstanden werden.

Qualifikationen des Operateurs

Nur Operateure mit ausreichender Erfahrung in der Durchführung einer offenen ventralen zervikalen Diskektomie sollen die PECD durchführen, damit – falls notwendig – die PECD abgebrochen und eine offene Operation eingeleitet werden kann.

Indikationsstellung

Die meisten Patienten, die wegen eines Bandscheibenvorfalls unter zervikobrachialer Neuralgie leiden, können durch konservative Therapie erfolgreich therapiert werden. Allerdings können Symptome, die in Zusammenhang mit einer intra- und perineuralen Vernarbung auftreten, durch den andauernden Druck auf die Nervenwurzel irreversibel werden. Wenn nach intensiver konservativer Therapie neurologische Symptome noch vorhanden bzw. verschlimmert sind, muß die operative Dekompression in Erwägung gezogen werden. Des weiteren sollte eine Operation möglichst schnell durchgeführt werden, wenn ein Patient wegen unerträglicher Schmerzen in der Schulter bzw. im Arm morphinhaltige Medikamente einnehmen muß.

Die offene ventrale zervikale Diskektomie mit Fusion ist bei verschiedenen Arten von zervikalen Bandscheibenvorfällen indiziert. Die perkutane ventrale zervikale Diskotomie ohne Fusion ist nur für sorgfältig ausgesuchte Patienten indiziert.

Indikationen

Indikationen sind:
- Therapieresistente chronische persistierende zervikobrachiale Neuralgie;
- konservative Therapie mit Krankengymnastik und Medikation für über 3 Monate bleibt erfolglos;
- wenn die radikulären Symptome durch Extension des Halses schlimmer und durch Flexion reduziert werden;
- wenn sich die Symptome durch Kopfrotation in Richtung der betroffenen Extremität bzw. durch Kompressionsbewegungen des Kopfes verschlimmern, anderseits die Abduktion der Schultern und Bewegungen des Kopfes nach oben Erleichterung zeigen;
- subakute starke Schulter- und Armschmerzen, die nach konservativer Therapie für ca. 6 Wochen keine Besserung bzw. Verschlechterung zeigen;
- zervikoenzephalitische Symptome wie Kopfschmerzen oder Schwindel für mehr als ein Jahr;
- radikuläre Symptomatik: unilaterale Armschmerzen, die stärker als vorhandene Nackenschmerzen sind, Gefühlsstörungen, Muskelschwäche und vermindertes Reflexverhalten eines bestimmten Dermatoms mit korrelierender Nervenwurzelirritation einer oder 2 bestimmter Höhen.

Radiologische Indikationen

Radiologische Indikationen sind:
- Eindeutige MRT- und CT-Befundung eines nicht verkalkten zervikalen Bandscheibenvorfalls, der durch das hintere Längsband (subligamentöse Protrusion) begrenzt ist;
- im MRT der sagittalen Ebene darf die schwarze Linie nicht unterbrochen werden; d. h. der Vorfall im Bandscheibenraum und im Spinalkanal hängt zusammen (Abb. 1a,b);
- im CT der axialen Ebene sollte der Vorfall im Spinalkanal eine glatte Fläche ohne Zeichen der Verkalkung aufweisen (Abb. 1c,d).Um zwischen Knochenspornbildung, verkalkten Längsbändern und einem nicht verkalten Vorfall zu unterscheiden, muß eine axiale Untersuchung durch das CT erfolgen – ein MRT ist nicht ausreichend.

Die PECD ist bei der Behandlung von zentralen, paramedianen, posterolateralen sowie foraminalen Vorfällen in einer oder mehreren Höhen von C 3/C 4–C 6/C 7 indiziert. Die Operation ist schwierig in der Höhe C 7/T 1 durch den erschwerten Zugang und ist nur bei Patienten mit langem dünnem Hals möglich.

Ein sehr großer Vorfall ist keine Kontraindikation, solange der Patient keine Symptome der Myelopathie aufweist.

Das Eindringen von Farbstoff in den Epiduralraum sowie diffuse Degeneration der Bandscheibe in der Diskographie sind keine Kontraindikationen, solange die Hauptbeschwerden aus Nacken- und radikulären Schmerzen bestehen. Eine zervikale Diskographie bzw. ein Diskographie-CT sind sehr hilfreich in Fällen, in denen die Ursache für eine starke Neuralgie nicht klar erkennbar ist, z. B. wegen einer uneindeutigen Situation eines nicht verkalkten Vorfalles mit Knochensporn bzw. eines kleinen versteckten Bandscheibenvorfalls. Falls die Provokationszeichen positiv sind (Übereinstimmung der Patientenreaktion auf die Injektion mit vorausgegangener klinischer Symptomatik) und die Diskographie eine nicht verkalkte Protrusion zeigt, ist die PECD indiziert, auch bei geringer Knochenspornbildung, bzw. OPLL (Abb. 2a,b).

Abb. 1. a Im MRT ist die schwarze Linie zwischen dem Endpunkt des Vorfalles und des Vorfalls (*Pfeil*) im Spinalkanal nicht unterbrochen und ist eine gute Indikation für eine PECD.
b MRT der geschrumpften Vorfallsmasse nach der PECD.
c Eine axiale CT ist unbedingt notwendig, um zwischen verkalkten und weichen (nicht verkalkten) Vorfällen zu unterscheiden.
d Postoperatives CT 3 Monate nach der PECD. Der Vorfall ist verschwunden

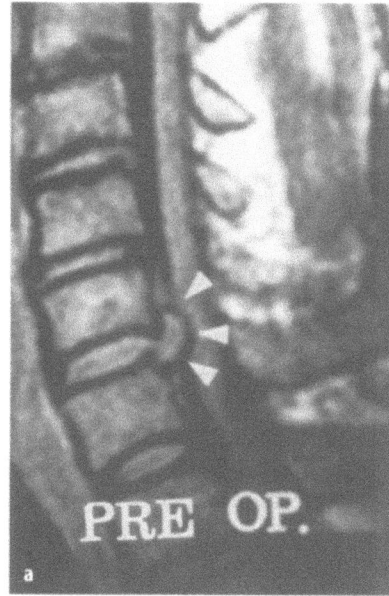 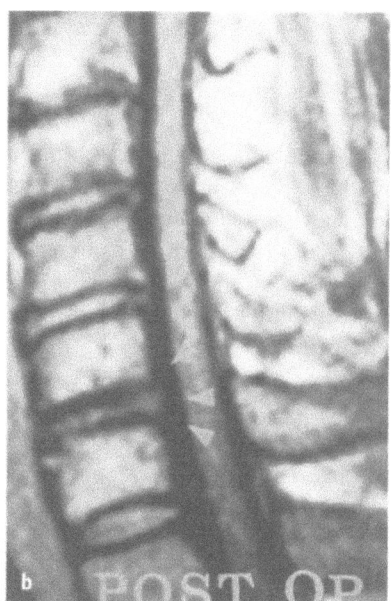

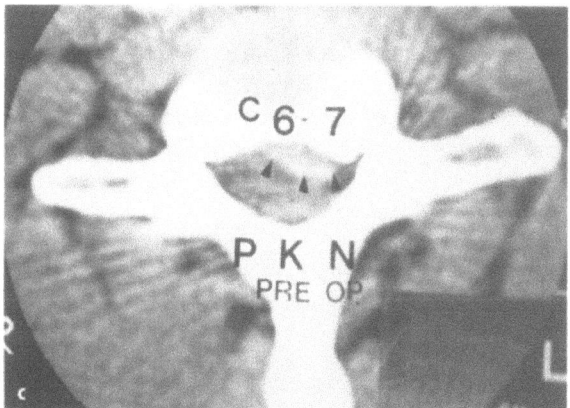 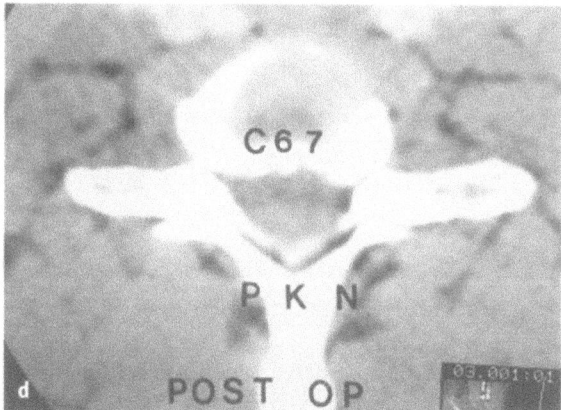

Abb. 2a,b. Axiale CT-Aufnahmen mit gleichzeitigem Auftreten von verkalkten und weichen Vorfällen der Halswirbelsäule

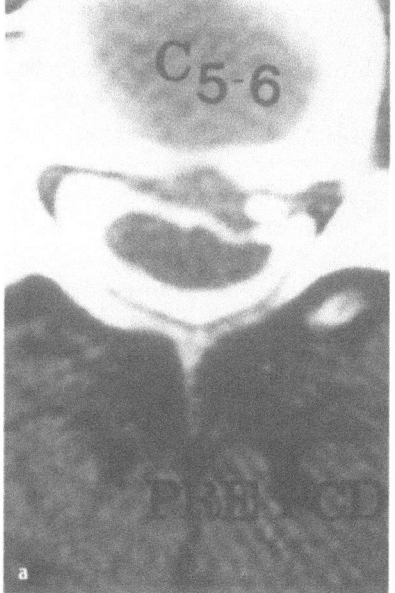 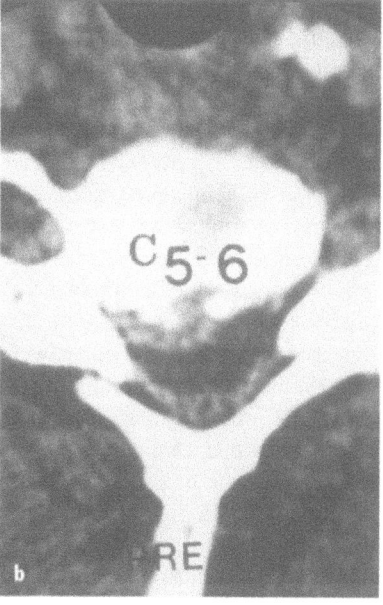

Kontraindikationen

Als Kontraindikationen gelten:

- Akute Zervikalgie, diskogene Schmerzen;
- Verkalkung des hinteren Längsbandes sowie zervikale Spondylosis mit Osteophytenbildung im Spinalkanal und Foramen;
- sequestrierter Vorfall bzw. freies Fragment;
- Patienten, die schon an der Bandscheibe operiert bzw. mit Chemonucleolyse ohne Erfolg behandelt wurden;
- stark ausgeprägte Kanalstenose;
- ältere Patienten mit degenerativer Vorwölbung des Anulus;
- Segmentinstabilität (Spondylolisthesis, Retrolisthesis), die durch radiologische Untersuchungen nachgewiesen wird;
- ventrale Osteophytenbildung oder Bandscheibenraumenge unter 3 mm ist problematisch, da der Zugang blockiert sein kann;
- Patienten mit ausgeprägten neurologischen Defiziten, akutem Pyramidensyndrom bzw. mit progressiver Myelopathie;
- Patienten mit anderen stark ausgeprägten Erkrankungen bzw. Leiden, z.B. Frakturen, Tumoren, Schwangerschaft sowie akuten Infektionen.

Instrumentarium

Tajima hat 1981 den ersten funktionierenden Führungstrokar (2 mm Durchmesser, 8 cm Länge) mit 2 Dilatatoren, einer Führungsnadel für die Diskographie und 3 Zangen (klein, mittel, groß) erstellt. Die kleinen Zangen wurden hauptsächlich für die Osteophytenextraktion, die mittleren und großen Zangen für die Diskotomie der posterioren Bandscheibe benutzt. Das Instrumentarium konnte im Bandscheibenraum allerdings zerbrechen [40].

Für die perkutane endoskopische zervikale Diskektomie wird folgendes Instrumentarium benötigt: eine 18-G-Spinalnadel, ein dünner Führungsdraht, mehrere Dilatatoren, Rohre (3, 4, oder 5 mm Durchmesser), ein Anulustrephan, verschiedene Zangen mit und ohne Spüllöcher sowie ein Spülschlauch (Abb. 3a,b).

Die Sichtkontrolle der Operation wird durch das Endoskop ermöglicht. Für zeitweilige Kontrolle wird ein schmales starres Endoskop, für kontinuierliche Kontrolle ein flexibles Endoskop (Holmium:YAG-Laser-Instrumentarium) benutzt (Abb. 4).

Die Operation sollte erst durchgeführt werden, wenn eine gute Sichtkontrolle der zu operierenden Bandscheibe unter lateraler- und a.-p.-Bildwandlerprojektion gesichert ist.

Falls intraoperativ eine offene Operation durchgeführt werden muß, bzw. bei Notfällen (Atemnot durch ein Hämatom), sollten die Apparate bzw. das Instrumentarium für eine Vollnarkose bzw. für eine offene Operation bereitstehen.

Operationsvorbereitung und Anästhesie

Präoperative Einnahme von Antibiotika (z. B. Cefazoline 1 g) reduziert die Infektionsgefahr. Präoperative Sedierung wird empfohlen.

Die PECD sollte nur unter sterilen Bedingungen durchgeführt werden. Der Patient liegt in Rückenlage auf einem röntgendurchlässigen Operationstisch; der Hals ist in leichter Extension. Der Kopf wird durch Klebeband auf der Stirn fixiert, und ein Kissen wird unter Schultern und Arme plaziert. Die Schultern hängen und sind fixiert. Der Bildwandler wird in entsprechende Position gebracht. Das Operationsgebiet wird mit einem Filzstift markiert. Die zu operierende Höhe wird durch Zählen der Halswirbelkörper von oben nach unten identifiziert und entsprechend markiert. Die innere Begrenzung des M. sternocleidomastoideus, die mediane Achse des Halses und die obere Grenze des Sternums sind markiert.

Das Operationsgebiet inkl. Bildwandler wird steril abgedeckt. Der Anästhesist sollte jederzeit Sichtkontrolle zum Patienten haben (Abb. 5).

Während der PECD muß der Operateur verbalen Kontakt zum Patienten haben. Das Verfahren wird unter lokaler Anästhesie und Neuroleptika durchgeführt, damit der Patient effektiv kontrolliert werden kann. Nur bei Patienten, die die lokale Anästhesie nicht wünschen bzw. die Positionierung nicht vertragen, kann u. U. eine Allgemeinnarkose verabreicht werden. Eine lokale Anästhesie ist zu bevorzugen, da die Gefahr besteht, daß der Spinalkanal unter Druck gerät. Der Patient kann dieses nur unter lokaler Anästhesie als Extremitätenschwäche erkennen. Bei einer Allgemeinnarkose kann die Indikation zur offenen Operation eventuell nicht frühzeitig erkannt werden.

Eine einprozentige Xylocainlösung wird für die Infiltration der Haut und Unterhaut verwendet. Die tieferliegende Gewebeschichten werden nicht infiltriert, um eine optimale Palpation des Wirbelsäule zu ermöglichen.

Abb. 3a,b. Instrumentarium für die PECD.
a Führungskanüle, erstes Dilatationsrohr mit Führungseinkerbung, ein weiteres Dilatationsrohr, der Arbeitskanüle, der Trephan-Faden, verschiedene Zangen, Spülrohr (Aco, France).
b 1-mm- und 2-mm-Dilatatoren, 3-mm-, 4-mm- und 5-mm-Arbeitskanülen mit Halterung, 3 Zangen mit Spüllöchern, ein Anulustrephan (Medsys, Belgien)

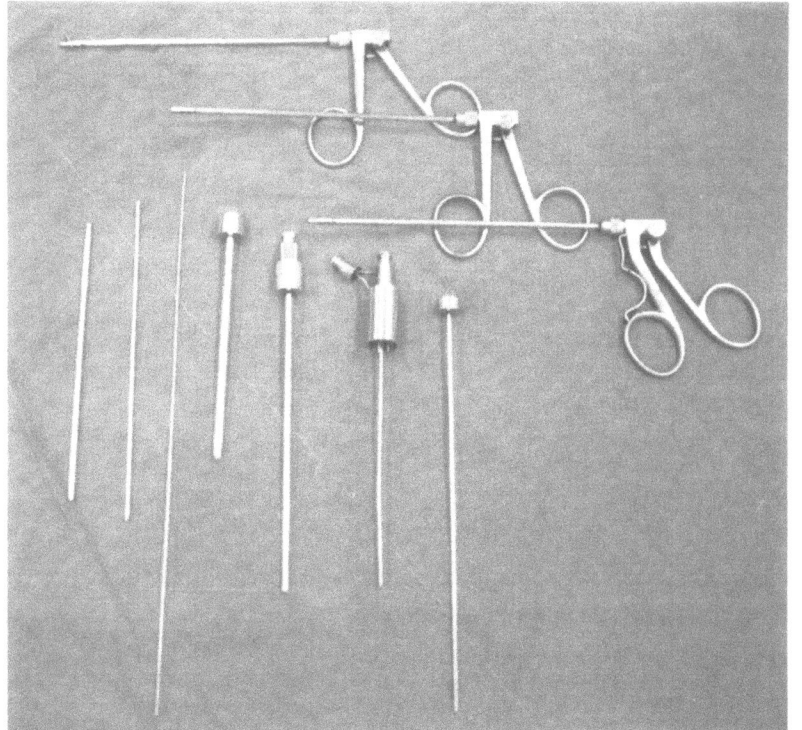

a

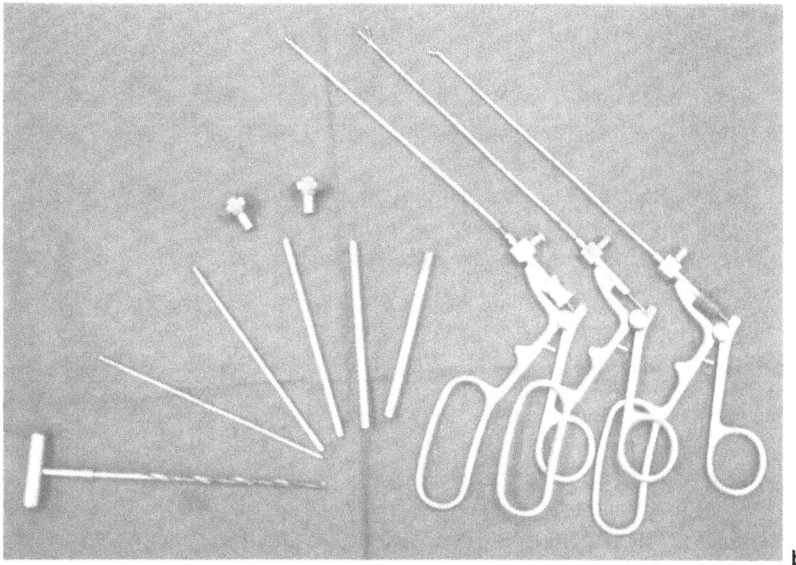

b

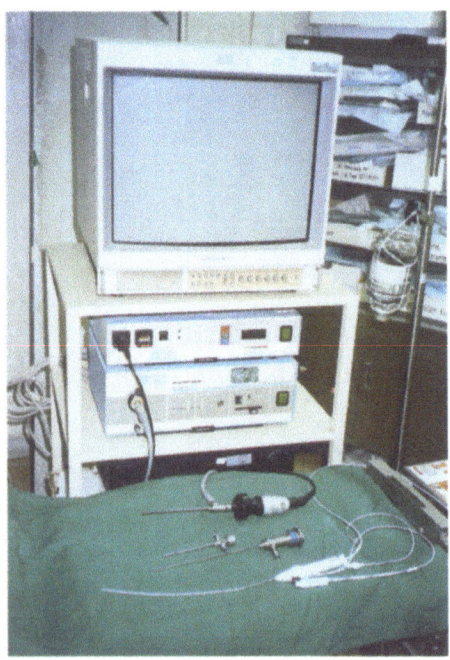

Abb. 4. Zwei starre und ein flexibles Endoskop

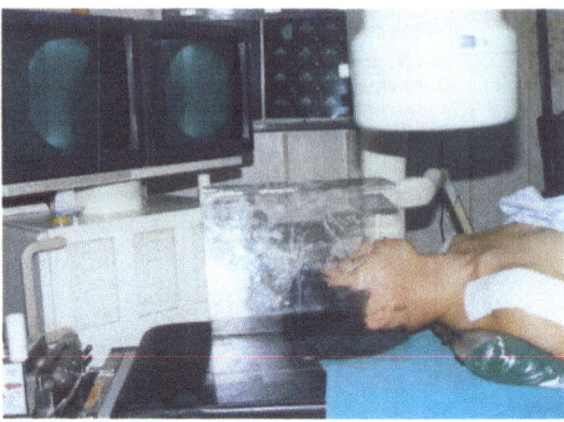

Abb. 5. Plastikhaube, um den Kopf des Patienten abzudecken

Operative Anatomie der Halswirbelsäule

Der posterolaterale Zugang ist für perkutane lumbale Verfahren optimal geeignet. Allerdings ist dieser Zugang wegen der Nähe des Spinalkanals für zervikale Operationen riskant, daher ist der ventrale Zugang zu bevorzugen und er ist zudem auch kürzer. Die zervikale Wirbelsäule kann ventral mit den Fingern palpiert werden. Der posterolaterale Zugang ist für die Behandlung für hinten gelegene Vorfallanteile zu indirekt. Im Vergleich bietet der ventrale Zugang eine direkte Möglichkeit, das vorgefallene Gewebe zu erreichen (Abb. 6). Hiermit ist auch die größere Indikationsbreite für die PECD im Vergleich zur perkutanen lumbalen Diskektomie begründet.

Die hohe prävertebrale Beweglichkeit der Halswirbelsäule, bedingt durch die Kompartimentierung der tiefen Faszie, begründet auch die Operationstechnik (Abb. 7a,b). Das weichteilige Achsenorgan (Thymusdrüse, Luft- und Speiseröhre, Rachenraum und Kehlkopf) und das vaskuläre Achsenorgan (Karotisarterie, innere Jugularvene) kann relativ leicht von der zu behandelnden Bandscheibenhöhe ferngehalten werden.

Weil die Speiseröhre bei den meisten Patienten eher linksseitig der Wirbelsäule in Höhe C 7 liegt, liegt der bevorzugte ventrale Zugang rechts der Wirbelsäule. Das Risiko einer Speiseröhrenpunktion kann durch Abtasten der ventralen Oberfläche der Halswirbelsäule vermieden werden. Ein linker ventraler Zugang wird

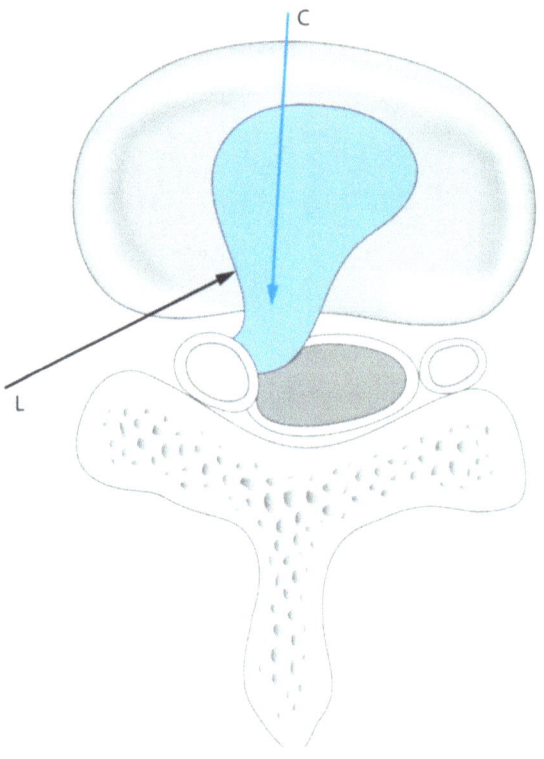

Abb. 6. Perkutaner Zugang zum zervikalen Vorfall im Vergleich zum indirekten Zugang zum lumbalen Vorfall

in Fällen mit linken foraminalen oder posterolateralen Vorfällen gewählt werden. Da der Bandscheibenraum um die unkovertebralen Gelenke (foraminale und posterolaterale Regionen der zervikalen Bandscheiben) um 30° nach oben und posterolateral geneigt ist, wird ein ipsilateraler Zugang an der Seite der Läsion empfohlen, um den Vorfall entweder mit dem Laser oder den Faßzangen zu erreichen (Abb. 8).

Bei Kadavern wurde eine Sicherheitszone von ca. 2 mm beobachtet. Diese besteht aus epiduralem, sub-

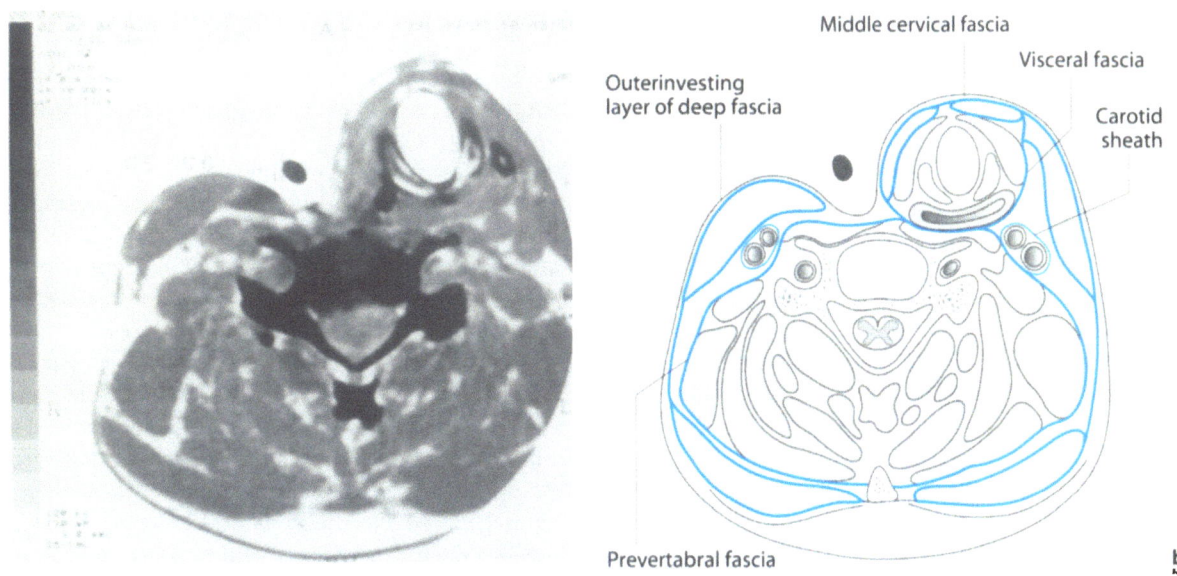

Abb. 7. a Axiale CT-Aufnahme, die den freigemachten Zugang zur Halswirbelsäule zeigt. Die Luftröhre wurde mit einem Kugelschreiber beiseite geschoben. **b** Kompartmentalisation des Halses durch die tiefen Faszien

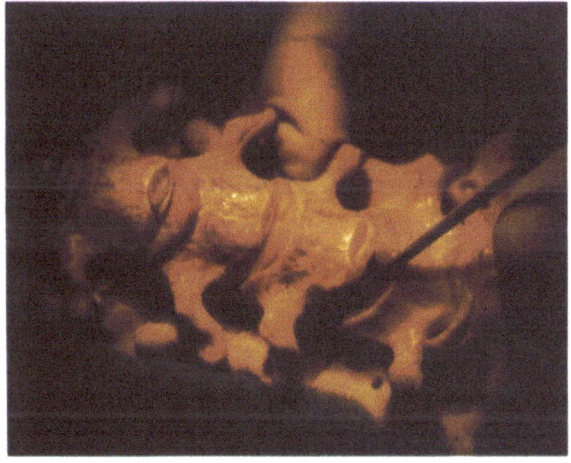

Abb. 8. Ein ipsilateraler Zugang auf der Seite der Läsion ist für foraminale und laterale Vorfälle wegen der 30°-Neigung des Bandscheibenraums besser geeignet

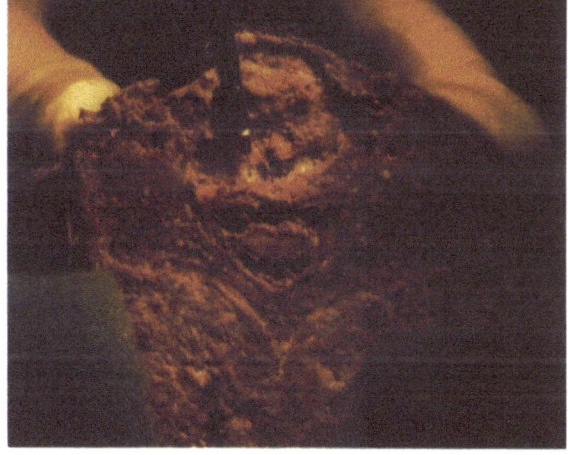

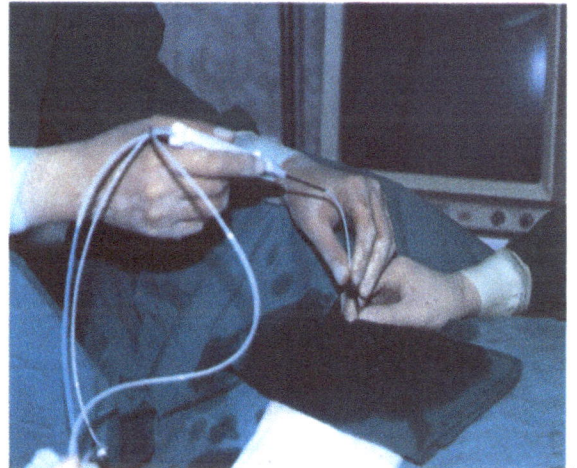

duralem und subarachnoidalem Raum, bevor das Spinalkanalparenchym erreicht wird, so daß der Ho:YAG-Laser für die Extrahierung des Vorfalls verwendet werden kann (Abb. 9a,b).

Abb. 9. a Die Kadaversektion zeigt die Sicherheitszone von ca. 2 mm, die aus epiduralem, subduralem und subarachnoidalem Raum besteht, so daß der Ho:YAG-Laser für die Extrahierung des Vorfalls verwendet werden kann. **b** Das Arbeitsendoskop hat 3 Kanäle: für die Laserfaser, Sichtkontrolle und Spülung

Operative Technik

Der ventrale Zugang für die zervikale Diskographie wurde erstmals von Smith u. Nichols 1957 beschrieben. Der Zugang zum Bandscheibenraum wurde durch Palpation der ventralen Oberfläche der Wirbelsäule zwischen Trachea und medialem Rand des M. sternocleidomastoideus und durch Verschiebung der Thymusdrüse und des Kehlkopfs nach medial und der Karotisarterie sowie der Jugularvene nach lateral lokalisiert.

Smith u. Nichols haben eine 21-G-Spinalnadel ca. 30° zur Mittellinie unter a.-p.- und lateraler Bildwandler-

Abb. 10a,b. Die 18-G-Nadel ist zwischen den Zeigefingern des Operateurs und Assistenten positioniert. Die Luftröhre wird entweder vom Operateur oder Assistent aus dem Bereich der ventralen Oberfläche der Halswirbelsäule mit dem Finger festgehalten

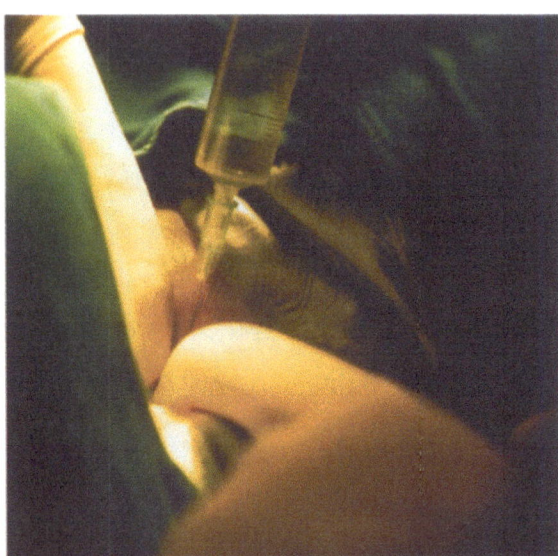

a

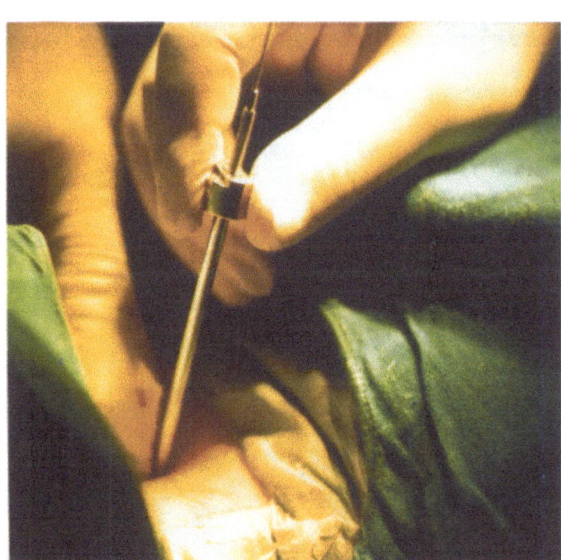

b

kontrolle benutzt. Cloward (1958) hat eine 20-G- bzw. 22-G-Nadel als Führungskanal für die zervikale Diskographie und eine 25-G- bzw. 26-G-Nadel für Injektionen benutzt. 22-G- bzw. 25-G-Nadeln wurde von April (1991) verwendet. Die 25-G- bzw. 26-G-Nadeln sind im Bildwandler nicht gut erkennbar. Des weiteren kann mit diesen dünnen Nadeln der Spinalkanal versehentlich perforiert werden, weil ein Widerstand im hinteren Anulus evtl. nicht gespürt wird. Eine Einmal-18-G-Spinalnadel ist für die Diskographie und die weitere Operation bestens geeignet.

Mit dem Zeigefinger verschiebt der Operateur die Trachea bzw. den Kehlkopf und legt somit die Halswirbelsäule frei. Zwischen 2 Vertiefungen, die den benachbarten Wirbelkörper entsprechen, wird der Vorsprung des vorderen Randes der zu behandelnden Bandscheibe ertastet. Zeige- bzw. Mittelfinger des Operateurs sollten den Puls der Karotisarterie spüren, da Verletzungen der vaskulären Strukturen zwar sehr selten, aber durch fehlerhafte Nadelführung möglich sind. Der Assistent fixiert die Luftröhre, während der Operateur die Nadel einführt (Abb. 10a,b).

Der Zugang befindet sich 0,5 cm lateral zum lateralen Rand der Weichteilachse, bzw. 0,5 cm medial zum medialen Rand des M. sternocleidomastoideus. Nachdem der Zugangspunkt zwischen Luftröhre und Karotisarterie gefunden wurde, führt der Operateur eine 18-G-Spinalnadel bzw. eine 16-G-Führungsnadel unter Bildwandlerkontrolle ein. Die korrekte Position der

Abb. 11. Ein Diskogramm zeigt den Zugangspunkt der 18-G-Nadel für die Behandlung von foraminalen und posterolateralen Vorfällen

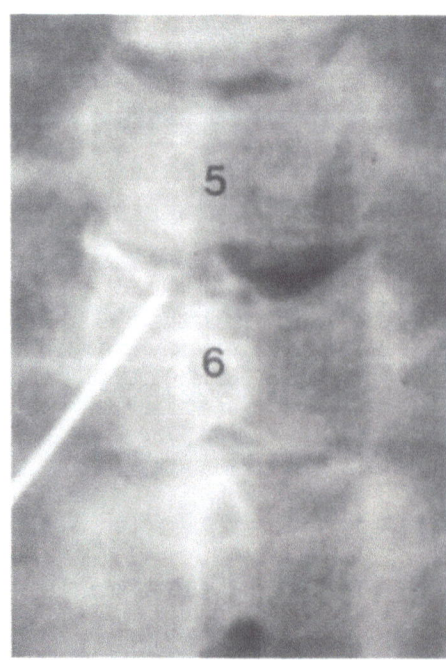

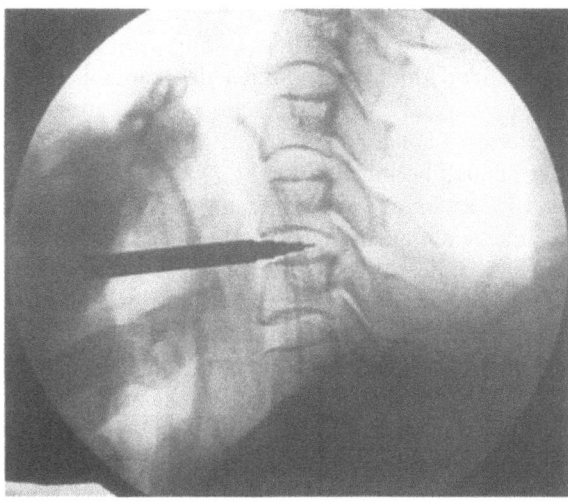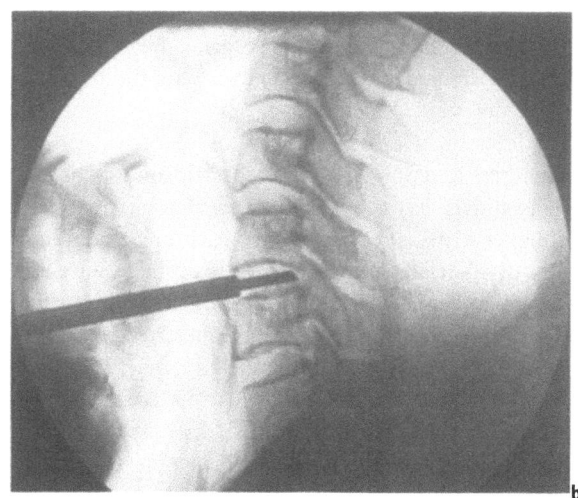

a b

Abb. 12. a Laterale Bildwandlerkontrolle der Halswirbelsäule mit Führungsdraht, 1-mm-, 2-mm- und 3-mm-Dilatator und 4-mm-Arbeitskanal. **b** Laterale Bildwandlerkontrolle der Laserfaser im Bandscheibenraum

Nadel wird in der a.-p.-Röntgenkontrolle überprüft. Die Nadel sollte zwischen 5 mm medial zum Unkus und 5 mm lateral zur Mittellinie der Bandscheibe liegen (Abb. 11). Mit vorsichtigem Druck wird die Nadel durch die ventrale Wand des Bandscheibenraums geschoben. Der C-Arm des Bildwandlers wird seitlich aufgestellt. Die richtige Höhe wird geprüft und die Nadel um ca. 5 mm unter Bildwandlerkontrolle eingeführt.

Die Diskographie und der Provokationstest sollten zu diesem Zeitpunkt durchgeführt werden, um die Art des Vorfalles und den Schmerzursprung zu bestimmen [2, 3, 10]. Ein positiver Provokationstest ist eine gute Indikation zur Durchführung der PECD (s. Tabelle 4). Durch eine Kontrastbilddiskographie des Vorfalls erhält man einen guten Hinweis für die Tiefe, mit der man mit Faßzangen bzw. dem Laser das vorgefallene Gewebe nahe des hinteren Längsbandes entfernen kann.

Die innere Kanüle der Nadel wird herausgezogen, wobei die äußere Hülle fixiert wird. Ein dünner Kirschner-Draht wird durch die 18-G-Spinalnadel in den Bandscheibenraum geführt. Eine 0,5-cm-Hautinzision wird gemacht, und nachdem der Operateur den Puls der Karotisarterie überprüft hat, wird mit leicht rotierenden Bewegungen ein 1-mm-kanuliertes Dilatationsröhrchen bis 2 mm in dem Anulus eingeführt. Da ein intradiskaler Eigendruck Widerstand erzeugen kann, muß kontinuierlicher Druck angewendet werden. Ein weiteres 2-mm- und/oder ein 3-mm-Dilatationsröhrchen wird unter Bildwandlerkontrolle bis zum Anulus eingeführt. Der Arbeitstrokar wird über die Dilatationsröhrchen eingeführt (Abb. 12a,b). Der 3-mm- oder 3,5-mm-Arbeitstrokar ist für alle Bandscheibenhöhen meistens unproblematisch, allerdings sind die 4,5-mm- oder 5-mm-Arbeitstrokare durchaus

schwierig. In einigen Fällen behindert ein ventraler Knochensporn die Einführung des Arbeitstrokares, so daß der Operateur mit einem Hammer fortfahren muß.

Ein 2,5 mm starres Endoskop kann für die Lokalisation des Bandscheibenvorfalls (Abb. 13a,b). bzw. für die Einführung des Lasers (s. Abb. 12b) sowie anderer Instrumente benutzt werden. Mit einem Trephan durch den Arbeitskanal wird ein Stück des Bandscheibengewebes entnommen [30]. Um den Arbeitstrokar optimal zu fixieren, wird er mit rotierenden Bewegungen noch weiter in den Anulus geschoben.

Mit einer schmalen Zange wird der zentrale Bandscheibenanteil extrahiert. Der dorsale Anteil des Nucleus pulposus wird mit kleinen Hypophysenzangen entfernt, um eine Dekompression zu erzielen und um Platz für den Holmium:YAG-Laser zu schaffen (Abb. 14). Zuerst extrahieren wir den medialen Anteil, dann den linken und rechten lateralen Anteil in Abhängigkeit des Vorfallortes. Wir versuchen, den hinteren Teil der Bandscheibe, der faserig und kollagenös ist, zu entfernen. Wir entfernen die ventralen Anteile nicht, um eine lokale Kyphose zu vermeiden. Es wird kontinuierlich mit einer Ringer-Cefazolin-Lösung gespült (Abb. 15). Die Masse des entfernten Bandscheibengewebes betrug durchschnittlich 920 mg (200–1590 mg).

Es ist ziemlich riskant, die Osteophyten, den Bandscheibenvorfall sowie die vorgefallenen Fragmente mit Zangen zu entfernen, weil man keinen Widerstand des hinteren Längsbandes spürt. Die kleinen Zangen können brechen, wenn ein Knochenstück entfernt oder das vorgefallene Gewebe durch den hinteren Anulus gezogen wird. Die Zangenspitze ist zu groß, um den hinteren Bandscheibenraum zu erreichen. Der Holmium:YAG-Laser, der mit einem flexiblen Endoskop benutzt wird, ist kleiner und empfindlicher und kann den Bandscheibenraum besser erreichen. Der Laser kann koagulieren und die vorgefallene Masse ohne großes Trauma der umliegenden Strukturen verkleinern und verdampfen.

Unter Sicht des 1,7-mm-Endoskops und des Bildwandlers und Spülung mit Kochsalzlösung sowie einer Einstellung von 0,5–0,8 Joule, 10 Hz, wird der Laser möglichst aus einer posterioren Richtung angewendet, um den Vorfall um das hintere Längsband zu entfernen. Wir haben die Dekompression und die partielle Entfernung von großen, nichtsequestrierten subligamentösen Fragmenten erfolgreich durchgeführt. In der a.-p.-Röntgenaufnahme sollte der Laser in Richtung Vorfall korrekt plaziert werden. Die gesamte Laserenergie beträgt ca. 5000 Joule. Die Abb. 13c und 13d zeigen die inneren Anteile der Bandscheibe, den extrahierten Defekt der hinteren Bandscheibe und den Anu-

lus unter Spülung mit 1000 cm³ physiologischer Kochsalzlösung mit 2 g Cefazoline (s. Abb. 13c,d). Wenn kein Widerstand im hinteren Anteil der Bandscheibe zu spüren ist und durch das Endoskop kein Vorfall am posterioren Longitudinalband mehr zu sehen ist, kann der Eingriff beendet werden.

Die Patienten wurden dann hinsichtlich ihres Schmerzempfindens befragt. Die meisten Patienten (ca. 80%) beschrieben ein sofortiges Verschwinden bzw. eine Reduzierung der zervikobrachialen Neuralgie zeitgleich mit der Durchführung des PECD im Operationssaal. Mit Kochsalzlösung mit antibakteriellem Zusatz wird das Operationsgebiet großzügig gespült. Nach Entfernen des Instrumentariums wird mit den Fingern ein leichter Druck auf das Operationsgebiet erzeugt, um die Bildung eines Hämatoms zu verhindern. Eine Hautnaht ist meistens nicht notwendig. Die

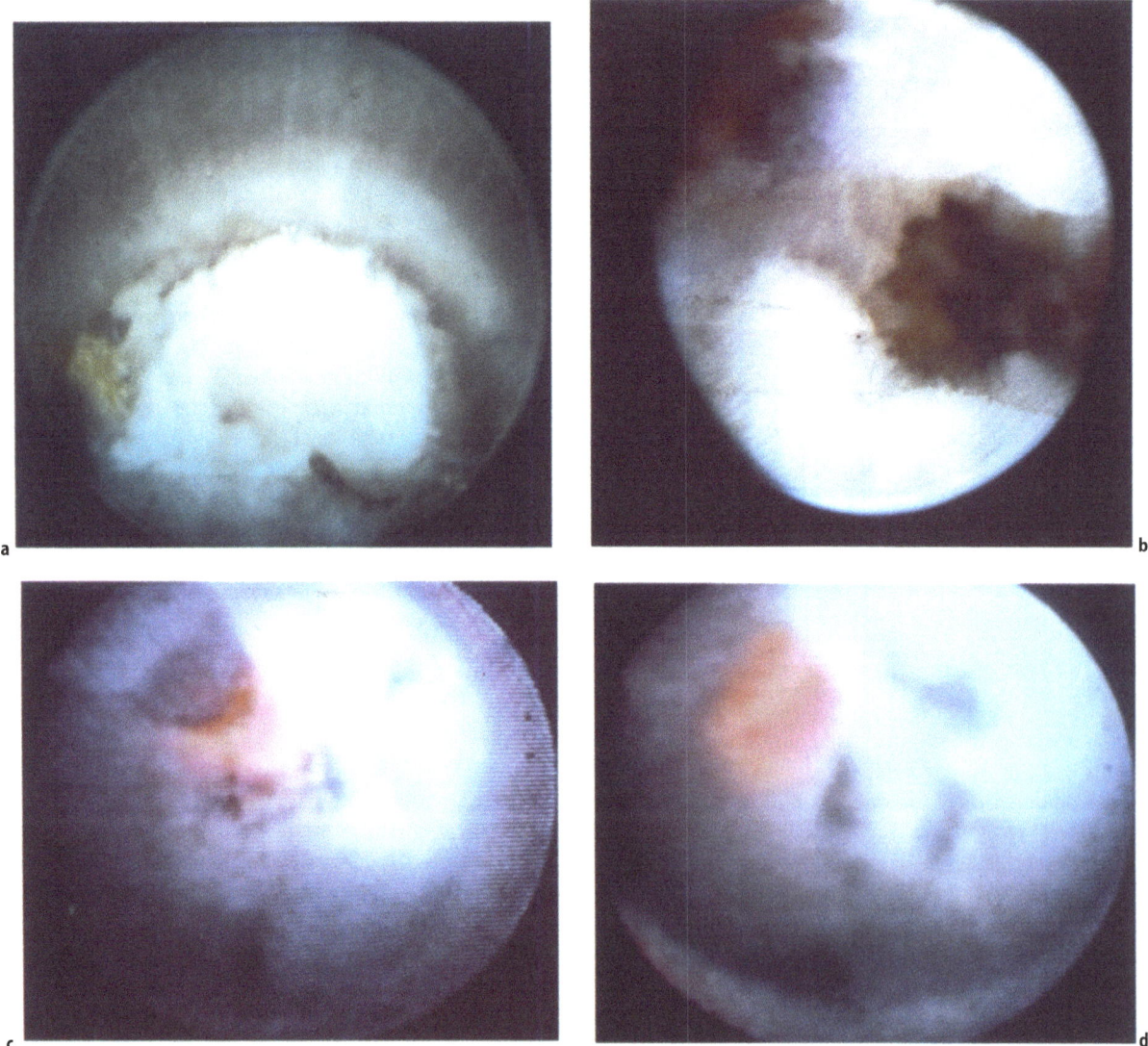

Abb. 13. a,b Aufnahme des Nucleus pulposus nach Sektion des Anulus mit dem Trephan durch das starre Endoskop. **c,d** Aufnahme der Laserablation durch das flexible Endoskop

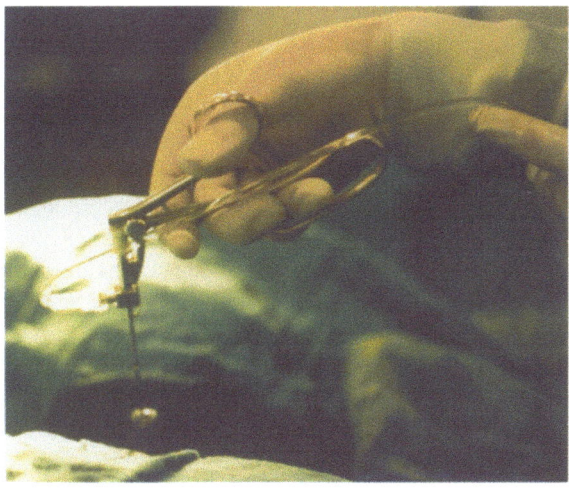

Abb. 14. Zange mit integriertem Spülungsschlauch für die Spülung des Bandscheibenraums mit Kochsalzlösung und antibakteriellem Zusatz

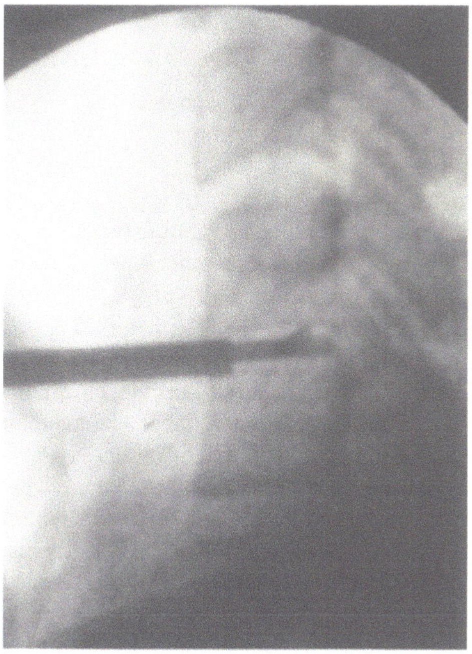

Abb. 15. Die laterale Bildwandlerkontrolle zeigt die Entfernung des hinten gelegenen Vorfalles

durchschnittliche Operationsdauer beträgt 45 min. Eine Halskrause, z. B. Miami-Kragen, wird noch im Operationssaal angebracht.

Postoperative Nachbehandlung

Das Verfahren kann ambulant durchgeführt werden. Die Patienten sollen allerdings für mindestens 3 h unter Beobachtung bleiben, bevor sie das Krankenhaus verlassen. Alle Patienten dürfen noch am selben Tag nach Hause und benötigen Bettruhe nur für eine Nacht.

Die postoperative Einnahme von Antibiotika und Analgetika für 3–10 Tage sowie das Tragen einer Halskrause für 3–14 Tage werden empfohlen. Physikalische Therapie innerhalb 2 Wochen nach der Operation, z. B. Kopfextensionsübungen mit leicht gebeugtem Hals und TENS, kann die Rekonvaleszenz beschleunigen, falls die zervikobrachialge nicht ganz verschwunden ist. Falls starke Schmerzen noch vorhanden sind, wird eine epidurale Injektion von Lidocain und Triamcinolon empfohlen, um die Entzündungsprozesse zu vermindern [41]. Vier bis 6 Wochen nach der Operation werden physiotherapeutische Übungsbehandlungen wie Halsmuskelaufbautraining und Übungen zur Steigerung der Halsbeweglichkeit 2mal/Woche über einen Zeitraum von 3 Monaten empfohlen.

Klinische Studie

Material und Methode

In der Wooridul Hospital Spine Clinic wurde von 1993–1998 die PECD an mehr als 760 Patienten durch 6 erfahrene Chirurgen durchgeführt. In dieser retrospektiven Studie über die Wirksamkeit und Sicherheit der PECD wurden die Ergebnisse von 85 Patienten, die die folgenden Indikationen erfüllen, aufgenommen.

Indikationen:
- hauptsächlich zervikobrachiale Schmerzen wegen eines weichen (nicht verkalkten) Bandscheibenvorfalles;
- keine oder nur leichte Knochenspornbildung (unter 2 mm im axialen CT und MRT);
- konservative Therapie für mindestens einen Monat (durchschnittlich 22 Monate) vor dem Eingriff führte zu keiner Besserung;
- große Läsion, die in der Diskographie, im MRI, CT oder Myelo-CT nachgewiesen wird;
- Nachuntersuchung inkl. Patientenfragebogen, postoperative CT- und Röntgenanalyse mindestens 25 Monate nach der PECD.

Kontraindikationen:
- der Nachuntersuchungszeitraum war zu kurz (24 Monate oder kürzer);
- auffällige Osteophyten und/oder OPLL;

- keine prä- oder intraoperative Zervikaldiskographie;
- keine postoperative CT oder MRI;
- vorherige Halswirbelsäulenoperation;
- diskale Fragmentwanderung;
- Spinalstenose;
- massive Spondylose;
- Ossifikation des hinteren Längsbandes.

Das durchschnittliche Alter betrug 48 Jahre (25–76 Jahre); 44 Männer, 41 Frauen. 79 Patienten litten unter zervikobrachialer Neuralgie bzw. nur unter Radikulopathie ohne Myelopathien. 6 weitere Patienten litten unter leichter Myelopathie und hatten eine erhöhte Empfindlichkeit gegenüber Allgemeinanästhesie. Zervikalgie wurde bei 76 Patienten (89%) und enzephalische Symptome (Kopfschmerzen, Schwindel, Tinnitus) wurden bei 9 Patienten (11%) beobachtet.

Die präoperativen Symptome hielten durchschnittlich für einen Zeitraum von 22 Monaten (1–240 Monate) an. Bei einigen Patienten konnten wir die in der Klinik erstellten MRI- und CT-Aufnahmen mit Aufnahmen die mindestens 6 Monate früher erstellt worden sind, vergleichen. Die neueren Aufnahmen zeigten im Vergleich, daß die kollagenisierten Vorfallfragmente oftmals nicht absorbiert wurden, sondern zwischen zerrissenen Anulusfasern fixiert waren.

Die durchschnittliche Operationsdauer betrug 45 min. Von 85 Patienten zeigten 62 einen positiven Provokationstest in der Diskographie. Die Masse des entfernten Bandscheibengewebes betrug durchschnittlich 0,92 g. Die Gesamtenergie des Lasers betrug 465,5 J. Der Aufenthalt im Krankenhaus betrug durchschnittlich 1,19 Tage. Die meisten Patienten verbrachten insgesamt ca. 8 h im Krankenhaus inkl. Operationsvorbereitung und postoperativer Behandlung.

Nachuntersuchungen durch den Operateur und Fragebögenanalyse fanden 2 Wochen, 6 Wochen, 3 Monate, 6 Monate, 1 Jahr, 2 Jahre und mehr als 2 Jahre nach der PECD statt. Alle operierten Patienten wurden mindestens nach 2 Jahren postoperativ nachuntersucht. Der letzte Nachuntersuchungszeitpunkt dieser Studie betrug durchschnittlich 32 Monate (24–50 Monate).

Ergebnisse

Die Höhen der behandelten Bandscheiben reichten von C 3/C 4 bis zu C 6/C 7. Die meist behandelte Höhe war C 5/C 6. 70 Patienten wurden in einer Höhe, 15 Patienten in 2 Höhen behandelt (Tabelle 1).

Radiologische Ergebnisse

Die axiale CT-Analyse ergab, daß 35 Patienten (41%) einen Vorfall mit geringgradiger Knochenspornbildung hatten. Die Lokalisation der Vorfälle war paramedian in 40 (47%), zentral in 22 (26%), lateral oder foraminal in 12 (14%) und diffus in 11 (13%). Die Diskographie mit 0,5 ml wasserlöslichem Kontrastmittel zeigte ein epidurales Leck in 17 Fällen (20%).

Die relative Größe (A/B) des Vorfalls (A) in Relation zum Spinalkanal (B) wurde im axialen CT bzw. MRI bestimmt. Der Durchmesser (mm) des Spinalkanals wurde im axialen CT bzw. MRI als Strecke zwischen der

Tabelle 1. Aufteilung der operierten Bandscheibenhöhen bei der PECD

	Höhe	Fallzahl [%]
Eine Höhe, n=70	C 3/4	3 (3,5)
	C 4/5	7 (8,2)
	C 5/6	45 (52,9)
	C 6/7	15 (17,6)
Mehrere Höhen, n=15	C 3/4+C 4/5	2 (2,4)
	C 4/5+C 5/6	6 (7,1)
	C 5/6+C 6/7	5 (5,9)
	C 4/5+C 6/7	2 (2,4)

		Erfolgreich	Nicht erfolgreich	p-Wert
Relative Vorfallgröße[a]	Gering (<1/3)	48	12	–
	Moderat (1/3–1/2)	20	3	–
	Massiv (>1/2)	2	0	0,6988
Vorfallposition	Zentral	16	6	–
	Paramedian	35	5	–
	Foraminal (lateral)	10	2	–
	Diffus	9	2	0,5485
Diskographie	Nicht sequestriert	55	13	–
	Epiduralleck	15	2	0,4769
Knochensporn	Gering	29	6	–
	Kein Sporn	41	9	0,9187

Tabelle 2. Ergebnisse der PECD hinsichtlich Vorfallgröße, Vorfallposition, Diskographie und Knochensporn

[a]Relative Vorfallgröße = Vorfalllänge/Spinalkanaldurchmesser im axialen CT oder MRI.

Mittellinie des unteren Wirbels und dem Zentrum des hinteren Bogens bestimmt. Die Länge des Vorfalles (mm) wurde als Strecke zwischen der Mittellinie des unteren Wirbels und Spitze des Vorfalls definiert. Die relative Größe des Vorfalls in Relation zum Spinalkanal war gering (unter 1/3) bei 60 Patienten, moderat (unter 1/2) bei 23 Patienten und massiv (über 1/2) bei 2 Patienten (Tabelle 2).

Die postoperative Veränderung der Größe des Vorfalls wurde durchschnittlich 3 Monate (2 Wochen bis 3 Jahre) nach der Operation überprüft (Tabelle 3). Die präoperative Relativgröße der Vorfälle (c) betrug 30,21 (9,51%; 17–57); die postoperative Relativgröße (d) betrug 16,6 (7,64%; 0–36; p=0.0001). Die durchschnittliche Reduktion (d/c) betrug 54,94% (Abb. 16a–d und Abb. 17a–d).

Tabelle 3. Ergebnisse hinsichtlich Veränderungen in der Bandscheibenhöhe und der Größe des Vorfalles

	Veränderung [%]	Erfolgreich	Nicht erfolgreich	p-Wert
Bandscheibenhöhe				
Präop. (%) 96,44±10,22 (71–120)	≤15	41	10	–
Postop. (%) 80,82±13,71 (27–117)	>15	29	5	0,5614
Vorfallgröße				
Präop. (%) 30,21±9,51 (17–57)	≤42%	28	13	–
Postop. (%) 16,6±7,64 (0–36)	>42%	32	2	0,0126

Abb. 16. a Die präoperative MRT-Aufnahme zeigt den foraminalen und posterolateralen Vorfall zwischen C 6 und C 7.
b Die postoperative MRT-Aufnahme 2 Monate nach der PECD zeigt das Verschwinden des foraminalen und posterolateralen Vorfalls zwischen C 6 und C 7

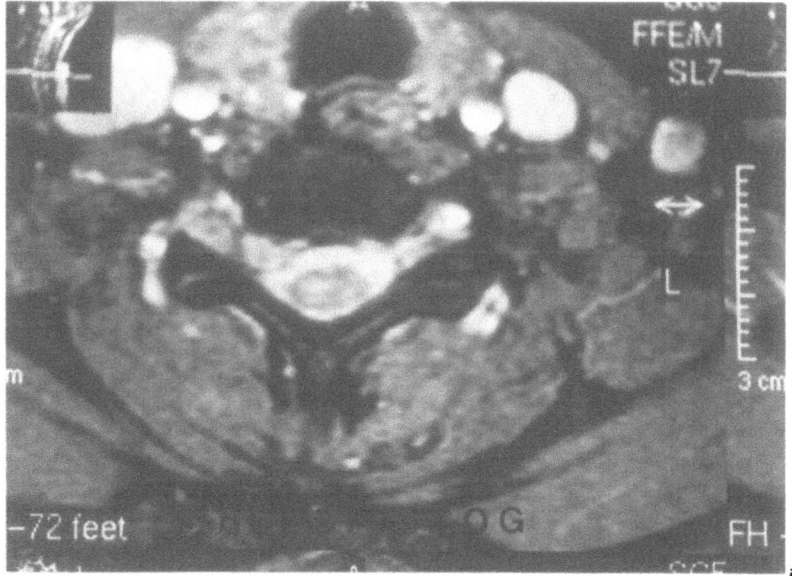

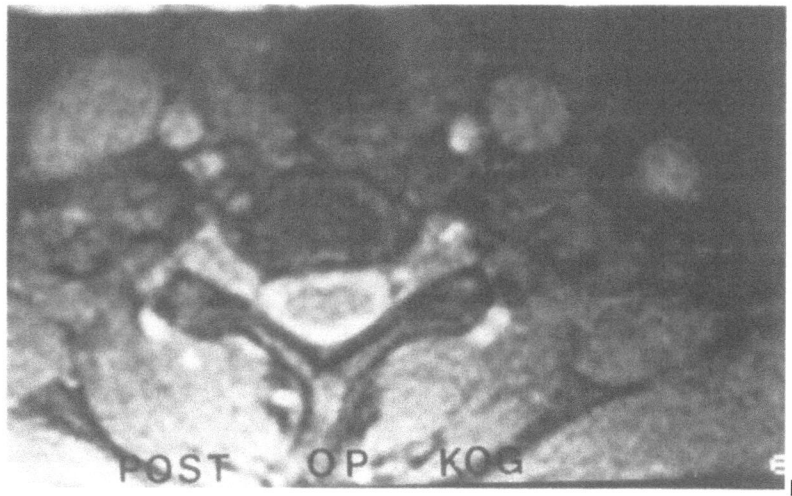

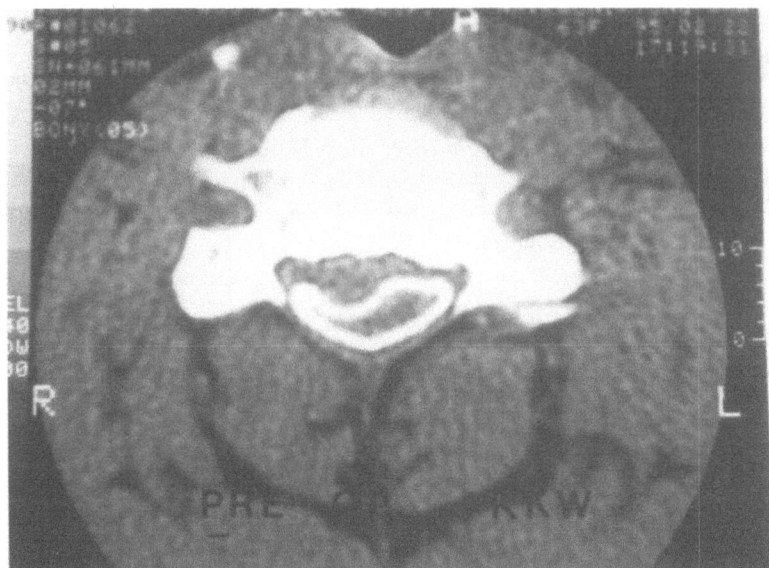

c

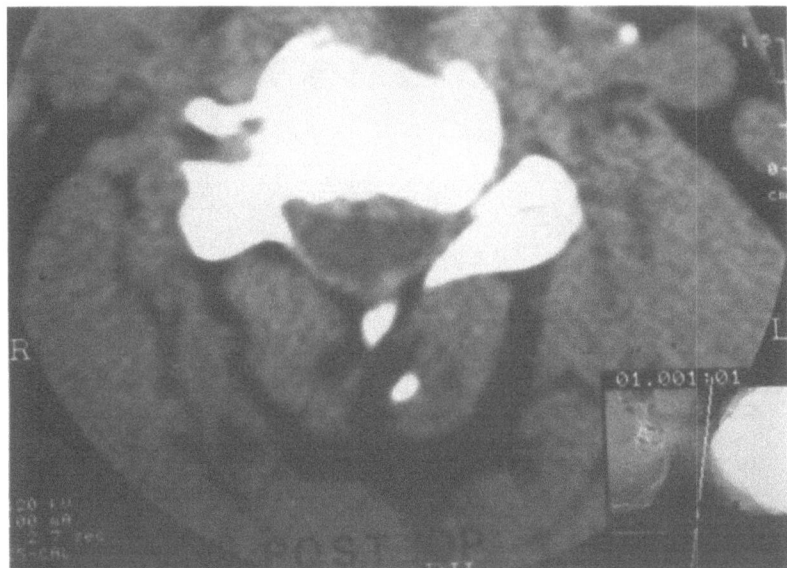

d

Abb. 16. c, d Das präoperative und postoperative CT (ein Monat nach dem Eingriff) zeigt die Schrumpfung des rechten paramedianen Vorfalles zwischen C 5 und C 6

Die postoperativen Veränderungen der Bandscheibenhöhe der behandelten Höhen wurden ca. 2 Jahre nach der Behandlung überprüft. Die Bandscheibenhöhe wurde im lateralen Röntgen als Strecke zwischen Mittelpunkt und ventraler und posteriorer Grenze der Bandscheibe definiert. Der Prozentsatz (a) der relativen postoperativen Bandscheibenhöhe wurde radiologisch mit dem Prozentsatz (b) der relativen präoperativen Höhe verglichen. Die relative präoperative Bandscheibenhöhe betrug durchschnittlich 96,44 (10,22%; 71–120), die relative postoperative Bandscheibenhöhe betrug durchschnittlich 80,82 (13,71%; 27–117; p=0.0108). Die durchschnittliche Reduktion der Höhe (b–a) betrug 15,62% (Abb. 18a,b). Spontane Fusion wurde in 2 Fällen im postoperativen CT 2 Jahre nach dem Eingriff beobachtet (0.02%).

Operative Komplikationen

Komplikationen traten in wenigen Fällen auf. Bei einem Patienten erfolgte eine kurzzeitige Myelopathie nach einer intraoperativen Kompression durch das Schieben einer Faßzange über die hintere Wirbelkörperlinie hinaus. Der Patient erholte sich sofort noch während der Operation, nachdem die Umstellung zu einer offenen Diskotomie mit Fusion eingeleitet wurde. Bei einem Patienten mit sehr kurzem und dickem Hals wurde die rechte Karotisarterie perforiert, da der Operateur den Puls nicht ertasten konnte. Die Arterie wurde genäht, nachdem die offene Operation eingeleitet wurde. Ein Fall, bei dem wir einen nachfolgenden Rezidivvorfall mit Verschlechterung der Symptome beobachteten, wurde einen Monat nach der PECD offen

Abb. 17. a–c Präoperative und postoperative MRT-Aufnahmen (3 Monate nach der PECD) zeigen die Schrumpfung des Vorfalls zwischen C 6 und C 7. **d** Zeigt die ventrale Fenestration der Bandscheibe, die den intradiskalen Druck reduziert und ein Rezidiv verhindert.

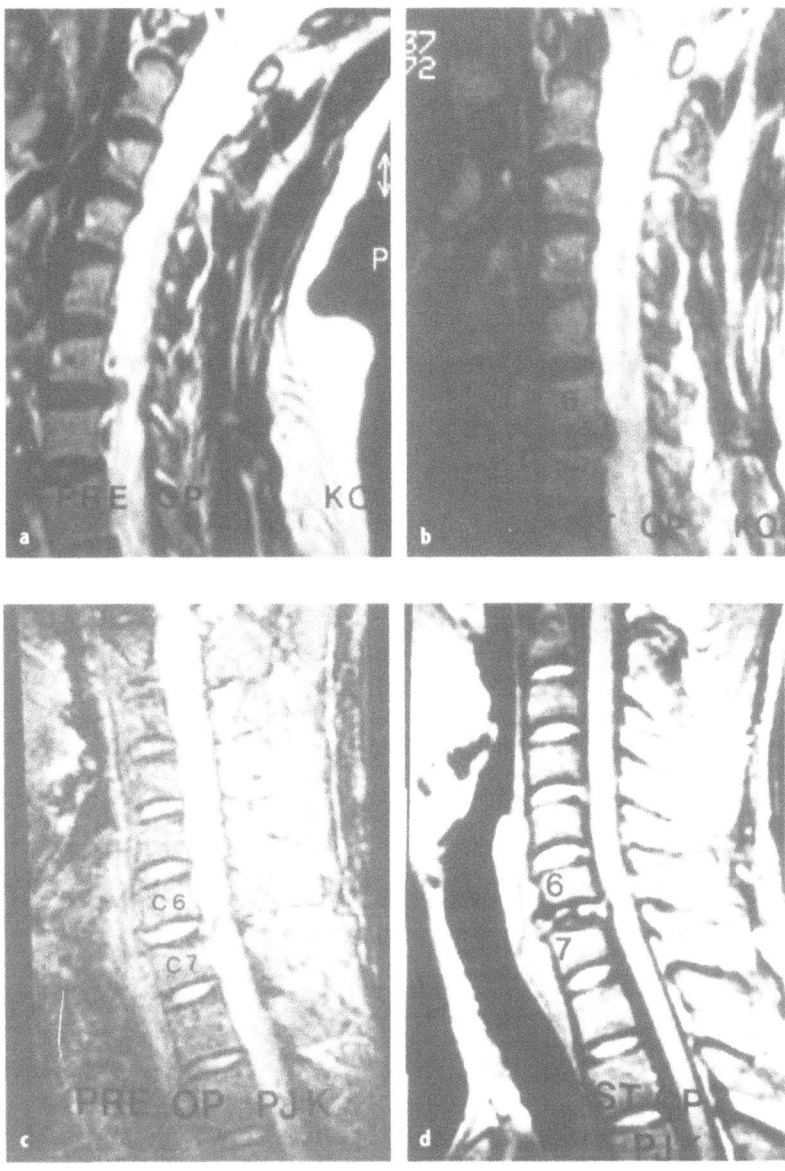

Abb. 18a,b. Die präoperative und postoperative laterale Bildwandlerkontrolle zeigt nur eine minimale Veränderung der Bandscheibenhöhe zwischen C 6 und C 7 und physiologische Lordose

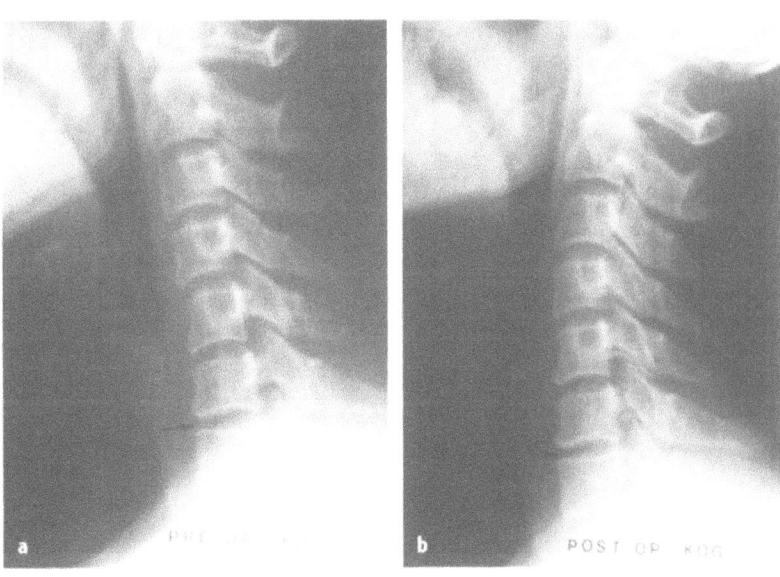

diskektomiert. Ein Patient klagte über kurzfristige Heiserkeit, die durch eine tiefe Infiltration von Xylocain um den Kehlkopfnerv verursacht wurde, und die sich nach einigen Stunden normalisierte.

Es traten keine Infektionen, keine Lungenembolie, keine Venenthrombose, keine Speiseröhrenverletzung sowie kein Todesfall auf.

Ergebnisse der Operation

Die Patienten beurteilten das Operationsergebnis nach den folgenden Kriterien:

- sehr gut: keine Schmerzen im Hals- und Armbereich, Arbeitsfähigkeit und Freizeitaktivität wieder normal innerhalb 3 Monate nach dem Eingriff;
- gut: geringfügige, zeitweise auftretende Schmerzen im Hals oder Arm, gute Funktionsfähigkeit, Lebensqualität ist nicht gemindert;
- ausreichend: Verbesserung der Schmerzen, Alltagsaktivitäten sind etwas eingeschränkt, die Einnahme von Schmerzmitteln ist teilweise notwendig;
- schlecht: keine Verbesserung bzw. Verschlechterung des Zustandes.

Die sehr guten und guten Patientenurteile wurden als ein erfolgreiches operatives Ergebnis bewertet.

Die PECD wurde von 70 Patienten (82%) als gut bis sehr gut beurteilt. 12 (14%) hatten ein ausreichendes Ergebnis und 3 (4%) ein schlechtes (Tabelle 4). Eine Verschlechterung trat bei einem Patient während der Operation und bei einem Patient erst nach einiger Zeit nach dem Eingriff auf. Beide erhielten eine offen Diskektomie mit Fusion.

Es gab keinen statistisch signifikanten Unterschied (p=0,69) zwischen den Erfolgsraten der Patientengruppe, die mit einer Gesamtlaserenergie über 4655 J und der Patientengruppe, die mit weniger als 4655 J Gesamtlaserenergie behandelt worden ist. Auch bei einem Vergleich der mit Zangen extrahierten Bandscheibengewebsmenge (mehr oder weniger als 920 mg) waren die Erfolgsraten nicht statisch signifikant unterschiedlich (p=0,92). Es gab auch keine signifikanten Unterschiede zwischen den Erfolgsraten hinsichtlich Alter, Geschlecht und Dauer der Symptome. Allerdings wiesen die Patienten, die ausschließlich unter Radikulopathie (p=0,03) litten bzw. ein positives Provokationstestergebnis bei der Diskographie hatten (p=0.01), statistisch signifikant bessere Ergebnisse auf (Tabelle 5).

Diskussion

Die offene ventrale Diskektomie mit Fusion ist die am meisten verbreitete operative Behandlung der zervikalen Myelopathie, die durch eine weiche zervikale Bandscheibprotrusion verursacht wird. Komplikationen sind allerdings nicht selten. Eine Pseudoarthrose tritt in 4–26% der Fälle auf, Transplantatabstoßung sowie Kyphose in 2–8% [7, 38]. Eine Alternative zur Behandlung der zervikalen Myelopathie und der ursächlichen weichen Bandscheibprotrusion ist die offene bzw. perkutane ventrale Diskotomie ohne Fusion.

Tabelle 4. Ergebnisse Patientenbeurteilung

Ergebnis	Patientenzahl
Sehr gut[a]	13 (15%)
Gut[b]	57 (67%)
Ausreichend[c]	12 (14%)
Schlecht[d]	3 (4%)
Gesamt	85 (100%)

[a] Sehr gut: Keine Schmerzen im Hals- und Armbereich, Arbeitsfähigkeit und Freizeitaktivität wieder normal innerhalb 3 Monate nach dem Eingriff. [b] Gut: Geringfügige, zeitweise auftretende Schmerzen im Hals oder Arm, gute Funktionsfähigkeit, Lebensqualität ist nicht gemindert. [c] Ausreichend: Verbesserung der Schmerzen, Alltagsaktivitäten sind etwas eingeschränkt, die Einnahme von Schmerzmitteln ist teilweise notwendig. [d] Schlecht: Keine Verbesserung bzw. Verschlechterung des Zustandes.

		Erfolgreich	Nicht erfolgreich	p-Wert
Alter	≤50	28	8	–
	<50	42	7	0,3429
Geschlecht	M	35	9	–
	F	35	6	0,4818
Symptom	Nur Radikulopathie	67	12	–
	Mit Myelopathie	3	3	0,0311
Dauer der Symptome	≤	35	5	–
	>	35	10	0,2406
Provokationstest in der Diskographie	+	61	9	–
	–	9	6	0,0123

Tabelle 5. Ergebnisse hinsichtlich Alter, Geschlecht, Art und Dauer der Symptome, Provokationstest in der Diskographie

Viele Autoren berichteten, daß eine einfache ventrale Diskektomie ohne Fusion einer Bandscheibenhöhe zur Beseitigung der zervikobrachialen Symptome ihrer Patienten geführt hat [4, 12, 19, 24, 27, 29, 32, 33, 37, 43]. Murphy u. Gado [27] legten allerdings auf die Entfernung der hinteren Osteophyten bzw. Knorpelplatte keinen großen Wert. Wilson u. Campbell [43] gingen davon aus, daß in den meisten Fällen Anteile der Protrusion noch im Bandscheibenraum vorhanden sind und diese mit dem posterior gelegenen Vorfall entfernt wurden. Sie haben das hintere Längsband weder untersucht noch entfernt, noch den Kanal untersucht.

Komplikationen nach der einfachen offenen Diskektomie

Nach einer einfachen offenen Diskotomie treten in vielen Fällen Komplikationen auf wie das Kollabieren des Zwischenwirbelraums und die spontane Fusion der operierten Höhe (72–90%) [15, 27, 32, 43]. Weiterhin kann es passieren, daß das hintere Längsband wegen des Kollabierens des Zwischenwirbelraums zwischen 2 Wirbelkörpern eingeklemmt wird und somit postoperative interskapuläre Schmerzen oder neurologische Degeneration verursacht.

Vermeidung von Komplikationen nach der einfachen offenen Diskektomie

Das Auftreten eines Zwischenwirbelraumkollapses und die spontane Fusion können durch eine partielle Diskotomie reduziert werden [21, 37]. Snyder [37] hat beobachtet, daß eine ausreichende Dekompression der Nervenwurzel auch noch erreicht werden kann, wenn eine etwas begrenzte Diskotomie durchgeführt wird. Lee, einer der Autoren dieser Arbeit, hat von 1982–1992 49 partielle ventrale Diskotomien zur Behandlung von weichen Zervikalvorfällen durchgeführt und nur einen Fall von Kollabieren, der später fusioniert wurde, beobachtet [24]. Mit der perkutanen zervikalen Diskotomie von einem ventralen Zugang, die durch Smith u. Nichols [36] sowie Cloward [10] entwickelt wurde, konnte eine partielle Dekompression erreicht werden, ohne offen operieren zu müssen. Die perkutane partielle ventrale Diskotomie in minimal-invasiver Technik vermeidet Komplikationen, die durch die offene Operation geschehen können, wie z. B. Kollaps des Bandscheibenraums und Transplantatprobleme. Tajima et al. [40] beobachteten eine leichte Enge des Bandscheibenraums bei 57% von 104 Patienten und spontane Fusion bei 7%. In unserer Studie von 85 Patienten haben wir bis jetzt nur 2 Fälle von spontaner Fusion nach der PECD beobachtet.

In unserer Studie haben wir eine Reduktion der präoperativen Bandscheibenraumhöhe und der foraminalen Höhe um ca. 15% nach der PECD beobachtet. Deshalb ziehen wir den zukünftigen Einsatz eines perkutanen zervikalen „Interbody-Spacer" in Betracht, um eine Verengung des Bandscheibenraums zu vermeiden und die normale zervikale Lordose zu erhalten (Abb. 19).

Abb. 19. Der perkutane zervikale „Spacer" wird in Zukunft benutzt werden, um die Verengung der Bandscheibenhöhe und Segmentinstabilität zu vermeiden

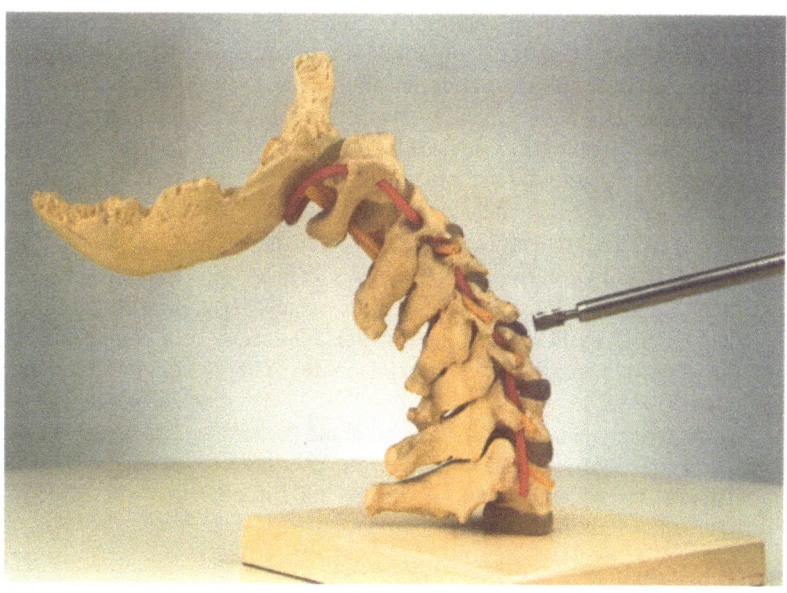

Verschiedene Techniken der perkutanen zervikalen Diskotomie

Verschiedene Techniken der perkutanen zervikalen Diskotomie (PCD) sind schon anerkannt und werden regelmäßig angewendet, z. B. die Chemonukleolyse mit Chymopapain [31], manuelle perkutane zervikale Diskotomie (MPCD) [40 ,14, 6], automatische perkutane zervikale Diskektomie (APCD) [41, 1, 18], die Kombination von Chymopapain-Injektion und APCD [20] und die laserassistierte perkutane zervikale Dekompression (LPCD) [34, 17, 5].

Krause [23] hat über sehr gute Ergebnisse bei der Behandlung von 190 Fällen inklusive großer zervikaler Vorfälle mit Chemonukleolyse und Chymopapain berichtet. In Korea hat nach der Behandlung mit Chymopapain ein Patient eine Querschnittlähmung bekommen, obwohl kein Zeichen eines epiduralen Lecks beobachtet wurde. Tajima [40] hat mit der MPCD gute Ergebnisse (78% von 104 Patienten) erzielt. Auch Gastambide [14] hat gute Ergebnisse mit der MPCD erhalten (80% von 20 Patienten) sowie Bornert [6] mit 82% guten Ergebnissen von 128 Patienten. Gute Ergebnisse mit der APCD wurden von Theron [41] berichtet (80% von 147 Patienten). Bei der LPCD hat Bonati [5] über 51 von insgesamt 60 Patienten mit guten Ergebnissen berichtet. Siebert [34] hat 26 Patienten mit LPCD erfolgreich behandelt. Wenn der Laser ohne Spülung angewendet wird, ist das Risiko neurologischer Komplikationen durch den thermischen Effekt erhöht.

Die endoskopische Lasertechnik

Obwohl die Nebenwirkungen, wie allergische Reaktionen, transversale Myelitis sowie subarachnoidale Blutung, die bei der Chemonukleolyse mit Chymopapain auftreten können, bei allen anderen oben genannten mechanischen Methoden nicht zu beobachten waren [18, 23], sind diese Methoden (MPCD, LPCD, APCD), wenn alleine angewandt, nicht ausreichend, um mäßig große bis sehr große Vorfälle zu extrahieren. In 1993 hat Lee 10 APCD durchgeführt und dabei versucht, den Nukleus partiell zu entfernen, wobei in 5 Fällen mit kleinen Vorfällen dieses Verfahren gute Ergebnisse erzielte, aber bei 5 Fällen mit großen Vorfällen diese Methode nur eine partielle Dekompression des Spinalkanals erreichte.

Deshalb haben wir die perkutane manuale Diskotomie mit der endoskopischen Holmium:YAG-Laserassistierten zervikalen Diskotomie (PECD) kombiniert, um Patienten mit einem weichen Bandscheibenvorfall zu behandeln. Mit der PECD können kleine bis große Bandscheibenvorfälle mit radikulärer Symptomatik

unter Lokalanästhesie behandelt werden. Der Schwerpunkt dieser Kombination liegt nicht auf der intradiskalen Druckverminderung, sondern auf der Entfernung des hinteren Nukleus und Schrumpfung des Vorfalles. Mit einer Schnittiefe von 0,3–0,5 mm ist der endoskopische Ho:YAG-Laser sehr genau und sicher zu bedienen. Angrenzendes Gewebe, wie das hintere Längsband in der Nähe des Rückenmarks, werden nicht thermisch belastet. Unter Sicht durch ein kleines Endoskop wird Gewebe aus dem Vorfall entfernt und nicht aus der Nähe der Endplatte bzw. des hinteren Längsbandes. Die kontinuierliche Spülung hat einen weiteren antibakteriellen Effekt, so daß wir keinen Fall einer Diszitis beobachteten.

Mikroskopische Untersuchungen von Kaninchenlebergewebe, das mit einem pulsierten Ho:YAG-Laser behandelt wurde, zeigten Zonen mit thermischen Schädigungen, die 0,5–1,0 mm von der behandelten Region entfernt waren [28]. Anhand experimenteller Untersuchungen über Laserchirurgie an der Bandscheibe hat Zweifel [44] angegeben, daß der Ho:YAG-Laser das sicherste Lasersystem mit ausreichenden Abtrageraten und geringer thermischer Wirkung ist. Der 2100-nm-Ho:YAG-Laser weist ohne Spülung eine thermische Eindringtiefe von unter 3 mm in menschliches Bandscheibengewebe auf. Zweifel hat weiterhin davor gewarnt, den Nd:YAG-Laser ohne Endoskop bzw. den Ho:YAG-Laser ohne Spülung an der Halswirbelsäule zu benutzen wegen des Risikos einer neurologischen Schädigung. Solange eine kontinuierliche Spülung gewährleistet ist, kann der Holmium-YAG-Laser in der Nähe von neurologischen Strukturen ohne größeres Risiko benutzt werden.

Die Indikationen für die PECD sind radikuläre Schmerzen ohne Zeichen einer Besserung durch intensive konservative Therapie und chronische Radikulopathie über 3 Monate. Kontraindikationen für die PECD sind Myelopathie und stark ausgeprägte Spondylose (<3 mm der intervertebralen Höhe oder >3 mm Knochensporn). Die PECD zeigt bei der Behandlung der Myelopathien zu geringe Erfolgsraten, und die neurologischen Symptome könnten sich verschlechtern.

1989 berichteten Tajima et al. über ihre Ergebnisse der perkutanen zervikalen Diskotomie, wobei 79% von 58 Fällen mit zervikobrachialer Neuralgie verbessert waren, 89% von 27 Fällen mit Zervikalgie diskogenen Ursprungs eine Besserung aufwiesen, aber nur 58% von 19 Fällen mit Myelopathie verbessert waren. Die Rate offener Reoperationen mit Fusion war 17% (10/58) der Fälle mit zervikobrachialer Neuralgie, 7% (2/27) der Fälle mit Zervikalgie, und 32% (6/19) der Fälle mit Myelopathie.

Komplikationen im Vergleich

Es gibt potentielle primäre Komplikationen bei der PECD wie vaskuläre Verletzungen, prävertebrales Hämatom, Kehlkopfödem, Speiseröhrenperforation, Läsion der benachbarten Nerven, z. B. des Kehlkopfnervs und Hypoglossusnervs, Verschlimmerung der präoperativen Symptome sowie Kompression des Halswirbelsäulenrückenmarks inkl. neurologischer Ausfälle. Als sekundäre Komplikationen können subakute Diszitis und epiduraler Abszeß mit neurologischen Ausfällen auftreten [2, 11, 36].

Hellinger [17] beobachtete bei 154 Patienten, die eine Nd:YAG-laserassistierte LPCD erhielten, einen Fall von partiell reversibler subtotaler Querschnittlähmung und intradiskale Infektionen in 1,5% der Patienten. Tajima et al. [40] beobachteten bei 104 Patienten 3 mit Komplikationen, die mit MPCD behandelt worden waren: ein postoperatives Hämatom, eine Diszitis und einen Fall von iatrogenem Fremdkörper. Theron [41] hat in seiner Studie über 68 Patienten, die eine APCD erhalten haben, keine Komplikationen beobachtet.

Wir haben die Komplikationsrate nach offener ventraler zervikaler Diskektomie (OACD) mit der Komplikationsrate nach PECD verglichen. Alle offenen Operationen wurden mikrochirurgisch unter Allgemeinanästhesie von 1992–1995 an insgesamt 132 Patienten durchgeführt (34 ohne Fusion, 98 mit Fusion). Indikationen und Kontraindikationen für die PECD waren wie oben angegeben. Die PECD wurde unter Lokalanästhesie an 145 Patienten von 1993–1996 durchgeführt. Der durchschnittliche Nachuntersuchungszeitraum betrug 2 Jahre, 5 Monate (1–5,3 Jahre). 121 (91,7%) von 132 Patienten der OACD-Gruppe und 131 (90,3%) von 145 Patienten der PECD-Gruppe hatten gute bis sehr gute Ergebnisse (Tabelle 6).

Die Komplikationsrate war höher in der OACD-Gruppe. Zwei Patienten entwickelten eine kurzzeitige Myelopathie. Ein Patient, der eine einfache Diskektomie ohne Fusion erhalten hatte, entwickelte eine Paraparese am ersten postoperativen Tag durch das Einklemmen des hinteren Längsbandes sowie Einengung des Bandscheibenraumes. Der zweite Patient, der eine ventrale Fusion mit Beckenknochenspan erhalten hatte, entwickelte eine Quadrizepsparese 2 Wochen postoperativ durch das Wandern eines Beckenknochenspanfragments in den Spinalkanal. Beide Patienten erholten sich von der Parese nach Revisionschirurgie mit ventraler Fusion. Als weitere postoperative Komplikationen nach der OACD beobachteten wir 2 Knochenspaneinbrüche, 6 Knochenspanablösungen, langfristige Schmerzen (über 3 Monate) im Bereich der Knochenspanentnahme bei 18 Patienten, Verlust der Lordose bzw. Kyphose bei 18 Patienten, Kurzfristige Heiserkeit bei 3, kurzfristiges Auftreten des Horner-Syndroms bei einem Patient und einen Fall von Wund-

Tabelle 6. Vergleich der Ergebnisse OACD vs. PECD. Erfolgreiche Ergebnisse = sehr gute + gute Ergebnisse

	OACD[a]	PECD[b]
Sehr gut	24 (10,2%)	15 (10,3%)
Gut	97 (73,5%)	116 (80,0%)
Ausreichend	9 (6,8%)	11 (7,6%)
Schlecht	2 (1,4%)	3 (2,1%)
Erfolgsrate	91,2%	90,3%

[a] OACD: open anterior cervical discectomy (offene vordere zervikale Diskektomie). [b] PECD: percutaneous endoscopic cervical discotomy (perkutane endoskopische zervikale Diskotomie).

Tabelle 7. Vergleich der Komplikationen

Operation	Art der Komplikation	Anzahl Patienten
OACD[a] (n=132)	Knochenspanablösung	6
	Kurzfristige Heiserkeit	2
	Knochenspaneinbrüche	2
	Kurzzeitige Myelopathie	2
	Horner-Syndrom	1
	Wundinfektion	1
PECD[b] (n=145)	Kurzzeitige Myelopathie	1
	Perforation der Karotisarterie	1
	Verzögerte Verschlimmerung des Vorfalles	1
	Kurzzeitige Heiserkeit	1

[a] OACD: open anterior cervical discectomy (offene vordere zervikale Diskektomie). [b] PECD: percutaneous endoscopic cervical discotomy (perkutane endoskopische zervikale Diskotomie).

infektion. In der PECD-Gruppe traten nur 4 Komplikationen wie oben beschrieben auf (Tabelle 7).

Das Vermeiden von Komplikationen

Der Operateur sollte die Karotisarterie mit seinen Fingern eindeutig identifizieren, um eine Perforation zu vermeiden. Die Position einer Nadel bzw. Kanüle sollte im a.-p.-Bildwandler kontrolliert werden, um auch hier eine Perforation der Vertebralarterie zu vermeiden. Die Perforation der Speise- bzw. Luftröhre wird durch die Palpation der ventralen Oberfläche des Wirbelkörpers vermieden.

Die Position des Führungsdrahtes, des Trepans, der Zangen und der Laserspitze soll jeweils im Bildwandler kontrolliert werden. Die Spitze der Instrumente soll nicht mehr als 2 mm hinter der hinteren Wirbelkörperlinie positioniert werden, um den Spinalkanal zu schützen.

Der Bandscheibenraum soll kontinuierlich gespült werden (1000 ml Kochsalzlösung mit Antibiotikazugabe), um die Entstehung einer Diszitis bzw. eines Epiduralabszesses zu verhindern.

Vorteile der PECD

Die Kombination von perkutaner manueller Dekompression mit Zangen und nachfolgender Ablation des Vorfalls und hinteren Nukleus mit dem Ho:YAG-Laser bietet mehrere Vorteile:

- direkte Gewebsabtragung und -schrumpfung,
- keine epidurale Blutung,
- keine periradikuläre Fibrose,
- Segmentstabilität bleibt erhalten,
- Bandscheibenhöhe wird nur minimal verändert,
- Vermeidung einer Diszitis bzw. eines Epiduralabszesses durch Spülung,
- Verminderung eines Rezidivs durch ventrale Bandscheibenfenestration (s. Abb. 17d),
- Allgemeinanästhesie ist nicht notwendig,
- kurze Operationszeiten,
- ambulant durchführbar,
- kurze Rehabilitationszeiten,
- weniger Morbidität als bei offener Chirurgie.

Die PECD vergrößert die Indikationsbreite für eine Operation mit perkutanem zervikalem Zugang. Wegen der Möglichkeit einer direkten Gewebsabtragung und Reduzierung der Komplikationen könnte die PECD zukünftig die erste Wahl für die Behandlung zervikaler Bandscheibenvorfälle werden.

Zusammenfassung

Die Kombination von perkutaner manueller und endoskopischer Ho:YAG-Laser-Diskektomie unter lokaler Anästhesie ist eine minimal-invasive Technik zur schonenden Behandlung von weichen zervikalen Bandscheibenvorfällen mit Radikulopathie ohne Risiko für die benachbarten Strukturen. Die PECD kann ambulant durchgeführt werden und ist bei korrekter Indikationsstellung genauso sicher und effizient wie die offene anteromediale zervikale Diskektomie.

Literatur

1. Algara (1993) Automated percutaneous cervical discectomy. 4th annual meeting of the European spine society.
2. Aprill CN (1991) Diagnostic cervical disc injection. In: Frymoyer (ed) The adult spine: principles and practice, 21. Raven Press, pp 403–418
3. Blume HG (1995) Discography for the evaluation of cervicogenic headaches, 10th european congress of neurosurgery, Berlin
4. Boldrey EB (1964) Ventral cervical decompression without fusion. The 25th annual meeting of the AANS, November 12
5. Bonati AO (1991) Percutaneous cervical laser discectomy. International meeting of laser surgery, San Francisco
6. Bornert D (1994) Cure chirurgicale de hernie cervicale par voie anterolaterale percutanée: analyse de six ans d' experience. GIEDA Rachis, Paris
7. Brodke DS, Zdeblck TA (1992) Modified Smith-Robinson procedure for anterior cervical discectomy and fusion, Spine 17 S: 427–430
8. Bulger RF, Rejowski JE, Beatty RA (1985) Vocal cord paralysis associated with anterior cervical fusion: considerations for prevention and treatment. J Neurosurg 62: 657–661
9. Clements DH, O'Leary PF (1990) Anterior cervical discectomy and fusion. Spine 15: 1023–1025
10. Cloward RB(1958) Cervical discography – technique, indications and use in diagnosis of ruptured cervical discs. Am J Roentg 79: 563–574
11. Connor PM, Darden BV (1993) Cervical discography complications and clinical efficacy. Spine 18/14: 2035–2038
12. Dunsker SB (1977) Anterior cervical discectomy with & without fusion. Clin Neurosurg 24: 516–521
13. Flynn TB (1982) Neurologic complications of anterior cervical interbody fusion. Spine 61: 537–539
14. Gastambide D (1993) Percutaneous cervical discectomy non automatized. SICOT, ISMISS, Seoul
15. Griosoli F, Graziani M, Fabrizi AP et al. (1989) Anterior discectomy without fusion for treatment of cervical lateral soft disc extrusion: a follow-up of 120 cases. Neurosurg 24: 853–859
16. Grob D (1996) Anterior discectomy with interbody fusion for soft cervical disc herniation. In: Al-Mefty O, Origitano TC, Louis Harkey H (eds) Controversies neurosurgery. Thieme, Stuttgart, pp 232–233
17. Hellinger J (1994) Non endoscopic percutaneous 1064 Nd:YAG laser decompression. 3rd symposium on laser-assisted endoscopic & arthroscopic intervention in orthopaedics. Balgrist, Zürich
18. Herman S, Nizard RS, Witvoet J (1994) La discectomie percutanée au rachis cervicale. Rachis cervicale degeneratif et traumatique. Expansion scientifique francaise, pp 160–166
19. Hirsch C (1960) Cervical disc rupture. Diagnosis and therapy. Acta Orthop Scand 30: 172–186
20. Hoogland T, Scheckenbach C (1995) Low-dose chemonucleolysis combined with percutaneous nucleotomy in herniated cervical discs. J Spinal Disord 8/3: 228–232
21. Jho HD (1996) Microsurgical anterior cervical foraminotomy for radiculopathy: a new approach to cervical disc herniation. J Neurosurg 84: 155–160
22. Kadoya A, Nakamura T, Kwak R (1984) A microsurgical anterior osteophytectomy of cervical spondylotic myelopathy. Spine 9: 437–441
23. Krause D et al. (1993) Nucleolyse cervicale: indication, technique, resultats. 190 patients. J Neuroradiol 20: 42
24. Lee SH (1982) Partial anterior cervical discectomy without interbody fusion for herniated cervical discs. J Pusan Med Assc 18/4: 21–24
25. Lunsford LD et al. (1980) Anterior surgery for cervical disease. J Neurosurg 53: 1–11
26. Martins AN (1976) Anterior cervical discectomy with and without interbody bone graft. J Neurosurg 44: 290–295
27. Murphy MG, Gado M (1972) Anterior cervical discectomy without interbody bone graft. J Neurosurg 37: 71–74

28. Nishioka NS et al. (1989) Ablation of rabbit liver, stomach, and colon with a pulsed Holmium laser. Gastroenterology 96: 831–7
29. Pertuiset B et al. (1978) Recurrent instability of the cervical spine: advances technical standards in neurosurgery, Springer, Berlin Heidelberg New York
30. Peyrou PL, Cazenave A, Guingand O (1991) Discectomie percutanee par instrumentation courbe a extraction mecanique, Rev Med Orthop 26: 27–32
31. Richard J, Lazorthes Y, Verdie JC (1994) Chemonucleolyse discale cervicale. GIEDA RACHIS 15–16 Decembre, Paris
32. Robertson JT (1978) Anterior operations for herniated disc and for myelopathy. Clin Neurosurg 25: 245–250
33. Rosenorn J, Hansen EB, Rosenorn MA (1983) Anterior cervical discectomy with and without fusion. A prospective study. J Neurosurg 59: 252–255
34. Siebert WE (1993) Percutaneous laser discectomy, state of the art reviews. Spine 7/1: 129–130
35. Simeone FA (1995) Posterior discectomy for soft cervical disc herniation. In: Al-Mefty O, Origitano TC, Louis Harkey H (eds) Controversies in neurosurgery. Thieme, Stuttgart, pp 227–228
36. Smith GW, Nichols P (1957) The technique of cervical discography. Radiology 68: 718–720
37. Snyder GM, Bernhardt M (1989) Anterior cervical fractional interspace decompression for treatment of cervical radiculopathy. Clin Orthop 246: 92–99
38. Sonntag VKH, Klara P (1996) Controversy in spine care: is fusion necessary after anterior cervical discectomy? Spine 21: 1111–1113
39. Stein E et al. (1990) Acute and chronic effects of bone ablation with a pulsed Holmium laser. Lasers Surg Med 10: 384–388
40. Tajima T, Sakamoto H, Yamakawa H (1989) Discectomie cervicale percutanee. Rev Med Orthop 17: 7–10
41. Theron J, Huet H (1994) Nucleotomie cervicale. GIEDA Rachis, Paris
42. Thorell W, Cooper J, Hellbusch L, Leibrock L (1998) The long-term clinical outcome of patients undergoing anterior cervical discectomy with and without intervertebral bone graft placement. Neurosurgery: 43: 268–274
43. Wilson DH, Campbell DD (1977) Anterior discectomy without bone graft. J Neurosurg 47: 551–555
44. Zweifel K (1994) Laser tissue interactions: practical approach and real-time-MRI analysis of energy effects. 3rd symposium on laser-assisted endoskopic & arthroscopic intervention in orthopaedics, Zurich, Switzerland, May 26–27

Endoskopische Operation der lumbalen Bandscheiben durch das Neuroforamen – Indikationen, Technik, Ergebnisse

W. Siebert, J. Kaiser, B. Schlangmann

Einführung

Wirbelsäulenerkrankungen sind in den Industrieländern sehr verbreitet und ein Hauptgrund für kurz- und langfristige Ausfallszeiten im Berufsleben. Ungefähr 90% der Bevölkerung leiden mindestens einmal im Leben unter einem Wirbelsäulenleiden.

Neben vielfältigen konservativen Therapieformen für die Behandlung von Wirbelsäulenerkrankungen [7, 8, 15, 32], gibt es eine große Zahl operativer Maßnahmen, die vor allem bei akuten Wirbelsäulenverletzungen und chronischen Wirbelsäulenleiden angewendet werden [1, 10, 22, 23].

Als die Anzahl der operativen Maßnahmen mit der Zeit zunahm, suchten Orthopäden nach weniger invasiven Methoden, um die Komplikationen, die durch Wirbelsäulenoperationen bzw. die Wahl des operativen Zugangs verursacht wurden [9], zu vermeiden. Eine offene Operation ist belastend und kann zu postoperativen Komplikationen wie dem sog. Postdiskektomiesyndrom (PDS) mit vielfältigen Symptomen, z. B. Instabilität und Vernarbungen, führen [24].

Alternative weniger invasive Methoden wurden schon in den 50er Jahren entwickelt und angewendet. Craig führte 1956 die erste perkutane Operation der Wirbelsäule durch [5]. 1964 wurde die Chemonukleolyse, die eine Druckverminderung auf die Nervenwurzel durch Chymopapaineinspritzung erreicht, von Smith vorgestellt [45]. Eine Vielzahl von perkutanen Nukleotomieverfahren, die erstmalig von Hijikata und Kambin in den 70iger Jahren vorgestellt wurden [14, 17], sind entwickelt worden. Die automatisierte perkutane lumbale Diskektomie (APLD) wurde von Onik 1985 eingeführt [35]. Choy und Ascher haben die erste laserassistierte intradiskale Operation für die Behandlung eines Bandscheibenvorfalls 1986 durchgeführt [2, 3].

Um eine bessere Sichtkontrolle während der Operation zu erhalten, wurden endoskopische Methoden entwickelt. Anfänglich waren diese Verfahren aufgrund der technischen Unzulänglichkeiten recht umständlich. Als die Technik und das Instrumentarium weiter verbessert wurden, steigerte sich die Zahl der endoskopischen Wirbelsäulenoperationen und wurde Routine [19, 27].

In den 90er Jahren haben sich endoskopisch-thorakoskopische und endoskopisch-laparoskopische Techniken für die Behandlung vieler verschiedener Wirbelsäulenleiden, wie z. B. Frakturen, akuten Verletzungen, chronischen Erkrankungen und Tumoren, etabliert [26, 28].

Die Anzahl der Publikationen über endoskopisch-thorakoskopische Verfahren hat sich seit den ersten Veröffentlichungen von Rosenthal und Regan [37, 38, 39, 40] dramatisch erhöht. Bei dieser Technik werden ein präformierter Raum und einige wenige perkutane Zugänge genutzt, um verschiedene Wirbelsäulenleiden zu behandeln, z. B. Bandscheibenvorfälle, Frakturen, Tumoren [47]. Diese Verfahren sind weniger invasiv und für den Patienten weniger belastend als offene Thorakotomieverfahren.

Für die Behandlung der lumbalen Wirbelsäule kann der Operateur zwischen ventralen laparoskopischen Techniken, retroperitonealen endoskopischen Techniken und neuroforaminalen bzw. dorsalen endoskopischen Techniken wählen [34, 36]. Viele Operateure wenden laparoskopische Techniken bei der Behandlung von Bandscheibendegeneration [4, 29, 43, 44, 50], aber auch bei ventralen Fusionsoperationen an, obwohl das Verfahren technisch recht anspruchsvoll ist und die Operationszeiten länger sind [51]. 1996 beschrieb De Antoni die translaminäre endoskopische Technik mit einem dorsalen mikrochirurgischen Zugang für die Behandlung lumbaler Bandscheibenvorfälle [6].

Eine immer größer werdende Zahl an Chirurgen führt endoskopische Operationen über den Zugang durch das Neuroforamen für die Behandlung lateraler, aber auch medialer Vorfälle der Lendenwirbelsäule durch [11, 12, 16, 18, 20, 21]. Auch bei offenen Techniken werden Endoskope ergänzend eingesetzt, z. B. für die Plazierung von Pedikelschrauben [13, 29, 51].

Zur Zeit werden CT- bzw. MRT-kontrollierte Verfahren sowie Navigationssysteme getestet, die die Pathologie präziser orten und behandeln können [33, 41, 48]. Diese Verfahren sind technisch sehr aufwendig und für eine simple Bandscheibenvorfalloperation evtl. nicht rentabel. Allerdings ist die erhöhte Qualitätskontrolle, die durch den Einsatz von intraoperativer CT-, MRT-Kontrolle bzw. Navigationssystemen gewährleistet wird, bei komplizierteren Operationen wie z. B. Stabilisierungsoperationen der Hals- und Brustwirbelsäule durchaus von Bedeutung.

Ein Großteil der endoskopischen Operationen, die durchgeführt werden, erfolgt bei der Behandlung lumbaler Bandscheibenvorfälle. Eine Vielzahl von Erfahrungsberichten mit großen Patientenkollektiven sind schon publiziert [30, 42, 46]. In unserem Krankenhaus führen wir die transforaminale endoskopische Technik für die Behandlung lumbaler Bandscheibenvorfälle durch. Die Technik und unsere Erfahrungen sind im folgenden beschrieben.

Transforaminale endoskopische Chirurgie des lumbalen Bandscheibenvorfalls

Vorteile sind:
- pathologiegezielt,
- sehr geringes Risiko der postoperativen Fibrose und Instabilität,
- gesundes Gewebe bleibt erhalten,
- gute Sichtkontrolle.

Nachteile sind:
- Zugang zu Höhe L 5/S 1 ist schwierig, manchmal nicht möglich,
- das Verfahren ist technisch anspruchsvoll,
- schwierig in Fällen von massiver Foramenstenose,
- nicht bei sehr großen Vorfällen geeignet (über 50% im Spinalkanal).

Indikationen:
- extraforaminale, intraforaminale und mediolaterale Bandscheibenvorfälle,
- Bandscheibenvorfälle ohne wesentliche Dislokation nach kaudal oder kranial,
- starke therapieresistente Schmerzen für mehr als 6 Wochen,
- gute Korrelation zwischen neurologischem und radiologischem Befund (MRI/CT).

Kontraindikationen:
- massive Foramenstenose, Spinalkanalstenose,
- sehr große Vorfälle (über 50% im Spinalkanal),
- steiler Zugangswinkel zum Foramen L 5/S 1 (bedingt durch die Anatomie des Beckens),
- Bandscheibenvorfälle mit Dislokation nach kaudal oder kranial.

Operationstechnik

Die Operation kann in unterschiedlichen Narkoseformen – Lokal-, Regional- und Vollnarkose – durchgeführt werden. Die ersten Eingriffe sollten in Lokalanästhesie vorgenommen werden, wobei darauf zu achten ist, daß das Lokalanästhetikum nicht bis zur austretenden Nervenwurzel injiziert wird. Nach genügend Praxis mit der Technik können die Eingriffe in Regionalanästhesie durchgeführt werden. Dies ermöglicht eine schmerzfreie Operation mit geringen Nebenwirkungen.

Die Lagerung des Patienten erfolgt auf einem röntgendurchlässigen Operationstisch in mäßiger Endlordosierung. Die Planung des Zugangs und Erkennung möglicher gefährdeter Strukturen sind in der Kernspintomographie oder im CT zusätzlich möglich.

Der Zugang befindet sich oberhalb des Beckenkamms nach Möglichkeit in Höhe des angestrebten Foramens. In mediolateraler Richtung beträgt der Abstand zur Mittellinie 11–16 cm, je nach Körpergröße. Aufgrund des sehr flachen Verlaufs des Endoskops ist bei korrekter Durchführung unter BV-Kontrolle eine Verletzung retroperitonealer Strukturen auszuschließen (Abb. 1).

Nach einer Hautinzision von knapp 1 cm wird der Markierungsdraht unter seitlicher BV-Kontrolle von der Inzisionsstelle zum kaudalen Bereich des Foramens vorgeschoben. Erreicht der Draht im seitlichen Röntgen die Höhe der Bandscheibe, zeigt ein deutlicher elastischer Widerstand bei richtiger Lage den Eintritt in den Anulus fibrosus an. Bei Penetration des gut innervierten hinteren Längsbands geben die Patienten unter Lokalanästhesie einen kurzzeitigen Rückenschmerz an. Die Lage des Drahtes ist auch in der a.-p.-Ebene zu kontrollieren. Hierbei sollte dieser bis zur medialen Interpedikularlinie vorgeschoben sein. Im Zweifel sind vorsichtige Nadelkorrekturen und erneute BV-Kontrollen erforderlich. Nach erfolgter Plazierung des Markierungsdrahts wird mit drehenden Bewegungen über diesen ein Dilatator eingeführt. Es ist darauf zu achten, daß bei diesem Manöver der Draht nicht versehentlich tiefer eingetrieben wird. Über den Dilatator wird schließlich die Endoskopführungshülse bis zur lateralen Interpedikularlinie vorgeschoben. Nach Entfernen des Dilatators wird das Endoskop über den Führungsdraht eingebracht und der Führungsdraht entfernt (Abb. 2). Kühlung und Adrenalin [eisgekühlte Ringerspüllösung mit einer Amp. Suprarenin (1 ml, 1:1000) pro 5 l] bewirken eine erhebliche Minderung der Blutungsneigung, so daß die Sichtverhältnisse üblicherweise sehr gut sind. Die Endoskope des benutzten starren uniportalen Endoskopsystems besitzen exzentrische Arbeitskanäle von 2,5 und 3,5 mm Durchmesser (Außendurchmesser 4,6 bzw. 6,2 mm).

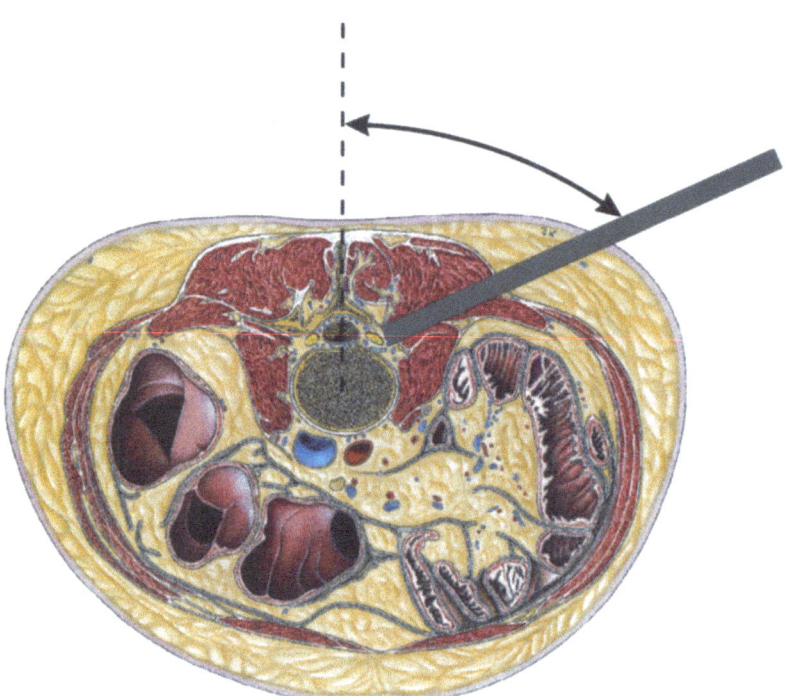

Abb. 1. Darstellung des transforaminalen Zugangs im Querschnitt durch den Rumpf. Die mediolaterale Entfernung von der Mittellinie bis zum transforaminalen Zugang beträgt 11–16 cm, je nach Größe des Patienten

Nach Austasten und Identifikation der anatomischen Strukturen lassen sich intraforaminale Sequester mit der Faßzange extrahieren. Zu den unterschiedlichen Arbeitskanaldimensionen verwendet man jeweils entsprechende Faßzangen, Tasthaken und Messer. Zur Gewebsabtragung und Blutstillung benutzen wir zusätzlich eine im 90°-Winkel abstrahlende Laserfaser. Als Lasersystem kommt der Holmium:YAG-Laser (2100 nm) zum Einsatz (Abb. 3).

Dementsprechend differieren die Größen der verwendbaren Instrumente, so daß die Bearbeitung und Extraktion des Prolapses mit den deutlich kräftigeren Zangen des größeren Endoskopsystems leichter ist.

Jedoch lassen sich auch durch das kleiner dimensionierte Instrument kräftige Sequester fassen und ggf. zusammen mit dem Endoskop herausziehen. Der Vorteil des kleineren Instruments liegt in der Anwendbarkeit bei engen foraminären Verhältnissen sowie in der größeren Beweglichkeit im Foramen, wodurch mitunter ein deutlich besserer Überblick erzielt werden kann.

Bei gedeckten Vorfällen ist zunächst die Perforation des hinteren Längsbands durchzuführen. Anschlie-

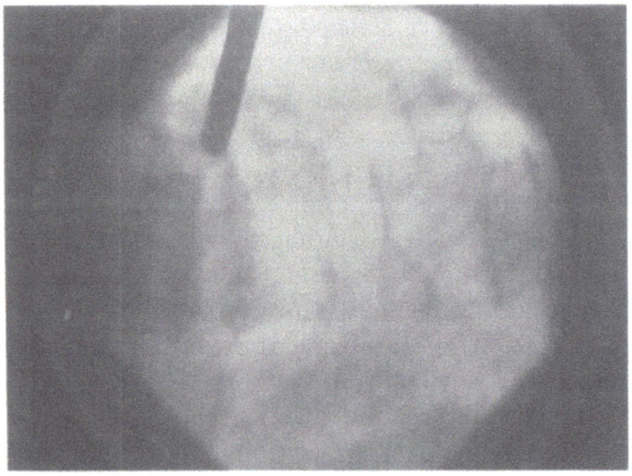

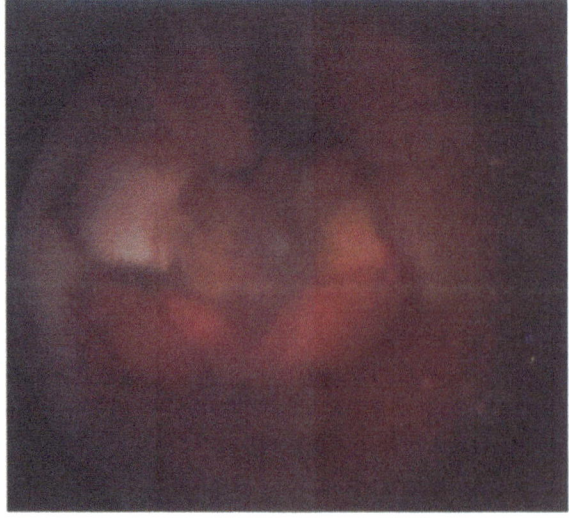

Abb. 2. Bildwandlerkontrolle des Endoskops, das bis zum Neuroforamen vorgeschoben wurde

Abb. 3. Aufnahme des Neuroforamens durch das Endoskop: hier wird der Holmium:YAG-Laser für die Blustillung verwendet

ßend kann der Prolaps mechanisch und/oder per Laser (2100-nm-Holmium:YAG-Laser) entfernt werden. Die Dekompression erfolgt bis zur vollständigen Liberierung der abzweigenden und der kreuzenden Wurzel. Eine abschließende Überprüfung der entspannten Wurzeln mit dem Tasthaken beendet die Operation.

Nachbehandlung

Eine Frühmobilisation nach Abklingen der Spinalanästhesie ist prinzipiell möglich. Unsere endoskopisch operierten Bandscheibenpatienten werden am 1. postoperativen Tag unter krankengymnastischer Anleitung mobilisiert. Die weitere Rehabilitation erfolgt nach initialer Phase der Physiotherapie mit isometrischem Training und Rückenschule im Rahmen der kurzstationären Behandlung, ambulant unter anderem auch als erweiterte ambulante Physiotherapie (EAP). In Einzelfällen halten wir auch stationäre Anschlußheilbehandlungen für indiziert.

Unsere Erfahrung seit 1995

Von Januar 1995 bis Dezember 1997 führten wir die endoskopische Diskotomie an 80 Patienten durch. Von den Patienten waren 35 weiblich und 45 männlich. Das Alter betrug 22–72 Jahre, im Durchschnitt 44,4 Jahre.

Die Bandscheibenhöhe L 3/4 wurde 10mal, L 4/5 56mal und L 5/S 1 16mal einer endoskopischen Operation unterzogen. Bei 2 Patienten wurden die Etagen L 4/5 und L 5/S 1 in einer Sitzung operiert. 1995 wurden 13, 1996 24 und 1997 43 Operationen durchgeführt.

Der mittlere Nachuntersuchungszeitraum betrug 6,4 Monate (3–23 Monate). Alle im obengenannten Zeitraum endoskopierten Patienten wurden mit Hilfe eines Fragebogens zum Operationserfolg nachuntersucht. Die Patienten wurden in diesem Bogen zur Entwicklung der Schmerzintensität postoperativ und hinsichtlich ihres Bein- und Rückenschmerzes befragt. Eine weitere Frage war, ob sich der Patient noch einmal demselben Eingriff unterziehen würde.

Ergebnisse

Die Operationsdauer betrug in den meisten Fällen 30–60 min. Sehr selten und nur in sehr schwierigen Fällen wurde mehr Zeit benötigt.

Intra- und postoperative Komplikationen waren sehr selten. Es gab keine septischen Komplikationen. In wenigen Fällen traten Blutdruckabfälle oder -anstie-

ge während des Eingriffs auf. Die intraoperative Verletzung der Nervenwurzel im Foramen ist theoretisch möglich, war aber in unseren Fällen nicht festzustellen.

Technische Probleme mit den Endoskopsystemen bzw. dem Instrumentarium kamen während der Studie nicht vor.

Im Rahmen unserer Ergebnisanalyse berichteten die Patienten hinsichtlich ihrer Beinschmerzen in 30 Fällen über ein völliges Verschwinden, in 29 Fällen über eine Besserung. 15 Patienten gaben gleichgebliebene, 6 mehr Beinschmerzen bei der Nachuntersuchung an. Insgesamt profitierten 74% der Operierten hinsichtlich der ischialgiformen Beschwerden (Tabelle 1).

Bezüglich der Rückenschmerzen wurde in 24 Fällen Beschwerdefreiheit, in 35 Fällen eine Besserung angegeben. Bei 15 Patienten waren die Lumbalgien unverändert, bei 6 postoperativ verstärkt gewesen.

Insgesamt waren die Patienten hinsichtlich ihrer Rückenschmerzen in 74% der Fälle gebessert (s. Tabelle 1).

Neun der endoskopisch operierten Patienten unterzogen sich einer offenen Reoperation. Die Revisionseingriffe betrafen in 6 Fällen die Bandscheibenetage L 4/5 und in 3 Fällen die Etage L 5/S 1.

Auf die Frage: „Würden Sie denselben Eingriff nochmals an sich durchführen lassen?" antworteten 83,75% der Patienten mit ja und 16,25% mit nein.

Bezüglich der Schmerzstärke noch bestehender Beschwerden auf einer visuellen Analogskala (VAS) von 0–10, wobei 0 keine Schmerzen, 1 minimale Schmerzen und 10 unerträgliche Schmerzen darstellen, lagen 49 im Bereich leichterer Beschwerden von Stärke 1–3, 25 im mittleren Schmerzbereich 4–7 und 6 im Schmerzniveau 8 (Abb. 4).

Diskussion

Endoskopische Techniken stellen eine relativ neue Alternative für die operative Therapie von Wirbelsäulenleiden dar. Obwohl noch einige Verbesserungen der Technik wünschenswert sind, gibt es schon viele Systeme auf dem Markt. Modifikationen des Operationsin-

Tabelle 1. Postoperativer Bein- und Rückenschmerz bei einem Nachuntersuchungszeitraum von durchschnittlich 6,4 Monaten in Prozent (n=80)

	Rückenschmerz	Beinschmerz
Keine Schmerzen	30	24
Besser	29	35
Gute Ergebnisse	59 (74%)	59 (74%)
Gleich geblieben	15	15
Schlechter	6	6

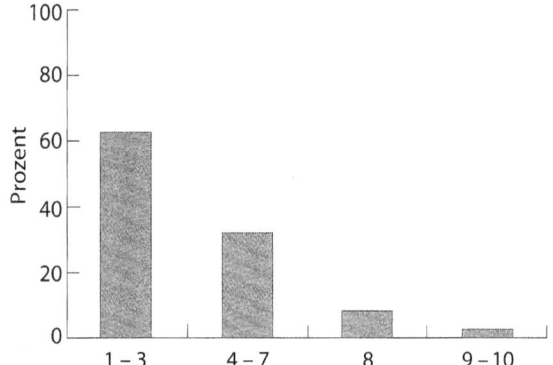

Abb. 4. Visuelle Analogskala: Schmerzstärke postoperativ. *1* leichter Schmerz, *10* unerträglicher Schmerz. Nachuntersuchungszeitraum durchschnittlich 6,4 Monate nach dem Eingriff. 49 Patienten (61,25%) keine und nur leichte Beschwerden (Bereich 1–3), 25 (31,25%) im mittleren Schmerzbereich (Bereich 4–7), 6 (7,5%) mit starken Schmerzen (Bereich 8)

strumentariums sind auch erforderlich, damit z. B. die Pathologie im Foramen optimal erreicht werden kann.

Endoskopische wirbelsäulenchirurgische Techniken sind anspruchsvoll. Gründliches und intensives Training ist vorauszusetzen. Während einer endoskopischen Operation muß der Chirurg in der Lage sein, jederzeit eine konventionelle offene Operation intraoperativ einleiten zu können, falls diese nötig wird. Auch ein erfahrener Operateur benötigt mehr Zeit für eine endoskopische Operation als für eine konventionelle. Bei manchen Indikationen muß überlegt werden, ob eine endoskopische Operation mit längeren Operationszeiten einem offenen Eingriff vorzuziehen ist. Allerdings werden bei mehr Routine und verbesserten optischen Systemen und Instrumentarien die Operationszeiten sicherlich noch kürzer.

Immer öfter werden endoskopisch retroperitoneale Techniken an Stelle von bzw. in Verbindung mit laparoskopischen Techniken angewendet [25, 31]. Auch andere neuere Verfahren wie die Epiduroskopie werden getestet, ob ein Einsatz in der Wirbelsäulenchirurgie vorteilhaft wäre [49].

Die endoskopischen wirbelsäulenchirurgischen Techniken werden für eine wachsende Zahl von Indikationen und Operationen eingesetzt. Die Techniken sind weniger belastend für den Patienten und die Krankenhausaufenthaltszeiten werden verkürzt. Auf der anderen Seite sind diese Verfahren oft sehr aufwendig und können nur von sehr erfahrenen Operateuren durchgeführt werden. Nicht jeder Wirbelsäulenchirurg hat genügend Praxis, um endoskopisch operieren zu können.

Ein Vorteil der endoskopischen Verfahren ist die exzellente Qualitätskontrolle, die durch die optische Überwachung über den Bildschirm gewährleistet werden kann. Das Operationsteam kann jeden Schritt des Geschehens verfolgen und kontrollieren. Dies kann

auch für das Training und die Konzentration des Teams von Vorteil sein. In der Zukunft werden auch Navigationssysteme benutzt werden, die langfristig die Sicherheit des Verfahrens vergrößern und Operationzeiten verkürzen können. Endoskopische Techniken sind eine gute Alternative für die operative Therapie von Wirbelsäulenleiden.

Literatur

1. Caspar W (1977) A new surgical procedure for lumbar disc herniation causing less tissue damage through a microsurgical approach. Adv Neurosurg 4: 74–80
2. Choy DSJ, Case RB, Ascher P (1987) Percutaneous laser ablation of lumbar dics. A preliminary report of in vitro and in vivo experience in animal and four human patients. 33rd. Annual Meeting, Orthopedic Research Society 1: 19
3. Choy DSJ, Case RB, Fielding W (1987) Percutaneous laser nucleolysis of lumbar disc. N Engl J Med 317: 771–772
4. Cloyd DW, Obenchain TG, Savin M (1995) Transperitoneal laparoscopic approch to lumbar discectomy. Surg Laparosc Endosc 5: 85–89
5. Craig FS (1956) Vertebral body biopsy. JBJS 38-A: 93–103
6. De Antoni DJ, Claro ML, Poehling GG, Hughes SS (1996) Translaminar lumbar epidural endoscopy: anatomy, technique, and indications. Arthroscopy 12(3): 330–334
7. Denner A (1997) Die wirbelsäulenstabilisierende Muskulatur chronischer Rückenpatienten. Dekonditionierung versus Rekonditionierung. Manuelle Med 35: 94–102
8. Denner A (1997) Rekonditionierung subakuter und chronischer Rückenpatienten. Vorstellung des qualitätsgesicherten FPZ-Konzeptes für ambulantes Rückentraining. Physikal Therapie 18: 278–285
9. Deyo RA, Cherkin DC, Loeser JD, Bigos SJ, Ciol MA (1992) Morbidity and mortality in association with operations on the lumbar spine. JBJS 74-A(4): 536–543
10. Findlay GF, Hall BI, Sele Musa B, Oliveira MD, Fear SC (1998) A 10-year follow-up of the outcome of lumbar discectomy. Spine 23: 1168–1171
11. Frank E (1997) Endoscopically assisted open removal of laterally herniated lumbar discs. Surg Neurol 48: 430–434
12. Frank E (1997) Removal of a lateral disc herniation with malleable endoscopic forceps: technical note. Neurosurgery 41: 311–313
13. Frank E (1998) The use of small malleable endoscopes to assess pedicle screw placement: technical note. Neurosurgery 41: 10–12
14. Hijikata S, Yamagishi M, Nakayama T, Oomori K (1975) Percutaneous discectomy: a new treatment method for lumbar disc herniation. J Toden Hosp 5: 5–13
15. Hildebrandt J, Pfingsten M, Franz C, Saur P, Seeger D (1995) Das Göttinger Rücken Intensiv Programm (GRIP) – ein multimodales Behandlungsprogramm für Patienten mit chronischen Rückenschmerzen, Teil 1. Ergebnisse im Überblick. Schmerz 10: 90–203
16. Kaiser J, Siebert W, Abesser M, Pfeil U (1998) Die endoskopische Bandscheibenoperation durch das Neuroforamen im Lumbalbereich. Technik, Indikationen, erste Ergebnisse (seit 1995). In: Matzen KA (Hrsg) Therapie des Bandscheibenvorfalls. 5. Symposium Wirbelsäulenchirurgie. Zuckerschwerdt, München, S 33–40
17. Kambin P, Gellmann H (1983) Percutaneous lateral discectomy of the lumbar spine: a preliminary report. Clin Orthop 174: 127–132
18. Kambin P, O'Brien E, Zhou L, Schaffer JL (1996) Arthroscopic microdiscectomy and selective fragmentectomy. Clin Orthop 347: 150–167

19. Kambin P, Zhou L (1996) History and current status of percutaneous arthroscopic disc surgery. Spine 21 [Suppl 24]: 57S–61S
20. Kambin P (1996) Diagnostic and therapeutic spinal arthroscopy. Neurosurg Clin N Am 7: 65–76
21. Knight MT, Vajda A, Jakkab GGV, Awan S (1998) Endoscopic laser foraminoplasty on the lumbar spine. Early experience. Minim Invasive Neurosurg 41: 5–9
22. Kotilainen E (1994) Microinvasive lumbar disc surgery. A study on patients treated with microdiscectomy or percutaneous nucleotomy for disc herniation. Ann Chir Gynaecol Suppl 209: 1–50
23. Krämer J (1986) Bandscheibenbedingte Leiden. Thieme, Stuttgart
24. Krämer J (1987) Das Postdiskektomiesyndrom – PSD. Z Orthop 125: 622–625
25. Lazennec JY, Pouzet B, Ramare S, Mora N, Hansen S, Saillant G, Benazet JP (1997) Possibilities of anterior approach to the lumbar spine by minimal retroperitoneal access. Anatomical bases. Technical principles and initial results. Chirurgie 122/8–9: 468–477
26. Lee SH, Lee SJ, Park KH, Lee IM, Sung KH, Kim JS, Yoon SY (1996) Vergleich einer Kombination von perkutaner manueller und endoskopischer Laserdiskektomie mit Chemonukleolyse und automatisierter Nukleotomie. Orthopäde 25: 49–55
27. Leu HF, Schreiber A, Elsig JP, Zweifel K (1996) Percutaneous disc surgery at Balgrist since 1979 – from discotomy to interbody fusion. Bull Hosp Jt Dis 54: 190–197
28. Li J, Cheng L, Hu H, Xu H (1996) Percutaneous cervical discectomy: a report of 425 cases. Chung-Kuo-I-Hsueh-Ko-Hsueh-Yuan-Hsueh-Pao 18: 199–204
29. Mathews HH, Evans MT, Molligan HJ, Long BH (1995) Laparoscopic discectomy with anterior interbody fusion. A preliminary review. Spine 20: 1797–1802
30. Mathews HH (1996) Transforaminal endoscopic microdiscectomy. J Pediatr Orthop B 5: 39–43
31. McAfee PC, Regan JJ, Geis WP, Fedder IL (1998) Minimally invasive anterior retroperitoneal approach to the lumbar spine. Emphasis on the lateral BAK. Spine 23(13): 1476–1484
32. Nachemson AL (1996) Low back pain in the year 2000 – „back" to the future. Hosp Joint Diseases 55: 119–121
33. Nolte, LP, Hofstetter R, Laine T et al. (1999) Fluoroscopy based spine surgery. 4th International Symposium on Computer Assisted Orthopaedic Surgergy, Davos, March 17–19, Abstr 26
34. Ogon M, Maurer H, Wimmer C, Landauer F, Sterzinger W, Krismer M (1997) Minimal-invasive Zugänge und Operationsverfahren an der Lendenwirbelsäule. Orthopäde 26: 553–561
35. Onik G, Helms C, Ginsburg L (1985) Percutaneous lumbar discectomy using a new aspiration probe. AJNR 6: 290–293
36. Onimus M, Papin P, Gangloff S (1996) Les perspectives de la chirurgie du rachis video-assistee. Presse Med 25: 699–701
37. Regan JJ (1996) Percutaneous endoscopic thoracic discectomy. Neurosurg Clin N Am 7: 87–98
38. Regan JJ, Ben-Yishay A, Mack MJ (1998) Video-assisted thoracoscopic excision of herniated thoracic discs: description of technique and preliminary experience in the first 29 cases. J Spinal Disord 11: 183–191
39. Regan JJ, Guyer RD (1997) Endoscopic techniques in spinal surgery. Clin Orthop 335: 122–139
40. Rosenthal D, Dickman CA (1998) Thoracoscopic microsurgical excision of herniated thoracic discs. J Neurosurg 89: 224–235
41. Seibel RM, Groenemeyer DH (1994) Technique for CT guided microendoscopic dissection of the spine. Endo Surg Allied Technol 2: 226–230
42. Siebert W, Kaiser J (1999) Die endoskopische Operation des Bandscheibenvorfalles. Arthroskopie 12: 74–78
43. Slotman GJ, Stein SC (1996) Laparoscopic L5/S1 discectomy: a cost-effective, minimally invasive general surgery – neurosurgery team alternative to laminectomy. Am Surg 62: 64–68
44. Slotman GJ, Stein SC (1995) Laparoscopic laser lumbar discectomy. Operative technique and case reports. Surg Endosc 9: 826–829
45. Smith L (1964) Enzyme dissolution of the nucleus pulposus in humans. JAMA 187: 137–140
46. Stücker R, Krug C, Reichelt A (1997) Endoskopische Behandlung sequestrierter Bandscheibenvorfälle. Der perkutane transforaminale Zugang zum Epiduralraum. Orthopäde 6: 280–287
47. Waisman M, Saute M (1997) Thorascopic spine release before posterior instrumentation in scoliosis. Clin Orthop 336: 130–136
48. Wiechert K, Hohmann F, Korge A, Mayer HM (1999) Experiences with a three-dimensional visualization system in microsurgical spine surgery. 4th International Symposium on Computer Assisted Orthopaedic Surgergy, Davos, March 17–19, Abstr 27
49. Witte H, Hellweg S, Witte B, Grifka J (1997) Epiduroskopie mit Zugang über den Sakralkanal. Einige konstruktive Anforderungen an Instrumente aus anatomischer und biomechanischer Sicht. Biomed Tech 42/1–2; 24–29
50. Zelko JR, Misko J, Swanstrom L, Pennings J, Kenyon T (1995) Laparoscopic lumbar discectomy. Am J Surg 169: 496–498
51. Zucherman JF, Zdeblick TA, Bailey SA, Mahvi D, Hsui KY, Kohrs D (1995) Instrumented laparoscopic spinal fusion. Spine 20: 2029–2035

Schulter und Oberarm

Zugangswege und Technik der Schulterarthroskopie

G. Schippinger

Technische Ausstattung

Die für die Schulterarthroskopie notwendigen technischen Voraussetzungen sind identisch mit der Arthroskopie anderer großer Gelenke. Wir verwenden dazu sowohl für das Glenohumeralgelenk als auch für den Subakromialraum einen 5,5-mm-Arthroskopieschaft und eine 30°-Vorausblickoptik.

Zur Perforation des Gelenks wird ausschließlich ein stumpfer Obturator verwendet, um Knorpel- und Labrumschäden bei der Perforation der Gelenkkapsel zu vermeiden. Spinalkanülen gehören zum Standardinstrumentarium, da damit eine genaue Lokalisation des gewünschten Zugangs möglich ist. Zu jeder, auch der diagnostischen Arthroskopie, gehört weiter ein Tasthäkchen, da durch die reine Inspektion vor allem Labrumläsionen dem Untersucher evtl. entgehen könnten. Unerläßlich für die Schulterarthroskopie sind Arbeitskanülen unterschiedlichen Durchmessers (z. B. 7,0-mm-Arbeitskanüle und Obturator Acufex®), die ein absperrbares Ventil besitzen und zusätzlich ein Gummiventil am Ende aufweisen, damit es nicht zum Flüssigkeitsverlust kommt.

Ein steriler Markierungsstift hat sich zum Einzeichnen der wichtigsten anatomischen Bezugspunkte als sehr praktisch erwiesen, um auch bei Anschwellen der Schulter durch Flüssigkeitsaustritt die Übersicht über anatomische Strukturen nicht zu verlieren. Zur Extraktion von Fremdkörpern oder Gelenkmäusen und dergleichen verwenden wir eine beliebige Faßzange, die man arretieren kann. Ein Wechselstab erleichtert das Wechseln des Arthroskopieschafts von einem Zugang zum anderen.

Weiter ist ein Weichteilshaver mit verschiedenen Aufsätzen (z. B. Synovator 5,5 mm oder Razor cut 5,5 mm, Dyonics®) zum Entfernen von Kapsel- oder Weichteilgewebe bzw. zum Entfernen von Bursagewebe bei der Inspektion der Bursa subacromialis notwendig. Eine Knochenfräse mit einem Oliven- und einem Kugelaufsatz (z. B. Abrador 5,5 mm und Acromionizer 5,5 mm, Dyonics®) ist besonders für die arthroskopische Akromioplastik unerläßlich.

Zur Blutstillung eignet sich entweder ein Holmiumlaser (z. B. Omnie Pulse, max. 80 Watt, Heraeus, Hanau, BRD) oder ein bipolares Hochfrequenzgerät zur Vaporisation und Koagulation von Weichteilen (z. B. der VAPR Mitek®).

An technischen Geräten ist besonders für die arthroskopische Bursoskopie eine druck- und flowgesteuerte Arthroskopiepumpe (z. B. InteliJet FMS, Dyonics®) hilfreich, um die Sicht durch blutende kleine Gefäße nicht zu behindern. Weiter ist ein leistungsfähiger Sauger unbedingt erforderlich.

Auf spezielles Instrumentarium beispielsweise zur arthroskopischen Schulterstabilisierung kann hier nicht eingegangen werden, da bereits unzählige verschiedene Systeme am Markt sind und jeweils im Set von den Herstellern angeboten werden.

Standardausrüstung zur diagnostischen Arthroskopie (Abb. 1):

- 30°-Optik,
- stumpfer Obturator,
- Tasthäkchen,
- Faßzange,
- Markierungsstift,
- Spinalnadel,
- Arbeitskanülen.

Standardausrüstung zur operativen Arthroskopie zusätzlich zu den oben genannten Instrumenten (Abb. 2–4):

- Weichteilshaver,
- Knochenfräsen,
- Arthroskopiepumpe,
- Absaugvorrichtung,
- Laser oder VAPR, entsprechendes Set für die jeweilige Operation.

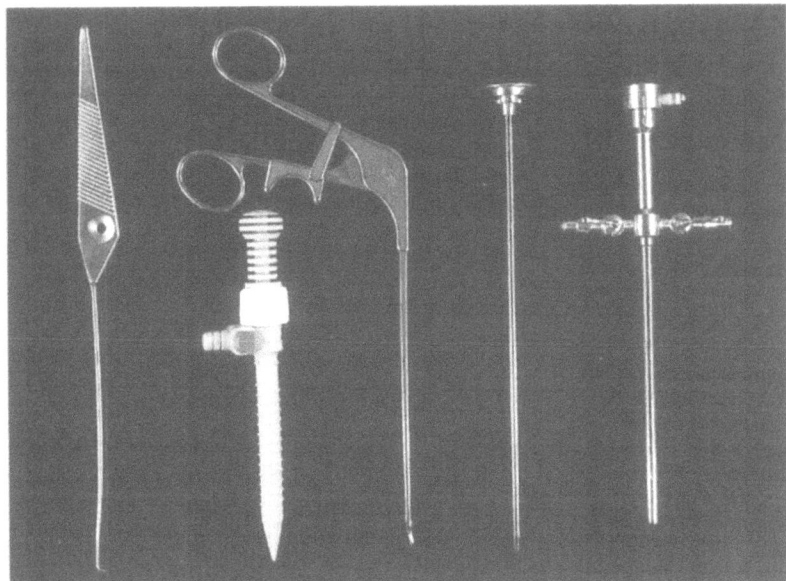

Abb. 1. Von rechts nach links: Arthroskopieschaft, stumpfer Obturator, Faßzange, Arbeitskanüle, Tasthäkchen

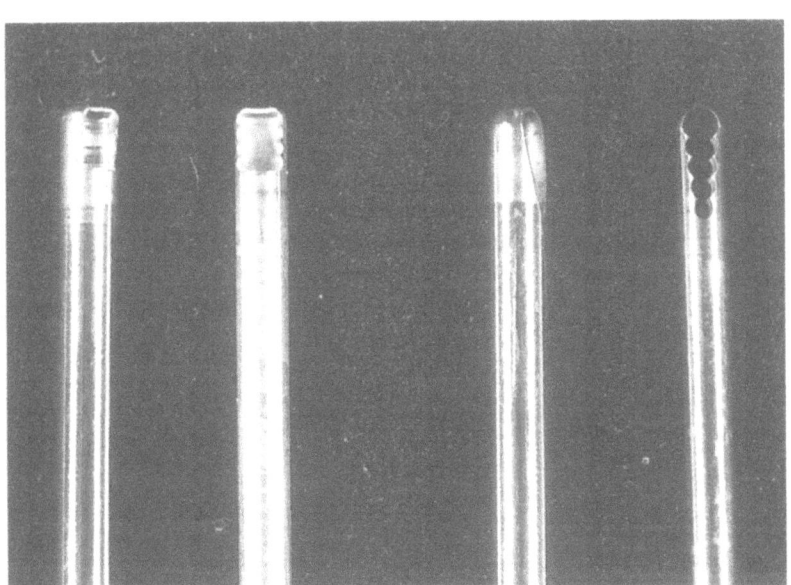

Abb. 2. Razor cut (links), Synovator (rechts)

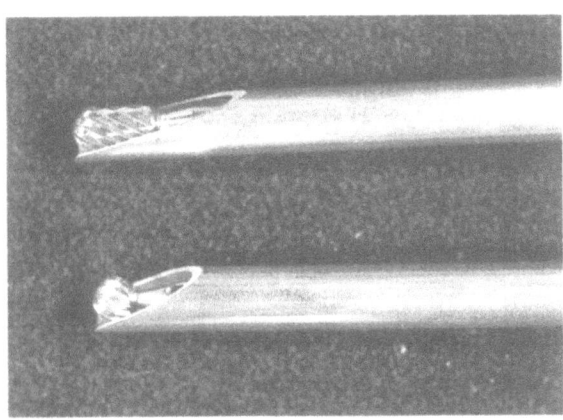

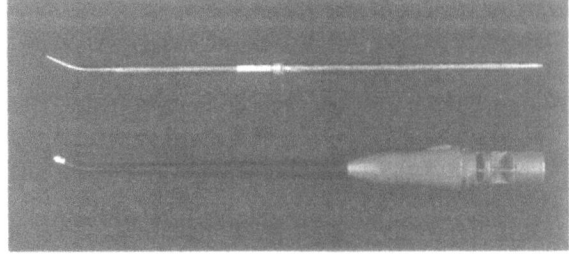

Abb. 3. Knochenfräse mit Kugelaufsatz (unteres Gesichtsfeld), mit Olivenaufsatz (oberes Gesichtsfeld)

Abb. 4. 30°-VAPR-Sonde (unteres Gesichtsfeld), 30°-Lasersonde (oberes Gesichtsfeld)

Lagerung

Beach-chair-Position

Die übliche Lagerung für die Schulterarthroskopie ist halbsitzend in der sog. Beach-chair-Position [9]. Der Oberkörper ist um ca. 50–60° aus der Horizontalen angehoben. Die Oberschenkel und das Gesäß werden mit einem speziellen Keilpolster abgestützt, so daß ein Wegrutschen des Körpers nach unten nicht möglich ist. Der Patient wird sehr weit an die äußere Tischkante gerückt, damit das betroffene Schulterblatt frei zugänglich ist. Noch besser eignet sich ein Operationstisch, bei dem man den oberen Außenteil abnehmen kann (Abb. 5).

Der Ellbogen der betroffenen Schulter wird in einer rechtwinkligen Kunststoffschiene, die zusätzlich gepolstert wird, gehalten und über einen Rollenzug in ca. 30- bis 40°-Abduktionsstellung extendiert. Das Zuggewicht beträgt ungefähr 3–4 kg (Abb. 6). Diese Lagerung hat gegenüber der Seitenlagerung einige Vorteile, aber auch Nachteile.

Vorteile:
- Es kann, falls notwendig, eine offene Operation an den arthroskopischen Eingriff angeschlossen werden.
- Bei Regionalanästhesie ist diese Lagerung für den Patienten angenehmer.
- Die Orientierung für den Chirurgen, was die Einstellung des Schultergelenkes betrifft, ist leichter.
- Es findet sich keine Beeinträchtigung des Patienten durch Spülflüssigkeit bei undichter Abdeckung.

Nachteile:
- Fehlende Möglichkeit einer permanenten Doppeltraktion wie bei der Seitenlagerung.
- Der Optikschaft ist nach unten geneigt, wodurch sich die Kamera beschlagen kann.
- Bei blutdruckinstabilen Patienten wird diese Lagerung von den Anästhesisten nicht gerne durchgeführt.

Seitenlagerung (Dekubitusposition)

Der Oberkörper des Patienten wird in Seitenlagerung durch Haltestützen stabilisiert. Zwischen die Beine wird ein Schaumstoffkissen eingelegt, um Druckstellen zu vermeiden. Der Oberkörper wird um ca. 30° nach dorsal geneigt, wodurch sich die Pfanne annähernd parallel zur Horizontalebene einstellt [4]. Zusätzlich wird eine Nackenrolle unter den Thorax des Patienten positioniert, damit ein übermäßiger Druck auf den Plexus brachialis verhindert werden kann. Auch hier wird der Arm extendiert. Der hierzu verwendete multidirektionale Armhalter (Arthrex®) bietet die Möglich-

keit, sowohl in Längsrichtung zu distrahieren, als auch mit einer Zusatzmanschette einen Lateralzug auszuüben. (Abb. 7) Für den Längszug eignet sich am besten ein steriler Schaumstoffüberzug (STaR™-Armmanschette). Die Armhalterung ermöglicht eine beliebige Abduktionsstellung. Der Kopf des Patienten wird vollständig abgedeckt, so daß ein Zugang für den Chirurgen von 180° um das Kopfende möglich ist. Der Arbeitsplatz des Anästhesisten befindet sich beim Abdomen des Patienten [10, 11]. Am Unterarm wird mit ca. 5–7 kg in Längsrichtung gezogen und bei Bedarf mit ca. 3 kg in die Abduktionsrichtung.

Abdeckung

Die Abdeckung erfolgt bei beiden Lagerungen mit selbstklebenden Tüchern (z. B. Extremitätenset 3M). Bei der Beach-chair-Position wird die Ellenbogenhalterung (Gell, Innsbruck) unsteril montiert und anschließend mit Stockinette (Mölnlycke®) und selbst-

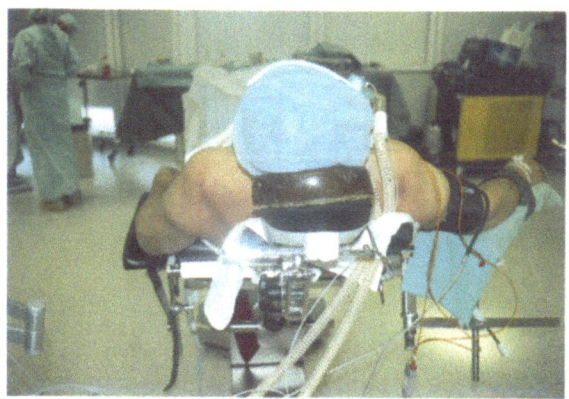

Abb. 5. Beach-chair-Lagerung auf Operationstisch mit wegklappbarem Schulterteil (links)

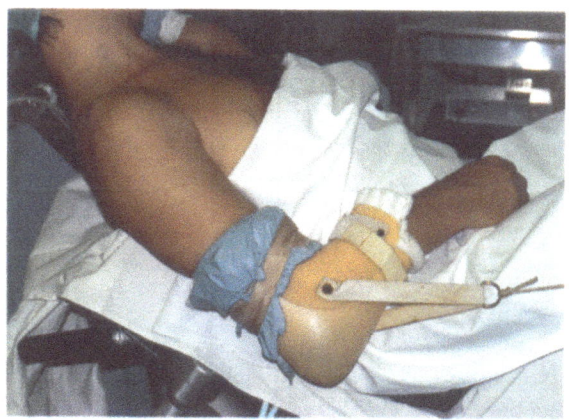

Abb. 6. Beach-chair-Lagerung mit Arm in der 90°-Kunststoffschiene mit der Möglichkeit eines Längszugs

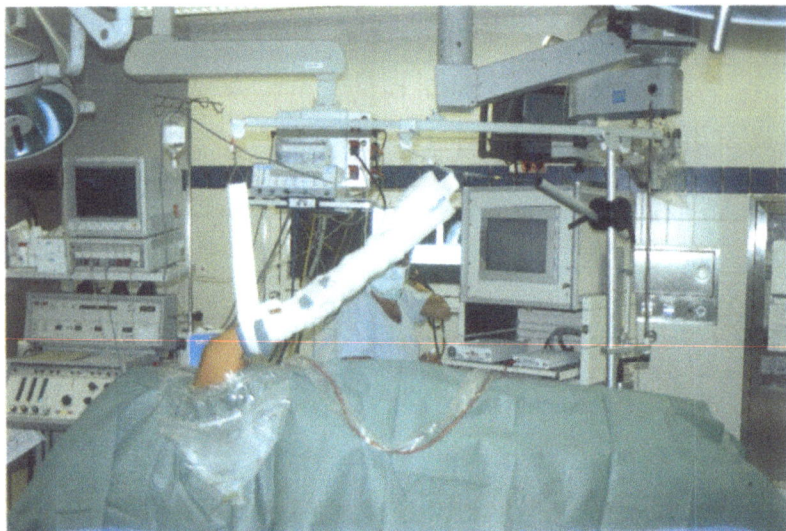

Abb. 7. Dekubituslagerung mit multi-direktionalem Armhalter

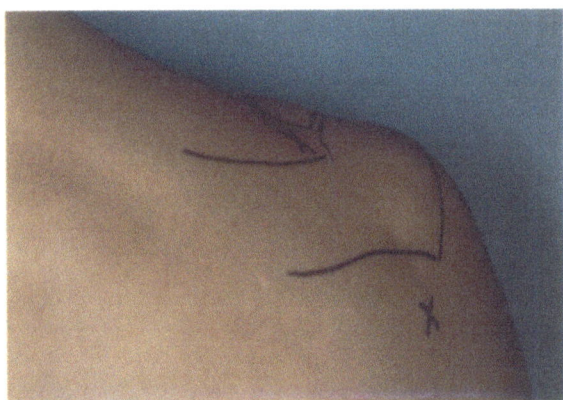

Abb. 8. Hinterer Zugang am sog. „soft spot"

klebenden Tüchern steril abgedeckt. Der Strumpf muß wegen der Zugvorrichtung eingeschnitten und anschließend mit Klebestreifen fixiert werden.

Bei der Seitenlagerung erfolgt die Abdeckung mit der Unterarmhalterung steril. Es ist jedoch darauf zu achten, daß ein wasserdichter Verschluß über dem Oberkörper und Kopf des Patienten erfolgt. Zum Auffangen von austretender Spülflüssigkeit können zusätzlich Flüssigkeitsauffangbeutel (z. B. Steridrape 3M®) verwendet werden.

Landmarken

Wegen des erheblichen Weichteilmantels an der Schulter bedarf es der genauen Kenntnis der Anatomie der Punktionswege. Aus diesem Grund ist es von Wichtigkeit, sich alle Strukturen vor der eigentlichen Punktion zu markieren.

Die wichtigsten Orientierungspunkte an der Schulter sind:
- Akromion,
- laterale Klavikula,
- Akromioklavikulargelenk,
- Korakoidspitze.

Von diesen Punkten ausgehend, werden die Inzisionsstellen mit Strichen oder Kreuzen versehen.

Zugänge

Entsprechend den anatomischen Strukturen stehen einige Zugänge zum Schultergelenk zur Auswahl:
- hinterer Zugang,
- vorderer Zugang,
- vorderer oberer Zugang,
- seitlicher Zugang,
- oberer Zugang.

Hinterer Zugang

Dieser Zugang wird in der Regel für die Optik verwendet. Als Orientierungshilfe dient der Angulus acromialis. Die Inzision liegt ca. 1 cm kaudal und 1,5 cm medial davon am sog. „soft spot". Man spürt an dieser Stelle eine Eindellung unter der Haut (Abb. 8).

Vorderer Zugang (Instrumentenzugang)

Dieser Zugang wird auch als Standardzugang bezeichnet. Er liegt etwas lateral und genau in Höhe der Korakoidspitze. Dieser Zugang wird für die diagnostische Arthroskopie zum Austasten des Gelenks mit einem Tasthäkchen verwendet, aber auch für arthroskopische Operationen, z. B. um Weichteile zu entfernen, das vordere Glenoid zu präparieren oder das Labrum zu refixieren (Abb. 9).

Vorderer oberer Zugang

Die Hautinzision erfolgt ca. 1 cm kranial der Korakoidspitze in einer Linie mit dem Standardzugang. Er liegt am lateral Rand des Lig. coracoacromiale. Die Perforation erfolgt im Rotatorenintervall.

Dieser Zugang wird für das Arthroskop zur besseren Sicht auf das vordere Glenoid benützt. Damit kann man ausgezeichnet die Kapseltasche am vorderen Skapulahals einsehen. Zusätzlich können Faßinstrumente über diesen Zugang eingebracht werden [11] (s. Abb. 9).

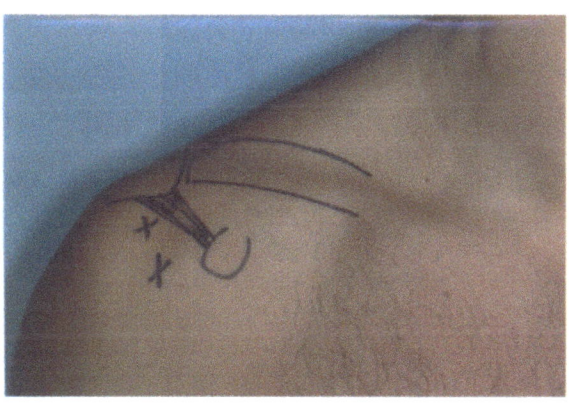

Abb. 9. Vorderer oberer- und vorderer Instrumentenzugang

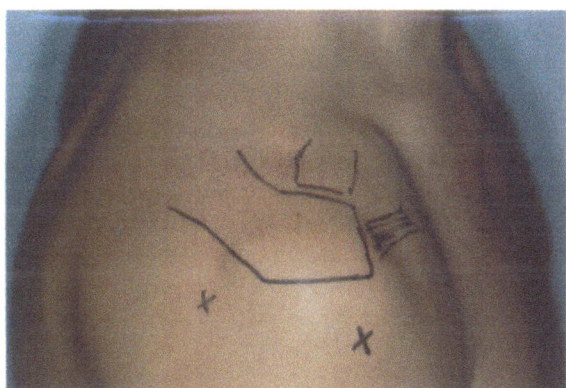

Abb. 10. Lateraler Instrumentenzugang

Lateraler Zugang

Die Hautinzision erfolgt ca. 2 cm lateral des vorderen Akromionendes. Dieser Zugang wird bei bursoskopischen Eingriffen verwendet. Optional kann hier eine Arbeitskanüle eingebracht werden, da bei unvorsichtigem Hantieren der M. deltoideus zu sehr in Mitleidenschaft gezogen wird (Abb. 10).

Oberer Zugang

Dieser Zugang ist nur mehr in Ausnahmefällen zu verwenden und dient in erster Linie zum Einbringen einer Spülkanüle. Der Einstichpunkt liegt im Winkel zwischen Akromion und Klavikula etwa in Höhe des Akromioklavikulargelenks. Die Richtung erfolgt nach kaudal und gleichzeitig bis 30° nach lateral sowie zusätzlich gering nach dorsal. Die Gefahr dieses Zugangs liegt in der Verletzung des N. suprascapularis (Abb. 11).

Technischer Ablauf

Zur Schulterarthroskopie gehören üblicherweise der glenoidale, der infraglenoidale und der supraglenoidale Raum. Für eine komplette Untersuchung ist ein standardisierter Rundgang notwendig, der auch eine abschließende Bursoskopie beinhalten sollte.

Vor Beginn der Schulterarthroskopie ist es bei wenig Erfahrung ratsam, vor dem eigentlichen Einführen des Arthroskopieschafts das Gelenk mit einer großlumigen Punktionskanüle zu perforieren und mit ca. 20–40 ml Ringerlaktat aufzufüllen. Dadurch wird der Gelenksraum erweitert, und es gelingt in weiterer Folge leichter den Arthroskopieschaft einzuführen. Die anschließende Punktion sollte ausschließlich mit dem stumpfen Obturator durchgeführt werden, um Verletzungen

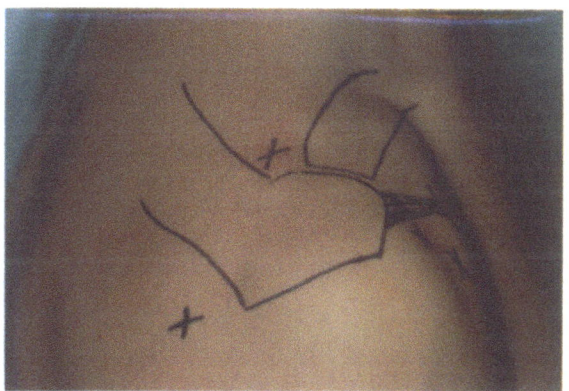

Abb. 11. Oberer Zugang zum Einbringen einer Spülkanüle

des Gelenkknorpels zu vermeiden. Unter leichter Abduktion des Oberarms durch die Assistenz wird nun der Arthroskopieschaft in Richtung Korakoidspitze eingebracht (Abb. 12). Man kann dabei durch leichte Rotation des Humeruskopfes gut den Oberarmkopf vom Pfannenrand unterscheiden. Zwischen diesen beiden Strukturen tastet man die straffe Gelenkkapsel, die nun mit mäßigem Druck perforiert wird. Es tritt ein charakteristischer Widerstandsverlust ein, wenn man die Gelenkkapsel durchstoßen hat. Bei richtiger Lage kann der Arthroskopieschaft in der Pfannnenebene geschwenkt werden. Nun wechselt man Obturator gegen Optik und füllt bei sicher intraartikulärer Lage das Gelenk mit Ringerlaktat auf. Die korrekte Eintrittsstelle liegt im oberen Drittel der Pfanne im Dreieck zwischen Humeruskopf, Pfanne und Rotatorenmanschette. Die Leitstruktur ist die lange Bizepssehne. Meist wird das Arthroskop zu weit an die vordere Wand des Schultergelenks vorgeschoben, und damit die Orientierung erschwert. Man zieht dann das Arthroskop ein wenig zurück, bis die Bizepssehne am Eintritt in den Sulcus intertubercularis hinter dem Oberarmkopf zum Vorschein kommt. Dies ist der Ausgangspunkt für unseren arthroskopischen Untersuchungsgang.

Als nächster Schritt wird ein Tasthäkchen zur Beurteilung der Gelenksstrukturen über den vorderen Standardzugang eingebracht. Vor dem eigentlichen Anlegen dieses Zugangs ist es ratsam, eine Spinalnadel an dieser Stelle in das Gelenk einzubringen, um die spätere Richtung zu bestimmen. Idealerweise sollte die Spinalnadel knapp am oberen Rand der Subskapularissehne das Gelenk perforieren. Sie liegt damit distal des Lig. coracohumerale. Die Haut wird in Längsrichtung in Höhe des Korakoids ca. 1 cm lateral davon auf 0,5 cm perforiert. Zu achten ist auf die V. cephalica, die manchmal unmittelbar unter der Haut liegt.

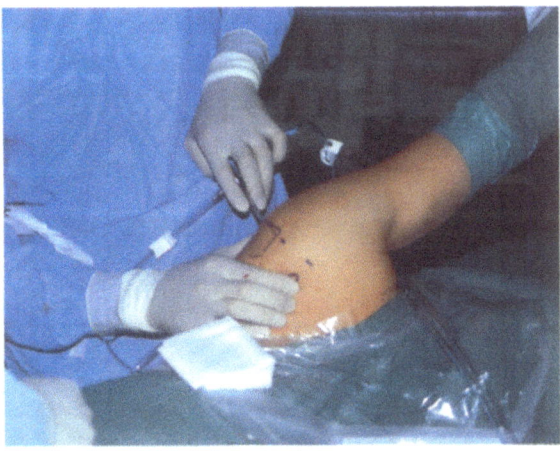

Abb. 12. Einführen des Arthroskopieschafts mit dem stumpfen Obturator in Richtung Korakoid

Zum Einbringen einer Arbeitskanüle ist es ratsam, die Hautinzision etwas zu erweitern und einen eigens dafür vorgesehenen Plastikobturator zu verwenden.

Aufgrund der notwendigen Perforation der Muskulatur gelingt das Einführen der Arbeitskanüle nur durch geringe Drehbewegungen unter leichtem Druck. Falls es notwendig wird, eine Arbeitskanüle mit einem größeren Durchmesser einzubringen, sollte dies am besten über einen Wechselstab erfolgen.

Standardisierter Untersuchungsgang

Man verfolgt zuerst die Bizepssehne, die die Leitstruktur des Schultergelenks darstellt. Sie entspringt am Tuberculum supraglenoidale der Skapula, und ist mit dem kranialen Anteil des Labrum glenoidale eng verbunden. Sie läuft schräg nach vorne oben durch das Gelenk und verschwindet in der trichterförmigen Öffnung des Sulcus intertubercularis. Dabei wird sie dorsalseitig von einem Ausläufer des Lig. glenohumerale superius umschlungen [2]. Anschließend verfolgt man das vordere Labrum glenoidale und beurteilt damit auch die Schultervorderwand und das Glenoid. Die Vorderwand ist durch die markante Subskapularissehne gekennzeichnet, die rechtwinklig zum Vorderrand der Gelenkspfanne tritt. Die Verstärkungsbänder der Gelenkkapsel sind in ihrer Ausprägung sehr verschieden angelegt. Das Lig. glenohumerale superius entspringt mit großer Variabilität am kranialen Skapulahals und verläuft als schmaler synovialisüberzogener Strang spitzwinkelig zur Bizepssehne bis zu seinem Ansatz am anatomischen Hals.

Das Lig. glenohumerale medium entspringt am vorderen oberen Pfannenrand und überkreuzt nach kaudal lateral laufend im stumpfen Winkel die Subskapularissehne und inseriert am Collum anatomicum des Humeruskopfes.

Die stärkste Struktur stellt das Lig. glenohumerale inferius dar, das am unteren Pfannenrand aus dem Labrum glenoidale entpringt, eine wulstartige Faserplatte bildet, und am Collum anatomicum ansetzt. Zwischen Lig. glenohumerale superius und Lig. glenohumerale medium, die Subskapularissehne beinhaltend, liegt der vordere obere Rezessus. Der Eingang wird oft auch als Foramen Weitbrecht bezeichnet. In dieser Aussackung finden sich häufig freie Gelenkskörper [1, 2, 3, 5]. Anschließend schwenkt man das Arthroskop in den Recessus axillaris und neigt das Arthroskop auf den hinteren Pfannenrand zum dorsalen Labrum glenoidale bis hin zurück zum Ursprung der langen Bizepssehne. Bei Einsichtnahme des hinteren Labrums darf man den Arthroskopieschaft nicht zu weit zurückziehen, da man sonst aus dem Gelenk gleitet.

Nun inspiziert man den supraglenoidalen Raum, indem man das Arthroskop über die Bizepssehne schiebt. Schwenkt man nun die Optik nach lateral, so wird der kraniolaterale Rezessus mit den Synovialisumschlagfalten sichtbar.

Um die Rotatorenmanschette von unten einzusehen, ist es notwendig, die 30°-Optik nach oben zu schwenken. Die Unterfläche der Supra- und Infraspinatussehne kann nun bis zu ihrem Ansatz am Tuberculum majus inspiziert werden. Es ist zu diesem Zwecke ratsam, die beschriebenen Sehnen mit dem Tasthaken abzufahren, um nicht partielle Läsionen zu übersehen. Abschließend sollte der Knorpelbelag des Oberarmkopfs nicht vergessen werden. Hier können evtl. Knorpelabscherungen oder Impressionen im Sinne einer Hill-Sachs-Delle zum Vorschein kommen. Arthroskopisch läßt sich ca. nur 1/3 des knorpelbedeckten Teils des Oberarmkopfs einsehen; durch zusätzliche Rotation des Oberarmkopfs gelingt es jedoch, weitere Abschnitte der Rotatorenmanschette und des Oberarmkopfs zu beurteilen. Das anatomische Spezifikum hier ist die knorpelfreie Zone im dorsolateralen Abschnitt des Humeruskopfs wo die Rotatorenmanschette, bis zu 10 mm vom Knorpelrand am Tuberculum majus ansetzend, zurückweicht [6]. Die arthroskopische Einstellung dieses Areals gelingt durch Zurückziehen der Optik unter gleichzeitiger Außenrotation des Oberarms. Im Laufe des Lebens kommt es hier zu degenerativen Veränderungen, diese sollten nicht mit der typischen Hill-Sachs-Läsion verwechselt werden.

Bevor man nach einem diagnostischen Untersuchungsgang des Gelenohumeralgelenks das Arthroskop entfernt, sollte noch die Bursoskopie angeschlossen werden. Man zieht zunächst das Arthroskop aus dem Glenohumeralgelenk bis in die Subkutis zurück und wechselt die Optik gegen den stumpfen Obturator. Man führt nun den Arthroskopieschaft um ca 50° nach kranial unter das Akromion (Abb. 13). Wenn man den Arthroskopieschaft mit dem Obturator weiter nach ventral führt und in der Horizontalebene schwenkt, spürt man den Widerstand des Lig. coracoacromiale. Erst dann sollte die Optik wieder eingeführt und der Bursaraum mit Flüssigkeit aufgefüllt werden, da es bei falscher Route zu einem unnötigen Aufquellen der Bursablätter kommt und die Sicht dadurch erschwert wird.

In der Bursa selbst erkennt man, wenn diese nicht chronisch entzündlich verändert ist, sehr einfach die Oberfläche der Rotatorenmanschette und ihr gegenüber das Lig. coracoacromiale. Durch Rotation des Humeruskopfs gelingt es, wiederum größere Teile der Sehne des M. supraspinatus einzusehen. Sollte die Bursa chronisch entzündlich verklebt sein, so ist es vorerst notwendig, mit einem Weichteilshaver, der über einen lateralen Zugang eingebracht wird, Bursainnenwand zu entfernen, da sonst eine Orientierung in die-

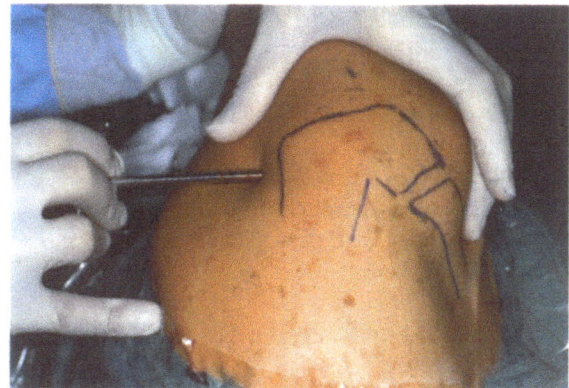

Abb. 13. Zur Inspektion des Subakromialraums wird der Arthroskopieschaft ca. 50° nach kranial geschwenkt

sem engen Raum nur sehr schwer möglich ist. Nach Abschluß der Bursoskopie wird die Optik entfernt, die Spülflüssigkeit so weit wie möglich abgesaugt, und bei Bedarf eine Redondrainage durch den Schaft eingeführt.

Der Verschluß der Haut erfolgt durch Einzelknopfnähte. Eine Ruhigstellung des Arms ist bei ausschließlich diagnostischer Arthroskopie nicht nötig. Eine evtl. aufgetretene Weichteilschwellung durch Austritt von Spülflüssigkeit ins Gewebe bei Verwendung einer Druckpumpe ist zu vernachlässigen. Dieses Ödem resorbiert sich innerhalb von 12–24 h vollständig.

Indikation zur Schulterarthroskopie

Zur Abklärung von Verletzungen und Erkrankungen des Schultergelenks steht uns heute ein Fülle diagnostischer Möglichkeiten zur Verfügung, wobei die Arthroskopie die letzte Stufe des diagnostischen Entscheidungsbaums sein sollte [7, 8].

Zur Diagnosestellung sollte die Schulterarthroskopie heute deswegen nur mehr die Ausnahme sein. In vereinzelten Fällen liegen jedoch pathologische Veränderungen, z. B. der Bizepssehne, oder diskrete Labrum- oder Rotatorenmanschettenläsionen vor, die selbst mit aufwendigen apparativen Möglichkeiten wie z. B. MRI, CT, Arthro-CT, Arthro-MRI nicht immer exakt beurteilt werden können. Durch die zunehmende Erfahrung in der Schulterchirurgie nimmt auch die Zahl an arthroskopischen Eingriffen in den letzten Jahren deutlich zu, was dem Trend der minimal-invasiven Chirurgie entspricht. Diese technisch aufwendigen Verfahren setzen jedoch eine ausreichende Qualifikation des Operateurs und entsprechende Ausrüstung voraus.

Als Indikationen zur Schulterarthroskopie gelten heute:

- traumatische Erstluxation,
- rezidivierende vordere Schulterluxation,
- multidirektionale Luxation,
- freie Gelenkskörper,
- Impingementsyndrom,
- pathologische Veränderungen der langen Bizepssehne (SLAP Lesions),
- Bursitis calcarea,
- Gelenksinfekt,
- frozen shoulder.

Literatur

1. De Palma AF (1937) Surgery of the shoulder. Lippincott, Philadelphia
2. Hempfling (1987) Farbatlas der Arthroskopie großer Gelenke. G. Fischer, Stuttgart
3. Hempfling H (1989) Einführung in die Arthroskopie. G. Fischer, Stuttgart
4. Ogilvie-Harris DJ, Wiley AM (1986) Arthroscopic surgery of the shoulder. A general appraisal. J Bone Joint Surg (Br) 68: 201–207
5. Resch H (1989) Die vordere Instabilität des Schultergelenkes Hefte Unfallheilkunde 202: 115–163
6. Resch H, Beck E (Hrsg) (1991) Arthroskopie der Schulter. Diagnostik und Therapie. Springer, Berlin Heidelberg New York
7. Rockwood CA, Matsen FA (1990) The shoulder, Vol 1. Saunders,
8. Schippinger G, Seibert FJ (1995) Der Schulterschmerz im Tennissport – die klinische Untersuchung – die Basis zum Therapieerfolg. Akt Traumatol 25: 157–162
9. Skyhar M, Altchek DW, Warren RF, Wickiewicz TL, O´Brian SJ (1988) Shoulder arthroscopy with the patient in the beach-chair position. Arthroscopy 4: 256–259
10. Wolf EM (1989) Anterior portals in shoulder arthroscopy. Arthroscopy 5: 201–208
11. Wolf EM, Wilk RM, Richmond JC (1991) Arthroscopic Bankart repair using suture anchors. Oper Techn Orthop l1/2: 184–191

Endoskopische Stabilisierung der Schulter mit Suretac

G. SPERNER, M. WAMBACHER

Einleitung

Vor der Indikationsstellung zur arthroskopischen Bankart-Operation sind die Anamnese der Ursache und eine exakte diagnostische Abklärung zur Klassifizierung der Schulterinstabilität notwendig. Hier werden grob 2 Typen von Instabilitäten unterschieden: TUBS und AMBRI. [16]

In der TUBS-Gruppe finden sich Patienten mit traumatischer unidirektionaler Schulterinstabilität; bei ihnen ist eine Bankart-Läsion nachgewiesen und sie benötigen daher eine Stabilisierung (Surgery). Nur Patienten dieser Gruppe eignen sich für eine arthroskopische Stabilisierung, während Patienten der anderen Gruppe (atraumatische und/oder multidirektionale, oft bilaterale Schulterinstabilität) eine physiotherapeutische Rehabilitation bzw offene Schulteroperation mit inferiorem Kapselshift benötigen.

- Indikationen: Patienten der TUBS-Gruppen, rezidivierende (Sub-)Luxationen (inkl. zusätzlicher SLAP-/Andrewsläsion), gute Kapselbandstrukturen und Normpfanne.
- Absolute Kontraindikationen: AMBRI-Gruppe, alte knöcherne Bankart-Läsion (>5 mm), Pfannenpathologie (zu klein/zu flach/Anteversion).
- Relative Kontraindikationen: Überkopf-(leistungs-) sportler (z. B. Klettern), frische Pfannenrandfraktur, Indikation J-Span beim Jugendlichen, schlechte Kapselbandstrukturen. [27]

Operationstechnik

Ziel dieser Technik ist die Nachahmung der von Bankart 1923 beschriebenen offenen Technik, nämlich die Refixierung des abgelösten Labrum-Kapsel-Defekts am Ort der Läsion (anterior-inferiorer Pfannenrand) inklusive einer Raffung der überdehnten Kapsel. [2, 3, 21]

Während eine Refixierung vorne-unten von extraartikulär (über einen anterior-inferioren Zugang) annähernd senkrecht zur Pfanne erfolgt [19, 20], wäre von intraartikulär der Refixierungswinkel zur Pfanne zu steil. Außerdem garantiert die extraartikuläre Refixierung einen kontinuierlichen Übergang vom Glenoid auf die refixierte Kapsel. Damit werden eine Schlaufenbildung um das und eine Spannung auf das Implantat vermieden. Läsionen, die oberhalb der Pfanneninzisur liegen (Andrews-, SLAP-Läsionen) werden von intraartikulär via anterior-superiores Portal versorgt. [24, 25]

Instrumentarium

Neben einer Standard-Arthroskopie-Einheit (30°-Weitwinkel-Optik, Shaver, Pumpe) werden ein spezielles kanüliertes Instrumentarium und Implantat (Suretac 6 und 8 mm) für die Refixierung benötigt (IXC – Smith & Nephew Endoscopy Inc.).

Lagerung

Die Operation wird standardmäßig in Intubationsnarkose und in halbsitzender Lagerung (Beach-chair-Position) durchgeführt [22]. Der Kopf des Patienten ist dabei in einer speziellen Kopfhalterung befestigt, der Arm frei beweglich abgedeckt und in einer Ellenbogenbrace gelagert. An dieser Halterung wird der Arm mit 2–3 kg extendiert und ermöglicht dadurch (im Gegensatz zur Seitenlagerung) intraoperativ die Rotation des Armes zur diagnostischen arthroskopischen Untersuchung und insbesondere zur richtigen Positionierung (30–40° Außenrotation) des Armes bei der Refixierung. [17, 18]

Zugänge (Abb. 1)

Für das Einbringen der Optik über einen stumpfen Trokar wird ein dorsaler Standardzugang verwendet (Softspot ca 1 cm kaudal und medial des Angulus acromialis der Skapula. Ventral werden 2 Portale benötigt:

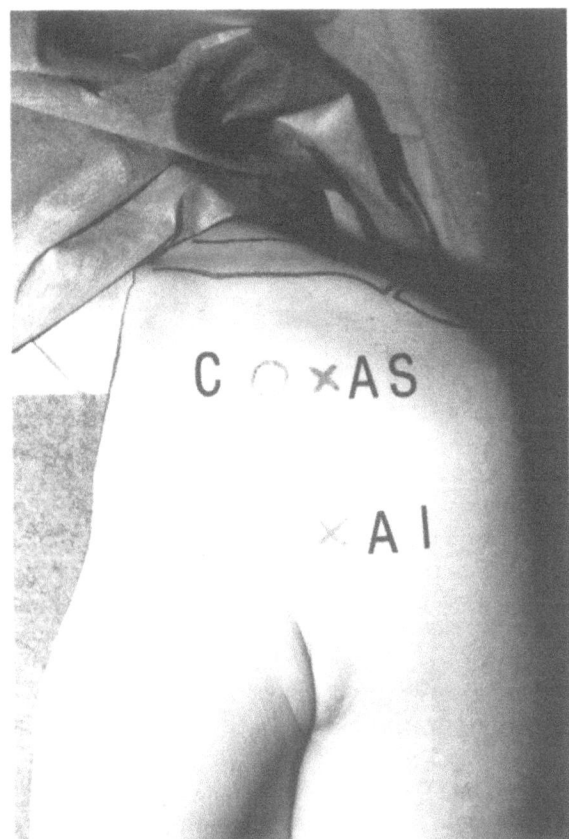

Abb. 1. Landmarken zur Orientierung der Zugänge für die extraartikuläre Refixierung

ein vorderer oberer Standardzugang für Instrumente zur Diagnostik (Häkchen) und Präparation des Pfannenrands (Shaver etc.) und ein vorderer unterer (transmuskulärer) Zugang für die extraartikuläre Refixierung (2 cm unterhalb des Processus coracoideus, lateral von diesem und parallel zum Humerusschaft verlaufend). Zur besseren Kontrolle der Präparation und der Lage der Implantate kann zusätzlich ein superolaterales Portal verwendet werden. [19, 24, 25]

Diagnostische Arthroskopie

Nach Einbringung des Arthroskopieschafts und Auffüllung des Gelenks mit Resectalflüssigkeit wird der vordere obere Arbeitszugang angelegt. Hierfür wird unter arthroskopischer Sicht ein hochflexibler Stift ca. 1 cm lateral und etwas kranial des Processus coracoideus knapp oberhalb des M. subscapularis in das Gelenk eingebracht. Über diesen Stift wird eine Arbeitskanüle (Schraubkanüle) eingebracht und der Stift entfernt. Anschließend wird mit Hilfe des Häkchens die diagnostische Arthroskopie durchgeführt (incl. Inspektion LBS, Rotatorenmanschette,

Knorpel, OA-Kopf, Pfanne, Labrum, Kapsel mit Ligamenta).

Präparation des Pfannenrandes

Nach Identifikation der Bankart-Läsion und Beurteilung der Labrum- und Kapselbandverhältnisse werden mit dem Bankart-Elevatorium die noch anhaftenden, meist nach medial dislozierten Labrum-Kapsel-Anteile mobilisiert. Anschließend werden mit dem Bankart-Rasp der knöcherne vordere Pfannenrand dargestellt und mit dem Shaver ca. 4–5 mm medial von der Knorpel-Knochen-Grenze am Glenoidhals ein Sulkus für die Refixation des (Labrum)-Kapsel-Komplexes geschaffen. Um mit der 30°-Optik den Pfannenrand einsehen zu können, muß der randständige Knorpel am vorderen Glenoidrand geglättet und evtl. etwas abgetragen werden.

Refixierungstechnik

Nun wechseln Operateur und Assistenz die Plätze, d. h. die Assistenz übernimmt das Arthroskop und überwacht damit die Refixierung, und muß außerdem während der Refixierung mit Häkchen oder Faßzange am Labrum-Kapsel-Komplex manipulieren, um dem Operateur jederzeit gute Sichtverhältnisse und vor allem eine Refixierung unter Sicht zu ermöglichen.

Der Operateur steht jetzt vor dem Patienten, der vordere untere Zugang für die Refixierung wird wie oben beschrieben angelegt. Für die Refixierung wird der Arm des Patienten 30–40° außenrotiert. Anschließend wird die Trokarhülse mit einem stumpfen kanülierten Trokar eingebacht. Um ein Läsion des N.-musculocutaneus zu vermeiden, wird ein sog. Slalom-(Zigzag-)Manöver um die gemeinsame Sehne (kurzer Bizepskopf/Korakobrachialis/Pectoralis minor), die vom Processus coracoideus entspringt, durchgeführt der Trokar liegt nach diesem Manöver lateral der gemeinsamen Sehne.

Slalom-(Zigzag-)Manöver (Abb. 2)

Nach Penetration des subkutanen Fettgewebes mit dem Trokar wird mit diesem weiter der M. deltoideus in einer transversalen dorsolateralen Richtung perforiert und in dieser Richtung vorangeschoben, bis ein Widerstand getastet wird (Oberarmkopf). Der Trokar wird dann nach dorsomedial (lateral um die gemeinsame Sehne) geschwenkt und anschließend der M. subscapularis penetriert. Nach Passage des muskulären Teiles des Subskapularis (ist nur in Außenrotation möglich), buchtet der stumpfe Trokar die Gelenkkapsel ins Gelenk vor, was arthroskopisch gesehen werden kann. [20, 24, 25]

Durch den kanülierten stumpfen Trokar, der etwa in die 5-Uhr-Position gebracht wird, wird jetzt mit einem zentralem Stift die Kapsel perforiert. Anschließend wird mit liegendem und die Kapsel perforiertem Stift ein Kapselshift probeweise durchgeführt, bis die richtige Stelle gefunden ist. Dann werden der stumpfe Trokar und der Stift aus der Trokarhülse zurückgezogen und die mit Zacken versehene äußere Trokarhülse in situ belassen.

Dann wird der kanülierte Bohrer mit eingespanntem Führungsstift durch die Trokarhülse eingebracht (Abb. 3) und die Kapsel an gewünschter Stelle perforiert. Mit Hilfe des Bohrers wird die Gelenkkapsel (und

ein evtl. noch vorhandenes Labrum) an den zuvor präparierten vorderen unteren Pfannenrand reponiert. Hier muß die Assistenz mit einem über den vorderen oberen Zugang eingebrachten Häkchen bei der Reposition helfen und den Labrum-Kapsel-Komplex während des Bohr- und Refixierungsvorgangs hochhalten, damit der Operateur unter Sicht arbeiten kann. Nur dadurch kann der Operateur den korrekten Abstand zur Knorpeloberfläche nach medial bestimmen und einen Knorpelschaden während des Bohrens bzw. durch die zu randständige Implantation des Suretac vermeiden.

Ist die richtige Stelle am vorderen Pfannenrand gefunden, wird der Bohrer mit eingespanntem Führungsstift in das Glenoid bis zur Markierung von 18 mm, die als Stufe am Bohrer erkennbar ist, eingebohrt. Dann wird der Stift durch Aufdrehen der Arretierschraube gelockert und der Bohrer vorsichtig zurückgezogen, der Stift verbleibt im Glenoid. Wichtig ist, daß bei diesem Manöver die Richtung der Trokarhülse und damit die Einschlagrichtung des Suretacs nicht verändert wird, da sonst der Suretac nicht ins Bohrloch gelangt, sondern an der Kante des Bohrloches ansteht, sich verbiegt und so die Refixierung mißlingt.

Nach Entfernen des Bohrers wird ein 8-mm-Suretac aufgefädelt, zuerst mit der Hand in den knöchernen Bohrkanal vorgeschoben (Abb. 4), dann mit dem kanülierten Stößel eingeschlagen und dadurch der Labrum-Kapsel-Komplex an den vorderen Pfannenrand gepreßt (Abb. 5). Nach Kontrolle des Refixationsergebnisses wird der Stift entfernt.

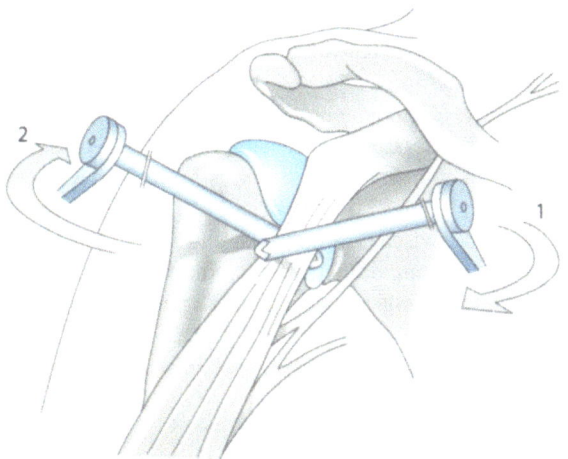

Abb. 2. Slalom-(Zigzag-)Manöver mit dem stumpfen Trokar zur Vermeidung einer Schädigung des N. musculocutaneus

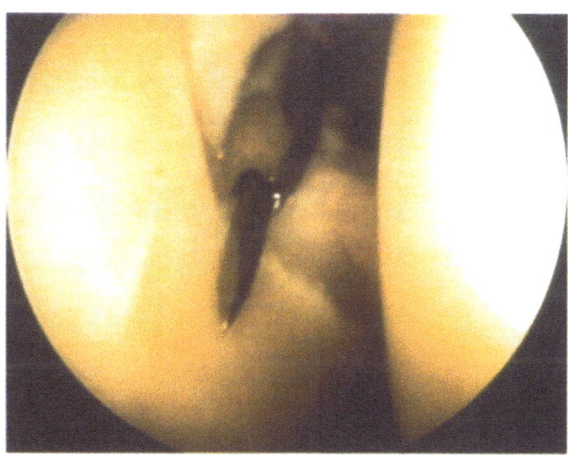

Abb. 3. Arthroskopisches Bild des in das Gelenk eingebrachten Bohrers mit im Bohrer fixiertem Führungsstift

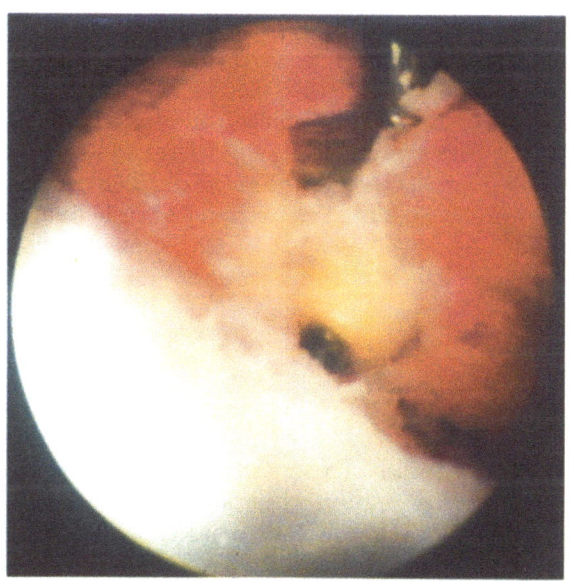

Abb. 4. Arthroskopisches Bild: der Suretac wird über den Führungsstift in den Bohrkanal eingebracht

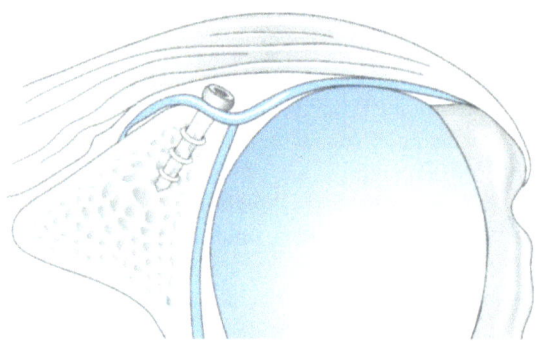

Abb. 5. Homogener Übergang zwischen Glenoid und Kapsel nach extraartikulärer Refixierung

In analoger Technik wird ein zweiter 8-mm-Suretac von extraartikulär eingebracht (3-Uhr-Position). Reicht die Labrumläsion über die Inzisur der Pfanne, wird diese zusätzlich mit einem 6-mm-Suretac über das vordere obere Portal von intraartikulär refixiert.

Mögliche intraoperative Probleme und Komplikationen

Hier können auftreten:
- Abknicken des Führungsstiftes: Trotz Verwendung von hochflexiblem Metall kann es vorkommen, daß sich der Führungsstift bei Einbringen des Suretac verbiegt. Dies geschieht meist dann, wenn der Suretac nicht vorsichtig genug mit der Hand in den knöchernen Bohrkanal vorgeschoben wird. Es müssen dann der Führungsstift samt Implantat entfernt und der Bohrer mit Führungsstift neu plaziert werden.
- Perforation des Suretac durch die Kapsel: Durch den relativ scharfkantigen Rand des Kopfs des 6-mm-Suretac kann es vorkommen, daß beim Einschlagen des Suretac dieser die Kapsel durchschneidet. Ein Problem ist dann nicht nur die Extraktion des meist sehr fest sitzenden Suretacs, sondern auch die durch das Durchschneiden entstandene Kapsellücke. Seit Verwendung des 8-mm-Suretacs mit Spikes wird diese Komplikation kaum mehr beobachtet.
- Knorpelschäden: Durch zu knorpelnahe (laterale) Plazierung des Bohrlochs am vorderen Pfannenrand kann es beim Einschlagen des Suretacs durch Kompression des Bohrkanals zu einer Vorwölbung des Knorpels oder zu Knorpelfrakturen kommen. Dies läßt sich vermeiden, wenn unter arthroskopischer Sicht der richtige Abstand zum Knorpel bei Anlage des Bohrloches gewählt wird.
- Implantatverlust: Bei der nach Refixierung durchgeführten Stabilitätsprüfung kann es zu einem Ausreißen des Implantats aus dem Bohrkanal kommen

(meist bei zu starker Raffung der Gelenkkapsel). Das Implantat wird dann nach extraartikulär geschoben und in den Weichteilen belassen, die Refixierung muß dann aber erneut durchgeführt werden.
- Allergische Reaktionen: Allergische Reaktionen können vor allem bei Patienten auftreten, bei denen neben einer extraartikulären auch eine intraartikuläre Refixierung durchgeführt wird. Klinische Symptome bestehen in subfebrilen Temperaturen und Schmerzen in der operierten Schulter, die Blutsenkungsgeschwindigkeit und CRP sind erhöht, die Leukos im Normbereich. Bei Pesistieren der klinischen Symptomatik kann eine Rearthroskopie notwendig werden. [5, 11]
- Frozen Shoulder: Im Gegensatz zu den früher auftretenden allergische Reaktionen kommt es hier meist um die 6. postoperative Woche zu einer zunehmenden schmerzhaften Bewegungseinschränkung. Die Erreichung der freien Schulterbeweglichkeit ist prolongiert und nur durch eine intensive Physiotherapie zu erreichen (evtl. intraartikuläre Applikation von Cortison).
- Rezidiv: Die postoperative Rezidivrate liegt bei den in der Literatur beschriebenen arthroskopischen Techniken zwischen 0 und 47% [6–10, 12–16, 23, 26, 28, 29], bei der hier beschriebenen extraartikulären Technik zwischen 9 und 10% und ist vor allem von der Erfahrung des Operateurs und von dessen Indikationsstellung abhängig. So neigen Patienten mit atraumatischer Genese oder hyperlaxer Kapsel, mit fehlenden oder geringen Sekundärläsionen und hohem schulterbelastenden Aktivitätsgrad (Überkopf-, Kampfsport) eher zum Rezidiv. [20, 27]

Nachbehandlung

Die operierte Schulter wird für 3 Wochen mit einem Schultergurt immobilisiert. Ab der 4. Woche wird mit einer limitierten Übungsbehandlung begonnen (Flexion bis 90°, Abduktion bis 60°, keine Außenrotation). Ab der 6. Woche sind Bewegungen in allen Richtungen erlaubt, allerdings sind forcierten Abduktions-Außenrotations-Bewegungen und eine Belastung der operierten Schulter zu vermeiden. Ab der 12. Woche Belastungsbeginn und koordinatives Aufbautraining in der präoperativen Sportart. Überkopfsport nicht vor dem 6. postoperativem Monat.

Literatur

1. Altchek D, Warren RF, Wickiewicz TL (1992) Arthroscopic capsular shift: a retrospective analysis of 21 patients. Arthroscopy 8: 411–412
2. Bankart ABS (1923) Recurrent or habitual dislocation of the shoulder joint. Br Med J 2: 1123–1133
3. Bankart ABS (1938) The pathology and treatment of recurrent dislocation of the shoulder joint. Br J Surg 26: 23–29
4. Caspari RB (1988) Arthroscopic reconstruction for anterior shoulder instability. Tech Orthop 3: 59–66
5. Edwards DJ, Hoy G, Saies AD, Hayes MG (1994) Adverse reactions to an absorbable shoulder fixation device. J Shoulder Elbow Surg 3: 230–233
6. Gill TJ, Micheli LJ, Gebhard F, Binder C (1997) Bankart repair for anterior instability of the shoulder. J Bone Joint Surg 79 A: 850–857
7. Grana WA, Buckley PD, Yates CK (1993) Arthroscopic Bankart suture repair. Am J Sports Med 21: 348–353
8. Green MR, Christensen LP (1993) Arthroscopic versus open Bankart procedure: a comparison of early morbidity and complications. Arthroscopy 9: 371–374
9. Habermeyer P, Wiedemann E (1992) Arthroscopic three-point Bankart suture repair. In: Rech H, Beck E (eds) Arthroscopy of the shoulder. Springer, Berlin Heidelberg New York, pp 90–98
10. Hawkins RB (1989) Arthroscopic stapling repair for shoulder instability: a retrospective study of 50 cases. Arthroscopy 5: 122–128
11. Imhoff A, Burkart A, Roscher (1998) Adverse reactions to bioabsorbale suretac device in arthroscopic shoulder stabilisation SLAP-refixation. Presented at the eighth Congress of the European Society of Sports Traumatology, Knee Surgery and Arthroscopy, Nice, F, April 29
12. Jobe FW, Giangarra CE, Kvitne RS, Glousman RE (1991) Anterior capsulo labral reconstruction of the shoulder in athletes in overhead sports. Am J Sports Med 19: 428–434
13. Landsiedl F (1992) Arthroscopic therapy of recurrent anterior luxation of the shoulder by capsular repair. Arthroscopy 8: 296–304
14. Maki NJ (1989) Arthroscopic stabilisation for recurrent shoulder instability. Orthop Trans 13: 508
15. Matsen FA, Thomas CD, Rockwood CA (1998) Anterior glenohumeral instability. In: Rockwood CA, Matsen FA (eds) The shoulder. Sauders, Philadelphia, p 526
16. Morgan CD, Bodenstab AB (1987) Arthroscopic Bankart suture repair : techniques and early results. Arthroscopy 3: 111–122
17. Resch H (1991) Neue Aspekte in der arthroskopischen Behandlung der Schulterinstabilität. Orthopäde 20: 273–281
18. Resch H, Sperner G, Golser K, Thöni H, Kathrein A (1992) Die arthroskopische extraartikuläre Limbusverschraubung bei unidirektionaler Schulterinstabilität. Arthroskopie 5: 79–86
19. Resch H, Wykypiel HF, Maurer H, Wambacher M (1996) The antero-inferior (transmuscular) approach for arthroscopic repair of the Bankart lesion – an anatomical and clinical study. Arthroscopy 12: 309–322
20. Resch H, Povacz P, Wambacher M, Golser K, Sperner G (1997) Arthroscopic extra-articular Bankart repair for the treatment of reccurent anterior shoulder dislocation. Arthroscopy 13 (2): 188–200
21. Rowe CR, Patel D, Southmayd WW (1978) The Bankart procedure. a long-term end result study. J Bone Joint Surg 60 A: 1–16
22. Shyhar MJ, Altchek DW, Wickiewicz, O'Brien SJ (1988) Shoulder arthroscopy with the patient in beach-chair position. Arthroscopy 4: 256–259
23. Speer KP, Warren RF, Pagnani M, Warner JP (1996) An arthroscopic technique for anterior stabilisation of the shoulder with bioabsorbable tack. J Bone Joint Surg 78 A: 1801–1807
24. Sperner G, Wischatta R (1998) Shoulder instability – arthroscopic management. In: Chan KM, Fu F, Maffulli N, Rolf C, Kurosaka M, Liu S (eds) Controversies in orthopedic sports medicine. Williams & Wilkins, Hong Kong, pp 389–399
25. Sperner G, Hamberger A, Resch H (1998) Extra-articular arthroscopic repair for anterior glenohumeral instability. In: Fu F, Ticker JB, Imhoff AB (eds) An atlas of shoulder surgery. Dunitz, London, pp 87–94
26. Walch G, Boileau P, Levigne C, Mandrino A, Neyret P, Donell S (1995) Arthroscopic stabilisation for recurrent anterior shoulder dislocation: result of 59 cases. Arthroscopy 11: 173–179
27. Wambacher M, Golser K, Hausberger K, Sperner G, Resch H (1998) Sports activity after repair of glenohumeral instability. Presented at the eighth Congress of the European Society of Sports Traumatology, Knee Surgery and Arthroscopy, Nice, F, April 29
28. Warner JP, Warren RF (1991) Arthroscopic Bankart repair using a cannulated, absorbable, fixation device. Oper Tech Orthop Surg 1: 192–198
29. Wolf EM, Wilke RM, Richmond JC (1991) Arthroscopic Bankart repair using suture anchors. Oper Tech Orthop Surg 1: 171

Arthroskopische Stabilisation der vorderen Schulterinstabilität mit resorbierbaren Ankern

F. HOFFMANN

Technisches Equipment

Man benötigt für diesen Eingriff ein normales 4 mm-30°-Weitwinkelarthroskop, evtl. ergänzt durch eine 70°-Optik in Verbindung mit einer Videokamera mit einem Monitor.

Des weiteren ist notwendig ein arthroskopisches Motorsystem, eine Arthroskopiepumpe und das Mitek-Instrumentarium für die arthroskopische Verwendung des Panalok-Ankers (Mitek/Ethicon, Norderstedt) (Abb. 1 und 2). Zusätzlich wird eine Bohrmaschine verwendet.

Lagerung und Landmarken

Wir bevorzugen für den Eingriff die Strandstuhlposition (Beach-chair-Position). Die Operation ist genauso möglich in Seitlagerung. Dann benötigt man allerdings als zusätzliche Ausrüstung einen Armhalter.

Als Landmarken werden die Spina scapulae mit dem Akromion, das laterale Klavikulaende mit dem AC-Gelenk, der Processus coracoideus und das Lig. coracoacromiale eingezeichnet. Der posteriore Standardzugang für das Arthroskop liegt 2 cm medial des lateralen Angulus der Skapula und 2 cm inferior der Spina („soft-spot" zwischen M. infraspinatus und M. teres minor) Der anteroinferiore Arbeitszugang befindet sich unmittelbar lateral der Spitze des Processus coracoideus. Der anterosuperiore Zugang wird in Höhe der Basis des Processus coracoideus lateral des Lig. coracoacromiale angebracht (Abb. 3) [5]. Bei der Lagerung in der Beach-chair-Position ist zu beachten, daß das Operationsfeld insbesondere dorsal weit genug steril abgewaschen werden kann. Operationstische mit herausnehmbarem Rückenteil sind hier besonders geeignet. Ansonsten muß der Patient so gelagert werden, daß der mediale Skapularand mit der Operationsliege abschließt. Der Oberkörper bildet dabei einen Winkel von ca. 70° zur Längsachse der Oberschenkel. Die Schulter wird mit dem frei beweglichen

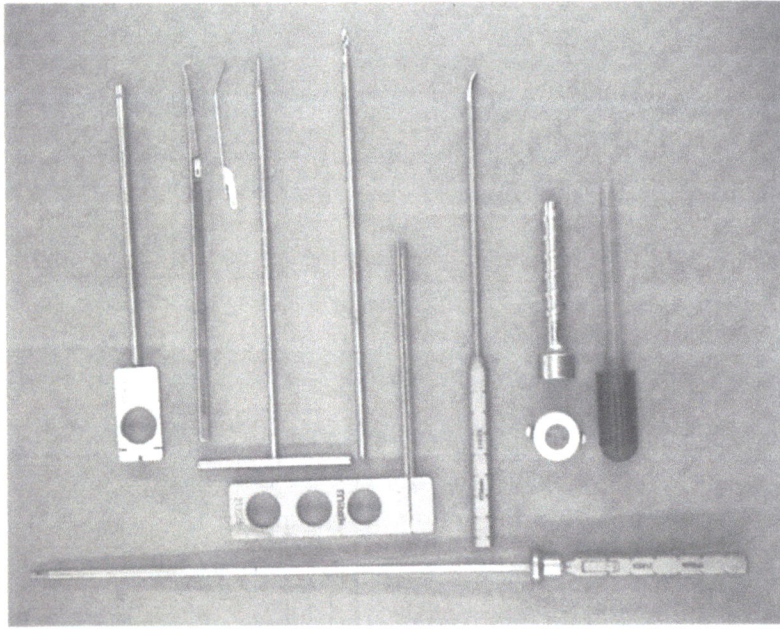

Abb. 1. Mitek-Instrumentarium. Von links nach rechts: Knotenschiebeinstrument, Fadenführungsinstrument mit 90°- und 30°-Spitze, Kopfraumfräser, Bohrer, Bohrbüchse, Rasparatorium, Instrumentkanüle mit Obturator und Dichtungskappe, quer liegend Fadenschneider

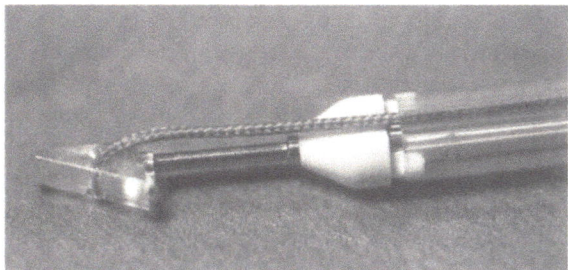

Abb. 2. Panalok-Anker mit Setzinstrument

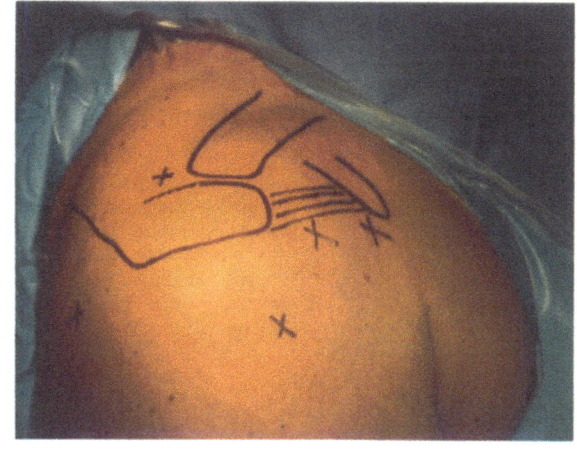

Abb. 3. Landmarken und Zugänge zur Schulterarthroskopie

Arm, der im Unterarmbereich auf einer normalen Armhalterung liegt, steril abgewaschen und mit wasserdichten Einmaltüchern abgedeckt.

Operationsablauf

Der Arthroskopieschaft wird mit dem stumpfen Obturator vom posterioren Standardzugang durch die dünne hintere Kapsel ins Gelenk eingeführt. Nach Einbringen des Arthroskops erfolgt ein diagnostischer Rundgang. Er beginnt mit dem Aufsuchen der langen Bizepssehne und ihrem Verlauf zum Sulcus intertubercularis, gefolgt von der Beurteilung des Labrums und der glenohumeralen Ligamente. Anschließend wird eine Inspektion des Oberrands der Subskapularissehne und der Sehnen des Mm. supra- und infraspinatus durchgeführt. Nach Betrachtung des Knorpelbelags des Glenoids und des Humeruskopfs wird der Arm außenrotiert zur Beurteilung einer evtl. vorhandenen Hill-Sachs-Delle. Abschließend erfolgt unter arthroskopischer Sicht eine Prüfung der Stabilität unter Beurteilung der ventralen, dorsalen und inferioren Translation des Humeruskopfs.

Finden sich eine Bankart/Perthes- oder ALPSA-Läsion, wird zunächst der anteroinferiore Arbeitszugang angelegt [1, 3, 4]. Dazu wird die Inzisionsstelle lateral der Spitze des Processus coracoideus mit einer Kanüle aufgesucht. Im Gelenk sollte dieser Zugang kranial des Oberrands der Sehne des M. subscapularis in Höhe der Glenoidebene gelegen sein. Mit Hilfe eines Trokars wird eine 8,5 mm dicke wiederverwendbare Arbeitskanüle plaziert, auf die ein Dichtungsring aufgesetzt wird (Abb. 4). Falls von dorsal mit dem Arthroskop keine genügende Übersicht auf den Skapulahals möglich ist, wird eine 2. Arbeitskanüle mit Dichtung in der anterosuperioren Porta plaziert. Mit dem Rasparatorium in der anteroinferioren Porta wird beim Vorliegen einer ALPSA-Läsion das in Fehlstellung am Skapulahals verheilte Labrum mit den glenohumeralen Ligamenten abgelöst und nach medial mobilisiert. Auch beim Vorliegen einer Bankart/Perthes-Läsion wird der

Labrum-Ligament-Komplex nach medial und kaudal mobilisiert.

Mit Hilfe der Motorfräse muß nun der Skapulahals bis zum Auftreten von frischen Blutungen aus dem Knochen angefrischt werden [2]. Anschließend wird die Bohrhülse unmittelbar an die Knorpel-Knochen-Grenze des anterioren Glenoids aufgesetzt, wobei das erste kaudalste Bohrloch bei einer rechten Schulter bei etwa 5 Uhr liegen sollte (linke Schulter bei 7 Uhr) (Abb. 5). Der Bohrer weist einen Tiefenbegrenzer auf, so daß damit der glenoidale Knochen nicht nach dorsal perforiert werden kann. Danach werden in gleicher Weise die restlichen blind endenden Bohrtunnel angelegt, wobei in der Regel 2–3 Bohrlöcher ausreichend sind. Reicht die Bankart-Läsion nahe an den Bizepssehnenanker heran, müssen 4 Anker zur Refixation des Labrums eingebracht werden. Mit Hilfe des Kopf-

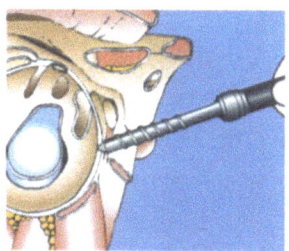

Abb. 4. Plazierung der Arbeitskanüle im anteroinferioren Arbeitszugang

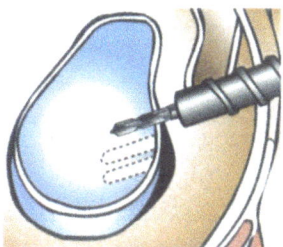

Abb. 5. Anbringen der Bohrtunnel für die Anker an der ventralen Begrenzung der Knorpel-Knochen-Grenze des Glenoids

raumfräsers werden die Kanten des Bohrtunnels abgeschrägt. Nach Entfernung des Bohrmehls mit einem Shaver wird durch die anteroinferiore Arbeitskanüle das Fadenführungsinstrument ins Gelenk geschoben.

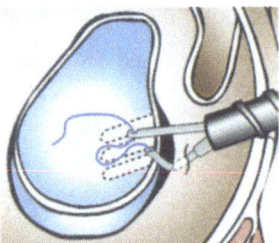

Abb. 6. Perforation des Labrums mit dem Fadenführungsinstrument und Durchschieben des shuttle relay suture passers durch das Lumen des Fadenführungsinstruments

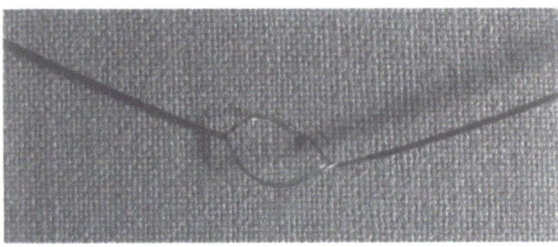

Abb. 7. Shuttle relay suture passer

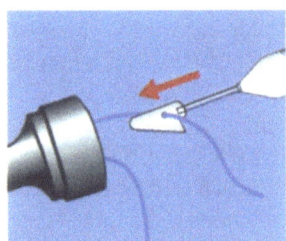

Abb. 8. Nach Einziehen des Panacrylfadens wird das dem Glenoid näher gelegene Fadenende durch die Öse des resorbierbaren Nahtankers geschoben

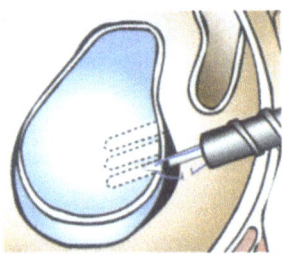

Abb. 9. Versenken des Nahtankers im Bohrloch

Mit der Spitze (30°-, 60°- und 90°-Ansätze sind verfügbar) wird das Labrum möglichst kaudal perforiert, so daß es später beim Knüpfen der Naht nach kranial gestrafft werden kann (Abb. 6). Es wird ein langsam resorbierbarer, geflochtener Faden der Stärke 2 verwendet, der, bedingt durch seine fehlende Steifigkeit, nicht direkt durch das Fadenführungsinstrument geschoben werden kann (Panacryl, Mitek/Ethicon, Norderstedt).

Als Hilfsmedium wird ein sog. „shuttle relay suture passer" (Linvatec Deutschland, Trebur) verwendet. Es handelt sich dabei um einen mit Kunststoff überzogenen, steifen Metalldraht mit einer Schlaufe in der Mitte, der durch das Fadenführinstument geschoben werden kann (Abb. 7). Das intraartikuläre Ende des „shuttle relay suture passers" wird mit einer Faßzange gefaßt und durch die Arbeitskanüle herausgezogen, danach kann das Fadenführungsinstrument entfernt werden. In die Schlaufe wird anschließend der Panacrylfaden eingelegt und durch das Labrum gezogen. Das dem Glenoid nähergelegene Fadenende wird durch die Öse eines resorbierbaren Nahtankers gezogen (Abb. 8). Mit dem vorgefertigten, am Nahtanker befestigten Setzgerät, wird der Nahtanker anschließend bis zum Anschlag des verbreiterten Anteils des Setzgeräts im Glenoid versenkt. Es muß immer mit dem kaudalsten Anker begonnen werden (Abb. 9). Beim Einsetzen des Panalok-Ankers neigt sich dieser um etwa 20°, damit der Stabilisierungskeil des Ankers in die Bohrung paßt. Durch kurzes Herausziehen des Setzinstruments neigt sich der Anker in seine ursprüngliche Richtung. Da auf der Höhe des Stabilisierungskeils der Durchmesser größer ist als der Bohrlochdurchmesser, wird der Stabilisierungskeil in der Spongiosa arretiert. Anschließend wird das Setzinstrument herausgedreht und an beiden Enden des Panacrylfadens gezogen, bis man sicher ist, daß der Anker stabil im Knochen fixiert ist (Abb. 10). Ein außerhalb des Gelenks vorgelegter Rutschknoten (Fischerknoten) wird mit einem Knotenschieber ins Gelenk transportiert (Abb. 11). Zwei gegenläufige einfache Knoten vervollständigen die Naht (Abb. 12). Die überstehenden Fäden werden

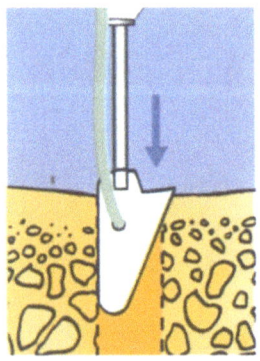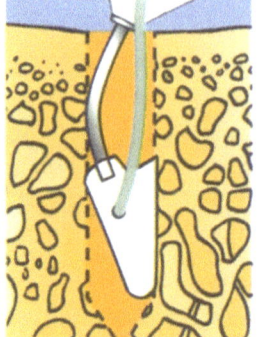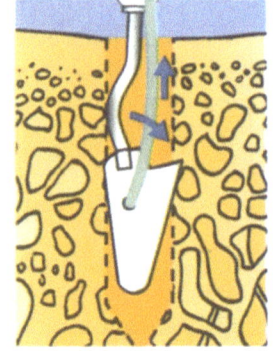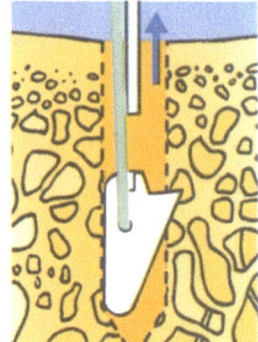

Abb. 10. Arretiermechanismus des Panalok im Knochen

danach mit dem Fadenschneider durchtrennt. Der gleiche Vorgang muß anschließend entsprechend der Anzahl der verwendeten Anker wiederholt werden.

Operationsvarianten/Besonderheiten

Findet man bei der Arthroskopie ein weitgehend aufgebrauchtes Labrum, aber ein inferiores glenohumerales Ligament von guter Qualität, kann das Ligament mit dem Fadenführungsinstrument gefaßt und damit direkt am Glenoid fixiert werden. Es ist auch durch Aufladen der Kapsel eine selektive Kapselraffung oder Doppelung möglich. Entscheidend ist, daß der Anker direkt an die ventrale Kante (Knorpel-Knochen-Grenze) des Glenoids gesetzt wird und nicht medial davon in den Skapulahals. Um das Sackloch zur späteren Plazierung des Ankers wieder zu finden, empfiehlt es sich, mit Hilfe einer Stanzzange eine kleine Nut im Knorpel anzubringen. Beim Knüpfen der Naht wird der Oberarm bei angelegtem Arm in 30°-Außenrotation gehalten, um nicht eine zu starke Raffung des Kapsel-Ligament-Komplexes zu bewirken.

Indikation

Die Indikation für diesen Eingriff ist die posttraumatische anteriore oder anteroinferiore Schulterinstabilität beim Vorliegen einer Bankart/Perthes- oder ALPSA-Läsion mit noch gut erhaltenem Labrum und glenohumeralen Ligamenten. Dies ist nach unseren Erfahrungen in der Regel bis zur 4. Reluxation der Fall.

Kontraindikationen

Kontraindikationen sind die multidirektionale Instabilität, der Knochenverlust am ventralen Glenoidrand und ein insuffizienter Labrum-Ligament-Komplex mit weiter, schlaffer Kapsel.

Nachbehandlung

Der Arm wird in einer Ultraslingbandage für 4 Wochen ruhiggestellt (Medi, Bayreuth). Die Bandage darf zur Körperpflege und zu täglichen Pendelübungen abgenommen werden. Es sind geführte Bewegungen bis 40°-Abduktion und 70°-Flexion in Innenrotation erlaubt. Nach der 4. Woche wird die Schulter freigegeben, wobei allerdings noch nicht in die Außenrotation geübt werden darf. Dies ist erst nach der 6. Woche der Fall. Schultersportarten sollten frühestens nach 4 Monaten und Kampfsportarten nach 6–12 Monaten betrieben werden.

Literatur

1. Bankart ASB (1923) Recurrent or habituel dislocation of the shoulder joint. Br Med J 2: 1123–1133
2. Hoffmann F, Reif G (1995) Arthroscopic shoulder stabilization using Mitek anchors. Knee Surg, Sports Traumatol, Arthroscopy 3: 50–54
3. Neviaser TJ (1993) The anterior labroligamentous periostal sleeve avulsion lesion: a cause of anterior instability of the shoulder. Arthroscopy 9: 17–19
4. Perthes G (1906) Über Operationen bei habitueller Schulterluxation. Dtsch Z Chir 85: 199–227
5. Wolf EM (1989) Anterior portals in shoulder arthroscopy. Arthroscopy 5: 201–208

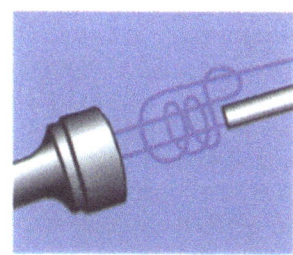

Abb. 11. Vorlegen eines Rutschknotens (Fischerknoten) außerhalb des Gelenks

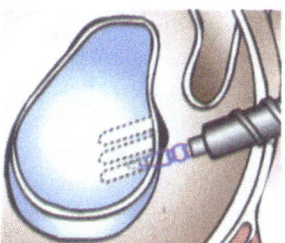

Abb. 12. Transport des Knotens mit dem Knotenschieber ins Schultergelenk und Fixation des Labrums am Glenoid

Minimal-invasive Eingriffe am Bewegungsapparat. Lasereinsatz in der Schulterchirurgie

F.P. Sommerfeld, W. Siebert

Die Aussage, minimal-invasive orthopädische Eingriffe an der Schulter seien nicht mehr als Diagnostik durch das Schlüsselloch, ist überholt. Die großen Fortschritte in der bildgebenden Diagnostik (Arthro-CT, MRT, Sonographie etc.) haben die Diagnostik und Therapie an der Schulter grundlegend verändert. Sie haben die Grundlage zum Verständnis der Pathologie und Biomechanik des Schultergelenkes gelegt, wovon die moderne Schulterchirurgie profitierte. Nur in speziellen Fällen ist eine diagnostische Arthroskopie heute noch von Nöten. Beispielsweise um Zusatzinformationen beim operativen Vorgehen bei der Rotatorenmanschettenruptur zu erhalten, ist es von Vorteil, eine diagnostische Arthroskopie initial durchzuführen. Mit Hilfe dieser Beurteilung kann dann der am besten geeignete minimal-invasive Eingriff gewählt werden [2, 1, 3, 6, 20].

Ähnlich wie die übrige Gelenkchirurgie hat auch die Schulterchirurgie während der letzten Jahre große Veränderungen erfahren. Auch in der Schulterchirurgie gewinnen die wenig traumatisierenden arthroskopischen Operationstechniken durch technische und methodische Verbesserungen zunehmend an Bedeutung. Heute wird die arthroskopische Technik bei einer steigenden Anzahl von Indikationen als Methode der Wahl angesehen [6, 18, 20].

Bedingt durch die Häufigkeit der Diagnose sowie durch die anatomischen Gegebenheiten kommen auf die Region des Subakromialraums die anzahlmäßig meisten arthroskopischen Eingriffe. Hier hat die subakromiale arthroskopische Dekompression die offene Vorgehensweise abgelöst und ist zum Standardvorgehen avanciert. Ähnliches gilt, wenn auch nicht in so weitgehendem Maß, für die operative Versorgung der AC-Gelenksarthrose, bei der der Eingriff zunehmend minimal-invasiv arthroskopisch durchgeführt wird, und der operativen Versorgung der Tendinitis calcarea. Studien hierzu haben eindeutig die Vorteile des arthroskopischen Vorgehens dargelegt. Unter anderem sprechen die postoperative Morbidität, die klinischen Ergebnisse sowie die kürzere Rehabilitationszeit deutlich für ein solches Verfahren. Die Erfolgsraten werden in der Literatur mit bis zu 95% beschrieben [2, 4, 11, 18, 20].

Durch die Kombination von Arthroskopie mit klassischen offenen Techniken gelingt es, das Operationstrauma bei der Ruptur der Rotatorenmanschette so minimal wie möglich zu halten. An eine arthroskopische Untersuchung der Gelenkpathologie und ggf. eine subakromiale Dekompression schließt sich mit einer „Mini-open-Inzision" die Sehnennaht an. Ein vollarthroskopisches Vorgehen ist ebenfalls möglich, wenn auch technisch schwierig. Dies ist derzeit Gegenstand einer kontroversen Diskussion.

Spezialindikationen der Schulterchirurgie liegen bei der Intervalläsion sowie den intraartikulären Pathologien der Bizepssehne vor. Eine Versorgung wird zum Teil endoskopisch vorgenommen. Dies ist insbesondere bei der degenerativen Partialruptur der langen Bizepssehne, der chronischen Tenosynovialitis oder bei den SLAP-Läsionen (Superior Labrum Anterior Posterior Lesion) der Fall.

Intrakapsuläre Indikationen wie freie Gelenkkörper, Chondropathien, Verletzungen des oberen Limbusrandes (SLAP-Läsionen) und zunehmend auch Synovialitiden sind eine Domäne der Arthroskopie geworden. Minimales operatives Trauma bei rascher postoperativer Rehabilitationsphase bereiten den Boden für die breite Akzeptanz der arthroskopischen Techniken, wie auch bei den übrigen eingangs genannten Indikationen [2, 3, 6, 11, 12, 18, 20].

Einen wichtigen Stellenwert wird die Arthroskopie auch bei der Synovektomie der rheumatischen Erkrankungen sowie bei Frühinfekten der Schulter einnehmen. Hierbei kommt es durch intensives mechanisches Debridement und ggf. durch Spülung zu einer Sanierung des geschädigten Gelenks bei minimalem Operationstrauma und geringer Beeinträchtigung der funktionellen Nachbehandlung. Neue Anwendungsbereiche sind sicherlich auch bei den Pathologien der „Frozen Shoulder" vorstellbar.

Ein sehr wichtiges, aber auch sehr kontrovers diskutiertes Themenfeld, ist das der Schulterinstabilitäten. Zur Stabilisierung existieren eine große Anzahl unterschiedlicher Operationsverfahren. Grundsätzlich kann man hier eine Unterteilung in offene und arthroskopische Techniken vornehmen.

Differenzieren muß man weiterhin bei der Schultergelenksinstabilität die Luxationsrichtung sowie die uni- bzw. multidirektionale Instabilität. Ferner sollte unterschieden werden, ob eine traumatische oder eine habituelle Genese der Luxation zu Grunde liegt und wie häufig das Luxationsereignis bisher aufgetreten ist. Diese Informationen geben die Grundlage für das weitere therapeutische Vorgehen. Gerade bei der Wahl des Operationsverfahrens – offen oder arthroskopisch – ist die Indikationsstellung entscheidend für Erfolg oder Mißerfolg [1, 3, 6, 7, 16, 20, 22].

Es gibt eine große Anzahl verschiedener offener Techniken, die zur Schulterstabilisierung angewandt werden. Allen gemeinsam ist das relativ große operative Trauma und die damit verbundene lange Rehabilitationsphase. Aufgrund der niedrigen Reluxationsraten gelten die offenen Stabilisierungstechniken aber nach wie vor als Methode der Wahl.

Die anfängliche Euphorie bei der minimal-invasiven arthroskopischen Stabilisierung scheint einer nüchternen Einschätzung gewichen zu sein, da durch die gängigen arthroskopischen Techniken zur Therapie der Schulterinstabilitäten die Kapselauslockerung sowie Substanzschädigung des Bandapparates nur in unzureichendem Maße berücksichtigt und behandelt wurden. Hauptaugenmerk galt in vielen Fällen der Stabilisierung des Pfannenrandes. Dies wurde mit vielerlei Anker- und Fadensystemen durchgeführt. Blieben die Kapselauslockerung und die Substanzschädigung des Bandapparates fortbestehen, war die Rezidivrate dementsprechend hoch. Die Mißerfolgsraten sind mit bis zu 40% erheblich; die Rezidivquoten somit letztlich deutlich höher als bei offenen Techniken [6, 7, 12, 14, 15, 22]. Daher liegt es nahe, ein minimal-invasives Verfahren zu entwickeln, das – ähnlich der offenen, stärker traumatisierenden Methoden – eine Kapselraffung des lädierten Labrum-Kapsel-Ligament-Komplexes bewirkt. Dies wird momentan mit der arthroskopischen Shifttechnik versucht. Resultate hierzu stehen noch aus [1, 3, 5, 7, 10; 19, 21, 22].

Bei differenzierterer Betrachtung sind die arthroskopischen Operationsverfahren dennoch im Vormarsch bei breiter werdender Indikationsstellung. Nicht zuletzt durch die Verbesserungen der technischen und instrumentellen Hilfsmittel, die die Ausführung minimal-invasiver Eingriffe erst ermöglichen und reproduzierbare Ergebnisse erzielen lassen, wächst die Breite der Indikationstellungen.

Mit dem Aufkommen des Lasers in der Chirurgie und den entsprechenden arthroskopischen Hilfsmitteln war es klar, daß diese Technik besonders auch für die speziellen operationstechnischen und anatomischen Besonderheiten der minimal-invasiven Schulterchirurgie geeignet ist [2, 3, 15, 17, 20].

Kleine flexible Instrumente, die gleichzeitig koagulieren, schneiden, abtragen und thermisch schrumpfen können, sind mit all den Möglichkeiten, die sie eröffnen, von offensichtlichem Nutzen bei Operationen, die durch möglichst kleine Zugänge in Gelenken effektiv und präzise durchgeführt werden sollen.

In den USA wurde 1993 erstmals über die Möglichkeiten einer Gewebsschrumpfung durch Lasereinsatz berichtet. Nachfolgend zeigten sich die Vorteile eines Lasereinsatzes, insbesondere bei arthroskopischen Schulteroperationen, auch im Vergleich zu den mechanischen Instrumenten.

Bei den laserassistierten arthroskopischen Operationen etablierte sich der Holmium:YAG-Laser gegenüber anderen Instrumenten (CO_2-Laser, Excimer, ND:YAG-Laser etc.). Die Effektivität des Lasereinsatzes konnte in tierexperimentellen Studien von Markel und Hayashi eindrucksvoll bestätigt werden. Nach Markel et al. kann eine signifikante Gewebsschrumpfung (z. B. der Gelenkkapsel) durch nichtablative Holmium:YAG-Laserenergie erreicht werden, ohne einen aufgrund der Eindringtiefe der Energie hervorgerufenen negativen Effekt auf die elastischen Eigenschaften des Gewebes zu bewirken [7, 10, 8, 9, 12, 11, 13, 14, 17].

Bei der Anwendung dieser Erkenntnis in der arthroskopischen Stabilisierung von Schulterluxationen konnten Hardy, Thabit und Fanton mit einer zusätzlichen Gewebsraffung der erweiterten und gedehnten Schulterkapsel mittels Laser einen deutlich stabilisierenden Effekt zeigen [1, 5, 7, 10, 8, 15, 21].

Insbesondere für die schwierig zu behandelnden multidirektionalen Instabilitäten stellt die laserassistierte Kapselschrumpfung LACS (Laser Assisted Capsular Hift) eine wenig invasive, erfolgreiche Behandlungsmethode dar (Abb. 1) (s. Übersicht).

Übersicht der operativen Vorgehensweise bei der arthroskopischen laserassistierten Kapselschrumpfung (LACS)
- Lasereinstellung: 1,0 J, 10 Hz, gewebsnahe Applikation
- Über anterioren Port: Axillärer Rezessus, anteroinferior, anterior
- Über posterioren Port: Rest der Kapsel
- Zuvor Stapleapplikation

Eine wachsende Zahl von Zentren setzten zur Stabilisierung insbesondere posttraumatischer Schulterinstabilitäten die Kombination von Rekonstruktion der Bankart-Läsion mit zusätzlicher LACS-Kapselschrumpfung ein. In unserem Haus wird dieses seit 1994 erfolgreich durchgeführt.

Im Zeitraum von 11/94–10/98 führten wir 627 Schulterarthroskopien durch. 95 konsekutive Patienten (34 Frauen, 61 Männer) wurden wegen persistierender Instabilität (>3 Monate) operativ behandelt. Das Durchschnittsalter betrug 28,5 Jahre (15–54 Jahre). 6 Frauen und 10 Männer betrieben Leistungssport. Retrospektiv nachuntersucht wurden 86 der 95 schulterinstabilen

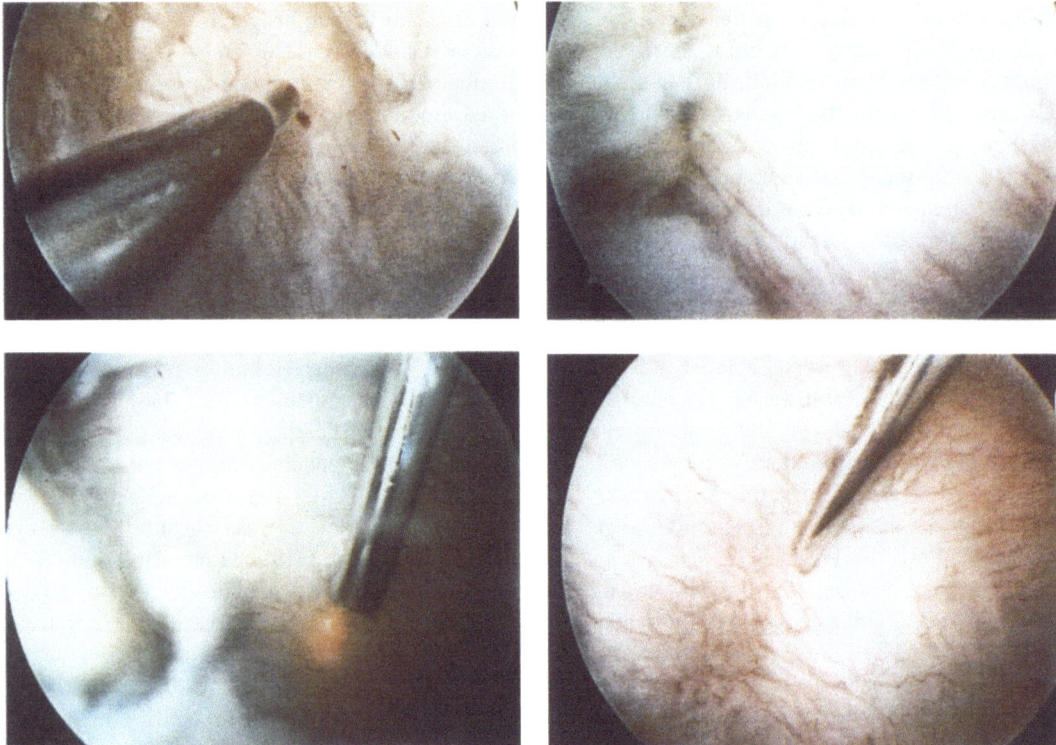

Abb. 1. Lasereinsatz am Schultergelenk

Patienten. Bei 52 rezidivierenden Luxationen (rL, <10 in 10 Jahren) lagen 2, bei 28 Primärluxationen (pL, <15 Monate) nur 13 unidirektionale Instabilitäten ohne Kapsellockerung vor. Bei 15 Patienten stellten wir eine chronische Subluxation (cSL) fest.

Da klinisch bekannt ist, daß mittels nichtablativer Holmium:YAG-Laserstrahlung eine signifikante Kapselschrumpfung erzielt werden kann, haben wir unabhängig vom Ausmaß und der Richtung die assoziierte Laxität entsprechend den Basisarbeiten von Markel mit 10 W (1 J, 10 Hz) therapiert.

Als apparative Basis wurden eine Standardarthroskopieausrüstung und ein Holmium:YAG-Laser mit 30°- und 90°-Fasern verwandt. In Beach-chair-Position erfolgte über einen anterioren und einen posterioren Zugang die Stabilisierungsoperation. Das ablauftechnische Vorgehen hierbei ist die thermomodulare Gewebsschrumfung von posterior nach anterior. Die Stapel- bzw. Ankerfixation sollte zuvor erfolgt sein (Abb. 2).

Insgesamt 43mal wurde nur eine LACS-Operation, weitere 37mal der Lasereinsatz in Kombination mit Suretacstapeln angewendet.

Der mittlere Beobachtungszeitraum erstreckte sich über 23 Monate. Alle Patienten trieben spätestens nach 5 Monaten wieder Sport. Physiotherapie- und AU-Zeiten lagen in keinem Fall über 14 Wochen. Bei 5 (nur einmal mit spürbarer 20°-Bewegungseinschränkung) war die Außenrotation bei 90°-abduziertem Arm

>15°(-25°) eingeschränkt. Der Constant-Score lag im Durchschnitt bei 89/100 Punkten für die chronische Subluxation, bei 92 Punkten für die Primärluxationen und bei 88 für die rezidivierenden Luxationen. Der modifizierte Rowe-Score war bei allen Diagnosen 56mal sehr gut, 33mal gut und 6mal befriedigend (Tabelle 1).

Als Komplikationen traten 5 Stapeldislokationen (2mal nach Sturz) auf, 3 wurden auswärtig offen restabilisiert. Eine Patientin erhielt eine Re-LACS, die

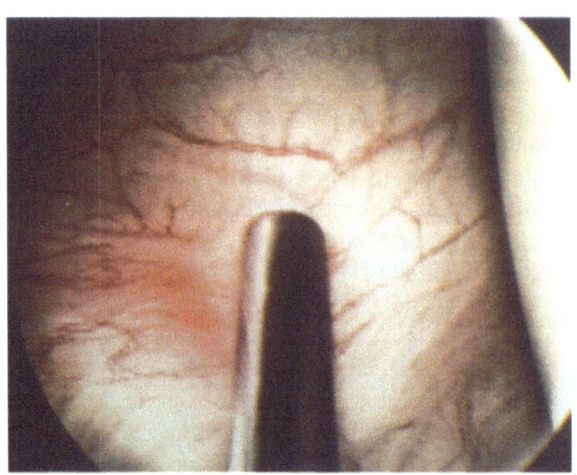

Abb. 2. Laser mit Zielstrahl im axillaren Rezessus

Tabelle 1. Ergebnistabelle

	Laxitäten (n=15)	Erstluxationen (n=28)	Rez. Luxationen (n=52)
Rowe-Score	Excellent 8 Good 7 –	Excellent 19 Good 9 –	Excellent 29 Good 17 Fair 6
Constant-Score	89	92	88

schließlich zur Stabilität und Zufriedenheit führte. Insgesamt konnten wir inklusive der nicht nachuntersuchten Patienten in über 90% insbesondere bei allen Leistungssportlern eine hervorragende Stabilität erzielen.

Durch die LACS läßt sich eine Verkürzung und Verdickung der Kollagenfibrillen erreichen. Das Verschmelzen der Kollagenfasern und eine vermehrte Kollagenneubildung innerhalb der ersten 30 Tage postoperativ führen im Zusammenhang mit einer korrekten postoperativen Rehabilitationsbehandlung zu einer nachhaltigen Stabilisierung der präoperativ instabilen Schultergelenke, wie in verschiedenen Studien gezeigt werden konnte [1, 7, 12, 14, 15, 20, 21, 22].

Durch die LACS-Methode ist sicherlich eine minimal-invasive, effektive und nachhaltige Verbesserung der arthroskopischen Versorgung sowohl der rezidivierenden als auch multidirektionalen, anlagebedingten Schulterinstabilitäten möglich geworden. Die assoziierte kapsuloligamentäre Auslockerung konnte in fast allen Fällen auch ohne mechanische Shiftoperation mit LACS erfolgreich stabilisiert werden.

Ein weiteres wichtiges Einsatzgebiet der Laseranwendung ist die subakromiale Dekompression. Seit Ellmann 1983 die arthroskopisch kontrollierte subakromiale Dekompression erstmals anwandte, etablierte sich diese Methode mittlerweile als Standardverfahren für das Outlet-Impingement-Syndrom. Ein Problem bei der arthroskopischen Dekompression stellt die durch Einblutungen geminderte Übersicht im Subakromialraum dar. Mit dem Lasereinsatz kann nun unter guter Sicht (Blutstillung) ohne häufigen Instrumentenwechsel das entsprechende Gewebe proportional zur Laserenergie abladiert und die Oberflächen versiegelt werden. Postoperative Vernarbungen können somit vermindert werden, und einer frühen und schmerzarmen Rehabilitation wird der Weg bereitet. Imhoff et al. konnten nicht nur die intraoperativen Vorteile deutlich machen, sondern auch durch die guten postoperativen Ergebnisse den Nutzen für den Patienten klar darlegen [6, 11, 15].

Neue Anwendungsbereiche der Laserapplikation bilden sicherlich auch die Synovektomien bei entzündlich-rheumatischen Erkrankungen. Ausgezeichnete Butstillungsmöglichkeiten sowie thermische Tiefenwirkung im Sinne einer thermischen Synoviorthese lassen sehr gute Langzeitergebnisse erwarten [2, 3, 4, 5, 11, 12, 17, 20].

Zusammenfassend kann resümiert werden, daß minimal-invasive Verfahren auch und gerade in der Schulterchirurgie als wichtige Partner an der Seite der klassischen offenen Verfahren stehen, die nach wie vor ihren Platz in einer differenzierten Schulterchirurgie haben. Auf mehreren Gebieten haben die arthroskopischen Verfahren die klassischen offenen Methoden verdrängt. Der Einsatz des Lasers eröffnet in der minimalinvasiven Schulterchirurgie neue Indikationsbereiche und Behandlungsmöglichkeiten. Aufgrund der laserspezifischen Eigenschaften haben verschiedene Studien den intra-, aber auch den postoperativen Nutzen diese neuen Technik zeigen können [12, 14, 15]. Andere thermische Verfahren der Gewebsschrumpfung können hier in Zukunft möglicherweise ähnlich erfolgreich seien. Die Beweise dafür stehen aber noch aus [5, 16, 21].

Literatur

1. Abelow SP (1993) Use of lasers in orthopedic surgery: current concepts. Orthopedics 16/5: 551–556
2. Abelow SP (1997) Laser capsulorrhaphy for multidirectional instability of the shoulder. Oper Tech Sports Med 5 (4): 244–248
3. Brillhart AT (1991) Arthroscopic laser surgery. Am J Arthros 1: 5–12
4. De Simoni C, Ledermann T, Imhoff AB (1996) Holmium-YAG laser in outlet impingement of the shoulder. Mid-term results. Orthopäde 25/1: 84–90
5. Fanton GS, Wall MS, Markel MD (1998) Electrothermally-assisted capsule shift (ETACS) procedure for shoulder instability. Oratec Company (recently published)
6. Habermaeyer P, Schweiberer L (1996) Schulterchirurgie. Urban & Schwarzenberg, München
7. Hardy P, Thabit G III, Fanton GS, Blin JL, Lortat Jacob A, Benoit J (1996) Arthroscopic management of recurrent anterior shoulder dislocation by combining a labrum suture with antero-inferior holmium: YAG laser capsular shrinkage. Orthopäde 25/1: 91–93
8. Hayashi K, Thabit G III, Bogdanske JJ, Mascio LN, Markel MD (1996) The effect of nonablative laser energy on the ultrastructure of joint capsular collagen. Arthroscopy 12/4: 474–481
9. Hayashi K, Thabit G III, Vailas AC, Bogdanske JJ, Cooley AJ, Markel MD (1996) The effect of nonablative laser energy on joint capsular properties. An in vitro histologic and biochemical study using a rabbit model. Am J Sports Med 24/5: 640–646
10. Hayashi K, Nieckarz JA, Thabit G III, Bogdanske JJ, Cooley AJ, Markel MD (1997) Effect of nonablative laser energy on the joint capsule: an in vivo rabbit study using a holmium:YAG laser. Lasers Surg Med 20/2: 164–171
11. Imhoff A, Ledermann T (1995) Arthroscopic subacromial decompression with and without the Holmium:YAG-laser. A prospective comparative study, Arthroscopy 11/5: 549–556

12. Imhoff A, Roscher E, König U (1998) Arthroskopische Schul-terstabilisierung. Differenzierte Behandlungsstrategie mit Suretac, Fastak, Holmium-Yag Laser und Elektrochirurgie. Orthopäde 8: 518–531

13. Lane GJ, Mooar PA (1991) Holmium:YAG laser arthroscopic debridement. Lasers Surg Med Suppl 3: 53

14. Markel MD, Hayashi K, Thabit G 3rd, Thielke RJ (1996) Chan-ges in articular capsular tissue using holmium:YAG laser at non-ablative energy densities. Potential application in non-ablative stabilization procedures. Orthopäde 25/1: 37–41

15. McGee P, Fanton GS, Shea K, Bradley JP (1998) Thermal shrinkage shows promise as less-invasive tool for shoulder instability. Orthopedics today 18 (7): 10–16

16. Obrzut SL, Hayashi K, Hecht P, Fanton K, Thabit GS, Markel MD (1998) The effect of radiofrequency energy on the length and temperature properties of the glenohumeral joint cap-sule. Arthroscopy 14 (4): 395–400

17. Saunier J, Indermühle F, Compère J (1993) Use of the holmi-um 2.1 laser in surgical arthroscopy. Rev Med Suisse Roman-de 113/2: 129–132

18. Schreiner C (1994) Laser in der Arthroskopie. Arthroskopie 7: 148–153

19. Sherk HH, Lane GJ, Black JD (1992) Laser arthroscopy. Orthop Rev 21/9: 1077–1083

20. Siebert WE (1992) Laseranwendung in der Orthopädie. Orthopäde 21: 273–288

21. Tibone JE, Shrader TA (1998) Glenohumeral joint translation after arthroscopic, nonablative, thermal capsulolasty with a laser Am J Sports Med 26/4: 495–498

22. Yoshida A, Ogawa K (1997) Extensive shoulder capsular tearing as a main course of recurrent anterior shoulder dis-location. J Shoulder Elbow Surg 6: 1–5

Dekompression arthroskopisch subakromial Schulter/Oberarm

W. Lessl, A.B. Imhoff

Einleitung

Der Pathomechanismus des chronischen Schulterschmerzes ausgehend vom subakromialen Raum wurde von Neer (1972) schon frühzeitig beschrieben: Die Einklemmung der Supraspinatussehne erfolgt im engen Raum unterhalb des coracoakromialen Bogens. Die Einengung kann vom Schulterdach, der Bursa, der Supraspinatussehne selbst oder dem Humeruskopf ausgehen.

Hohe Schulterbeanspruchung bei schwerer körperlicher Arbeit oder Sport verbunden mit Überkopfbewegungen, führen mit zunehmendem Alter durch Druck- und Zugbelastung zur Rotatorenmanschettenruptur sowie osteophytären Anbauten an der Unterfläche des Akromions und Akromioklavikulargelenks. Davon getrennt zu sehen sind knöcherne anlagebedingte Formabweichungen des Akromions wie von Bigliani [3] beschrieben und in 3 Morphologietypen eingeteilt: flach (I), gekrümmt (II) und hakenförmig (III) (Abb. 1). Im Subakromialraum selbst kommt es durch den chronischen Entzündungsreiz zur Volumenzunahme der Bursa und Sehne mit Verklebung und Fibrosierung. Einlagerung von Kalkdepots in der Sehne des M. supraspinatus können zudem zu mechanischer Irritation beitragen. Vom Humerus ausgehend, kann eine nach oben dislozierte Tuberculum-majus-Fraktur oder das Hochtreten des Kopfes selbst, durch eine Schulterinstabilität oder einen Sehneneinriß [5] bedingt, Ursache der Einengung des subakromialen Raums im Sinne eines *sekundären Impingements* sein. Neer klassifizierte das Impingement in 3 Stadien, reichend von Ödem und Einblutung der Bursa und der Sehne der Rotatorenmanschette (Stadium 1), über deren Entzündung und Fibrosierung (Stadium 2) bis zu knöchernen Veränderungen und Sehnenrissen (Stadium 3). Aus diesen Erkenntnissen wurde die operative Behandlungsmethode zur Unterbrechung des Circulus vitiosus abgeleitet, wenn ein konservativer Therapieversuch (über 6 Monate) nicht den erhofften Erfolg brachte. Nachdem totale und laterale Akromioplastik [2, 14, 7] enttäuschende Resultate erbrachten, wandte sich Neer der Unterseite des Akromions als auslösen-

den Faktor des Impingements zu. Er beschreibt in seiner Arbeit von 1972 das anteriore Drittel des Akromions, das Lig. coracoacromiale sowie das AC-Gelenk als Ort des Impingements. Als Konsequenz entwickelte er die offene anteriore Akromioplastik mit Resektion des anterioren Anteils des Akromions, des Lig. coracoacromiale sowie knöcherner Anbauten an Akromion und AC-Gelenk. 1983 etabliert Ellman die arthroskopische Methode [8], bei der er die Vorgehensweise Neers arthroskopisch nachvollzieht. Gegenüber der offenen Methode besteht der wesentliche Vorteil im *Nichtablösen* des *M. deltoideus* vom Akromion, der Vermeidung von Muskeldehiszenzen sowie größeren Hautschnitten. Damit verläuft die Rehabilitation beim arthroskopischen Eingriff wesentlich schneller und schmerzfreier als beim offenen Verfahren. Generell muß die arthroskopische Exploration des Glenohumeralgelenks sowie des subakromialen Raums vor der eigentlichen Opera-

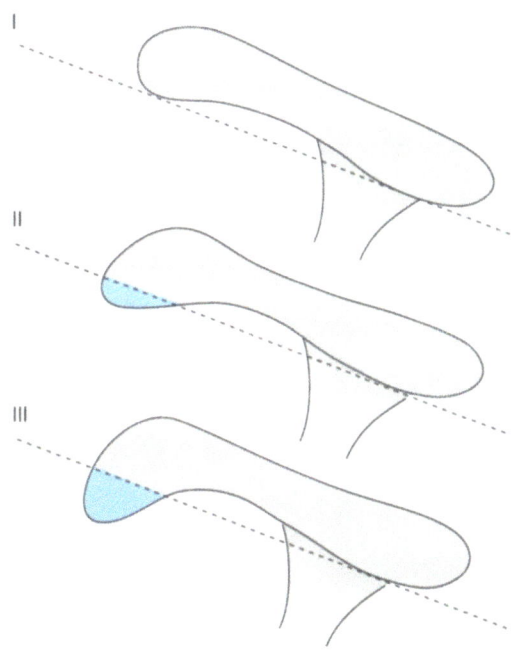

Abb. 1. Akromiontypen. *I* Flach, *II* gekrümmt, *III* hakenförmig

tion als entscheidender diagnostischer Vorteil gegenüber der offenen Variante gewertet werden. Heute sind die arthroskopischen Ergebnisse gut bis sehr gut, vergleichbar mit dem offenen Verfahren.

Indikationen zur subakromialen Dekompression sind die Stadien 2 und 3 des von Neer beschriebenen mechanischen Impingements. Zusätzlich der dislozierte Tuberculum-majus-Abriß mit einem Überstand bis 3 mm. Bei Rotatorenmanschettenläsionen bis zu einem Durchmesser von ca. 2 cm führen wir eine ASD, gefolgt von einer Naht, in Mini-open-repair-Technik durch.

Eine Resektion des AC-Gelenks erfolgt bei entsprechender Symptomatik nach positivem Infiltrationstest.

Kontraindikationen sind die Formen des sekundären Impingements mit Ausnahme der dislozierten Tuberculum-majus-Fraktur bis 3 mm. Dazu zählen die *Instabilitäten* durch Verletzung des Labrum-Ligament-Komplexes. Hier ist neben der posttraumatischen Genese insbesondere die SLAP-Läsion zu erwähnen, wie sie beim jungen Sportler mit viel Überkopfbewegungen auftritt. In beiden Fällen ist die Refixation des Labrum-Ligament-Komplexes zur Rezentrierung des Humeruskopfs die Behandlung der Wahl.

Bei Rotatorenmanschettenläsionen im Durchmesser größer 2 cm erfolgt die offene Akromioplastik mit nachfolgender RM-Naht.

Klinische Untersuchung

Neben der ausführlichen Anamnese sollten eine Reihe von Tests durchgeführt werden, um die Ursache des bestehenden Impingements abzuklären und sie von einer radikulären Symtomatik abzugrenzen. Der Impingementtest nach Hawkins u. Kennedy (Innenro-

tation des abduzierten und im Ellbogengelenk flektierten Arms) als auch der nach Neer führen beide zur Einklemmung des M. supraspinatus unter dem Akromion (Impingementregion) und charakteristischer Schmerzsymptomatik. Diese verschwindet nach Durchführung eines *LA-Tests* schlagartig. Der LA-Test erfolgt durch Injektion von 10–15 ml 1%igem Lidocain subakromial. Bei schmerzfreier Beweglichkeit des Arms können nun im Seitenvergleich durch Prüfung der Kraft eine Rotatorenmanschettenläsion oder eine Schulterinstabilität beurteilt werden. Bestehen weiter Bewegungsschmerzen, die der Patient auf das AC-Gelenk lokalisiert, und ist zudem der Horizontaladduktionstest positiv, so erfolgt zur weiteren Beurteilung einer AC-Gelenkssymptomatik auch hier eine Infiltration. Die Lokalisation der Schmerzursache kann so exakt bestimmt werden.

Bildgebende Verfahren

Konventionelle Röntgenbilder werden als erster Schritt in einem Standardset von 3 Ebenen angefertigt: *wahre a.-p.-* und *axiale Aufnahme* sowie *supraspinatus-outlet-view nach Neer*. Sie geben Auskunft über Zentrierung des Humeruskopfs, Sklerosierung des Akromionunterrands sowie subchondrale Zysten am Tuberculum majus als indirekte Zeichen einer Rotatorenmanschettenläsion [8]. Weiter können Kalkdepots lokalisiert werden. Zur Beurteilung der Prominenz des Akromions anterior der klavikulären Linie empfehlen wir zusätzlich die *Aufnahme nach Rockwood* mit dem Zentralstrahl 30° nach kaudal gekippt (Abb. 2a). Die supraspinatus-outlet-view zeigt uns die inferiore Prominenz des Akromions (Abb. 2b). Insbesondere die beiden zuletzt

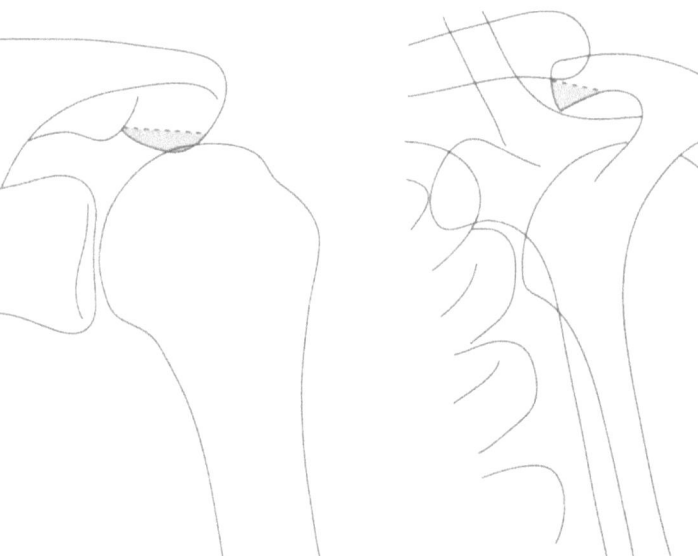

Abb. 2. a Prominenz des Akromions anterior der klavikulären Linie in der Aufnahme nach Rockwood. b Inferiore Prominenz des Akromions in der supraspinatus-outlet-view

a   b

genannten Aufnahmen geben Auskunft über Akromiontyp sowie knöcherne Anbauten und damit Information über das Ausmaß des zu resezierenden Akromionanteils. Bei AC-Gelenkssymtomatik empfehlen wir zusätzlich die Durchführung einer *AC-Gelenks-Zielaufnahme* zur Beurteilung der Gelenkspaltweite, knöcherner Anbauten sowie Zysten.

Zur Verifizierung von Rotatorenmanschettenrupturen hat sich der Einsatz der Kernspintomographie zunehmend bewährt. Insbesondere können Teilläsionen, die der Sonographie entgehen, mit der Verwendung von *Gadolinium* als Kontrastmittel ebenso wie Verletzungen des Labrums oder des Kapsel-Ligament-Komplexes zuverlässig dargestellt werden [10, 12].

einem Gemisch aus 0,5 ml POR-8 und 10 ml NaCl 0,9%. Die Plazierung der Portale erfolgt über einen Arthroskopieschaft mit stumpfem Obturator. Dieser ist durch ein Schlauchsystem über ein Y-Verteilerstück mit zwei Beuteln à 3 l Spülflüssigkeit (Ringerlösung) verbunden. Die integrierte Pumpe erlaubt uns eine stufenlose Druck- und Volumenregelung. Wir verwenden den Shaver mit 4,5 mm Incisor Blade zur Bursektomie als auch zur Akromioplastik. Dieser ist über einen Schlauch mit einem am Boden plazierten Eimer verbunden. Die subakromiale Dekompression und Blutstillung sowie das Debridement erfolgen wahlweise durch das *Artho Care* oder den *Holmium:YAG-Laser*.

Bildliche Darstellung und Erläuterung des technischen Equipments

Der Erfolg der ASD ist neben den operativen Fähigkeiten des Operateurs entscheidend vom Instrumentarium, der Lagerung des Patienten sowie von der Gerätepositionierung abhängig.

Instrumentarium

Die arthroskopische Standardausrüstung für die ASD (Abb. 3) besteht aus dem optischen System einer 3-CCD-Chip-Kamera mit 4-mm-30°-Weitwinkeloptik und 5,5-mm-Arthroskopschaft (wahlweise 6,5-mm-Highflow-Schaft), das über ein Lichtkabel mit einer Kaltlichtquelle verbunden ist [10]. Die Übertragung erfolgt auf einen Monitor. Die Dokumentation erfolgt wahlweise mit einem Printer oder einem Videosystem. Die Landmarken werden mit einem sterilen Stift aufgezeichnet. Eine 20-ml-Spritze mit 1er-Kanüle dient zur Infiltration der Zugangswege und des Gelenks mit

Lagerung

Nachdem ursprünglich die Durchführung der Schulterarthroskopie in Seitenlage erfolgte, hat sich heute die halbsitzende Position auf dem *Beach-chair* oder Schultertisch (Abb. 4) durchgesetzt [1]. Dabei ist der Oberkörper des Patienten um ca. 60° zur Tischebene aufgerichtet, was einen freien Zugang zur Schulter erlaubt, sowie eine freie Beweglichkeit im Glenohumeralgelenk ermöglicht. Die Schulteranatomie wird in einem identischen Blickwinkel wiedergegeben und erleichtert somit die Orientierung. Es kann jederzeit ohne Umlagerung des Patienten auf ein offenes Verfahren übergegangen werden. Ohne den sonst üblichen Schulterzug wird der Plexus brachialis geschont und Komplikationsmöglichkeiten einer Neurapraxie oder anderer Lagerungsschäden vornehmlich am N. ulnaris werden reduziert [11]. Der Arm wird in einer gepolsterten Mc Connell-Unterarmmanschette, mit Klettverschlußsystem an Handgelenk und Unterarm fixiert, im *Mc Connell-Armhalter* gelagert (Abb. 5). Dieser ist über einen Fußhebel sowie 3 weitere Schraubsysteme verstellbar und erlaubt so eine rasche Positionierung

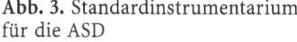

Abb. 3. Standardinstrumentarium für die ASD

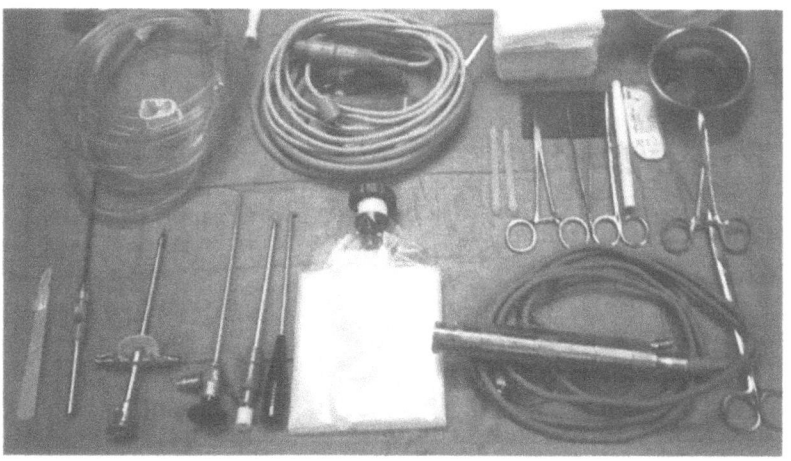

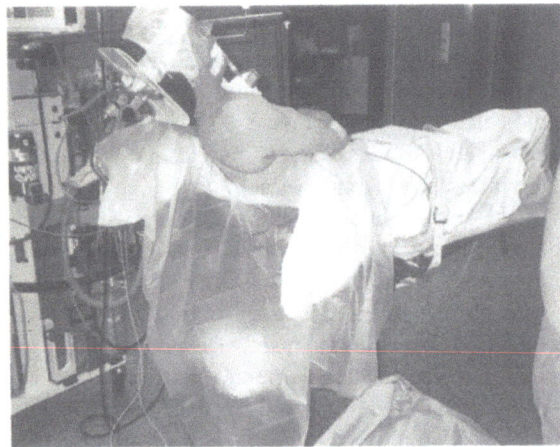

Abb. 4. Halbsitzende Position auf dem Beach-chair

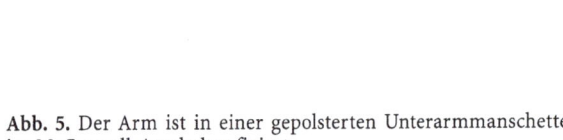

Abb. 5. Der Arm ist in einer gepolsterten Unterarmmanschette im McConnell-Armhalter fixiert

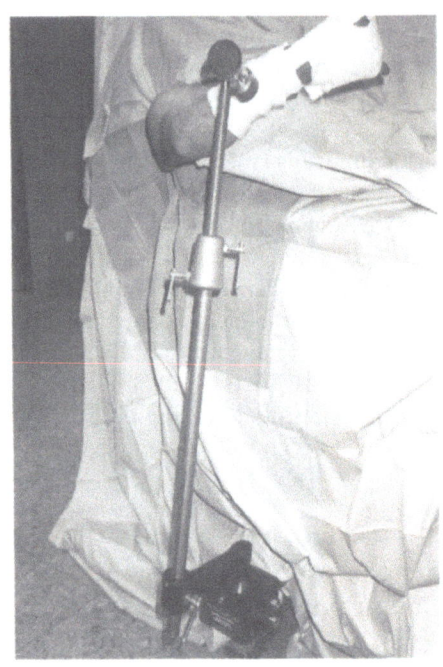

des Arms in die gewünschte Lage durch den Assistenten. Darüber hinaus kann der Arm zur Durchführung des intraoperativen Impingementtests mühelos über ein Stecksystem gänzlich vom Armhalter gelöst und nachfolgend rekonnektiert werden.

Abdeckung

Nach Rasur der Schulter und Axilla wird das Operationsgebiet mit einer wasserdichten U-Folie abgeklebt, um so den Patienten vor Flüssigkeit zu schützen. Der Desinfektion von Hand bis Schulter schließt sich die sterile Abdeckung an. Über den Bauch des Patienten legen wir ein Stofftuch, gefolgt von einem wasserdichten Tuch. Ein Schlitztuch mit Klebekanten wird kaudal der Axilla, das Anästhesietuch kranial fixiert. Den noch offenen Raum zur Anästhesie verdeckt ein steriler Stoffvorhang. Der Arm wird wie oben beschrieben gelagert und mit einem sterilen Klebetuch abgedeckt. Das Arthroskopiezubehör wird installiert, die Kamera mittels einer sterilen Plastikabdeckung bezogen.

Narkoseuntersuchung

Jedem operativen Eingriff sollte eine Untersuchung in Narkose vorausgehen. Die vollständige Relaxation des Patienten erleichtert sowohl die Beurteilung einer Schulterinstabilität als auch Verklebungen der Kapsel.

Landmarken und Zugänge

Zur Orientierung und zum Festlegen der arthroskopischen Zugangswege markieren wir die palpierbaren Anteile der Klavikula, der Spina scapulae mit dem Akromion, das AC-Gelenk, sowie den Processus coracoideus mit einem sterilen Stift (Abb. 6).

Für die ASD benötigen wir einen posterioren und lateralen Zugang. Soll noch zusätzlich eine AC-Gelenksresektion vorgenommen werden, so ist noch ein dritter, anteriorer Zugang erforderlich.

Posteriorer Zugang

Dieser gilt als Standardzugang und liegt ca. 2 cm distal und 2 cm medial des dorsolateralen Akromionrands. Er ist als sog. „Softspot" gut palpierbar und dient sowohl zur Inspektion des Glenohumeralgelenks als auch des subakromialen Raums.

Gefährdete neurovaskuläre Strukturen: N. und A. suprascapularis bei zu kranialer Positionierung [3]. Beide ziehen als kurze Äste des Plexus brachialis durch die Incisura scapulae zu den Mm. supra- und infraspinatus. Bei zu tiefer Plazierung ist außerdem der N. axillaris (7–8 cm unterhalb der Akromionspitze) gefährdet. Dieser verläuft durch die seitliche Achsellücke und versorgt die Mm. teres minor und deltoideus.

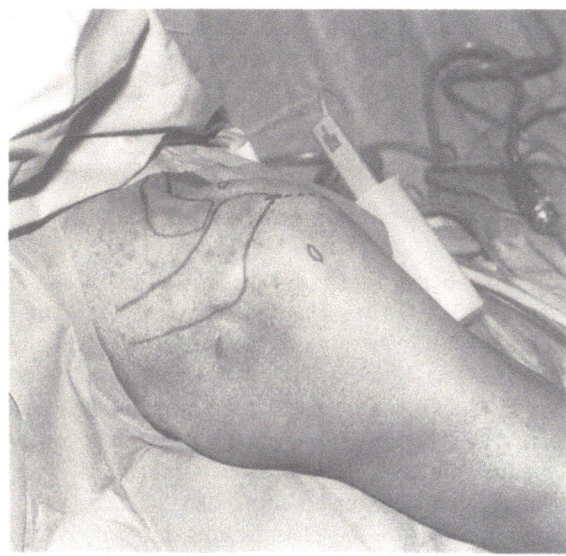

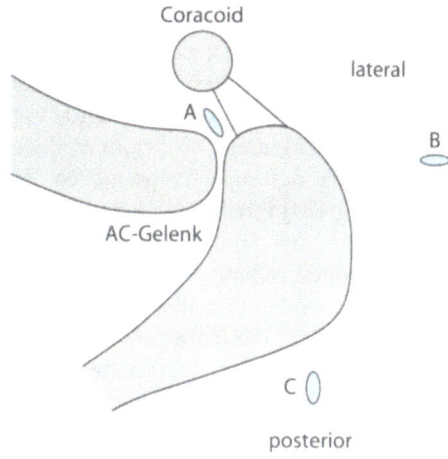

Abb. 6. Landmarken und Zugänge. *A* Anterior-superiorer Zugang, *B* lateraler Zugang, *C* posteriorer Zugang

Lateraler Zugang

Dieser gilt als Arbeitszugang für die subakromiale Dekompression. Er wird in Höhe des anterioren Drittels des Akromions (von lateral betrachtet) ca. 4–6 cm (je nach Adipositas)vom lateralen Rand entfernt plaziert. Es ist wichtig, den Zugang nicht zu nah am Akromionrand zu wählen, weil ansonsten die gesamte zu resezierende Unterfläche nur schwierig zu erreichen ist.

Gefährdete neurale Struktur: N. axillaris ca. 7 cm lateral des Akromionrands.

Anterior-superiorer Zugang

Dieser ist erforderlich als Arbeitszugang zur AC-Gelenksresektion und liegt unmittelbar vor dem AC-Gelenkspalt.

Gefährdete neurovaskuläre Struktur: N. musculocutaneus bei zu tiefer Plazierung. Dieser durchbohrt den M. coracobrachialis ca. 2–3 cm unterhalb des Korakoids, versorgt die Mm. coracobrachialis, brachialis sowie die Mm. biceps.

Operationsablauf

Diagnostik des Glenohumeralgelenks

Wir empfehlen einen standardisierten Untersuchungsgang, um keine pathologischen Veränderungen zu übersehen, mit besonderem Augenmerk auf die folgenden Strukturen:

- Bizepssehne,
- Synovialis,
- osteochondrale Läsionen/Knorpelstruktur (von Humeruskopf und -pfanne),
- Labrum,
- glenohumerale Bänder,
- Rotatorenmanschette (evtl. mit Kalkdepots).

Wir beginnen mit der Punktion des glenohumeralen Gelenks über den posterioren Standardzugang, in Richtung auf den Processus coracoideus. Nach Injektion von 20–35 ml Ringerlösung zeigt das Zurückfließen die intraartikuläre Lage der Punktionsnadel. Anschließend erfolgen die Inzision der Haut und das Eingehen des Arthroskopschafts mit stumpfem Obturator in analoger Richtung unter leichtem Zug am Arm. Zeichen für die intraartikuläre Lage ist das Nachgeben des Widerstands nach Durchdringung der Kapsel sowie der Rückfluß der injizierten Flüssigkeit nach Herausziehen des Obturators.

Unser erstes Ziel ist die Einstellung einer markanten, leicht wiederzufindenden *Ausgangsposition*, die wir bei Orientierungsverlust und zwischen den einzelnen Schritten der Gelenksinspektion aufsuchen können. Diese zeigt die horizontal durch das Bild ziehende und als Leitstruktur dienende *Bizepssehne* mit Ansatz am Tuberculum supraglenoidale. Die Glenoidfläche ist vertikal dazu eingestellt, angrenzend zeigt sich der Humeruskopf. Dieser Einblick erlaubt die Beurteilung einer *SLAP-Läsion* als wichtige Differentialdiagnose zum (mechanischen) Impingement. Eine begleitende Tendinitis der Bizepssehne sowie *Synovitis* können Ausdruck einer bestehenden Rotatorenmanschettenläsion sein. Die *Gelenkspfanne* ist von hier aus gut einsehbar. Nach Innen- und Außenrotation des *Kopfes* kann eine Aussage über osteochondrale Läsionen in Form einer Bankart-Läsion oder einer Hill-

Sachs-Delle getroffen werden. Um das anteriore *Labrum* sowie die *glenohumeralen Bänder* beurteilen zu können, gleiten wir mit dem Arthroskop zwischen Pfanne und Kopf kaudalwärts (drive through), und beurteilen dabei diese Strukturen. Wir beginnen dabei mit der Identifizierung des superior gelegenen *Foramen Weitbrecht*, begrenzt von der *Subskapularissehne* und den *Ligg. glenohumerale superius* und *medium*. Die Subskapularissehne verläuft spitzwinklig zur Bizepssehne und kann für den Ungeübten somit leicht zu Verwechslungen führen. Das Foramen Weitbrecht stellt eine Verbindung zur Bursa subcoracoidea dar.

Die Ligg. glenohumeralia sind unterschiedlich stark ausgeprägte Verstärkungen der Gelenkskapsel und sind zusammen mit dem Labrum, in das sie einstrahlen, wichtig für die Schulterstabilität. Das *Lig. glenohumerale superius* hat seinen Ursprung am Tuberculum supraglenoidale, verläuft hinter der Bizepssehne und inseriert am Tuberculum minus, wo es die Bizepssehne bei ihrem Eintritt in den Sulcus intertubercularis stabilisiert. Das am kräftigsten ausgebildete *Lig. glenohumerale medius* verläuft schräg, etwa im Winkel von 60° zur Subskapularissehne und inseriert in unterschiedlicher Höhe am ventralen Pfannenrand. Ein Labrumabriß in diesem Bereich kann leicht mit einem hier vorkommenden *Buford-Komplex* verwechselt werden. Das *Lig. glenohumerale inferius* ist gegenüber den beiden anderen das am besten definierte. Wie eine Hängematte spannt sich der vordere und hintere Anteil, den Recessus infraglenoidalis bildend, am untersten Anteil des Glenoids auf, und trägt so wesentlich zur Stabilisierung des Humeruskopfes bei.

Entlang des dorsalen Pfannenrands wird das Arthroskop zur Ausgangsposition zurückgeführt und dabei der hintere Labrum-Kapsel-Komplex beurteilt.

Von hier aus verfolgen wir die Bizepssehne bis zu ihrem Eintritt in den Sulcus intertubercularis. Sie trennt hier den M. supra- vom subscapularis im Rotatorenintervall. Die Inspektion der *Rotatorenmanschette* erfolgt durch Drehen des Arthroskops um 180°. Der ansatznahe Anteil an den Tubercula majus und minus kann gut eingesehen werden. Artikulärseitige Teilrupturen zeigen sich durch herabhängende Auffaserungen und werden unter Zuhilfenahme eines Tasthakens beurteilt. Bei größeren Rupturen können die Rupturränder dargestellt werden oder die Größe der Ruptur zeigt die Unterseite des Akromions im Blickfeld. Röntgenologisch dokumentierte *Kalkdepots* erscheinen bei oberflächlicher Lage als glitzernde Depots oder als tastbare Verhärtungen bei tieferer Lage. Sie müssen dann ausgehend von ihrer Lokalisation im Röntgenbild durch „Needeling" mit einer Spinalnadel aufgesucht werden. Ein Treffer zeigt sich im Austritt von Kalkstaub oder der tastbaren Verhärtung beim Zurückziehen der Nadel.

Wir beenden die Diagnostik mit der Beurteilung der Unterfläche des M. infraspinatus durch Drehen des Arthroskops um 90°.

Diagnostik des subakromialen Raums

Diese ist ebenso wie die subakromiale Dekompression eine im höchsten Maße anspruchsvolle Operation und sollte in Vollnarkose zur Relaxation des Patienten durchgeführt werden. Es bedarf viel Erfahrung und Vertrautheit mit dem Instrumentarium, um den Wettlauf gegen die Zeit zu gewinnen. Das Aufquellen des M. supraspinatus durch Flüssigkeitsaufnahme engt den ohnehin schon engen Raum weiter ein. Erschwerend kommt hinzu, daß die Orientierung durch Verklebungen der Bursa und wiederholte Blutungen stark beeinträchtigt wird.

Wichtige Grundsätze sind zu beachten: Um Blutungen zu vermeiden, sollte der mittlere systolische Blutdruck auf 80 mmHg gesenkt werden. Der Spülflüssigkeit wird Adrenalin zugesetzt (auf einen Beutel à 3 l kommen 3 ml Adrenalin); wir stellen den Inflow auf einen Druck von 50 mm Hg mit einem hohen Fluß. Ziel ist es, während der Arthroskopie den Druck im subakromialen Raum möglichst konstant zu halten, um nicht durch Druckabfall eine Blutung auszulösen. Trotz hohen Drucks nicht zu stoppende Blutungen müssen unverzüglich mit dem *Elektrokauter*, dem *Artho Care* oder dem Laser gestillt werden. Die Resektion von Bursagewebe medial des AC-Gelenks sollte vermieden werden, da hier starke Blutungen zu erwarten sind. Ebenso gilt es den mediokranialen Anteil des Lig. coracoakromiale zu belassen, um exzessive Blutungen aus der begleitenden Arterie (Ramus acromialis der A. thoracoacromialis) zu vermeiden.

Zur besseren Orientierung werden das anterolaterale Akromioneck, dessen laterale Begrenzung sowie das AC-Gelenk mit Kanülen markiert. Somit wird wie zuvor bei der Arthroskopie des glenohumeralen Gelenks eine Ausgangsposition definiert, die bei Orientierungsverlust immer wieder aufgesucht werden kann. Die angrenzenden, stark gefährdeten muskulären Strukturen des M. deltoideus und M. supraspinatus können besser abgegrenzt und somit geschont werden.

Ziel ist es, folgende Strukturen zu differenzieren:
- Akromion mit lateraler und anteriorer Begrenzung,
- Lig. coracoacromiale,
- AC-Gelenk,
- Rotatorenmanschette (mit Impingementregion).

Der Zugang erfolgt über das dorsale Standardportal in Richtung auf die hintere Akromionkante. Die Bursa subacromialis/subdeltoidea wird mit dem stumpfen Obturator punktiert und dann in Richtung auf die anterolaterale Akromionkante vorgeschoben (hier kann das Lig. coracoacromiale getastet werden). Der Trokar wird fächerförmig hin und her geschwenkt, um Verwachsungen zu lösen und ein Sichtfenster zu schaffen. Das sich nach Einführen des Arthroskops darstellende Bild gleicht nach Grad der Verwachsungen in der Regel einem „trüben (Fisch-)teich". Zur Darstellung der Anatomie des subakromialen Raums ist die Bursektomie mit dem Shaver über den lateralen Arbeitszugang erforderlich. Die 30°-Optik wird nach lateral zur Akromionecke gedreht. Wir erwarten den Shaver, der auf seinem Weg in den subakromialen Raum den M. deltoideus durchdringt. Die Sichtverhältnisse lassen den Shaver meistens nur erahnen. Zur Orientierung ist es somit dringend ratsam, beim Shaven Kontakt zum Akromion zu wahren, um nicht Verletzungen des M. deltoideus oder M. supraspinatus zu riskieren. Nach Teilresektion der Bursa werden nun unter Sicht, von lateral beginnend, mit dem Shaver und dem Artho Care zuerst die *anterolaterale Akromionecke*, dann das *Lig. coracoacromiale* und die darunter liegende *Rotatorenmanschette* dargestellt (Ausgangsposition, Abb. 7). Zur Orientierungshilfe können Markierungskanülen eingeführt werden. Durch manuellen Druck auf das Klavikulaende läßt sich die richtige Lage der Markierungskanülen bestätigen. Die Bursektomie ist erst dann abgeschlossen, wenn sich das gesamte anteriore Drittel der Akromionunterfläche mit Einschluß des AC-Gelenks sowie der Supraspinatusoberfläche darstellen läßt.

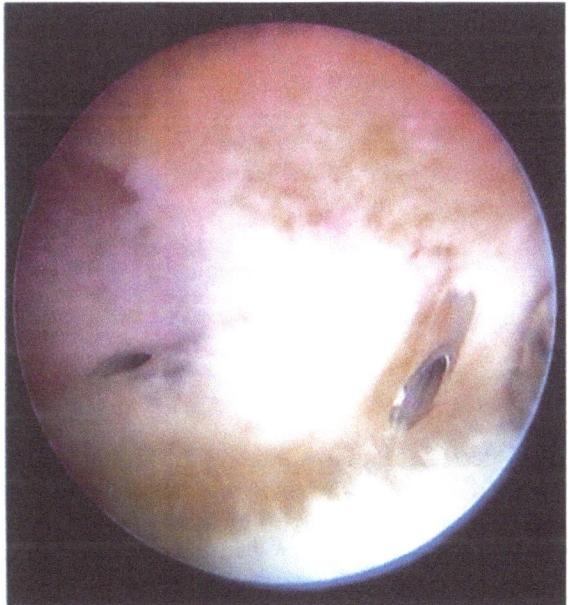

Abb. 7. Ausgangsposition: die anterolaterale Akromionecke, das Lig. coracoacromiale (die medialen 2/3 mit Nadeln markiert) sowie der darunterliegende M. supraspinatus

Nun kann die Beurteilung des Lig. coracoacromiale erfolgen. Verstärkte Vaskularisation, Auffaserungen bis hin zu Rißbildungen am Lig. coracoacromiale sowie an korrespondierender Stelle der Rotatorenmanschette können Ursache des Impingements sein [9, 17], und die Lokalisation kann durch den intraoperativen Impingementtest bestätigt werden [16]. Unter Zuhilfenahme des Tasthakens wird die gesamte Rotatorenmanschette durch Innen- und Außenrotation des abduzierten Arms überprüft. Die Sehnen müssen dabei bis zu ihren Ansätzen am Tuberculum minus und majus eingesehen werden. Bestätigt sich eine kleine Läsion, so kann nach ASD auf eine Naht in *Mini-open-repair* oder arthroskopischer Technik übergegangen werden.

Oft sind *Kalkdepots* im lateralen Anteil der Sehne verborgen, die durch „Needeling" eröffnet werden können. Es erfolgt die Beurteilung des Akromiontyps nach Neer sowie knöcherner Anbauten am Akromion und am AC-Gelenk als Maß der zu resezierenden knöchernen Struktur (evtl. 2. Blickwinkel von lateral). Nach Planung des Resektionsausmaßes erfolgt nun die knöcherne subakromiale Dekompression.

Subakromiale Dekompression/ AC-Gelenksresektion

Wir beginnen lateral mit der Resektion der Akromionunterfläche von anterior nach posterior, je nach Akromiontyp etwa eine halbe Shavertiefe (2–4 mm), über eine Distanz von 15–20 mm unter Verwendung des Shavers im Wechsel mit dem Artho Care. Als hintere Begrenzung dient uns der posteriore Anteil des AC-Gelenks. Es sollte anterior mehr reseziert werden als posterior, um ein Typ-III-Akromion in einen Typ I überzuführen. Dabei besteht die Gefahr, das hier inserierende *Lig. coracoacromiale* mitzuresezieren. Der mediokraniale Anteil mit begleitender Arterie sollte aus Blutungsgründen, wie auch zur Wahrung der Statik belassen werden. Die Resektion erfolgt von lateral nach medial bis zum AC-Gelenk in Bahnen, wobei die jeweils medial angrenzende knöcherne Stufe sowie die Shaverbreite Anhalt über für die Resektionstiefe geben (Abb. 8). Die Akromionunterfläche kann abschließend mit dem Shaver durch fächerförmige Bewegungen vom lateralen oder alternativ vom posterioren Portal geglättet werden.

AC-Gelenksresektion

Ziel ist die Resektion des Diskus sowie der lateralen Klavikula um eine Shaverbreite, bei Erhalt der das AC-Gelenk stabilisierenden Bänder. Dazu wird das AC-Gelenk durch den anterioren Zugang erst kaudal eröff-

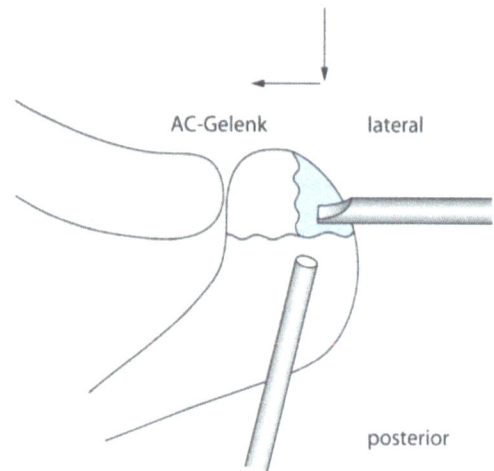

Abb. 8. Resektion der Akromionunterfläche. Die Resektion erfolgt in Bahnen von anterior nach posterior. Von lateral beginnend bis zum AC-Gelenk, wobei anterior mehr als posterior reseziert wird

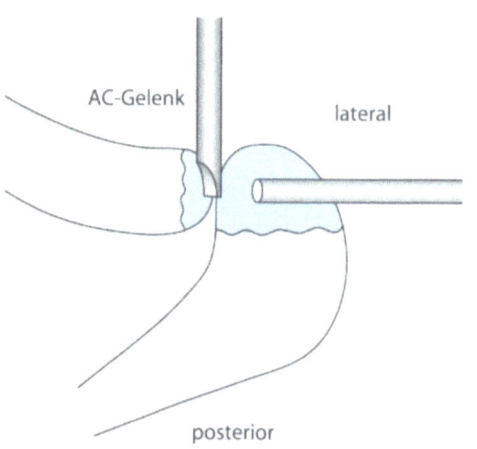

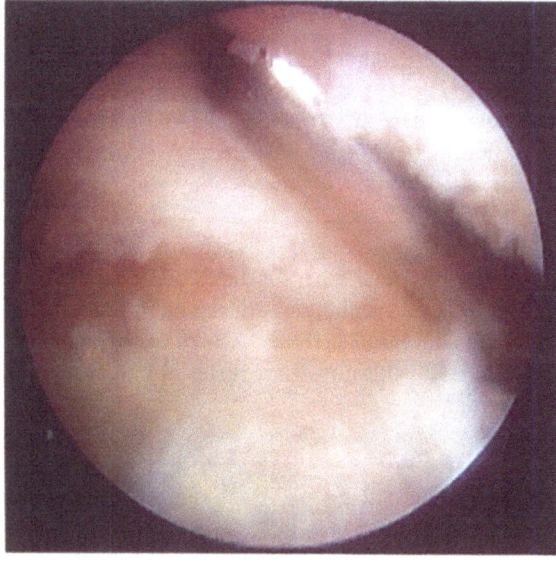

Abb. 9. AC-Gelenksresektion. Nach Resektion der Akromionunterfläche wird die laterale Klavikula um eine Shaverbreite vom anterior-superioren Zugang aus reseziert

net und dann die laterale Klavikula von kaudal nach kranial reseziert (Abb. 9).

Abschließend wird das Gelenk ausführlich gespült und nach Hautnaht ein steriler Wundverband angelegt.

Operationsvarianten

Auf die Nachteile der Operation in Seitenlage wurde schon hingewiesen (s. Kap. „Lagerung"). Einige Autoren beschreiben die Arthroskopie in supraklavikulärer Plexusanästhesie. Ausreichende Kooperationsbereitschaft des Patienten vorausgesetzt, empfehlen wir dieses Verfahren nur für die diagnostische Arthroskopie.

Die Knochenresektion vom posterioren Zugang [4] ist wegen des schwierigen Abschätzens der Resektionstiefe in unseren Augen der Resektion von lateral unterlegen. Die hintere Akromionkante dient dabei als Auflagepunkt, dessen Kontakt es gilt nicht zu verlieren, möchte man nicht zu steil resezieren. Die Schwierigkeit besteht darin, das plane Aufliegen des Shaverschafts an der Unterseite des Akromions zu erfühlen, denn nur ein kleiner Anteil ist einsehbar. Bei dieser Methode wird das Lig. coracoacromiale an seiner köchernen Insertion abgetrennt, mit dem Risiko, das Ligament mit einem knöchernen Restanteil verbunden, abzulösen [4].

Bursaresektion und Debridement der Rotatorenmanschette können alternativ mit dem Elektrokauter, dem Artho Care oder dem Laser erfolgen. Das Artho Care hat gegenüber dem Elektokauter den Vorteil, daß der Stromfluß nur über eine kurze Strecke von wenigen Millimetern über die Elektroden läuft. Der Gebrauch des Lasers zeigt ausgezeichnete Ergebnisse sowohl bei der Gewebsresektion, der Blutstillung sowie bei ausreichender Energie auch der Resektion des Knochens und ist somit die Beste der 3 Möglichkeiten [13]. Der Nachteil besteht sicherlich in den hohen Anschaffungskosten.

Komplikationen

Generell ist zu sagen, daß nur wenige Komplikationen mit der ASD vergesellschaftet sind. Dabei sind wohl die oft schlechte Sicht durch Blutungen und die ungenügende Resektion des Knochens die am häufigsten auftretenden. Frakturen durch zu ausgedehnte Resektion sind wie Infektionen und Nervenverletzungen extrem selten. Wenn Nervenschädigungen auftreten, so meistens nicht durch fehlerhaften Zugang (s. Kap. „Landmarken und Zugänge"), sondern vielmehr durch eine falsche Patientenlagerung. Abknicken der HWS mit Zervalgien, Brachialgien durch zu starken Zug am

Armhalter, Schädigung des N. radialis superficialis durch zu starkes Anwickeln der Unterarmmanschette im Bereich des Processus styloideus radii sollten bei der Patientenlagerung berücksichtigt werden. Das meist ausgeprägte Flüssigkeitsödem bildet sich in der Regel folgenlos bis zum nächsten Tag zurück.

Nachbehandlung

Wie bei der konservativen Therapie, so steht auch postoperativ das Erlernen der Zentrierung des Humeruskopfs im Mittelpunkt der krankengymnastischen Übungsbehandlung. Eine intakte Rotatorenmanschette vorausgesetzt, legt der Patient schon am ersten postoperativen Tag den Gilchrist-Verband ab und beginnt mit Pendelübungen. Ab dem 2. Tag folgen isometrische Anspannungsübungen für die Muskeln der Rotatorenmanschette sowie für den M. deltoideus mit aktiver Bewegung im schmerzfreien Bereich. Passiv erfolgt die Mobilisation bis 90°. Meist kommt der Patient mit oralen Analgetika in der akuten postoperativen Phase aus.

Die Patienten werden angehalten, ihren Arm für alle Aktivitäten des täglichen Lebens zu gebrauchen und gewinnen ihr präoperatives Bewegungsausmaß in der Regel innerhalb von etwa 3–6 Wochen zurück.

Literatur

1. Alcheck DW, Warren RF, Skyhar MJ (1990) Shoulder arthroscopy. In: Rockwood CA, Matsen FA The shoulder. Saunders, Philadelphia, pp 258–277)
2. Armstrong JR (1994) Excision of the acromion in treatment of the supraspinatus syndrome. Report of ninety-five excisions. J Bone Joint Surg 31-B(3): 436–442
3. Bigliani LU, Dalsey R, McCann PD, April EW (1990) An anatomical study of the suprascapular nerve. Arthroscopy 6(4): 301–305
4. Caspari RB, Thal R (1992) A technique for arthroscopic subacromial decompression. Arthroscopy 8(1): 23–30
5. Codman EA (1934) The shoulder. Rupture of the supraspinatus tendon and other lesions in or about the subacromial bursa. Todd, Boston
6. De Simoni C, Ledermann T, Imhoff AB (1996) Holmium:YAG-Laser beim outlet impingement der Schulter. Orthopäde 25(1): 84–90
7. Diamond B (1964) The obstructing acromion: underlying diseases, clinical development, and surgery. Springfield, Illinois, p 72
8. Ellman H (1987): Arthroscopic subacromial decompression: analysis of one- to three year results. Arthroscopy 3(3): 173–181
9. Gartsman GM (1990) Arthroscopic acromioplasty for lesions of the rotator cuff. J Bone Joint Surgery Am 72(2): 169–180
10. Imhoff AB (1992) MRT-Diagnostik an der Schulter. In: Bunker TD, Wallache A Schulterarthroskopie. Thieme, Stuttgart, S 167–172
11. Imhoff AB et al. (1989) N.-axillaris-Schädigung bei Schulterarthroskopie und Mobilisation. In: Contzen H Komplikationen bei der Arthroskopie. Fortschritte in der Arthroskopie, Bd 5. Enke, Stuttgart
12. Imhoff AB et al. (1992) MRI bei Schulterinstabilität – Korrelation zum Arthro-CT und zur Arthroskopie der Schulter. Arthroskopie 5: 122–129
13. Imhoff AB, Ledermann T (1995) Arthroscopic subacromial decompression with and without the Holmium:YAG-laser. A prospective comparative study. Arthroscopy 11(5): 549–556
14. Mc Laughlin HL, Asherman EG (1951) Lesions of the musculotendinous cuff of the shoulder. J Bone Joint Surg 33-A: 76–86
15. Neer CS (1983) Impingement lesions. Clin Orthop 173: 70–77
16. Warner JJ, Kann S, Maddox L (1994) The arthroscopic impingement test. Arthroscopy 10(2): 224–230
17. Wiley AM (1991) Arthroscopy of the shoulder and the subakromial bursa. In: Watson MS Surgical disorders of the shoulder. Churchill Livingstone, Edinburgh, pp 157–164

Stoßwellentherapie der Tendinosis calcarea

M. Buch, H. Hahne

Bildliche Darstellung und Erläuterung des technischen Equipments

Die Abb. 1 und 2 zeigen das technische Equipment.

Landmarken/Lagerung

Der Therapiekopf wird von ventral an die Schulter angekoppelt. Der Fokus wird unter Röntgen- oder Ultraschallkontrolle auf das Kalkdepot plaziert. Untersuchungen zeigen, daß mit der Ultraschallkontrolle mindestens gleichwertige Ergebnisse wie mit der röntgenologischen Kontrolle zu erzielen sind; allerdings ohne die für Patienten und Personal belastenden Strahlen [2, 4, 8].

In den meisten Fällen kann die Therapie am sitzenden Patienten erfolgen. Hier wird der dreidimensional im Raum bewegliche Therapiekopf an die Schulter angekoppelt. Bei Behandlungen an Geräten, die ursprünglich für die Urologie zur Nierensteinlithotrypsie konzipiert wurden, gestaltet sich der Behandlungsablauf häufig schwieriger, da der Patient zum SW-Kopf gebracht werden muß. In diesen Fällen erfolgt die Therapie häufig in Bauchlage. Ziel muß generell sein, den Abstand zwischen Therapiekopf und Zielregion (Kalkdepot)so gering wie möglich zu halten, da sonst zuviel SW-Energie im Gewebe resorbiert wird [4].

Behandlungsablauf/Varianten

Ziel der konservativen wie operativen Behandlung ist, die Auflösung des Depots zu erreichen [5, 6, 8, 9].

Der Therapiekopf sollte bei der Behandlung von ventral an die Schulter angekoppelt werden. Bei der lateralen Ankopplung besteht die Gefahr, daß Teile des zigarrenförmigen Fokus in die Nähe der Lunge gelangen und zu Nebenwirkungen führen (s. allg. Teil).

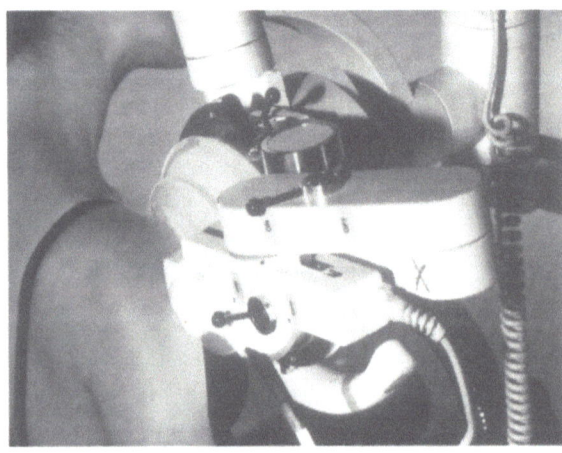

Abb. 1. Dornier Epos Fluoro. Elektromagnetischer Stoßwellenemitter mit isozentrischem 7,5-MHz-Linearschallkopf und isozentrischer Röntgenortung durch integrierten C-Bogen (dual imaging); frontale Ankopplung der Schulter an den SW-Kopf, sonografische Kontrolle des Fokus von lateral, radiologische Kontrolle in 2 Ebenen

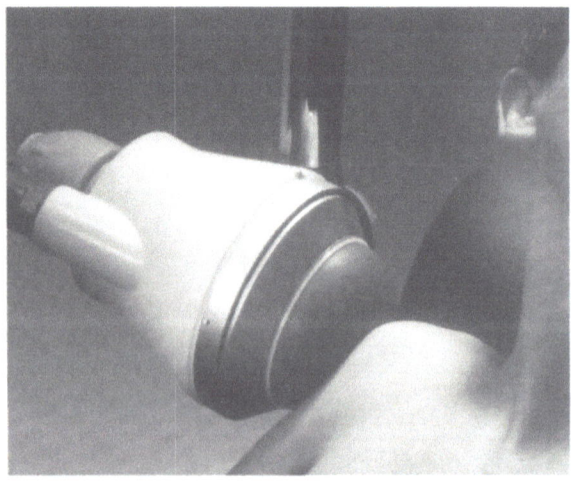

Abb. 2. Minilith SL1 (Storz). Elektromagnetischer Stoßwellenemitter mit Sector-Ultraschall-Scanner, der den Fokus in axialer Richtung zeigt. Frontale Ankopplung mit Inline-Sono-ortung/wahlweise Inline-Röntgenortung

Ursprünglich wurde von Loew eine Dosiswirkungskurve an artefiziellen Steinen in einer Schafschulter erstellt. Er konnte hierbei zeigen, daß erst ab einer Energieflußdichte von 0,28 mJ/mm² mechanische Effekte erzielt werden konnten. Dabei war es essentiell, den Fokus auf das Kalkdepot zu zentrieren [5, 6].

Neue Untersuchungen zeigen, daß auch mit geringeren Energieflußdichten bei gleicher Gesamtenergie gleiche Ergebnisse wie mit hoher Energieflußdichte erzielt werden können. Hier spielen scheinbar, wie bereits im allgemeinen Teil erwähnt, zellvermittelte Abbauprozesse des Kalkdepots eine Rolle [1, 10].

Bei Verwendung hoher Energieflußdichten wird eine Analgesie nötig. In der Praxis werden eine subakromiale Lokalanästhesie oder eine Neuroleptanalgesie durchgeführt. Werden geringere Energieflußdichten angewandt, erübrigt sich ein Anästhesieverfahren.

In verschiedenen Arbeitsgruppen hat sich eine 3malige niedrigenergetische Behandlung im wöchentlichem Intervall als praktikabel herausgestellt. Bei jeder Behandlung werden 5000 Impulse einer Energieflußdichte von 0,12 mJ/mm² appliziert.

Bei Verwendung von 0,28 mJ/mm² werden in der Regel 2000 Impulse in 2 Behandlungen im Abstand von 10 Tagen durchgeführt.

Die Rate schmerzfreier Patienten erreicht hier in der Dreimonatskontrolle ca. 70%. Bei geringeren Energiemengen beträgt diese Rate ca. 65% [5, 6, 10].

Ob in Zukunft auch Insertionstendopathien der Schulter (z. B. Supraspinatussyndrom) oder andere pathologische Veränderungen (z. B. Frozen shoulder) eine sinnvolle Indikation zur Stoßwellenbehandlung sind, ist noch nicht ausreichend untersucht.

Das hier dargestellte Therapieverfahren ist quasi frei von Nebenwirkungen. Beobachtet wurden bisher lokale Petechien an der Eintrittsstelle der Stoßwelle in den Körper sowie lokale Hämatome im Fokusbereich. Weitere Nebenwirkungen sind bis zum heutigen Tage nicht bekannt geworden (s. allgemeiner Teil). Loew hat seine Patienten nach Stoßwellentherapie kernspintomographisch nachuntersucht. Bis auf ein transitorisches Knochenmarksödem waren keine krankhaften Veränderungen in der behandelten Schulter nachzuweisen.

Indikation/Kontraindikation/Nachbehandlung

Die Stoßwellentherapie bei der schmerzhaften Tendinosis calcarea sollte dann angewandt werden, wenn der Patient mindestens seit 3, besser 6 Monaten symptomatisch ist und andere konservative Therapieverfahren nicht zum Erfolg geführt haben. Neben intensiven krankengymnastischen Behandlungen, elektrotherapeutischen Verfahren, Ultraschall mit Eis und Gabe von NSAR sollte auch Wert auf das von Gaertner beschriebene Needling gelegt werden. Hier sind scheinbar gleiche Ergebnisse wie bei der SW-Therapie zu erzielen [1, 10]. Angesichts des prinzipiell zeitlich selbstlimitierten Krankheitsbildes ist dies auch verständlich.

Indikationen:
- Schulterschmerz bei Tendinosis calcarea,
- Kalkdepot Typ 1/2 nach Gaertner,
- Kalkdepot von mindestens 1 cm Durchmesser,
- erfolglose konservative Therapie >3 Monate.

Kontraindikationen:
- Kalkdepot Typ 3 nach Gaertner (Selbstauflösung),
- Impingement anderer Ursache (Akromion Typ 3 nach Bigliani, Instabilität),
- Rotatorenmanschettenruptur,
- Omarthrose/AC-Gelenksarthrose,
- Alter <18 Jahre (Wachstumsfugen),
- Gravidität (mögliche Teratogenität),
- pathologische neurologische/vaskuläre Befunde,
- lokale Infektionen,
- Tumorleiden,
- Gerinnungsstörungen,
- allergische Reaktionen gegen Lokalanästhetika.

Die Liste der Kontraindikationen ergibt sich aus den im allgemeinen Teil erklärten Umständen. Ferner sollen andere Ursachen für die Impingementssymptomatik ausgeschlossen werden.

Eine besondere Nachbehandlung ist nach der Stoßwellentherapie nicht erforderlich. Allerdings sollte man den Patienten über eine mögliche stoßwelleninduzierte Bursitis subacromialis aufmerksam machen. Insbesondere bei Verwendung höherer Energieflußdichten können in den ersten 2 Tagen Schmerzen in der behandelten Schulter auftreten. Diese sind durch NSAR oder andere Analgetika zu behandeln. Die o. g. Erfolgsraten sind ohne besonderes Nachbehandlungsschema erzielt worden.

Literatur

1. Buch M (1998) Prospektiver Vergleich der hochenergetischen Stoßwellentherapie und des Needlings bei der Tendinosis calcarea der Schulter. Abstractband des 3. Kasseler Stoßwellensymposiums
2. Chaussy C, Eisenberger F, Jocham D, Wilbert D (1993) Stoßwellenlithtrypsie. Attempto, pp 120 ff
3. Chaussy C, Eisenberger F, Jocham D, Wilbert D (1995) Die Stoßwelle. Attempto, pp 42 ff
4. Gerdesmeyer L (1998) Einfluß eines muskulokutanen Präparates auf Fokusdruckverteilungen. Abstractband des 3. Kasseler Stoßwellensymposiums
5. Loew M, Jurgowski W (1993) Erste Erfahrungen mit der Extrakorporalen Stoßwellenlithotrypsie in der Behandlung der Tendinosis calcarea der Schulter. Z Orthop 131: 470–473
6. Loew M, Jurgowski W, Thomsen M (1995) Die Wirkung extracorporaler Stoßwellen auf die Tendinosis calcarea der Schulter. Urologe (A) 34: 49–53
7. Rompe JD (1996) Stoßwellentherapie: Therapeutische Wirkung bei spekulativem Mechanismus. Z Orthop 134/4: 21–34
8. Rompe JD, Hopf C, Rumler F (1994) 2 Jahre extrakorporale Stoßwellentherapie in der Orthopädie – Indikationen und Resultate? Orthop Mitteil 3: 173 ff
9. Rompe JD, Rumler F, Hopf C et al (1995) Extracorporal shock wave therapy for calcifying tendinitis of the shoulder. Clin Orthop Rel Res 321: 196 ff
10. Seil R (1998) Einfluß der Stoßwellenenergie auf die Desintegrationsrate bei der Tendinosis calcarea. Abstractband des 3. Kasseler Stoßwellensymposiums
11. Siebert W, Buch M (1997) Extracorporeal shock waves in orthopedics. Springer, Berlin Heidelberg New York

Hohlschraubenosteosynthese bei Humeruskopffrakturen

P. POVACZ, H. RESCH

Technisches Equipment

Zur Hohlschraubenapplikation bei Oberarmkopf-brüchen werden nur wenige Instrumente benötigt. Neben einem stumpfen Raspatorium und einem Kno-cheneinzinkerhaken zur Reposition verwenden wir das arthroskopische Verschraubungssystem der Firma Leibinger (Abb. 1).

Das arthroskopische- und perkutane Verschrau-bungssystem (Firma Leibinger, D-Freiburg) besteht aus einer 6 mm dicken, am Ende gezackten Trokar-hülse mit dazugehörigem, stumpfem, zentral kanülier-tem Trokar (Bohrhülse). Dieser dient gleichzeitig auch der Einbringung des 1 mm dicken Führungsdrahts. Eine zentral kanülierte 2,2 mm dicke Fräse dient dem Aufbohren des Schraubenlochs. Das Faß- und Loslaßsystem besteht aus der Spannzange zum Fassen des Schraubenkopfes, der Spannhülse zur Arretierung der Schraube in der Spannzange und dem ebenfalls kanülierten Schraubendreher. Bei den Implantaten handelt es sich um kanülierte, im Außendurchmesser 2,7 mm dicke, selbstschneidende Titanschrauben mit einer Länge von 10–40 mm (Abstand 2 mm).

Daneben gibt es Schrauben mit einer 5 mm großen, konvex geformten, randständig gezackten Unter-lagsscheibe, die sich flexibel um den Schrauben-hals dreht, aber nicht entfernbar ist. Die gleichen Schrauben liegen auch ohne Unterlagsscheibe vor (Abb. 2a–c).

Der Chirurg trägt spezielle, die Hände vor stärkerer Röntgenstrahlung schützende Röntgenhandschuhe (Abb. 3a).

Lagerung

Die Lagerung des Patienten erfolgt in halbsitzender Position (Beach-chair-Position). Die betroffene Schul-ter ragt über den Tischrand, der Arm wird frei beweg-lich abgedeckt. Die perkutane Reposition und Ver-schraubung erfolgen unter Bildverstärkerkontrolle. Der Bildverstärker wird von der Kopfseite her positio-niert, um dem Operateur und der Assistenz einen ungehinderten Zugang zur betroffenen Schulter zu ermöglichen (Abb. 3b).

Abb. 1. Instrumente zur perkutanen Reposition und Fixation bei Oberarm-kopfbrüchen

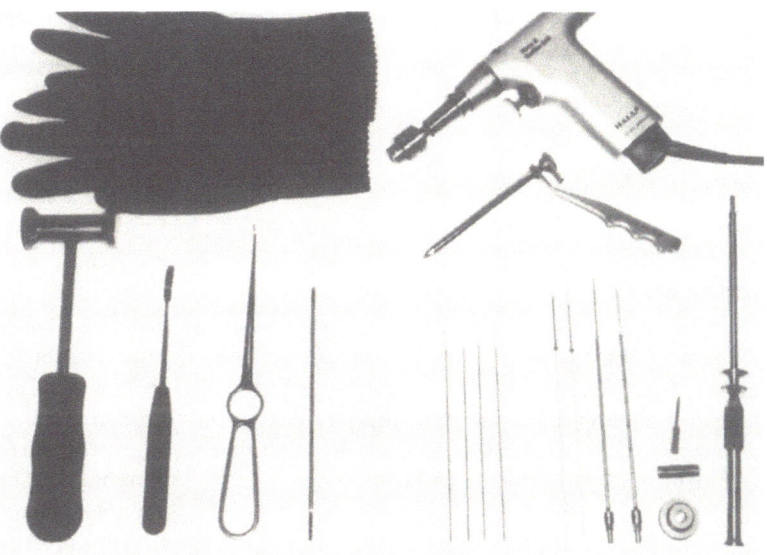

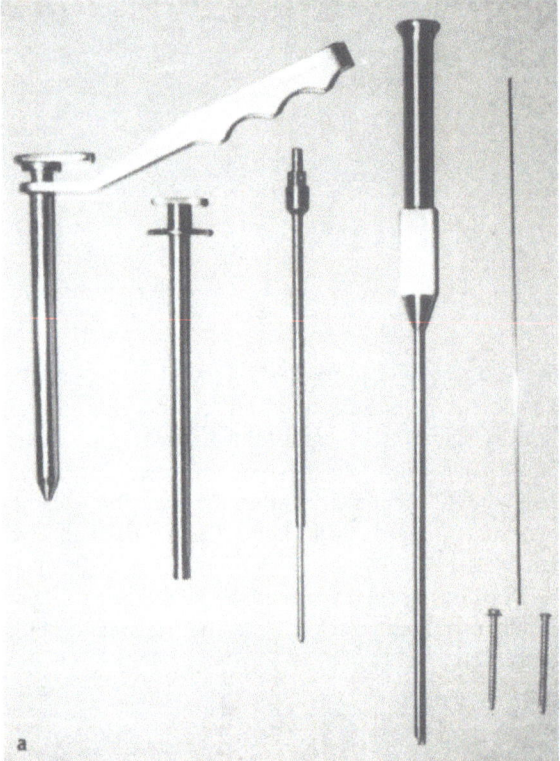

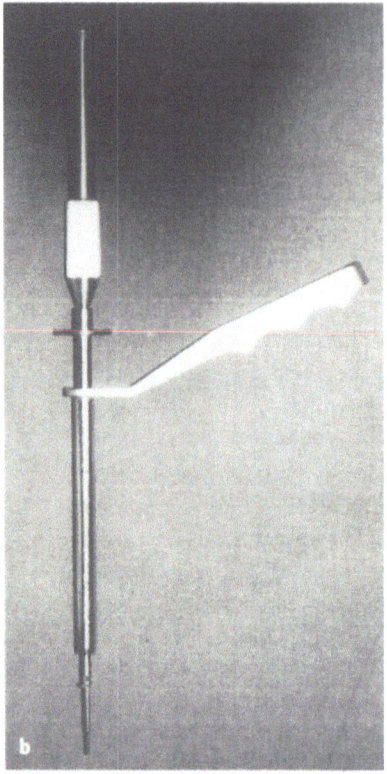

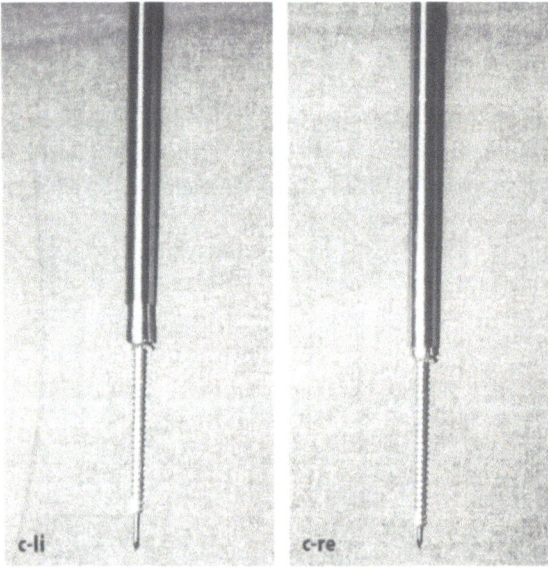

Abb. 2a–c. Arthroskopisches- und perkutanes Verschraubungssystem. **a** Einzelteile des Schraubendrehers; von links nach rechts: Trokarhülse mit kanüliertem, stumpfem Trokar (Bohrhülse), Spannzange mit Spannhülse, Fräse, Schraubenzieher, Führungsdraht, Schrauben mit und ohne Unterlagscheibe. **b** Zusammengesetzter Schraubendreher mit Trokarhülse. **c** Faß- und Loslassmechanismus; links: Schraubenkopf locker in Spannzange; rechts: Spannhülse vorgeschoben, Schraubenkopf arretiert

Landmarken

Zwischen Daumen und Zeigefinger wird nun der Oberarmkopf getastet. Anschließend erfolgt die Unterteilung des anteroposterioren Durchmessers des Oberarmkopfs in 3 Drittel. Am Übergang vorderes-mittleres Oberarmkopfdrittel erfolgt eine Stichinzision.

Operationstechnik

Über diese Stichinzision wird ein stumpfes Elevatorium auf das eingestauchte artikuläre Kopfsegment geführt. Der fast immer an gleicher Stelle liegende Frakturspalt zwischen Tuberculum majus und minus, welcher meist 5 mm lateral des Sulcus intertubercularis zu finden ist, wird durch Tasten des Elevatoriums auf den Knochen aufgefunden. Mit dem gebogenen Raspatorium wird das artikuläre Segment angehoben, so daß die Tuberkula seitlich anatomisch eingepaßt werden könnten (Abb. 4a,b). Zur Retention des Repositionsergebnisses werden 2–3 1,8 bzw. 2 mm dicke Kirschner-Drähte perkutan unter Bildwandlerkontrolle von distal kommend durch das distale Hauptfragment in das Kopfsegment bis subchondral eingebohrt und dieses damit temporär fixiert. Bei valgusimpaktierten

Abb. 3. a Spezielle Handschuhe schützen vor vermehrter Röntgenbelastung der Hände. **b** Halbsitzende Lagerung des Patienten; der Strahlengang des Bildverstärkers im rechten Winkel zum Oberarm; der beweglich abgedeckte Arm erlaubt die Beurteilung der Fraktur in 2 Ebenen

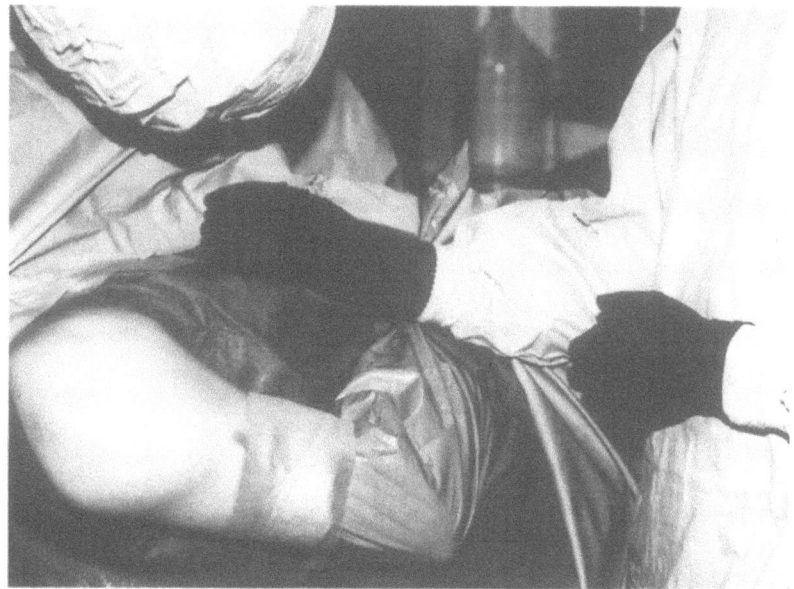

a

4-Fragment-Frakturen ist das Tuberculum majus im Regelfall nur nach lateral zu disloziert, während es sich in der Höhe durch den Zug der Rotatorenmanschette und die Fixation am Periost von selbst einpaßt. Bei fehlender Ligamentotaxis durch Abriß des lateralen Periosts kommt es zur Dislokation des Tuberculum majus nach kranial und dorsal durch den Zug der Sehne des M. supra- bzw. der Sehne des M. infraspinatus. In diesem Fall erfolgt eine weitere Stichinzision ca. in der Mitte des Oberarmkopfes. Es wird nun ein Einzinkerknochenhaken in den Subakromialraum eingeführt und nach Insertion des Knochenhakens an der Sehnenknochengrenze das Tuberculum majus durch Zug nach vorne und unten reponiert. Über eine weitere Stichinzision wird nun die Kombination Trokarhülse mit stumpfem kanüliertem Trokar perkutan eingebracht und dem Tuberculum majus aufgesetzt. Nach Entfernen des stumpfen Trokars wird eine Bohrer-Führungsdraht-Kombination knapp unterhalb der Spitze des Tuberculum majus eingebohrt. Es wird nun ein 2. Mal in der Höhe der Basis des Tuberculum majus über eine weitere Stichinzision vorgebohrt. Anschließend wird der Arretiermechanismus gelockert und der Führungsbohrdraht etwas vorgeschlagen und so im Knochen vorübergehend fixiert. Daraufhin wird jeweils der kanülierte Bohrer entfernt. Über die liegenden Bohrdrähte wird nun im Regelfall je eine 40 mm lange, 2,7 mm dicke, selbstschneidende Titanschraube eingedreht. Zur Vermeidung eines Impingements im Bereich der kranialen Schraube und wegen der Gefährdung des N. axillaris im Bereich der basisnahen Schraube, werden in der Regel Schrauben ohne Unterlagsscheibe verwendet. Nach Fixation des Tuberculum majus wird nun der Arm 70° abduziert und der Bildverstärker in axialer Richtung eingestellt. Über eine kleine Inzision in Höhe des Tuberculum

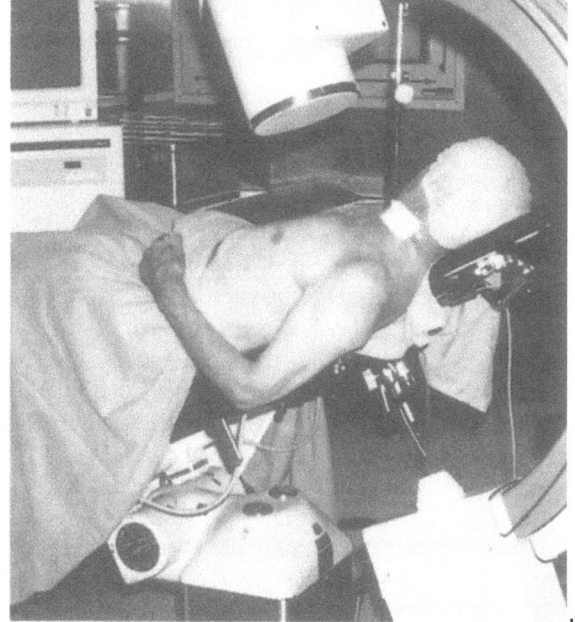

b

minus erfolgt wiederum das Einbringen des einzinkigen Knochenhakens in Richtung Tuberculum minus. Der Knochenhaken wird im Sehnenspiegel der Subskapularissehne eingesetzt und damit das nach medial zu dislozierte Tuberculum minus durch Zug nach lateral reponiert. Es kann nun eine temporäre Fixation des Tuberculum minus mittels eines Kirschner-Drahts erfolgen. Anschließend wird neuerlich, nach Einbringen der stumpfen Trokarhülse mit der Bohrer-Führungsdraht-Kombination, in anteroposteriorer Richtung vorgebohrt und nach Entfernen des Bohrers über den liegenden Bohrdraht eine 40-mm-Schraube eingedreht. Zuletzt werden die von lateral distal her eingebrachten, der Kopfabstützung dienenden Bohrdrähte, in Hautniveau abgezwickt und unter die Haut versenkt.

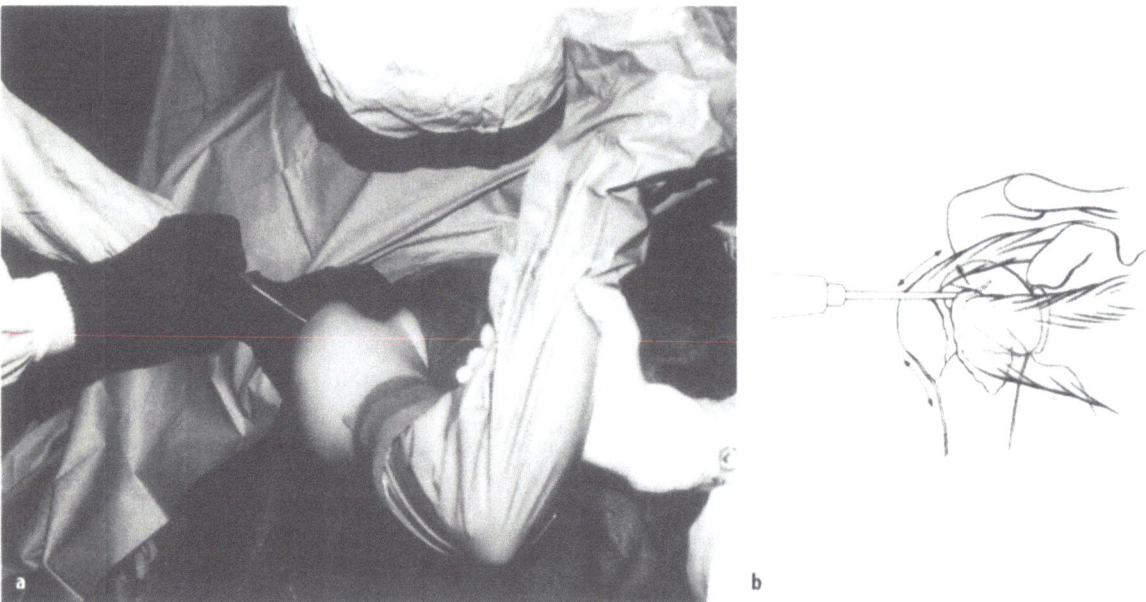

Abb. 4a,b. Durch Anheben des eingestauchten artikulären Segments paßt sich das Tuberculum majus durch den Zug der Rotatorenmanschette und die Fixation am Periost infolge Ligamentotaxis meist von selbst ein

Operationsvarianten

Bei einer valgisch impaktierten Oberarmkopf-4-Seg-
ment-Fraktur ist das artikuläre Segment in die Meta-
physe des Schafts eingestaucht. Das Tuberculum majus
ist nach lateral zu, das Tuberculum minus nach medial zu disloziert. Das Periost zwischen dem Tuberculum
majus und dem Oberarmschaft ist vom Knochen
abgelöst, allerdings ist die Kontinuität noch erhalten.
Die Reposition erfolgt unter Ausnützung der Ligamentotaxis. Durch das Anheben des artikulären
Segments wird sowohl die Rotatorenmanschette
wie auch das laterale Periost angespannt, wodurch
sich das Tuberculum majus in der Regel von selbst einpaßt.

Es ist in diesem Fall häufig nur noch nach dorsal zu
disloziert, wobei die Reposition mittels eines einzinkigen Knochenhakens durch Zug nach vorne erfolgt. Auf
die selbe Weise kommt es auch zur spontanen Einpas-
sung des Tuberculum minus.

Bei Oberarmkopf-3-Segment-Frakturen oder echten
Oberarmkopf-4-Segment-Frakturen nach Neer kann
eine periostale Verbindung der Tuberkula zum Schaftfragment durch Abriß des Periosts fehlen. In diesem
Falle kommt es durch den Zug lediglich der Rotatorenmanschette zu einer kranialen und dorsalen Dislokation des Tuberculum majus und zu einer medialen
Dislokation des Tuberculum minus. In diesen Fällen
muß die Reposition der Tuberkula nach Anheben des
artikulären Fragments in der oben beschriebenen
Weise mit einem einzinkigen Knochenhaken erfolgen.

Vor der eigentlichen perkutanen Verschraubung
ist gelegentlich eine temporäre Fixation mittels
Kirschner-Drähten durchzuführen. Die Spitze des Ein-
zinkers muß immer knapp am Knochen und an der
Spitze des Tuberculum majus geführt werden, um eine
Verletzung des N. axillaris zu vermeiden.

Der N. axillaris verläuft an der Unterseite des M. deltoideus knochennahe ca. 6 cm vom vorderen Akromionrand entfernt. Aufgrund seines Verlaufs kann er
bei Fixation des Tuberculum majus mit der unteren
Schraube gefährdet sein.

Es bestehen folgende Möglichkeiten zur Vermeidung einer N.-axillaris-Schädigung:

- Nachdem die Endäste des N. axillaris mit dem lateralen Ende des Akromions abschließen, sollen die
  Schrauben von anterolateral eingebracht werden, um
  so eine Nervenschädigung zu vermeiden.
- Falls aufgrund des Frakturverlaufs eine Schraube
  von lateral eingebracht werden muß, so wird der
  stumpfe Trokar zunächst in kranialer Richtung eingebracht und die Trokarhülse nun unter ständigem
  Knochenkontakt von kranial nach kaudal geführt.
  Dadurch wird ein evtl. kreuzender Ast des N. axillaris zur Seite geschoben.
- Zur Vermeidung einer Schädigung des N. axillaris
  wird außerdem auf die Verwendung einer Unter-
  lagsscheibe verzichtet.

Indikationen/Kontraindikationen

Für die Verwendung der Hohlschraubenosteosynthese bei Humeruskopffrakturen ergeben sich folgende Indikationen.

Dislozierte Frakturen der Tuberkula

Diese finden sich am Tuberculum majus häufig, am Tuberculum minus selten. Sie führen durch Einengung der Gleitlager subakromial bzw. gegenüber dem Processus coracoideus zu einem subakromialen- oder vorderen Impingement. Daneben ist aufgrund der Verkürzung des Hebelarms mit einem Funktionsverlust der ansetzenden Muskulatur zu rechnen. Es ist deshalb bei Verschiebung der Tuberkula um mehr als 5 mm die Operation angezeigt.

Frakturen des Collum anatomicum

Dislozierte Zweisegmentfrakturen im Collum anatomicum weisen ein hohes Kopfnekroserisiko auf. Es ist in diesem Fall die sofortige notfallmäßige geschlossene Reposition in Narkose und Stabilisierung mittels Bohrdraht- oder Schraubenosteosynthese zu fordern. Trotz exakter Einrichtung und sofortiger Stabilisierung kann es zum nekrotischen Kollaps des Oberarmkopfs kommen, welcher bei anhaltenden Schmerzen den prothetischen Ersatz erfordert.

Drei- und Viersegmentfrakturen

Dislozierte Drei- und Viersegmentfrakturen führen unbehandelt zu schweren Funktionseinschränkungen der Schulter und sind mit einem erhöhten Kopfnekroserisiko behaftet. Der Zug der ansetzenden Muskulatur führt zu einer typischen Fragmentdislokation und verhindert die Retention der Fragmente nach alleiniger geschlossener Reposition.

Durch den Zug der Supraspinatussehne besteht eine Dislokation des Tuberculum majus nach kranial und dorsal. Dagegen kommt es durch den Zug des M. subscapularis zur Dislokation des Tuberculum minus nach medial. Der Zug des M. pectoralis major führt zu einer Dislokation des Humerusschafts nach ventral und medial. Der Humeruskopf wird dadurch nach dorsal gekippt. Dieser ist bei Sturz auf den ausgestreckten Arm (Abduktionsbruch) häufig valgisch impaktiert. In den Fällen, in denen das Tuberculum majus mit dem Humeruskopf noch in Verbindung steht, kommt es dagegen zur varischen Abkippung des Humeruskopfes.

Aufgrund des erhöhten Risikos einer Kopfnekrose und der nachfolgenden schweren Funktionseinschränkung ist bei stärker dislozierten Drei- und Viersegmentfrakturen die operative Verbesserung der Fragmentstellung unumgänglich. Dabei ist zu berücksichtigen, daß durch ein offenes Vorgehen das zusätzliche iatrogen gesetzte Weichteiltrauma das Nekroserisiko des Kopfes weiter erhöht. Bei der offenen Reposition und Osteosynthese reduziert sich das Risiko der avaskulären Nekrose mit der Operationstechnik und der Auswahl des Implantats. Es ist deshalb einer indirekten Repositionstechnik und Minimalosteosynthese der Vorzug zu geben.

Grundsätzlich bestehen keine Kontraindikationen zur Hohlschraubenapplikation bei Oberarmkopfbrüchen. Allerdings muß bei geschlossenen nichtreponierbaren Mehrfragmentfrakturen und Luxationsfrakturen auf halboffene oder offene Verfahren gewechselt werden.

Nachbehandlung

Postoperativ wird der Arm für 3 Wochen mittels einer Schulterbandage ruhiggestellt. Abhängig von der intraoperativ erzielten Stabilität, wird ab dem 1. postoperativen Tag mit passiven Bewegungsübungen (Flexion in der Skapularebene) begonnen. Die Rotation und aktive Mobilisierung ist für 3–4 Wochen nach der Operation zu meiden. Nach 6 Wochen werden die Bohrdrähte entfernt. Die Schrauben werden belassen oder können innerhalb eines halben Jahres entfernt werden.

Literatur

1. Brooks CH, Revell WJ, Heatley FW (1993) Vascularity of the humeral head after proximal humeral fractures. J Bone Joint Surg (Br) 75-B: 132–136
2. Kuner EH, Siebler G (1987) Luxationsfrakturen des proximalen Humerus – Ergebnisse nach operativer Behandlung. Eine AO-Sammelstudie über 167 Fälle. Unfallchirurgie 13: 64–71
3. Münst P, Kuner EH (1992) Osteosynthesen bei dislozierten Humeruskopffrakturen. Orthopäde 21: 121–130
4. Neer CSII (1970) Displaced proximal humeral fractures. Part II. Treatment of three-part and four-part displacement. J Bone Joint Surg (Am) 52-A: 1090–1130
5. Povacz P, Resch H (1998) Osteosynthese bei proximalen Humerusfrakturen. Ther Umsch 55: 192–196
6. Resch H, Kathrein K, Golser K, Sperner G (1992) Arthroskopische und perkutane Verschraubungstechniken mit einem neuen Verschraubungssystem. Unfallchirurg 95: 91–98
7. Resch H, Beck E, Bayley I (1995) Reconstruction of the valgus-impacted humeral head fractures. J Shoulder Elbow Surg 4: 73–80
8. Resch H, Povacz P, Fröhlich R, Wambacher M (1997) Percutaneous fixation of three-and four-part fractures of the proximal humerus. J Bone Joint Surg (Br) 79-B: 295–300

Perkutane Kirschner-Draht-Spickung von Humeruskopffrakturen

H. LILL

Voraussetzungen und technisches Equipment

Technische Voraussetzungen sind:
- Operationsnormaltisch,
- Kirschner-Drähte (KD) der Stärke 1,6–2,5,
- Standardbohrmaschine mit Schnellspannfutter,
- Knochengrundsieb mit Elevatorien, Raspatorium und Einzinkerhaken,
- Flach- und Rundzangen, Drahtschneidezange.

Ein Durchleuchtungsgerät, (Bildverstärker, BV) mit 100-Hz-Monitor, Bildspeicher und gepulster Durchleuchtungsmöglichkeit sowie Zoom und Printer sind weitere technische Voraussetzungen.

Lagerung und Operationsvorbereitung

Der Patient wird zur Narkoseeinleitung (Allgemeinnarkose oder Plexusanästhesie) auf dem Rücken gelagert, der Operationstisch danach am Oberkörper um etwa 30–40° angehoben (Abb. 1). Der Kopf des Patienten sollte dabei an der Tischkante in einer Kopfschale gelagert und fixiert werden. Der Patient nimmt nun eine halbsitzende Position, die sogenannte Beach-chair-Position ein. Es ist darauf zu achten, daß die zu operierende Schulter über den Operationstisch hinausragt, um einen ungehinderten Durchleuchtungsvorgang zu gewährleisten. Vor der Operation sollte eine Kontrolldurchleuchtung in beiden Ebenen erfolgen, um ein ungehindertes Durchschwenken des BV zu überprüfen.

Das Anbringen eines sog. Schulterbänkchens erweist sich hinsichtlich der Lagerung des entsprechenden Arms als nützlich. Um auch bei forcierteren Repositionsmanövern und Manipulationen eine sichere Lage des Patienten zu gewährleisten, ist die Anlage eines Thoraxfixationsgurts sinnvoll. Dieser sollte jedoch in Absprache mit der Anästhesie nicht zu straff angelegt werden, um eine ausreichende Atemexkursion zu ermöglichen.

Die Desinfektion erfolgt im gesamten Schulterbereich und dem verletzen Arm. Dabei wird unter-

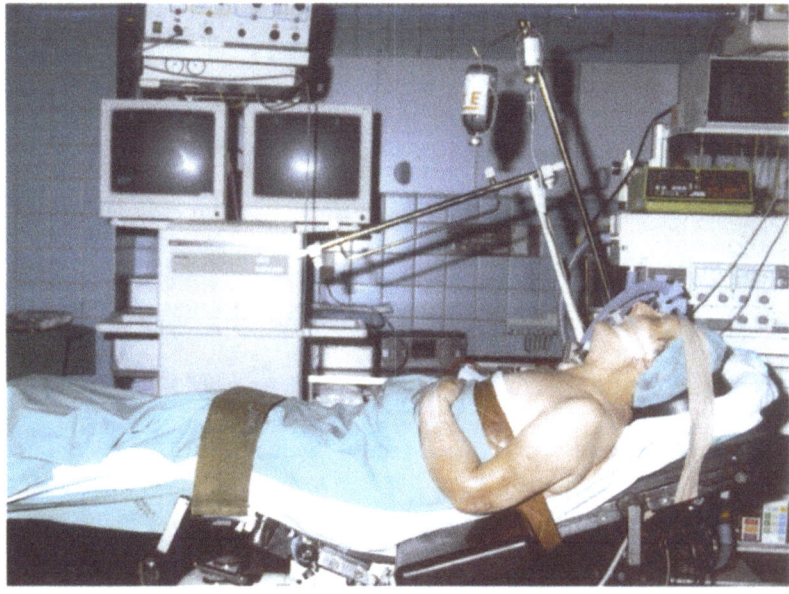

Abb. 1. Beach-chair-Lagerung. Wichtig ist die frei bewegliche Schulter mit der Möglichkeit der Lagerung des Armes auf dem sog. Schulterbänkchen. Fixationspunkte des Patienten sind die Oberschenkel, der Thorax und der Kopf

stützend der Arm durch einen Assistenten gehalten. Anschließend werden die Hand und der distale Unterarm mit einem sterilen Überzug versehen und abgeklebt. Die sterile Abdeckung des Patienten erfolgt mit einem großen U-Tuch von distal entlang der Axillarfalte und proximal die Schulterregion umschlagend und einem großem selbstklebenden Körpertuch nach proximal.

Der BV erhält ebenfalls eine 3fach-Abdeckung. Der BV-Monitor steht auf der kontralateralen Seite, der C-Bogen wird von kranial in senkrechter Richtung an die verletzte Schulter herangefahren.

Operationsablauf

Reposition

Zunächst erfolgt die geschlossene Reposition unter radiologischer Kontrolle in 2 Ebenen mit 70- bis 80°-abduziertem Arm. Die weiteren Schritte der Reposition sind der kontinuierliche Längszug am angewinkelten Arm und die Korrektur der Rotationsfehlstellung durch Außen- oder Innenrotation (Abb. 2). Die häufig beobachtete Dorsalabkippung des proximalen Hauptfragments wird durch Anteversion des Arms korrigiert; zusätzlich empfiehlt es sich noch, Druck auf den Oberarmschaft von ventral auszuüben. Das Repositionsergebnis wird vom 1. Assistenten „übernommen" und der Arm konsequent in der Repositionsstellung gehalten. Vom Operateur kann der Druck auf den Humerusschaft von ventral mit der Faust ausgeübt werden.

Kirschner-Draht, Technik

Um die Rotationsstabilität zu erhöhen, wird eine Drahtfixation in 2 Ebenen angestrebt. In der Regel sind 3–4 Drähte, wahlweise der Stärke 2, besser 2,5 notwendig, um eine ausreichende Stabilisation der Fraktur zu erreichen. Diese sollten divergent im Humeruskopf plaziert werden. Ein Vorbohren ist nicht erforderlich. Zunächst wird 1 KD von lateral für die Stabilisierung in der Frontalebene ca. 3–4 cm distal der subkapitalen Fraktur eingebracht, dessen Spitze zentral im Humeruskopf zu liegen kommen sollte. Prinzipiell ist beim Einbohren darauf zu achten, daß nach Weichteilperforation guter Knochenkontakt gesucht werden sollte. Der KD muß zunächst im 90°-Winkel angesetzt werden, um ein Abrutschen auf der Kortikalis zu vermeiden. Der Bohrdraht sollte hochtourig gefahren werden und nach „Ankörnen" der Kortikalis in einen Winkel von ca. 30° abgesenkt werden. Dies ist notwendig, um im Humerusschaft ausreichend Halt zu finden und somit das distale Fragment suffizient zu fassen. Wird die laterale Kortikalis in einem größeren Winkel bereits durchbohrt, ist eine Winkelkorrektur häufig nicht mehr möglich. Der KD muß in einer Linie laufen, da sonst ein Bruch des Drahts komplizierend auftreten kann. Beim gesamten Vorgang ist die ca. 30°-Retroversion des Humeruskopfs zu beachten.

Der 2. KD sollte in annähernd gleicher Ebene von lateral eingebracht werden. Der 3. KD wird von ventral zur Stabilisierung der Sagittalebene plaziert (Abb. 3). In Abhängigkeit von der Fraktur kann ein 4. und 5. KD notwendig sein. Eine Verletzung des N. axillaris kann bei Beibehaltung der o. g. Prinzipien vermieden

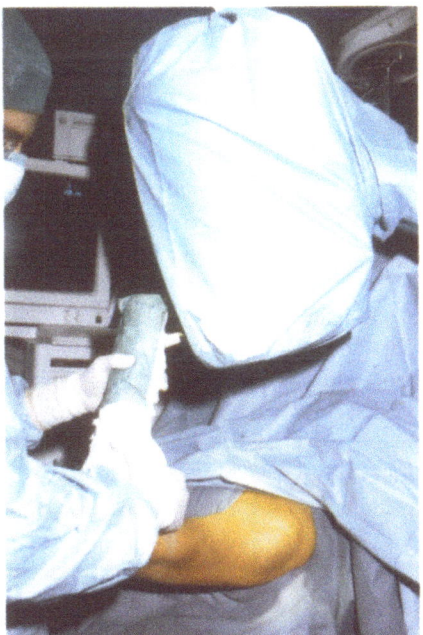

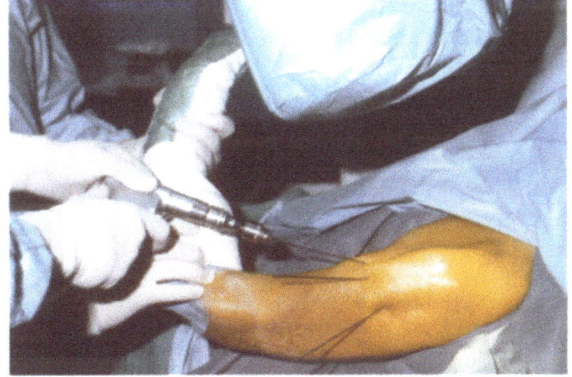

◀ **Abb. 2.** Indirekte Reposition der Fraktur unter radiologischer Kontrolle: Abduktion, Anteversion, Innenrotation und axialer Zug

Abb. 3. Perkutane Kirschner-Draht-(KD)-Plazierung unter radiologischer Kontrolle. Der 1. Assistent hält das Repositionsergebnis. Zwei KDs sollen von lateral, einer von ventral plaziert werden, um in 2 Ebenen zu stabilisieren

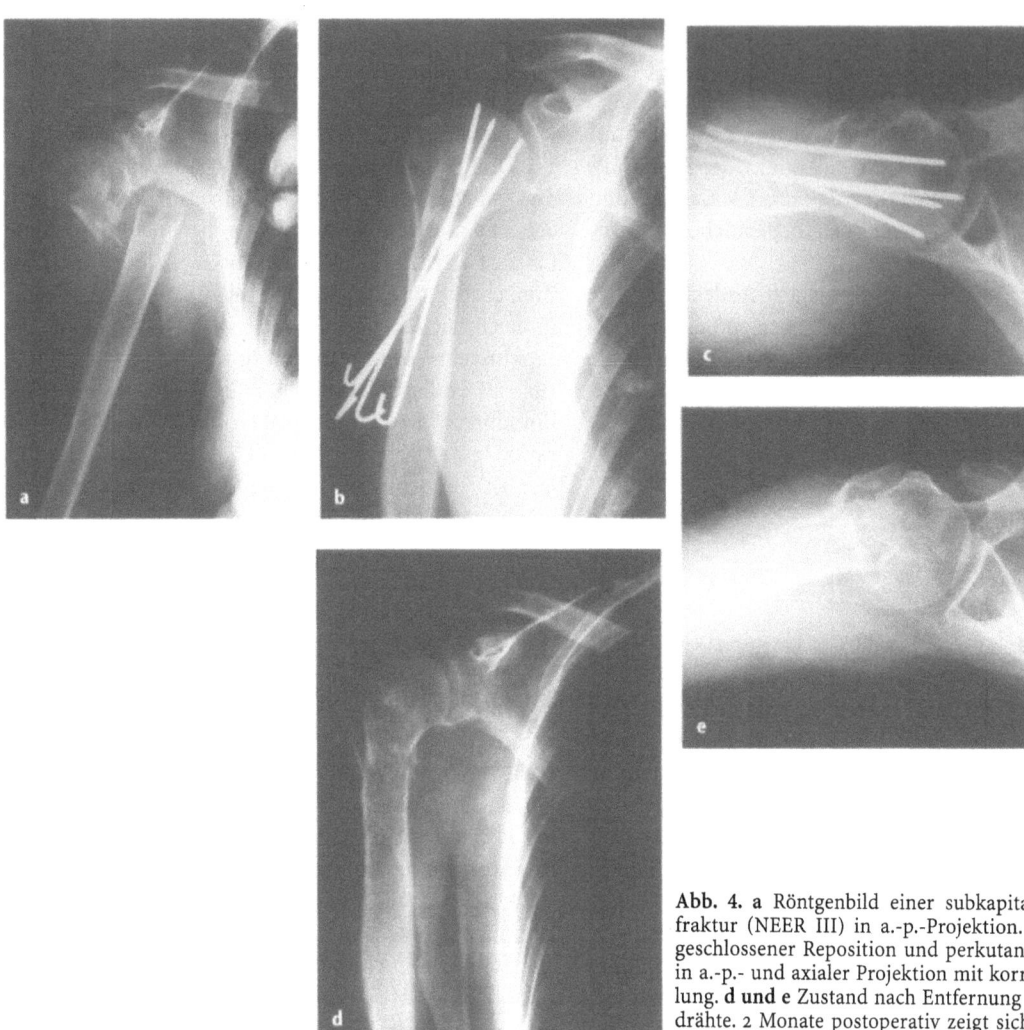

Abb. 4. a Röntgenbild einer subkapitalen Humerusfraktur (NEER III) in a.-p.-Projektion. **b und c** Nach
geschlossener Reposition und perkutaner KD-Stiftung
in a.-p.- und axialer Projektion mit korrekter Achsstel-
lung. **d und e** Zustand nach Entfernung der Kirschner-
drähte. 2 Monate postoperativ zeigt sich im a.-p.- und
axialem Strahlengang eine korrekte Achs- und Fragmentstellung

werden, wobei insbesondere auf Eintrittspunkte
der Kirschner-Drähte proximal des Ansatzes des
M. deltoideus bzw. 5 cm distal des Akromions zu achten ist.

Die Drahtspitzen sollten direkt subchondral im
Humeruskopf zu liegen kommen, da sie dort den best-
möglichen Halt finden. Das Einbringen der Kirschner-
Drähte erfolgt unter radiologischer Kontrolle in den
beiden Standardebenen. Eine Bilddokumentation des
Repositionsergebnisses sowie die Lage der Drähte ist
durchzuführen (Abb. 4).

Die Einbringung erfolgt in der Regel perkutan oder
über kleine Hautinzisionen. Zum Kürzen der Drähte
werden die Weichteile zum Knochen gedrängt und mit
der Drahtschneidezange durchtrennt. Alternativ können diese auch umgebogen und danach abgesetzt werden (Abb. 4).

Operationsvarianten und Besonderheiten

Transmedulläre Technik

Die Kirschner-Drähte der Stärke 2,0- oder 2,5 mm
werden am zugespitzten Ende leicht vorgebogen.
Nach einem kleinen Hautschnitt am Ansatz des
M. deltoideus und scharfer Präparation des Knochens
werden Bohrungen unikortikal mit Kirschner-Drähten
der gleichen Stärke durchgeführt. Man treibt 3–4
Kirschner-Drähte durch kontrollierte Hammerschläge
auf eine die Kirschner-Drähte fixierende Zange zunächst bis zur Fraktur vor. Die Reposition erfolgt
wie bei dem Standardoperationsverfahren (s. o.). Das
Repositionsergebnis wird vom ersten Assistenten
gehalten, während der Operateur die Kirschner-Drähte
nun über die Fraktur vortreibt und fächerförmig in
2 Ebenen im Humeruskopf plaziert. Abschließend
erfolgen die knochennahe Kürzung der Kirschner-
Drähte und der Hautverschluß (Abb. 5).

Abb. 5. a Röntgenbild einer dislozierten subkapitalen Humerusfraktur
(Neer III) im axialen- und a.-p.-Strah-
lengang. **b** Transmedulläre Technik.
Postoperatives Röntgenbild mit korrekter Stellung der Fraktur in beiden Ebenen

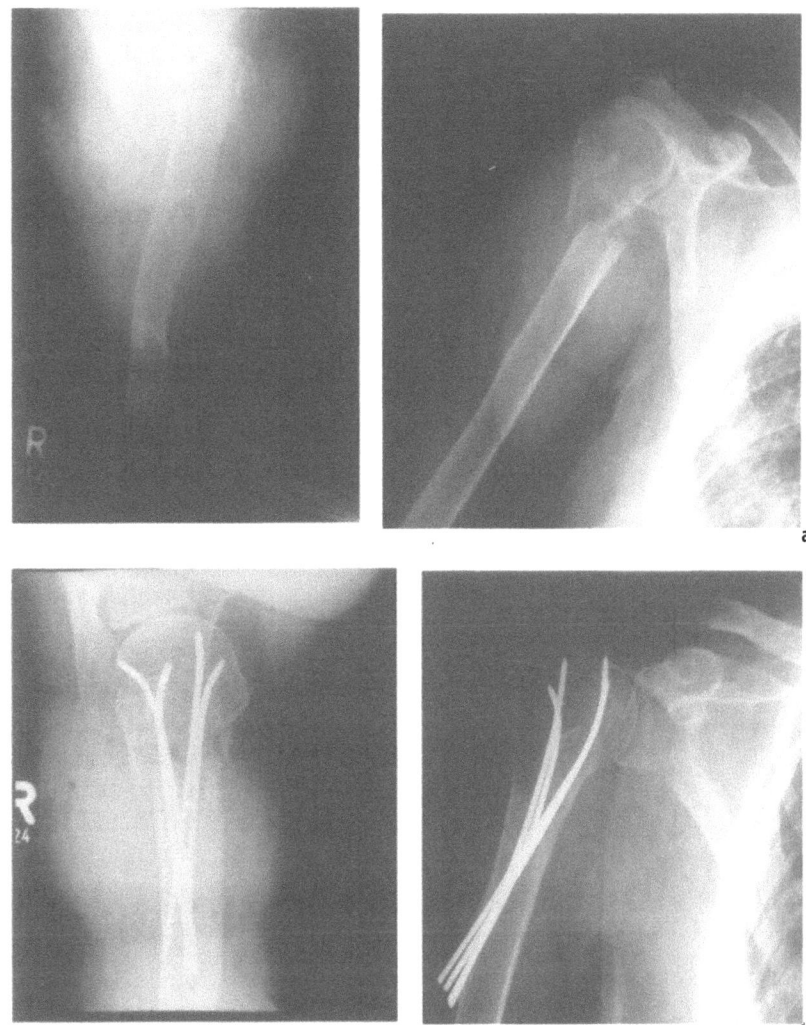

Umbiegen der Kirschner-Drähte

Das Umbiegen der KD ist prinzipiell nicht zu empfehlen, kann aber in Ausnahmefällen (z. B. bei extremer
Osteoporose) indiziert sein. Eine verbesserte „Verankerung" der Drähte in den Weichteilen wird hierdurch
allerdings nicht erzielt.

Repositionshilfen

Bei starker Derotation und Dislokation des Humeruskopfs kann dieser mit einem in den Humeruskopf von
lateral perkutan eingebrachten 2,5- oder 3,0-KD reponiert werden. Zusätzlich kann in den proximalen
Humerusschaft ein KD gleicher Stärke eingebohrt werden, so daß beide Hauptfragmente reponiert und
approximiert werden können (Abb. 6).

In schwierigen Fällen ermöglicht ein durch eine
kleine Hautinzision eingebrachtes Raspatorium oder
Elevatorium, z. B. zur Aufrichtung eines Kopffrag-
ments, die direkte Manipulation.

Eine weitere Repositionsmöglichkeit stellt die sog.
„Freiheitsstatuenstellung" dar, hierbei wird der Arm
unter Zug in die maximale Elevation/Außenrotation
gebracht und die Fraktur temporär mit einem KD
fixiert. In der Ausgangsstellung (s. o.) erfolgen die
radiologische Kontrolle der Frakturstellung und
schließlich die Plazierung von weiteren Drähten in der
Standardtechnik.

Vorgehen bei 3-Segment-Frakturen

Beim Vorliegen einer zusätzlichen Tuberculum-majus-
Fraktur sollte zunächst die subkapitale Komponente
versorgt werden. Das Tuberculum-majus-Fragment
muß häufig durch einen perkutan eingebrachten
Einzinkerhaken retrahiert und mit 2 KD fixiert werden (Abb. 7). Diese werden von retrograd über das

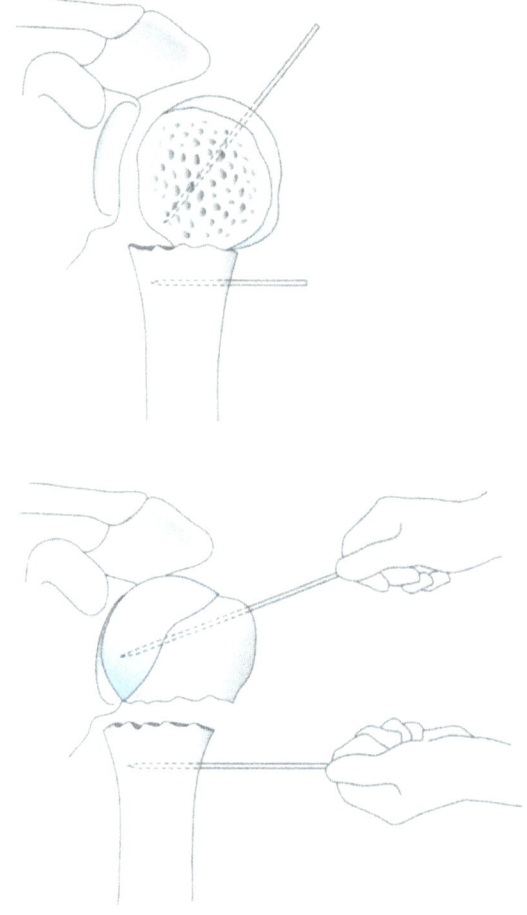

Tuberculum majus eingebracht und können in der medialen Kortikalis des proximalen Schafts verankert werden.

Kirschner-Draht-Entfernung

Die Entfernung der Drähte erfolgt in Abhängigkeit von der knöchernen Konsolidierung und der Drahtwanderung zwischen der 4. und 8. postoperativen Woche. Die KDs werden radiologisch lokalisiert und über kleine Hautschnitte in Lokalanästhesie mit der Spitzzange entfernt.

Indikation/Kontraindikation, Nachbehandlung

Die proximalen Humerusfrakturen haben einen Anteil von 5 % aller Extremitätenfrakturen, ca. 60–80 % können aufgrund geringer Dislokation erfolgreich konservativ behandelt werden [1, 3, 4, 14]. Die perkutane Kirschner-Draht-Stabilisierung wird oft als Kompromißlösung zwischen rein konservativer und offener Osteosynthese angewendet.

Die präoperative Diagnostik beinhaltet neben der klinischen Untersuchung und Anamnese die Röntgenaufnahmen des verletzten Schultergelenkes im a.-p.- und axialen Strahlengang. Diese beiden Projektionsebenen sind bei der proximalen Humerusfraktur immer möglich, wobei ein chirurgischer Assistent den verletzten Arm entsprechen halten sollte [2]. Die Frakturen werden anhand der beiden Röntgenstandardprojektionen klassifiziert, wobei die Klassifikation nach Neer [10] sich allgemein durchgesetzt hat (Abb. 8). Diese basiert auf der 4-Segment-Theorie mit klinisch relevanter Einteilung in die Frakturtypen, so daß hieraus die Operationsindikation abgeleitet werden kann und prognostische Aussagen möglich sind.

Die Indikation zu Operation sollte bei einer Humeruskopfabkippung von mehr als 45° und einer Ad-latus-Verschiebung >1 cm gestellt werden [3, 4, 7, 10, 14]. Eine gute Indikation zur perkutanen KD-Stabilisierung stellen die Neer-III-Frakturen, also die dislozierten subkapitalen Humerusfrakturen dar. Auch bei den dislozierten subkapitalen Humerusfrakturen in Kombination mit einem dislozierten Tuberculum majus (Neer IV) werden mit der perkutanen KD-Technik gute Ergebnisse erzielt [5]. Diese Indikationsstellung muß jedoch äußerst kritisch gesehen werden, da zum einen die perkutane Reposition des Tuberculum majus häufig sehr schwierig ist und zum anderen aufgrund der retrograd eingebrachten Kirschner-Drähte zur Fixation des Tuberkulum eine frühfunktionelle

Abb. 6. Repositionshilfen (Schematische Darstellung). Jeweils ein KD wird im Kopf- und Schaftfragment perkutan eingebracht. Durch bimanuelle Manipulation werden beide Hauptfragmente direkt reponiert

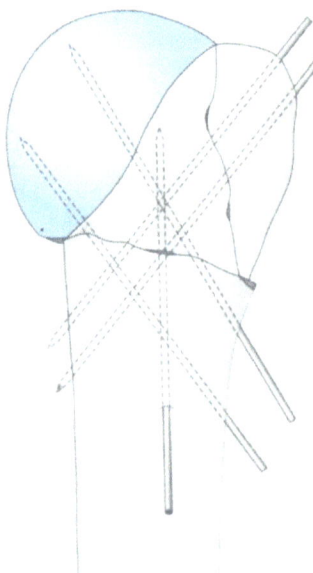

Abb. 7. Idealpositionierung der Kirschner-Drähte in schematischer Darstellung. Bei zusätzlicher Tuberculum-majus-Fraktur werden 2 KDs von retrograd eingebracht und in der medialen Kortikalis des proximalen Schafts verankert

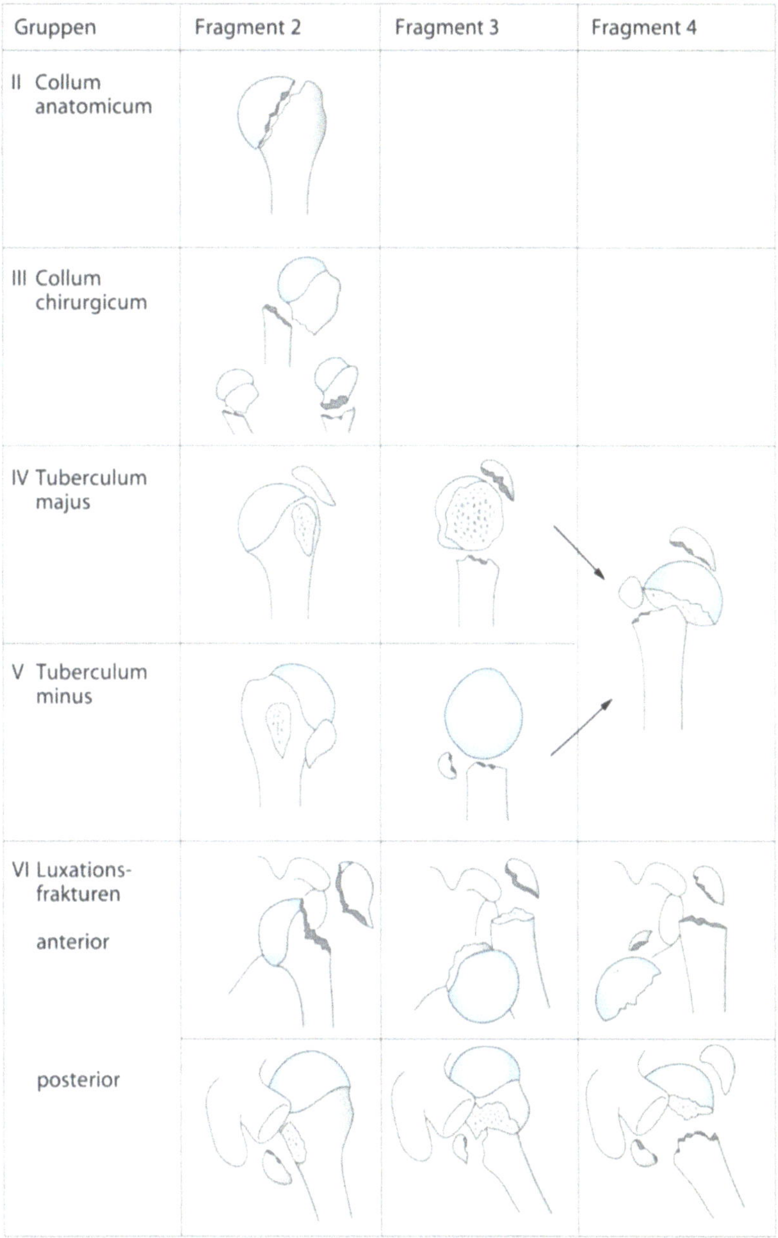

Abb. 8. Klassifikation der Humeruskopffrakturen, (Nach Neer [10])

Gruppen	Fragment 2	Fragment 3	Fragment 4
II Collum anatomicum			
III Collum chirurgicum			
IV Tuberculum majus			
V Tuberculum minus			
VI Luxationsfrakturen anterior			
posterior			

Behandlung nur eingeschränkt möglich ist. Die perkutane Einbringung von kanülierten Schrauben ist der alleinigen KD-Stabilisierung hierbei überlegen [12].

Kontraindikationen zu perkutanen KD-Stabilisierung stellen die dislozierten Frakturen im Collum anatomicum (Neer II), die 4-Segment-Frakturen (Neer IV/V) und die Luxationsfrakturen (Neer VI) dar. Bei diesen Frakturtypen können weder eine perkutan ausreichende Reposition noch eine suffiziente Stabilisierung erzielt werden. Die Neer-II-Frakturen sind eine Domäne der Schraubenosteosynthese [2]. Die Komplexverletzungen (Neer IV–VI) stellen ein Herausforderung an Versorgungsstrategie und Operation dar.

Die minimalosteosynthetischen Verfahren mit offener Reposition und einem Minimum an Implantaten (Drähte, Schrauben, Cerclagen) werden auch hierbei zunehmend propagiert [6, 8, 9, 13].

Generell müssen allerdings wegen der teilweise schlechten operativen Ergebnisse auch konservative Behandlungsmaßnahmen, die befriedigende Ergebnisse liefern können [11, 15], mit in die therapeutischen Überlegungen einbezogen werden.

Die Drahtverankerung stellt das Hauptproblem bei der perkutanen KD-Stabilisierung dar. Aufgrund der osteoporotischen Knochen der häufig älteren Patienten kommt es frühzeitig zur Drahtwanderung und somit zum Korrekturverlust [7] (s. Abb. 4). Auch die transmedulläre Technik bietet diesbezüglich nur geringe Vorteile [7]. Weder die Anwendung von Gewindedrähten noch das Umbiegen der Drähte bringen eine entscheidende Verbesserung der Verankerung. Eine weitere Ursache für eine frühzeitige Drahtwanderung sind technisch nicht korrekt eingebrachte Kirschner-Drähte, insbesondere wenn diese zu weit mediokaudal im Humeruskopf zu liegen kommen [5] oder zu weit kranial im Schaft eingebracht werden. Weiterhin ist es von enorm wichtiger Bedeutung, eine Stabilisierung in zwei Ebenen durchzuführen.

Die Nachbehandlung ist funktionell mit krankengymnastischen Übungen ab dem 1. postoperativen Tag. Die ersten beiden postoperativen Wochen sollten lediglich Pendelübungen und passive Bewegungen aus dem Gilchrist-Verband bis maximal 60° in Abduktion und Anteversion vorgenommen werden. Weiterhin werden isometrische Übungen durchgeführt. Ab der 3. Woche sind passive und assistive Bewegungen bis 90°-Abduktion und Anteversion möglich. Der Schulterstuhl kommt für das CPM (Continous passive motion) zum Einsatz. PNF-Bewegungsmuster (Propriozeptive neuromuskuläre Fazilitation) sind ab der 4. Woche erlaubt. Wichtig bei dem Gesamtkonzept ist es, die Patienten zu eigenständigen Übungen anzuleiten. Zur Therapie begleitend werden Antiphlogistika und Analgetika verabreicht und lokale Eisanwendungen durchgeführt. Der Gilchrist-Verband sollte insgesamt vier Wochen getragen werden.

Die perkutane Kirschner-Draht Stabilisierung stellt eine operative Möglichkeit bei subkapitalen Humerusfrakturen dar. Die Indikation zur Operation sollte sehr streng anhand der Röntgenbilder und der Frakturklassifikation sowie in Abhängigkeit vom Allgemeinzustand und Aktivitätsniveau des Patienten gestellt werden. Bei suffizienter Reposition und korrekter technischer Durchführung können bei den isolierten subkapitalen Humerusfrakturen (Neer III) befriedigende und gute Ergebnisse erwartet werden.

Literatur

1. Böhler J (1976) Konservative Therapie der Humeruskopf- und Halsfrakturen. Hft Unfallheilk 126: 21–26
2. Echtermeyer V, Sangmeister M, Lange K, Lill H, Ludolph E, Reinbold WD, Tieben W (1996) Praxisbuch Schulter. Thieme, Stuttgart
3. Habermeyer P, Schweiberer L (1989) Frakturen des proximalen Humerus. Orthopädie 18: 200–207
4. Habermeyer P, Schweiberer L (1991) Oberarmkopffrakturen. Unfallchirurg 94: 438–446
5. Jaberg H, Warner JP, Jakob RP (1992) Percutaneous stabilization of unstable fractures of the humerus. J Bone Joint Surg 74 (A): 508–515
6. Lahm A, Roesgen M (1996) Minimalosteosynthese mit Drahtcerclagen bei dislozierten Humeruskopffrakturen. Akt Traumatol 26: 22–28
7. Lill H, Giers R, Schmidt A, Echtermeyer V (1996) Die subcapitale Humerusfraktur. Operative Technik mit einer modifizierten Kirschner-Drahttechnik. Chir Praxis 50: 427–438
8. Muller B, Bonnaire F, Kuner EH (1998) Behandlungskonzept, Technik und Ergebnisse bei dislozierten Frakturen des proximalen Humerus. Akt Traumatol 28: 61–70
9. Münst P, Kuner EH (1992) Osteosynthesen bei dislozierten Humerusfrakturen. Orth 21: 121–130
10. Neer CS (1970) Displaced proximal humeral fractures. Classification and evulation. J Bone Joint Surg 52-A: 1077–1089
11. Rasmussen S, Hvass I, Dalsgaard J, Christensen BS, Holstad E (1992) Displaced proximal humeral fractures: results of conservative treatment. Injury 23: 41–43
12. Resch H, Povacz P, Fröhlich R, Wambacher M (1997) Percutaneous fixation of three- and four-part fractures of the proximal humerus. JBJS 79-B: 295–300
13. Siebler G, Walz H, Kuner EH (1989) Minimalosteosynthese von Oberarmkopffrakturen. Unfallchirurg 92: 169–174
14. Wörsdörfer O, Magerl F (1982) Operative Behandlung der proximalen Humerusfrakturen. Hft Unfallheilk 160: 136–154
15. Zyto K, Kronberg M, Broström LA (1995) Shoulder function after displaced fractures of the proximal humerus. J Shoulder Elbow Surg 4: 331–336

Unaufgebohrter Humerusnagel

P. VERHEYDEN, A. STREIDT

Instrumentarium

Abbildung 1 zeigt das für den Eingriff benötigte Instrumentarium.

Indikationsbreite (Abb. 2)

Mit dem minimal-invasiv implantierbaren unaufgebohrten Humerusnagel können alle Humerusschaftfrakturen, pathologische Frakturen und hypertrophe Pseudarthrosen versorgt werden [1].

Sowohl die retrograde als auch die anterograde Insertion sind durchführbar. Bei Frakturen in Schaftmitte und bei proximalen Frakturen ist die retrograde Variante aufgrund fehlender Irritation im Schulterbereich zu favorisieren.

Im Gegensatz zur Plattenosteosynthese, bei der postoperativ zwischen 9,8% und 12,3% über Radialisparesen berichtet wird [5, 6, 7, 8], ist diese entscheidende Komplikation mit dem UHN außerordentlich gering.

Lagerung

Bei retrograder Implantation wird der Patient bevorzugt in Bauchlage am Tischrand positioniert. Der frakturierte Oberarm liegt auf einem am Operationstisch befestigten röntgendurchlässigen Armbänkchen. Der Unterarm hängt senkrecht herab und muß bis 120° flektiert werden können. Der BV muß parallel zur Längsachse des Patienten am Kopfende stehen, so daß er eine Darstellung vom Humeruskopf bis zum Ellenbogen gestattet (Abb. 3).

Abb. 1. Instrumentarium

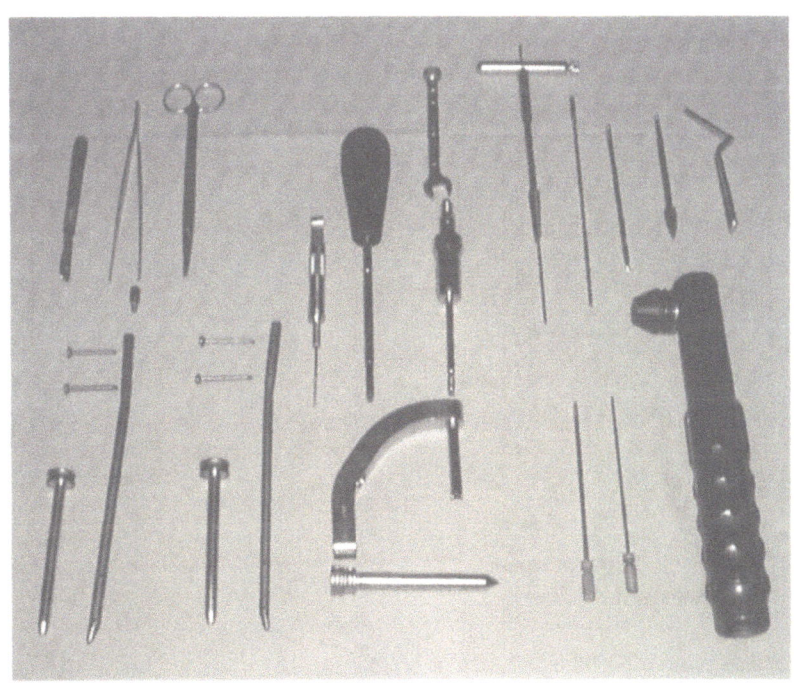

Bei Polytraumen oder schlechtem Allgemeinzustand ist die retrograde Nagelung auch in Rückenlage möglich, indem der Unterarm horizontal über dem Patienten auf einer an der Gegenseite befestigten Beinschale fixiert wird. Man nagelt dann den senkrecht stehenden Oberarm von oben nach unten.

Bei anterograder Implantation bietet sich die Beachchair-Position in Rückenlage bei 30°-aufgerichtetem Oberkörper an, wobei das entsprechende Schulterteil zu entfernen ist. Hat man so einen Tisch nicht zur Verfügung, wird der Patient an den Rand gelegt und so fixiert, daß der Oberarmkopf durchleuchtet werden kann.

Präoperative Planung und operative Technik

Implantatwahl

Mit der Meßlehre wird die benötigte Nagellänge bestimmt. Der Nagel soll bei retrograder Insertion nur wenig in den Humeruskopf hineinragen und etwa 5 mm proximal der Fossa olecrani enden. Dabei ist eine präoperativ evtl. noch vorhandene Distraktion oder

Abb. 2. Indikationsbreite

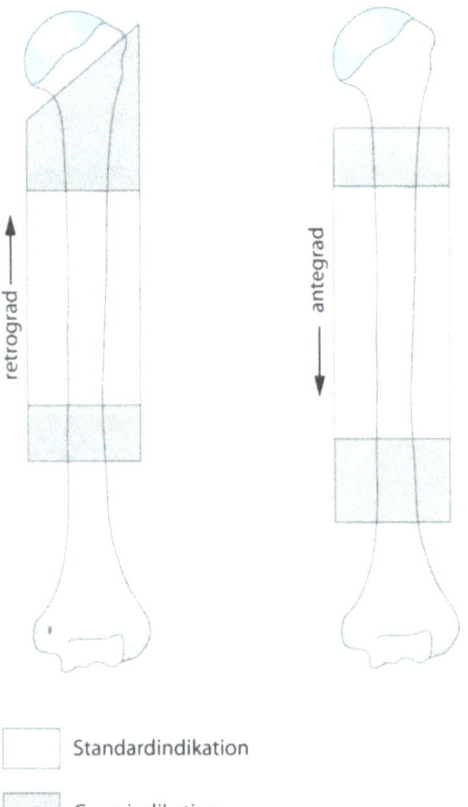

☐ Standardindikation

☐ Grenzindikation

Stauchung im Frakturbereich miteinzuberechnen. Bei anterograder Insertion muß der Nagel bündig mit dem Knochen am Tuberculum majus abschließen, um ein subakromiales Impingement zu vermeiden. Zur Festlegung des Implantatdurchmessers wird die entsprechende Markierung der Meßlehre genutzt. Prinzipiell ist die Bestimmung der Implantatdimensionierung auch am gesunden Arm möglich.

Operationstechnik bei retrograder Implantation

Die Längsinzision der Haut beginnt an der Olekranonspitze und reicht etwa 3 cm nach proximal. Anschließend spaltet man die Trizepssehne im Faserverlauf.

Unmittelbar oberhalb der Fossa olecrani befindet sich jetzt die Basis eines gedachten gleichschenkligen Dreiecks, dessen Eckpunkte nacheinander mit dem 3,2 mm- und anschließend mit dem 4,5-mm-Bohrer aufgebohrt werden (Abb. 4). Mit Hilfe der konischen Fräse kann die entstandene Öffnung danach auf ein etwa 10x20 mm großes Oval erweitert werden. Es ist äußerste Sorgfalt bei der Präparation des Nageleintrittspunkts geboten, um iatrogenen Schaftfrakturen vorzubeugen.

Der mit Kompressionsaufsatz und Zielbügel verbundene Nagel wird nun manuell durch leichte Drehbewegungen in den Markraum eingebracht und vorgeschoben. Dabei ist ein Hämmern unbedingt zu vermeiden, da iatrogene Frakturen die Folge sein könn-

Abb. 3. Lagerung

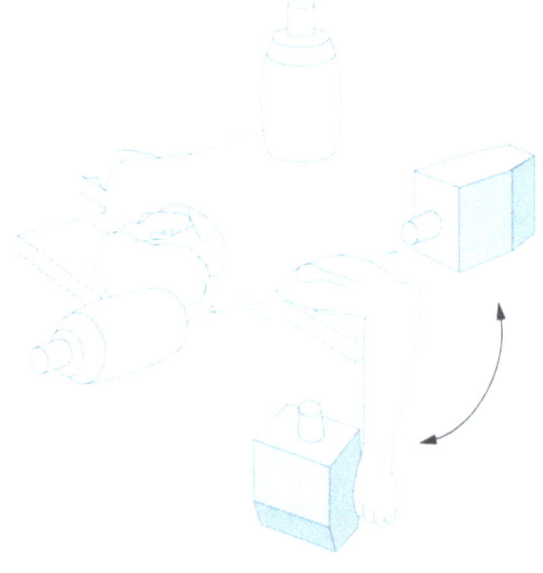

ten. Ein Assistent muß bis zur Entfernung des Zielbügels den Ellenbogen mindestens 90° gebeugt halten, weil sonst die Olekranonspitze daran hebelt, was ebenfalls zur Schaftsprengung führen kann.

Wenn die Nagelspitze ihre endgültige Position im Humeruskopf erreicht hat, erfolgt zuerst die proximale Verriegelung mit dem strahlendurchlässigen Winkelgetriebe. Um bei voluminösem Weichteilmantel nervenaufreibenden Suchaktionen von in den Weichteilen verlorenen Bolzen vorzubeugen, hat es sich bewährt, den Bolzen mit einem Hammerschlag auf geeigneter Unterlage etwas am Schraubendreher zu fixieren. Alternativ kann man den Bolzen mit einem Faden armieren. Bei Quer- und Schrägbrüchen sollte bei der distalen Verriegelung nach Einbringen des Bolzens am distalen Ende des dynamischen Lochs von der Möglichkeit der interfragmentären Kompression unter BV-Kontrolle Gebrauch gemacht werden. Dadurch verringert sich das Risiko einer Pseudarthrosebildung, welche in der Literatur in 0–7% der Fälle beobachtet wurde [2, 3, 4, 5]. Um die Kompression zu fixieren, wird ein zusätzlicher Bolzen in das statische Verriegelungsloch gesetzt.

Abschließend wird die Verschlußschraube zur Erleichterung einer eventuellen Materialentfernung eingebracht. Diese sollte man ggf. nach 9–12 Monaten durchführen, da nach längerer Zeit die Verriegelungsbolzen häufig überknöchert sind und die Entfernung über die vorbestehenden Stichinzisionen erschwert ist. Generell ist die Materialentfernung aber nicht nötig, da es sich um einen Titannagel handelt, und sie sollte nur erfolgen, wenn der Patient es ausdrücklich wünscht.

Operationstechnik bei anterograder Implantation

Man beginnt mit einer Stichinzision direkt lateral des Akromions in Richtung des Tuberculum majus. Anschließend wird unter Röntgendurchleuchtung in 2 Ebenen der exakte Insertionspunkt definiert. Dieser liegt in der a.-p.-Projektion in der Verlängerung der Schaftachse und in der seitlichen Ebene an der medialen Begrenzung des Tuberculum majus. Mäßige Adduktion des Armes erleichtert es, ihn zu finden (Abb. 5). Danach erfolgt das Einbringen eines Führungsdrahts, ebenfalls unter BV-Kontrolle. Mit dem kanülierten Pfriem kann darüber der Markraum eröffnet werden. Alles weitere verhält sich spiegelbildlich zur retrograden Technik.

Wesentlich ist noch, daß die Verschlußkappe bündig mit dem Knochen abschließen muß, um Irritationen der Rotatorenmanschette und ein subakromiales Impingement zu vermeiden.

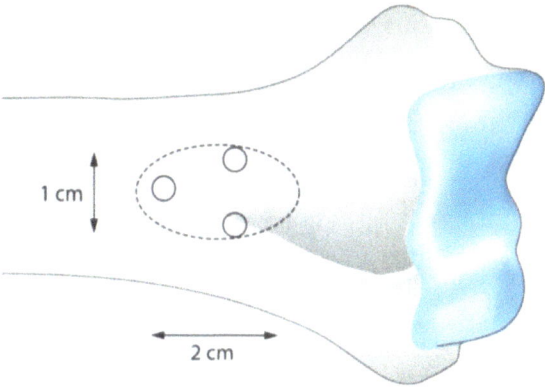

Abb. 4. Schaffung des Insertionspunkts bei retrograder Implantation

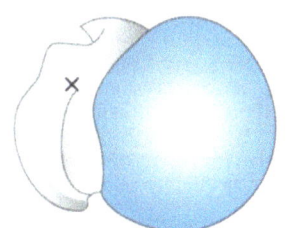

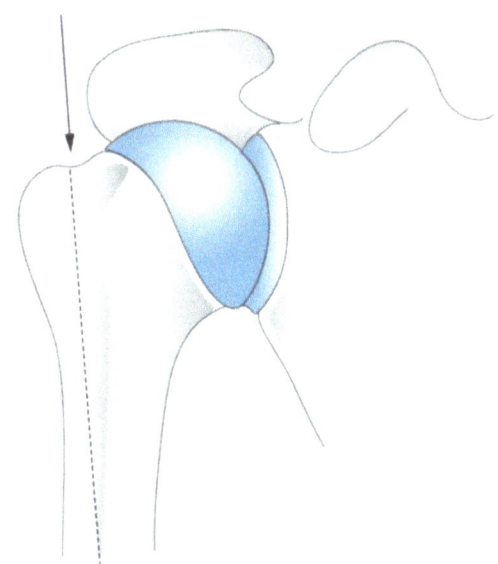

Abb. 5. Insertionspunkt bei anterograder Implantation

Nachbehandlung

Postoperativ ist eine frühfunktionelle schmerzorientierte Mobilisation möglich, um die Beweglichkeit in Schulter- und Ellenbogengelenk zu erhalten.

Literatur

1. Blum J, Rommens PM, Janzing H, Langendorff HS (1998) Retrograde Nagelung vo Humerusschaftfrakturen mit dem UHN. Unfallchirurg 5: 342–352
2. Brug E, Westphal T, Schäfer G (1994) Differenzierte Behandlung der Humerusdiaphysenfrakturen. Unfallchirurg 97: 633–638
3. Hackethal KH (1961) Die Bündelnagelung. Springer, Berlin Heidelberg New York
4. Hall RF Jr, Pankovic AM (1987) Ender nailing of acute fractures of the humerus; a study of closed fixation by intramedullary nails without reaming. J Bone Joint Surg (Am) 69: 558–567
5. Hegelmaier C,Aparth B von (1993) Die Plattenosteosynthese am diaphysären Oberarmschaft – Indikation, Risiken, Ergebnisse. Akt Traumatol 23: 36–42
6. Nast-Kolb D, Knoefel WT, Schweiberer L (1991) Die Behandlung der Oberarmschaftfraktur. Ergebnisse einer prospektiven AO-Sammelstudie. Unfallchirurg 94: 447–454
7. Rommens PM, Vansteenkiste F, Stappaerts KH, Broos PLO (1989) Indikationen, Gefahren und Ergebnisse der operativen Behandlung von Humerusschaftfrakturen. Unfallchirurg 92: 565–570
8. Schweiberer L, Poeplau P, Gräber S (1977) Plattenosteosynthese bei Oberarmschaftfrakturen-Sammelstudie der deutschen Sektion der AO-International. Unfallheilkd 80: 231–235
9. Verheyden P, Streidt A, Lill H, Weise K, Josten C (1998) Der unaufgebohrte Humerusnagel – Indikationen, Technik und klinische Erfahrungen. Akt Traumatol 6: 251–257

Ellbogen, Unterarm, Hand und Finger

Arthroskopie Handgelenk

H. Hempfling

Einleitung

Die erste Publikation über die Arthroskopie am Handgelenk erschien im Jahre 1979 von Chen [1]. Er berichtete, im Gegensatz zu Plank [12], über erste klinische Ergebnisse. Weitere Publikationen erschienen Mitte der 80er Jahre bereits mit dem Trend zur Standardisierung der Handgelenksarthroskopie [5].

Der Trend der Handgelenksarthroskopie, sowohl in der Vergangenheit als auch in der Zukunft, ist vergleichbar mit den Arthroskopien an anderen Gelenken. Die zunächst geübte Zurückhaltung scheint nun in eine Euphorie umzuschlagen; alle denkbaren Operationen am Handgelenk sollen nun arthroskopisch kontrolliert durchgeführt werden. Die Voraussetzung dazu ist jedoch eine penible Diagnostik, die die Handgelenksarthroskopie erst an letzter Stelle vorsieht, insbesondere dann, wenn eine arthroskopische Operation das Ziel sein soll. Die genaue Diagnostik an intraartikulären Strukturen setzt aber ein aufwendiges anatomisches Studium voraus, um nicht nur normale Strukturen, sondern auch deren Normvarianten zu kennen. Die Weiterentwicklung ist die Kenntnis der Pathologie, um das pathomorphologische Substrat richtig zu interpretieren. Es ist daher unzureichend, eine pathologische Veränderung als solche zu identifizieren, vielmehr müssen die pathologischen Zusammenhänge im Handgelenk studiert werden, im ulnokarpalen Gelenkraum, aber auch an allen anderen Stellen des Gelenks, einschließlich distalem Radioulnargelenk und Midkarpalgelenk. Für die Klinik ist somit neben der Anamnese die klinische Untersuchung mit standardisierten Röntgenaufnahmen absolut notwendig, erst in zweiter Linie können apparative diagnostische Verfahren eingesetzt werden. Hier konkurriert derzeit die Kernspintomographie mit der Arthroskopie, wobei jedoch die Wertigkeit beider Verfahren grundlegend verschieden ist. Die Kernspintomographie ist und bleibt eine rein diagnostische Maßnahme, wogegen die Arthroskopie am Handgelenk eine Operation anschließen läßt. Zweifelsfrei ist die Kernspintomographie im Vergleich zur Arthroskopie nichtinvasiv, zeigt aber in Bezug auf die Aussagekraft über intraartikuläre Strukturen auch Mängel. Somit resultiert für die Diagnostik eine sinnvolle synergistische Gelenksdiagnostik, d. h. eine Kombination zwischen Arthrographie und Arthroskopie. Die Wertigkeit der Kernspintomographie in der Beurteilung nichtintraartikulärer Strukturen ist heute Standard.

Die Frage bei einem invasiven Verfahren, wenn zunächst die Diagnostik geplant ist, ist immer die nach der therapeutischen Konsequenz. Mittlerweile hat die arthroskopische Operation nach dem diagnostischen endoskopischen Eingriff eine Häufigkeit von etwa 50% erreicht (Tabelle 1), dies bei einer Gesamtzahl von 358 Handarthroskopien.

Der Vergleich mit den anderen Gelenken läßt erkennen, daß arthroskopische Operationen am Handgelenk sich noch in der Entwicklungsphase befinden. Eine therapeutische Konsequenz stellt aber auch eine konservative Weiterbehandlung dar, natürlich neben der herkömmlichen Chirurgie. Im Gesamtarthroskopiegut der BG-Unfallklinik in Murnau ist im Vergleich der Jahre 1987 und 1994 ein deutlicher Wandel eingetreten. Einmal nahm die Zahl der Gesamtarthroskopien um mehr als das Doppelte zu, gleichzeitig hat sich die prozentuale Häufigkeit der Handarthroskopien ebenfalls verdoppelt. Eine prozentuale Abnahme zeigte sich lediglich am Kniegelenk (Tabelle 2, Abb. 1).

Der aktuelle Stand im Juni 1995 mit 430 Handarthroskopien, beginnend 1981, läßt die Zurückhaltung in

Tabelle 1. Therapeutische Konsequenzen nach diagnostischen Arthroskopien in %. 1976–1994 (n=12.002) – Stand 31.08.94

	Schulter	Ellbogen	Hand	Hüfte	Knie	OSG/USG
AS-Op	57,9	49,6	50,6	50,0	68,9	63,6
Chirurgisch	38,5	33,0	27,4	5,9	25,2	30,6
Konservativ[a]	3,6	17,4	22,0	44,1	5,9	5,8

[a]einschl. arthroskopischer Lavage.

Tabelle 2. Häufigkeit von Arthroskopien

Gelenke	1987 (n=434) [%]	1994 (n=978) [%]
Schulter	15	19
Ellbogen	4	4
Hand	5	10
Hüfte	3	2
Knie	62	55
OSG	11	10
Gesamt	100	100

Tabelle 3. Handgelenksarthroskopien 1981–1995. Diskusresektion vs. Diskusrepair

	Gesamt (n)	Diskusresektion	Diskusrepair
1981–1985	12	–	–
1986	6	–	–
1987	24	–	–
1988	33	–	–
1989	29	–	–
1990	41	–	–
1991	63	7	3
1992	37	2	0
1993	47	5	1
1994	100	11	5
bis Juni 1995	38	5	0
Summe	430	30	9

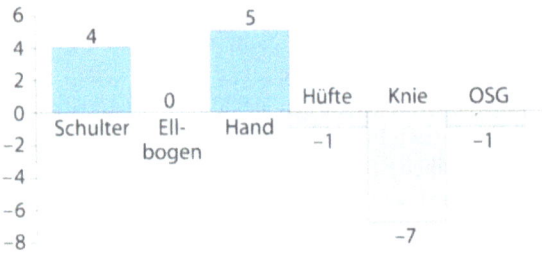

Abb. 1. Arthroskopien – Änderung der prozentualen Verteilung zwischen 1987 und 1994

bestimmten, aber interessanten operativen Verfahren erkennen. Diskusresektionen und Diskusrekonstruktionen sind erst seit 1991 zu verzeichnen (Tabelle 3). Dies liegt zum einen in der nicht einfachen Technik begründet, zum anderen aber auch darin, daß entsprechende operative herkömmliche Maßnahmen erst wenige Jahre vorher Allgemeingut in der Handchirurgie wurden. Alle arthroskopischen Operationen am Handgelenk setzten eine standardmäßige arthroskopische Technik voraus.

Technik

Das technische Umfeld für eine Handgelenksarthroskopie ist aufwendig und zugleich kostspielig. Bei Rückenlagerung des Patienten muß eine Extension des Handgelenks gewährleistet sein, z. B. wie zur Reposition einer distalen Radiusfraktur (Abb. 2). Diese Extension gewährleistet neben einer Aufweitung des Handgelenks nach der Punktion zum Druckausgleich auch eine Erkennung karpaler Instabilitäten durch Stufenbildung in der proximalen Handgelenksreihe, ein Verfahren, das für die Radiologie Fortems et al. einführten [2]. Für den arthroskopischen Eingriff selbst sind die wie für jede andere Arthroskopie auch notwendigen Gerätschaften bereitzustellen, d. h. die Möglichkeit zur Flüssigkeitsfüllung, aber auch zur Kohlendioxidgasfüllung, Shaversysteme sowie die für die Inspektion benötigten Lichtgeräte einschließlich Videoanlage. Dazu bedarf es einer Röntgeneinrichtung, da im Sinne des „triple injection wrist arthrogram" [25] eine synergistische Gelenkdiagnostik durch Kombination von Arthrographie und Arthroskopie durchgeführt werden sollte. Skapholunäre und/oder lunotriquetrale Bandin-

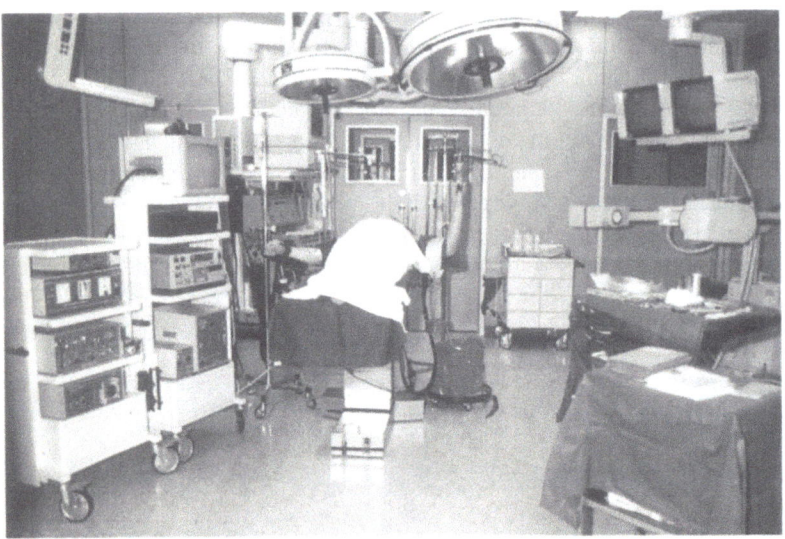

Abb. 2. Technisches Umfeld zur Handgelenksarthroskopie

stabilitäten können bei der Arthrographie durch einen Klappeneffekt ein negatives Arthrogramm zeigen, obgleich eine Bandruptur vorliegt [20].

Das Instrumentarium ist denkbar einfach und vergleichbar mit dem für jede andere Arthroskopie, es werden jedoch kleinere Instrumente gefordert. Der Arthroskopschaft sollte einen Außendurchmesser von 3 mm nicht überschreiten. Für die Diskusresektion sowie auch für die Knorpelglättung sind kleine durchgreifende Knipszangen erforderlich, für eine Diskusnaht wird ein spezielles Nadelsystem benötigt. Da vor der Arthroskopie die Arthrographie vorgenommen werden sollte, sind eine dünne Nadel sowie Kontrastmittel erforderlich (Abb. 3).

Zugänge und Narkose

Routinezugänge sind streckseitig lokalisiert (Abb. 4), es müssen sowohl das Midkarpalgelenk als auch das Radiokarpalgelenk und das distale Radioulnargelenk entsprechend den Fragestellungen inspiziert werden. Beugeseitige Zugänge [7] werden vorgeschlagen, entsprechend Leichenpräparationen, eine praktische Anwendung erfolgt bis heute, zumindest im großen Stile, wegen der doch nicht zu übersehenden Gefahren nicht. Als Narkoseform kann jede Form der Allgemeinanästhesie zur Anwendung kommen, aber auch Leitungsanästhesien (wir bevorzugen die Bier-i.-v.-Regionalanästhesie).

Abb. 4. Drei Standardzugänge zum *1* Midkarpalgelenk, *2* zum Radiokarpalgelenk und *3* zum distalen Radioulnargelenk

Diagnostik

Zur exakteren Beurteilung eines Handgelenkes empfiehlt Taleisnik [16] vor jedem Eingriff eine Röntgenaufnahme des Pisotriquetralgelenks, um arthrotische Veränderungen in diesem Bereich auszuschließen. Für die Arthroskopie des Midkarpalgelenks sollte entsprechend dem Vorschlag Viegas [17] eine Typisierung des Lunatohamatgelenks vorgenommen werden. Zur Extension und Aufdehnung aller 3 Gelenksabschnitte können Kohlendioxidgas (nicht jedoch bei frischen Verletzungen) sowie Ringerlösung angewandt werden. Wird eine Beurteilung der Synovialis gewünscht, so ist die Flüssigkeitsfüllung unumgänglich. Der diagnostische Untersuchungsgang, in aller Regel durch den dorsoradialen Zugang für das Radiokarpalgelenk, fordert die Einstellung aller Strukturen (Abb. 5), insbesondere auch der 5 beugeseitigen Bänder (vgl. Testut-Ligament), die intrakapsulär, aber extrasynovial liegen,

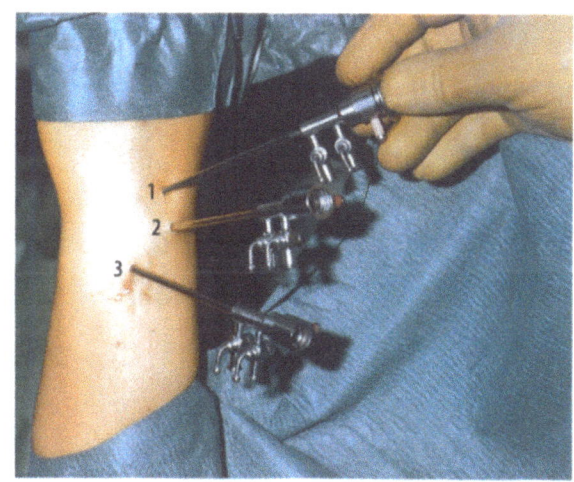

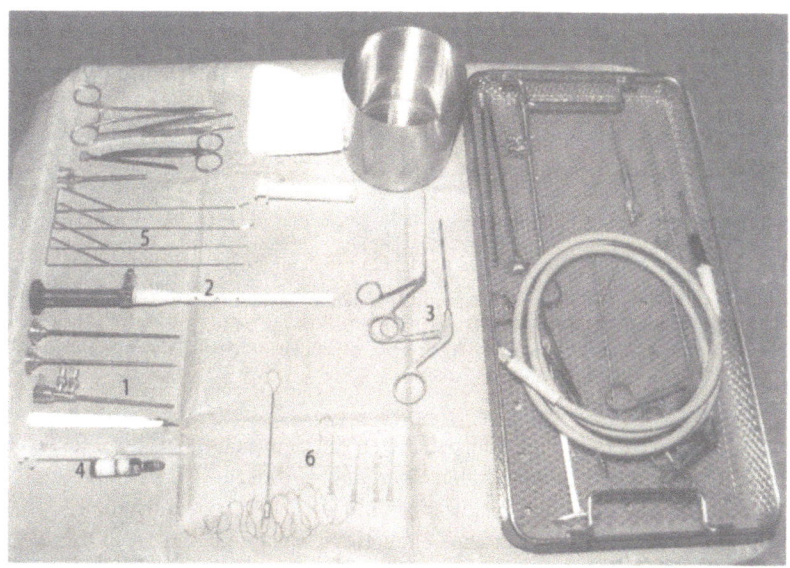

Abb. 3. Instrumententisch für die Arthroskopie am Handgelenk. (*1* Nadelarthroskopschaft mit 2 parallelen Anschlüssen, *2* Nadeloptik, *3* dünne durchgreifende Knipszangen, *4* Kontrastmittel und Punktionsnadel, *5* verschiedene Taststäbe, *6* Nahtset für die Diskusrefixation)

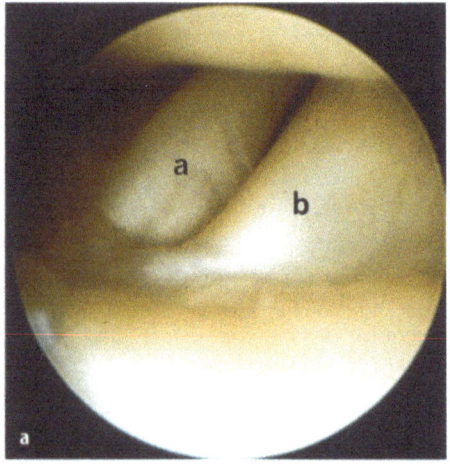

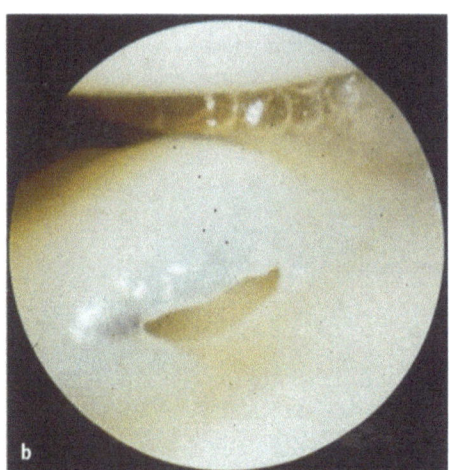

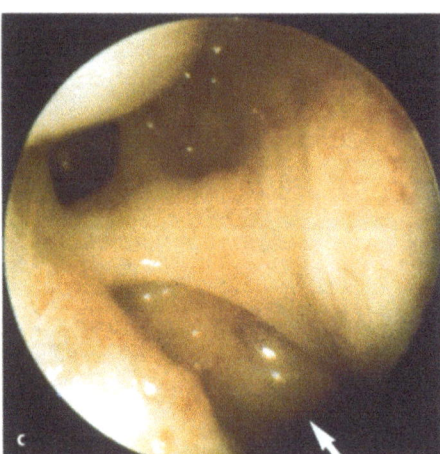

Abb. 5a–c. Normalbefunde. **a** Radialseitige Bänder, *a* Lig. radio-scaphocapitatum, *b* Lig. radiolunotriquetrum; **b** Diskus mit zentraler, normaler Defektbildung; **c** Recessus praestyloideus ulnae *(Pfeil)*

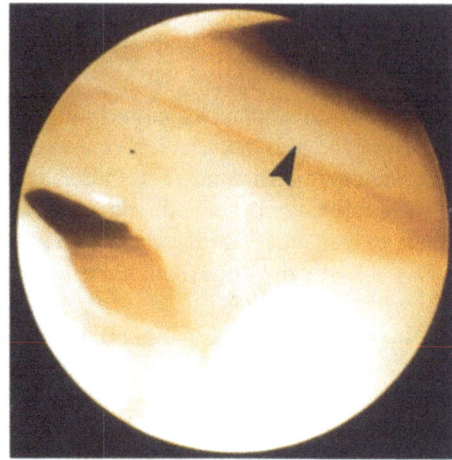

Abb. 6. Meniskushomolog *(Pfeil)*

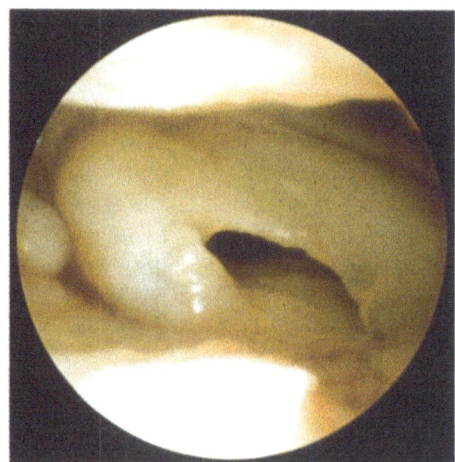

Abb. 7. Zentraler Diskusdefekt und radialseitige Abrißverletzung des Diskus (linker Bildrand)

dazu der Beurteilung der Knorpelflächen mit dem skapholunären und lunotriquetralen Übergang, Radiusgelenkfläche und auch des Diskusareals mit dem Recessus praestyloideus ulnae sowie seiner Normvarianten und eines möglicherweise vorhandenen Meniskusho-mollogs (Abb. 6). Pathologische Veränderungen sind heute klassifiziert, die Einteilung von Knorpelschäden kann entsprechend den Angaben von Outerbridge [10] in 4 Stadien vorgenommen werden. Vier Stadien der Instabilitäten zwischen Skaphoid und Lunatum bzw. Lunatum und Triquetrum sollten bekannt sein, und insbesondere auch die Unterscheidung des degenerativen Bandschadens von der Bandruptur und dessen Folgen [22]. Die Einteilung pathologischer Diskusveränderungen hat Palmer [11] veranschaulicht, auch mit dem Ziel, in die Klassifikation die den Diskus umgebenden Strukturen wie Ulnaköpfchen und Os lunatum bzw. Os triquetrum miteinzubeziehen. Hilfreich für die Diskusdiagnostik ist die vorausgeschickte Arthrographie (Abb. 7), die die Unterscheidung in Zusammenarbeit mit der Endoskopie zwischen Diskusrissen und Diskusdefekten zuläßt. Sind spezielle Fragestellungen in Bezug auf Synovialisdiagnostik erforderlich, so kann die Mikroarthroendoskopie weiter helfen [3, 6].

Nach der Endoskopie des Radiokarpalgelenks kann für die Aufklärung fraglicher interkarpaler Instabilitäten die Inspektion des Midkarpalgelenks erforderlich sein [18], aber auch zur Diagnostik in Bezug auf andere Fragestellungen in diesem Bereich. Die Arthroskopie des distalen Radioulnargelenks, technisch nicht einfach, ist in aller Regel speziellen Fragestellungen vorbehalten, die Häufigkeit dieser Untersuchungsschritte nimmt jedoch zu.

Daß für jede Arthroskopie am Handgelenk ein Taststab benötigt wird, sollte eigentlich keiner Erwähnung bedürfen.

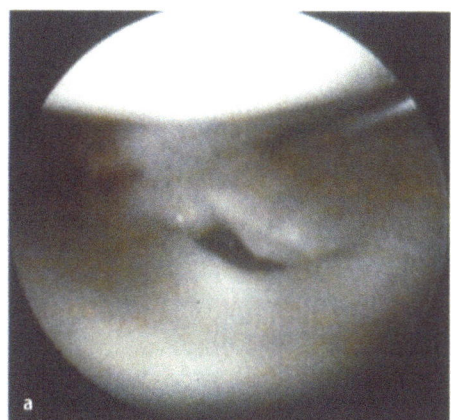

Arthroskopische Operationen

Neben dem Einsatz eines Taststabs und der Synovialisbiopsie unterscheidet man heute resektive und rekonstruktive Verfahren, erstgenannte überwiegen noch bei weitem.

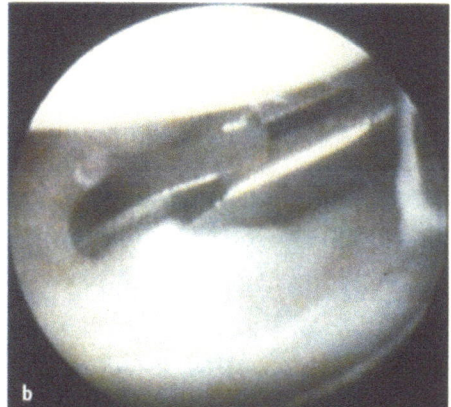

Resektive Verfahren

Neben Gelenkskörperentfernungen und partiellen und subtotalen Synovektomien werden heute Knorpelglättungen und Diskusteilresektionen durchgeführt [9], dazu auch Adhäsiolysen und Behandlungen des Empyems. Mit der Diskusteilresektion rückt immer mehr das Wafer-procedure in den Vordergrund, und zwar zur Behandlung des ulnokarpalen Abutmentsyndroms [14], zur Behandlung des ulnokarpalen Impingementsyndroms [19, 11] sowie des ulnokarpalen Impactionssyndroms. Es handelt sich um eine Ulnaköpfchenteilresektion zur Druckentlastung im Diskusbereich, evtl. auch verbunden mit einer partiellen Synovektomie und/oder Knorpelglättung im ulnokarpalen Gelenk.

Beim isolierten Diskusschaden/veraltete Ruptur kann auch die isolierte Diskusteilresektion angezeigt sein (Abb. 8). Es ist entscheidend, bei der Resektion möglichst einen stabilen Randbereich zu erhalten, um die Druckverteilung im Handgelenk nicht im Radiokarpalgelenk zu erhöhen. Daher muß, vergleichbar mit der Meniskusresektion, randständig ein stabiler Diskusrest erhalten werden. Unmittelbar nach einer Diskusteilresektion ist eine funktionelle Weiterbehandlung möglich, ruhigstellende Verfahren sind in aller Regel nicht angezeigt.

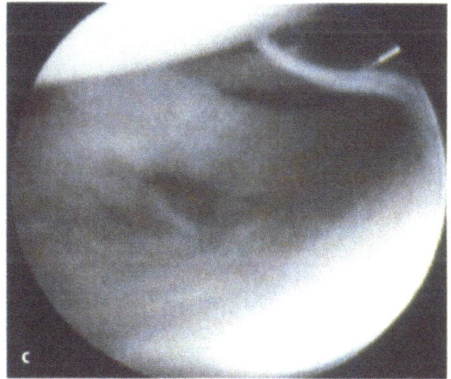

Abb. 8a–c. Diskusteilresektion. **a** Diagnostik des zentralen scharfrandigen Diskusdefektes, **b** Eingeführte Knipszange zur Teilresektion, **c** Postoperatives Ergebnis

Rekonstruktive Maßnahmen

Bei rechtzeitig erkannten Instabilitäten zwischen Skaphoid und Lunatum bzw. Lunatum und Triquetrum können eine arthroskopisch kontrollierte Reposition

und eine Kirschner-Draht-Retention vorgenommen werden [4]. Derartige arthroskopische Stabilisierungsverfahren sind auch bei distalen intraartikulären Radiusfrakturen möglich [4], aber auch bei Skaphoidfrakturen, die dann mit Kirschner-Drähten oder mittels Herbert-Screw zur Ausheilung kommen können [21, 8].

Zweifelsfrei liegt aber derzeit das Interesse an der Diskusfixation durch spezielle Nahttechniken [24, 15, 13].

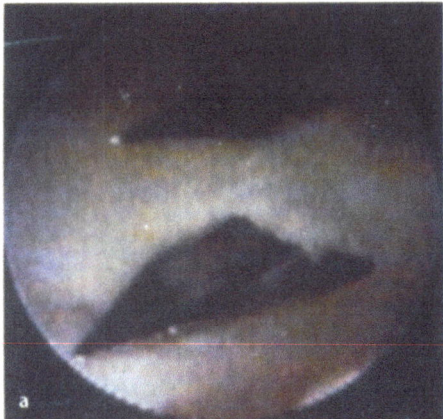

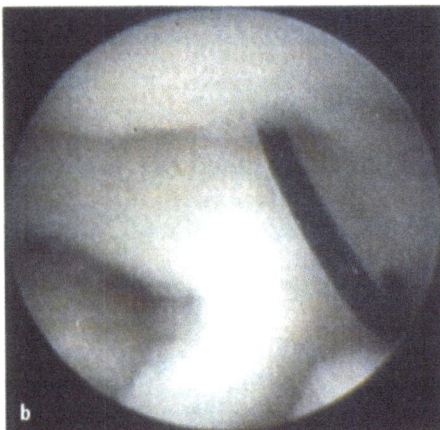

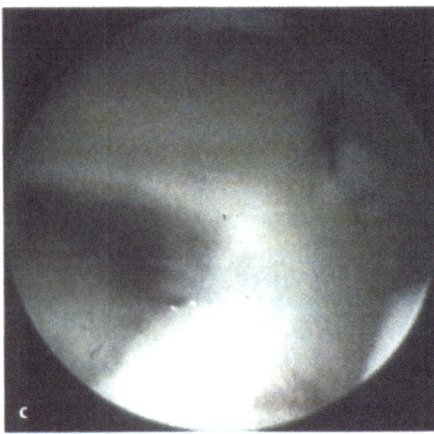

Abb. 9a–c. Ulnaseitige Diskusrefixation. **a** Zwei parallele Nadeln im Diskus liegend, **b** Durchgeführte Naht, **c** Angezogene Naht mit extraartikulärer, subkutaner Verknotung)

Man unterscheidet die Outside-in- und die Inside-out-Methode bei der ulnaren Refixation des Diskus. Komplizierter wird das Verfahren bei der radialen Refixation, hier werden dann Bohrkanäle durch den Radius benötigt, um u-förmig den Diskus am Radius zu stabilisieren. Es überwiegen die ulnaren Refixationsmethoden (Abb. 9). Es kommt resorbierbares Nahtmaterial zum Einsatz. In der Weiterbehandlung

sind fixe Daten bisher nicht etabliert, man muß jedoch eine Ruhigstellung, insbesondere zur Aufhebung des Dreheffekts, zwischen 6 und 12 Wochen einkalkulieren.

Bei der Diskusrefixation ist entscheidend, daß die frische Verletzung auf diese Weise therapiert wird. Aus dieser Aussage resultiert, daß auch die frische Verletzung bekannt werden muß, und das bedeutet, es gibt die Indikation zur Arthroskopie am Handgelenk beim Hämarthros ohne Nachweis einer frischen knöchernen Verletzung, aber auch bei der distalen Radiusfraktur, die ja zur Instabilität im distalen Radioulnargelenk führen kann.

In letzter Zeit wird auch immer mehr die Indikation zur Arthroskopie bei der distalen Radiusfraktur gesehen, nicht nur um die Fragmente anatomisch gerecht zu reponieren und optisch zu kontrollieren, sondern auch um die Begleitverletzungen zu erfassen. Die typischen Begleitverletzungen bei der distalen Radiusfraktur sind die skapholunäre und die lunotriquetrale Bandruptur, aber auch die Diskusruptur. In den Fällen der skapholunären Bandruptur bietet sich die passagere Transfixation mit Kirschner-Drähten an, um dem gerissenen Band die Möglichkeit zu geben, narbig auszuheilen.

Diskussion

Die Zahl der Handgelenksarthroskopien nimmt zu, so wie auch die Zahl derjeniger, die diese Methode durchführen. Es zeichnet sich ein Trend ab, der mit der Arthroskopie am Kniegelenk vergleichbar ist, dies auch berechtigterweise. Es gibt eigentlich keinen Grund, das Handgelenk, abgesehen von der Tatsache, daß es ein nicht axial belastetes Gelenk ist, anders zu behandeln als jedes andere Gelenk auch. Da die Arthrographie und die Arthroskopie invasive und damit mit Komplikationen behaftete Verfahren darstellen, ist es selbstverständlich, daß sie, was die Diagnostik betrifft, an letzter Stelle in der Untersuchungskette sein müssen. Diese Invasivität ist ein Grund mehr, wenn schon derartige Verfahren gewählt werden müssen, sie auch dann zu kombinieren im Sinne der synergistischen Gelenkdiagnostik, so daß nicht 2 invasive Methoden hintereinander zur Anwendung kommen. Die Kombination von Arthroskopie und Arthrographie erhöht auch die Aussagekraft sowohl des einen als auch des anderen Verfahrens. Es sollte aber dann eine präzise Diagnose gestellt werden. Dies muß sich auch in der Nomenklatur der pathologischen Befunde bzw. des pathomorphologischen Substrats äußern. Es bedarf der Unterscheidung, ob ein Diskusschaden bzw. ein degenerativer Diskusdefekt oder eine frische bzw. veraltete Diskusruptur vorliegt. Dies hat einmal eine große Bedeutung für die Begutachtung eines Handgelenks, zum anderen aber auch für die therapeutische Konsequenz. Frische Diskusrisse sollten heute rekonstruiert werden, degenerative Diskusschäden bis hin zum degenerativen Diskusdefekt bedürfen im Rahmen eines ulnokarpalen Impingementsyndroms einer Dekompression. Ähnlich verhält es sich mit den interkarpalen Bandveränderungen mit der Unterscheidung einer Bandruptur von einem Bandschaden [23]. Die frische Bandruptur ist der geeignete Fall für eine interkarpale Stabilisierung und daher besteht auch am Handgelenk die Indikation zur diagnostischen Arthroskopie beim klinisch stabilen Gelenk mit Hämarthrosbildung ohne Nachweis einer frischen knöchernen Verletzung. In einem hohen Prozentsatz findet man bei distalen Radiusfrakturen auch Mitverletzungen interkarpaler Bänder, aber auch Diskusverletzungen, die sich z. B. durch Abriß des Processus styloideus ulnae auch im Röntgenbild zeigen können. Liegt dieser Abriß des Processus styloideus nicht vor, so kann auch eine intersubstanzielle Diskusverletzung als Begleitläsion bei der distalen Radiusfraktur angenommen werden. Die Indikation zur Handgelenksarthroskopie besteht also nicht nur beim unklaren Handschmerz, sondern auch ganz gezielt beim unklaren Hämarthros nach einer frischen Verletzung und bei all den Handgelenken, die durch entsprechende Vordiagnostik einer operativen Arthroskopie zugeführt werden können, z. B. zur Entfernung von Gelenkskörpern. Eine denkbar gute Indikation zu einer arthroskopischen Operation sehen wir in der Refixation intraartikulär gelegener, frischer Diskusrupturen, die jedoch nur selten durchgeführt werden, da meistens erst veraltete Schäden zur Arthroskopie kommen. Katastrophale Folgen hat das verspätete Eingreifen bei skapholunären oder lunotriquetralen Instabilitäten, da bekanntlich sowohl Teilarthrodesen als auch Bandplastiken in diesem Bereich oft dem Patienten nicht das gewünschte Ergebnis bringen.

Schlußendlich sehen wir heute in der Arthroskopie am Handgelenk (Midkarpalgelenk, distales Radioulnargelenk, Radiokarpalgelenk) eine Möglichkeit, frühzeitig eine richtige Diagnose zu stellen. Es gibt auch die Möglichkeit zur arthroskopischen Operation, die die aufwendige und folgenreiche Arthrotomie am Handgelenk vermeiden läßt.

Indikationen, Kontraindikationen, Komplikationen

Im Prinzip gelten für die Indikation sowie für die Kontraindikation zur Arthroskopie am Handgelenk die gleichen Voraussetzungen wie an den anderen großen Gelenken. Da nun einmal vor jeder Therapie eine präzise Diagnose stehen sollte, dies aber am Handgelenk mit den herkömmlichen Verfahren, einschließlich Kernspintomographie, nicht immer möglich ist, spielt die Arthroskopie am Handgelenk zur Diagnostik eine große Rolle.

Zum anderen gilt, daß nur arthroskopische Operationen durchgeführt werden können, die auch auf herkömmliche offene Weise möglich sind. Daraus resultiert, daß durch die Arthroskopie nicht neue Operationsmethoden geschaffen werden, sondern nur die Morbidität reduziert wird. Es resultiert aber auch aus der diagnostischen Arthroskopie ein präziseres Vorgehen zur Therapie, z. B. zur Diskusteilresektion. Dem Patienten bleibt eine doch komplikationsträchtige Handarthrotomie, im Endeffekt mit dem gleichen therapeutischen Ziel, erspart. Die Arthroskopie bietet hier die Möglichkeit, mit geringster Morbidität das gleiche Ergebnis postoperativ zu erreichen.

Bezüglich der Kontraindikationen bestehen diese natürlich dann, wenn eine Kontraindikation zu irgendeiner Form der Narkose besteht, aber auch bei allgemeinen Infektzeichen im Bereich des Handgelenks, abgesehen vom Empyem. Dieses kann der arthroskopisch kontrollierten Spülung – auch sich wiederholend – zugeführt werden.

Die Komplikationen sind in die arthroskopietechnischen sowie in die allgemein operativen Komplikationen einzuteilen.

Indikationen zur Handgelenksarthroskopie

Die Indikation zur diagnostischen Arthroskopie besteht dann, wenn die herkömmlichen diagnostischen Verfahren nichtinvasiver Art nicht mit dem klinischen Befund in Übereinklang zu bringen sind, und die Indikation zur Arthroskopie besteht dann, wenn eine therapeutische Konsequenz aus der diagnostischen Aussage resultiert.

Spezielle Indikationsstellungen sind meist für die arthroskopische Operation vorgesehen, z. B. zur Diskusteilresektion oder zur ulnaren Dekompression, zur Diskusrefixation bzw. Diskusnaht, weiter bei distalen Radiusfrakturen, wenn die Arthroskopie zur Kontrolle des Repositionsergebnisses intraartikulärer Frakturlinien dienen soll, sowie auch zur temporären Transfixation frischer Rupturen des skapholunären bzw. lunotriquetralen Übergangs. Indiziert ist die Arthroskopie zur Abklärung des instabilen distalen Radioulnargelenks, natürlich mit dem Ziel der arthroskopisch kontrollierten Bandnaht sowie zur Synovialisdiagnostik, z. B. mittels der Mikroarthroendoskopie.

Nicht zu vergessen ist die Möglichkeit der arthroskopisch kontrollierten Spülung beim Handgelenkempyem, die Therapie erfolgt stadienorientiert. Eine ideale Indikationsstellung ist die zur Entfernung freier Gelenkkörper bzw. Knorpel-Knochen-Fragmenten,

u. a. bei der Lunatummalazie, dann, wenn andere Verfahren nicht zur Anwendung kommen sollen.

Kontraindikationen zur Handgelenksarthroskopie

Eine Kontraindikation besteht dann, wenn keine therapeutische Konsequenz aus der gewonnenen Erkenntnis zu ziehen ist, allerdings auch dann, wenn die für die Arthroskopie notwendige Narkose mit einer Kontraindikation behaftet ist (es handelt sich immer um einen Wahleingriff), oder wenn infektiöse Geschehen in der Umgebung des Handgelenkes diesen Eingriff verbieten.

Eine der wesentlichen Kontraindikationen ist die Gelenkspaltweite. Wenn die klinische Prüfung und das Röntgenbild erwarten lassen, daß der Gelenkspalt nicht auf 3–4 mm distrahiert werden kann, so sollte man die Handgelenksarthroskopie unterlassen.

Komplikationen der Handgelenksarthroskopie

Neben den technischen Komplikationen mit Fehlpunktionen, Schädigungen der umgebenden Nerven, Gefäße und Sehnen, dürfte wohl die häufigste Komplikation die Knorpelschädigung bei der Punktion sein, wobei Zahlen nicht vorliegen und auch nicht vorliegen können – es resultiert wohl eine Dunkelziffer.

Bei operativen Maßnahmen sind die gleichen Komplikationen zu erwarten, wie sie auch von der offenen Chirurgie her bekannt sind.

Literatur

1. Chen YC (1979) Arthroscopy of the wrist and finger joints. Orthop Clin North Am 10: 723–733
2. Fortems Y, Mawhinney I, Lawrence T, Stanley JK (1994) Traction radiographs in the diagnosis of chronic wrist pain. J Hand Surg 19B/3: 334–337
3. Frizziero L, Georgountzos A, Zizzi F, Focherini MC (1992) Microarthroscopic study of the morphologic features of normal and pathological synovial membrane. Arthroscopy 8 (4): 504–509
4. Hanker GJ (1991) Diagnostic and operative arthroscopy of the wrist. Clin Orthop Relat Res 263: 165–174
5. Hempfling H (1985) Die Arthroskopie großer Gelenke. Klinikarzt 14: 816
6. Hempfling H (1994) Die Mikroarthroendoskopie – Ein neues Verfahren? Rheuma 14/1: 1–9
7. Jantea CL, Fu FH, McCarthy DM, Herndon JH, Horikoshi M (1994) Palmar approaches/portals for arthroscopy of the wrist. Arthroskopie 7: 225–231
8. Mackie IG, Pemberton DJ, Maheson M (1990) Arthroscopic use of the herbert screw in osteochondritis dissecans. J Bone Joint Surg 72B: 1076
9. Melone CP, Nathan R (1992) Traumatic disruption of the triangular fibrocartilage complex. Clin Orthop Relat Res 275: 65–73
10. Outerbridge RE (1961) The etiology of chondromalacia patellae. J Bone Joint Surg (Br) 43: 752–757
11. Palmer AK (1990) Triangular fibrocartilage disorders: injury patterns and treatment. Arthroscopy 6/2: 125–132
12. Plank E (1979) Die Technik der Arthroskopie des oberen Sprunggelenkes, des Ellbogengelenkes und des Handgelenkes. In: Blauth W, Donner K (Hrsg) Arthroskopie des Kniegelenkes. Symposion Kiel. Thieme, Stuttgart, S 146–149
13. Poehling GG (1994) Arthroscopy of the wrist and elbow. Raven press, New York
14. Schuurman AH, Bos KE (1995) The ulno-carpal abutment syndrome. Follow-up of the wafer procedure. J Hand Surg 20B/72: 171–177
15. Stanley JK, Trail IA (1994) Carpal instability. J Bone Joint Surg 76-B/5: 691–700
16. Taleisnik J (1988) Clinical and technologic evaluation of ulnar wrist pain. J Hand Surg 13-A/6: 801–802
17. Viegas SF (1990) The lunatohamate articulation of the midcarpal joint. Arthroscopy 6/1: 5–10
18. Viegas SF, Patterson RM, Hokanson JA, Davis J (1993) Wrist anatomy: incidence, distribution, and correlation of anatomic variations, tears, and arthrosis. J Hand Surg 18A/3: 463–475
19. Watson HK, Brown RE (1989) Ulnar impingement syndrome after Darrach procedure: treatment by advanced lengthening osteotomy ot the ulna. J Hand Surg 14A: 302–306
20. Whipple TL (1991) Surgical technique for wrist arthroscopy (1991) In: McGinty et al. (ed) Operative arthroscopy. Raven Press, New York
21. Wozasek GE, Moser KD (1991) Percutaneous screw fixation for fractures of the scaphoid. J Bone Joint Surg 73-B/1: 138–142
22. Wright TW, DelCharco M, Wheeler D (1994) Incidence of ligament lesions and associated degenerative changes in the elderly wrist. J Hand Surg 19A/1: 313–318
23. Wright TW, Dobyns JH, Linscheid RL, Macksoud W, Siegert J (1994) Carpal instability non-dissociative. J Hand Surg 19B/6: 763–773
24. Zachee B, De Smet L, Fabry G (1993) Arthroscopic suturing of TFCC lesions. Arthroscopy 9 (2): 242–243
25. Zinberg EM, Palmer AK, Coren AB, Levninsohn EM (1988) The tripple injection wrist arthrogram. J Hand Surg 13A: 803–809

Stoßwellentherapie bei Enthesiopathien am Beispiel der plantaren Fasziitis (Fersensporn) und der Epicondylopathia humeri

M. Buch, H. Hahne

Bildliche Darstellung und Erläuterung des technischen Equipments

Die Abb. 1–4 zeigen das zum Eingriff erforderliche technische Equipment.

Landmarken/Lagerung

Verschiedene Ankopplungsarten des SW-Kopfs an die Ferse/Ellbogen und Behandlungsarten sind beschrieben: Frontale Ankopplung mit Biofeedback Fokussierung und/oder Inline-Sonoortung, Mediale Ankopplung mit Biofeedback Fokussierung unter Outline-Sonoortung, Mediale Ankopplung mit röntgenologischer Fokussierung.

In den meisten Fällen kann die Therapie am sitzenden Patienten erfolgen. Hier wird der dreidimensional im Raum bewegliche Therapiekopf an die Ferse oder den Ellbogen angekoppelt. Bei Behandlungen an Geräten, welche ursprünglich für die Urologie zur Nierensteinlithotrypsie konzipiert wurden, gestaltet sich der Behandlungsablauf häufig schwieriger, da der Patient zum SW-Kopf gebracht werden muß. In diesen Fällen erfolgt die Therapie häufig im Liegen.

Operationsablauf/Varianten

Bei der Therapie des symptomatischen Fersensporns kann die Stoßwelle von plantar oder medial an die Ferse angekoppelt werden. Da die „region of interest" am Tuberculum mediale calcanei gelegen ist, haben sich Ankopplungsverfahren von lateral nicht bewährt.

Bei der Therapie des Ellbogens kann die Stoßwelle frontal oder tangential sowohl am radialen wie am ulnaren Epikondylus angekoppelt werden.

In der Literatur wird über Behandlungen mit verschiedenen Energiemengen berichtet. Bei den Verfahren mit geringen Energiemengen erübrigt sich ein Anästhesieverfahren. Die Verwendung höherer Ener-

gieflußdichten erfordert eine Analgesie des Patienten. In der Praxis werden Lokalanästhesie oder Neuroleptanalgesie angewandt [1, 2, 8].

Bei der Stoßwellenapplikation kann die Lage des Fokus der Stoßwelle mit 3 Methoden kontrolliert werden:

● 1. Bei der sog. Biofeedbackfokussierung wird der Patient aufgefordert, den für ihn als nadelartigen Stich spürbaren Fokus der Stoßwelle auf den Punctum maximum seines Schmerzes zu legen. Dies gelingt am besten, wenn der Therapiekopf von plantar an den Fuß oder frontal an den Ellbogen angekoppelt wird. Bei der Ankopplung von medial (Ferse)/tangential (Ellbogen) wird zwar mehr Stoßwellenenergie auf den Sehnenansatz/Impuls appliziert (zigarrenförmiges Fokusfeld), der Patient kann aber den Fokuspunkt nicht so gut lokalisieren. Regelmäßige Unterbrechungen der Thera-

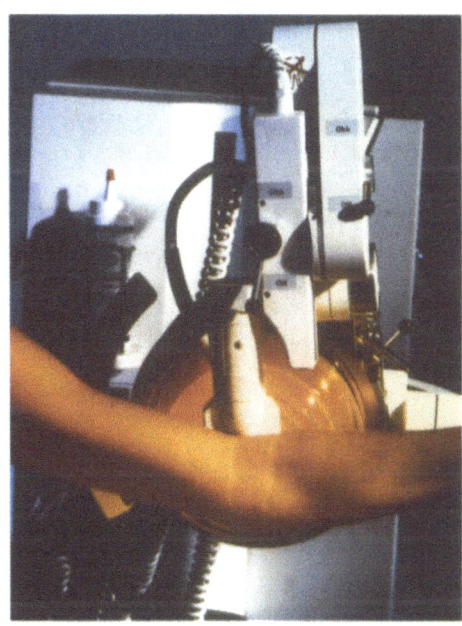

Abb. 1. Dornier Epos Ultra. Elektromagnetischer Stoßwellenemitter mit 7,5-MHz-Linearschallkopf, der den Fokus isozentrisch zeigt; tangentiale Ankopplung des Ellbogens an den SW-Kopf, sonographische Kontrolle des Fokus in der lateralen Schnittebene

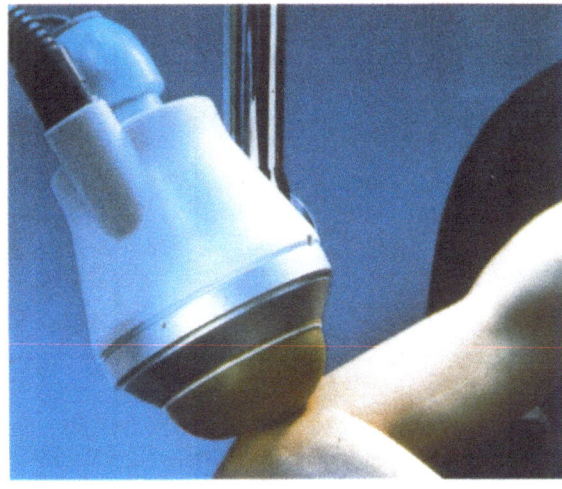

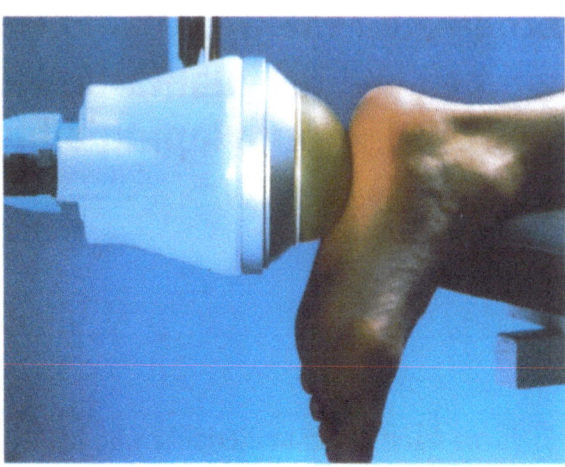

Abb. 2. Minilith SL1 (Storz). Elektromagnetischer Stoßwellenemitter mit Sector-Ultraschall-Scanner, der den Fokus in axialer Richtung zeigt. Frontale Ankopplung mit Inline-Sono-ortung

Abb. 4. Minilith SL1 (Storz). Elektromagnetischer Stoßwellenemitter mit Sector-Ultraschall-Scanner, der den Fokus in axialer Richtung zeigt. Frontale Ankopplung mit Inline-Sonoortung

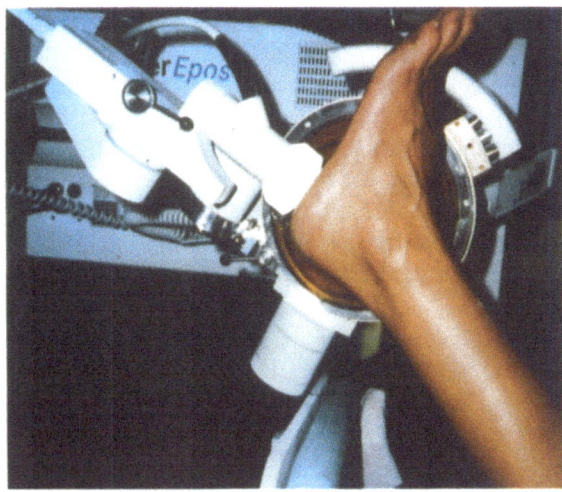

Abb. 3. Dornier Epos Ultra. Elektromagnetischer Stoßwellenemitter mit 7,5-MHz-Linearschallkopf, der den Fokus isozentrisch zeigt; mediale Ankopplung der Ferse an den SW-Kopf, sonografische Kontrolle des Fokus von plantar

pie zur erneuten Lokalisation des maximalen Schmerzpunkts (z. B. durch barfüßiges Laufen [Ferse], lokale Palpation oder Durchführung von Provokationstests), verbessern die Ergebnisse, zumal schon während der Therapie ein analgetischer Effekt eintritt und der Punctum maximum des Schmerzes sich verkleinert/verschiebt. Ziel ist es, das ganze schmerzhafte Sehnenansatzgebiet zu behandeln. Bei nur einmaliger Lokalisation des Schmerzpunktes bleiben häufig symptomatische Teile der Sehneninsertion unbehandelt, die Erfolgsquote sinkt.

● 2. Bei der ultraschallkontrollierten Fokussierung wird auf das Tuberculum tibiale calcanei, d. h. den Ansatz der Plantaraponeurose bzw den Epicondylus humeri rad. oder uln. gezielt und dieses Areal rautenförmig mit dem Fokus der SW behandelt. Dies gelingt beim symptomatischen Fersensporn am besten, wenn der Ultraschallscanner von plantar angekoppelt wird. Am Ellbogen hat sich der radiale Längsschnitt am besten bewährt. Bei der sonographisch kontrollierten Fokussierung kann man zwar den Sehnenansatz sehen, welcher Teil dieser Struktur jedoch für die Schmerzen verantwortlich zu machen ist, bleibt dem sonographischen Bild verborgen. Insofern ist man auch dabei auf die Biofeedbackangaben zur Lokalisation des Fokus angewiesen.

● 3. Geht man davon aus, daß der Schmerz beim symptomatischen Fersensporn durch eine Insertionstendopathie der Plantaraponeurose am Kalkaneus ausgelöst wird, erkennt man, daß röntgenologische Verfahren zur Plazierung des Fokus weniger geeignet sind, da Weichteile im Röntgenbild nicht dargestellt werden. Die Fokussierung der SW auf den knöchernen Fersensporn wird der Pathologie nicht gerecht. Positive Resultate mit dieser Vorgehensweise resultieren aus der „zufälligen" Behandlung des Ansatzes der Plantaraponeurose, welche sich in der Nähe der Basis des knöchernen Sporns befindet. Gleiches gilt auch für die Behandlung am Ellbogen.

Meist setzt schon unter der Behandlung ein analgetischer Effekt ein. Das ursprünglich schmerzhafte Areal verkleinert sich und der Patient ist gegen Ende der Behandlung häufig beschwerdefrei. Diese Analgesie hält im Schnitt etwa 1–3 Tage an; danach kommt es zu einem Schmerzrezidiv, wobei die Intensität des Schmerzes, verglichen mit dem Zustand vor der ersten Behandlung, geringer ist.

In verschiedenen Arbeitsgruppen hat sich sowohl am Ellbogen wie an der Ferse eine 3malige Behandlung im wöchentlichem Intervall als praktikabel herausgestellt [1, 2, 8]. Bei jeder Behandlung werden meist 2000 Impulse appliziert. Die Energie der SW kann aufgrund des analgetischen Effekts kontinuierlich gesteigert werden. Eine Literaturübersicht zeigt, daß mit verschiedenen Energiemengen therapiert wird (0,08 mJ/mm², 0,21 mJ/mm², 0,28 mJ/mm²), wobei mit höheren Energieflußdichten bessere Ergebnisse zu erzielen sind [8]. Die Rate schmerzfreier Patienten erreicht hier in der Dreimonatskontrolle ca. 80% beim symptomatischen Fersensporn, beim Ellbogen ca 70%. Bei geringeren Energiemengen beträgt diese Rate ca. 65/55%.

Von mehreren Autoren konnte eine weitere Befundbesserung in den ersten 6–10 Wochen nach der letzten Stoßwellenanwendung beobachtet werden. Vor der Entscheidung, weitere Stoßwellen zu applizieren, sollte diese Phase auf jeden Fall abgewartet werden [8].

Das hier dargestellte Therapieverfahren ist quasi frei von Nebenwirkungen. Denkbar ist die Ausbildung eines lokalen Hämatoms durch die Stoßwelle. Angesichts der geringen Energieflußdichte erscheint dieses jedoch sehr unwahrscheinlich. Weitere Nebenwirkungen sind bis zum heutigen Tage in einem 4jährigen Beobachtungszeitraum in der Bundesrepublik Deutschland nicht bekannt geworden.

Indikation/Kontraindikation/Nachbehandlung

Neben der Tendinosis calcarea und der Pseudarthrose gehört die Behandlung des Fersensporns und der Epicondylopathia humeri radialis/ulnaris zu den „Hauptindikationen" der Stoßwellenbehandlungen in der Orthopädie. Die historische Entwicklung der Stoßwellenanwendungen in der Orthopädie führte dazu, eine negative Selektion von Patienten zu behandeln, nämlich alle die Personen, bei denen „übliche" konservative Therapieverfahren zu keiner Befundbesserung führten. Als Anmerkung darf hier festgehalten werden, daß keines der bisher seit Jahrzehnten angewandten „etablierten" Therapieverfahren anhand von prospektiven, plazebokontrollierten Studien je seine Wirksamkeit nachgewiesen hat. Es gibt weder im konservativen noch im operativen Bereich der Behandlung des symptomatischen Fersensporns oder des Tennis-/Golferellbogens einen „Golden Standard" der Therapie, mit dem man die Ergebnisse dieser neuen Therapieform vergleichen könnte.

Um die SW-Therapie mit Genehmigung der Krankenkassen durchführen zu können, muß der Patient eine Phase von mindestens 3, besser 6 Monaten erfolgloser konservativer Therapie durchlaufen haben.

Die nachfolgend aufgeführte Liste der Indikationen und Kontraindikationen ergibt sich aus den im allgemeinen Teil beschriebenen Grundlagen der Stoßwellentherapie.

Indikationen:
- Typischer lokaler Druck- und Belastungsschmerz (meist am Tuberculum mediale calcanei);
- plantare Fasziitis/Epikondylopathie (im Sonogramm);
- erfolglose konservative Therapie >3 Monate (hohe Spontanheilungsquote);
- positive Provokationstests (Chairtest, Thompsen-Test, Mittelfingerextensionstest).

Kontraindikationen:
- Alter <18 Jahre (offene Wachstumsfugen);
- Gravidität (mögliche teratologische Folgen);
- pathologische neurologische/vaskuläre Befunde;
- lokale Infektionen;
- Tumorleiden;
- Gerinnungsstörungen.

Eine besondere Nachbehandlung ist nach der Stoßwellentherapie nicht erforderlich. Exakte Studien, ob z. B. der Gebrauch von Einlagen nach Therapie oder Sportverbot zu besseren Resultaten führt, fehlen. Die o. g. Erfolgsraten sind ohne besonderes Nachbehandlungsschema erzielt worden.

Nach dem Nachweis der Wirksamkeit der Stoßwellentherapie anhand sauberer Studien analog GCP-Kriterien, sollte in weiteren Untersuchungen der Einfluß verschiedener Parameter auf das Endergebnis ermittelt werden.

Prinzipiell ist der Einsatz der Stoßwellentherapie auch bei anderen Insertionstendopathien (Supraspinatussyndrom, Patellaspitzensyndrom, Adduktorentendopathie usw.) denkbar. Leider fehlen z. Z. auch hier saubere Studien, die den Wirksamkeitsnachweis belegen.

Literatur

1. Chaussy C, Eisenberger F, Jocham D, Wilbert D (1993) Stoßwellenlithtrypsie. Attempto-Verlag
2. Chaussy C, Eisenberger F, Jocham D, Wilbert D (1995) Die Stoßwelle. Attempto-Verlag
3. Davis PF, Severud E, Baxter DE (1994) Painful heel syndrome: results of nonoperative treatment. Foot Ankle Int 15 (10): 531–535
4. Kulthanan T (1992) Operative treatment of plantar fasciitis. J Med Assoc Thai 75 (6): 337–340
5. Miller RA, Torres J, McGuire M (1995) Efficacy of first-time steroid injection for painful heel syndrome. Foot Ankle Int 16 (10): 610–612
6. Rompe JD, Hopf C, Nafe B, Burger R (1996) Low-energy extracorporeal shock wave therapy for painful heel: a prospective controlled single-blind study. Arch Orthop Trauma Surg 115 (2): 75–79
7. Rompe JD, Hopf C, Küllmer K et al. (1996) Low energy extracorporal shock wave therapy for persistent tennis elbow. Int Orthop (SICOT) 20: 23–27
8. Seegenschmiedt MH, Keilholz L, Stecken A, Katalinic A, Sauer R (1996) Radiotherapy of plantar heel spurs: indications, technique, clinical results at different dose concepts. Strahlenther Onkol 172 (7): 376–383
9. Siebert WE, Buch M (1997) Extracorporeal shock waves in orthopedics. Springer, Berlin Heidelberg New York
10. Wolgin M, Cook C, Graham C, Mauldin D (1994) Conservative treatment of plantar heel pain: long-term follow-up. Foot Ankle Int 15 (3): 97–102

Hüfte, Becken und Oberschenkel

Perkutane Verschraubung der Schenkelhalsepiphysenfuge mit kanülierten Schraubensystemen

M. KRIEGER

Technisches Equipment

Das technische Equipment besteht aus:

- kanülierte Bohrmaschine zum stufenlosen Nachfassen eines Gewinde-Kirschner-Drahts (Fa. Synthes);
- Hohlschraubensystem der Fa. Smith & Nephew mit 1,8 mm dicken Gewinde-Kirschner-Drähten zur vorläufigen Positionierung der Schraubenlage;
- entsprechende kanülierte Meßsysteme zur extraossalen Längenmessung der Kirschner-Drähte und damit der intraossalen Schraubenlänge;
- perforierte Gewindeschneider;
- kanülierte Schraube verschiedener Länge, optional mit und ohne Unterlegscheibe Ø 7,5 mm (Abb. 1a u. 1b).

Lagerung

Es erfolgt eine Rückenlagerung des Patienten mit Abdeckung beider betroffenen Hüftgelenke, so daß eine mühelose Auslagerung zur Durchleuchtung in Lauenstein-Technik möglich ist.

Operationsablauf

Nach sterilem Abwaschen und Abdecken erfolgt zunächst die operative Verschraubung der betroffenen Seite. Sollte es sich um eine Epiphyseolyse des Schweregrads II (zwischen 30°- und 50°-Abrutschwinkel in der Lauenstein-Aufnahme) handeln, so ist ein vorsichtiger Repositionsversuch in maximaler Flexion, Abduktion und Innenrotation indiziert. Bei Abrutschwinkeln unter 30° erfolgt ein „in-situ-pining" der Femurkopfepiphyse.

Zunächst erfolgt unter Durchleuchtung unter Innenrotation des zu operierenden Beins die Identifikation des Schenkelhalses mit einem Kirschner-Draht, der in Projektion des Schenkelhalses auf die Haut gelegt wird. Die entsprechenden geplanten Höhen der kanülierten Schrauben werden eingezeichnet. Nun erfolgen eine kleine Stichinzision und das Eingehen mit einem Gewinde-Kirschner-Draht in der geplanten Höhe im Bereich der lateralen Femurkortikalis. Unter erneuter Bildwandlerkontrolle werden nun 2 parallel verlaufende Kirschner-Drähte entlang des Schenkelhalses bis in den subchondralen Bereich des Femurkopfes eingebracht (Abb. 2a u. b). Im a.-p.-Strahlen-

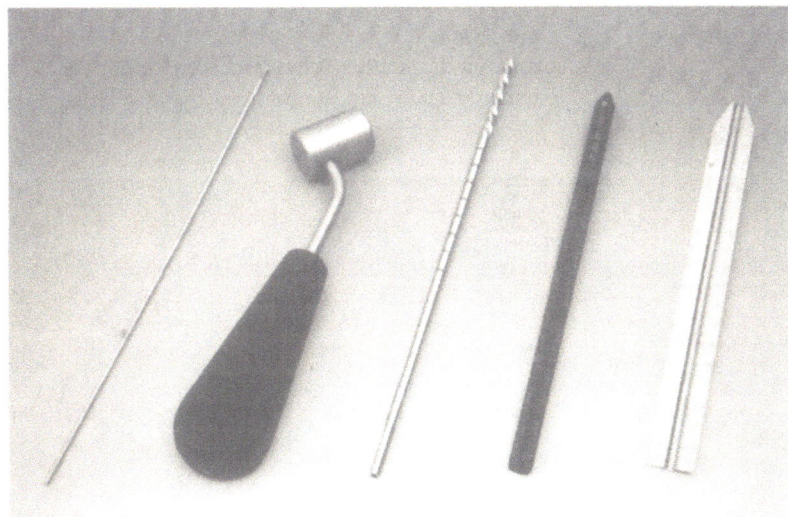

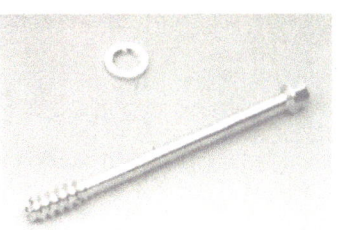

Abb. 1. a Notwendiges Equipment zur perkutanen Verschraubung; b Hohlschraube mit Unterlegscheibe

a   b

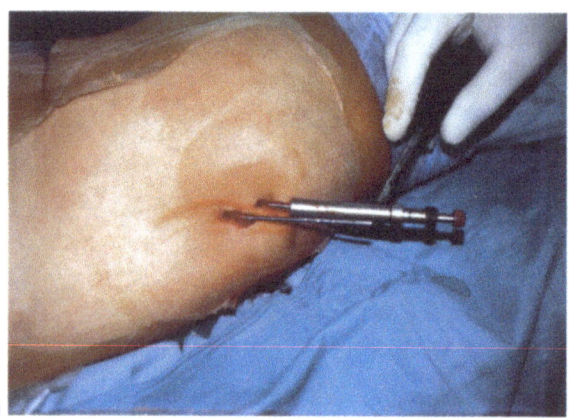

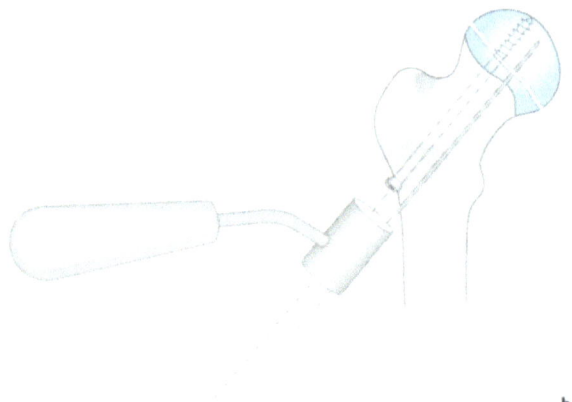

Abb. 2. a Einbringen von 2 parallelen Gewinde-Kirschner-Drähten in den Schenkelhals; **b** Schemazeichnung

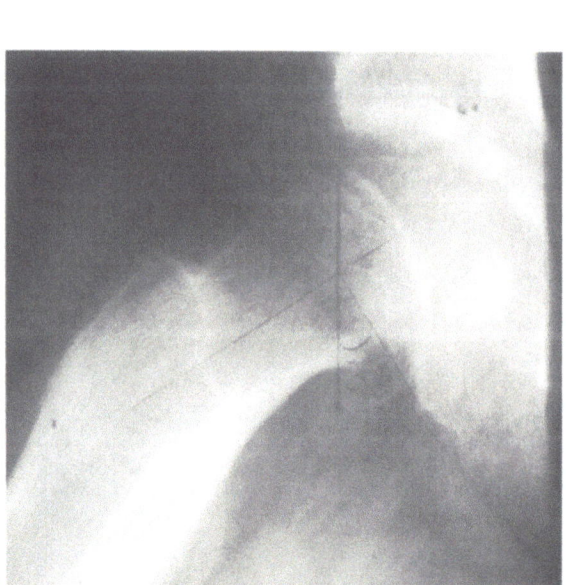

Abb. 3. Messen der Schraubenlänge

gang sollte dabei eine parallele Lage angestrebt werden, während in der Lauenstein-Aufnahme sich das Übereinanderprojezieren der beiden Kirschner-Drähte darstellen sollte. Es sollte eine möglichst zentrale Positionierung der beiden Schrauben angestrebt werden, um einen großen Anteil der Femurkopfepiphyse fassen zu können. Nach Einbringung der beiden Gewinde-Kirschner-Drähte wird nun über ein entsprechendes Meßmodul (Abb. 3) die Länge der einzubringenden kanülierten Schrauben gemessen. Hierbei hat sich die Verwendung eines Trokars zum Aufbougieren des Arbeitskanals sowie eines entsprechend stumpf eingebrachten Arbeitskanals bewährt. Nach Schneiden der beiden Gewinde werden nun gemäß der vorher gemessenen Länge die kanülierten Schrauben eingebracht. Da insbesondere im Bereich der Schraubenköpfe im weiteren Verlauf eine deutliche Ossifikationstendenz zu erkennen ist, hat sich ein Überstehen des Schraubenkopfs auf einer Länge von etwa 0,5 cm über die laterale Femurkortikalis hinaus im Rahmen der später notwendig werdenden Metallentferung als günstig erwiesen (Abb. 4a u. b). Die Verwendung einer Unterlegscheibe ist somit nicht notwendig. Nach Einbringung der beiden Schrauben werden der Gewinde-Kirschner-Draht mit der Bohrmaschine in entgegenge-

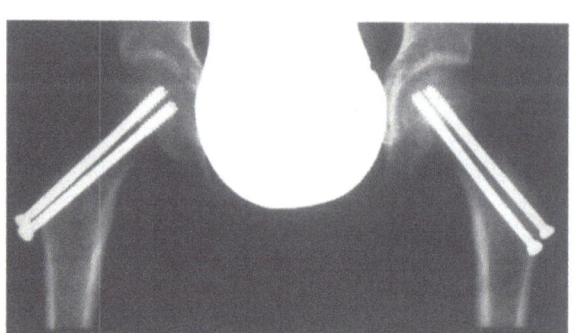

Abb. 4. a Abrutschwinkel des Femurkopfs in der Lauenstein-Aufnahme; **b** Postoperatives Bild nach beidseitiger Verschraubung

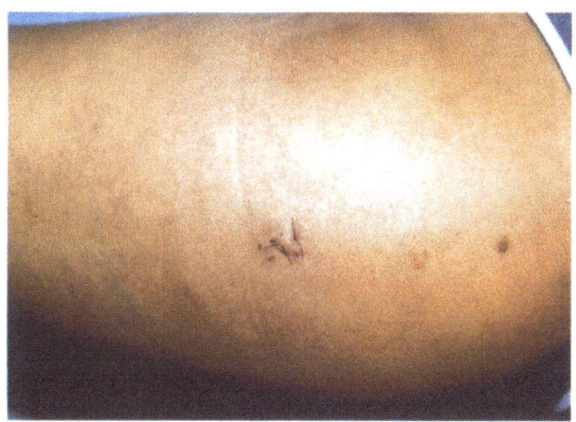

Abb. 5. Klinisches Bild nach Wundverschluß

setzter Richtung entfernt und die beiden Stichinzisionen vernäht. Nach Hautnaht erfolgt dann ein analoges Vorgehen auf der Gegenseite (Abb. 5).

Operationsvarianten und Besonderheiten

Während des Gewindeschneidens und auch während der Einbringung der kanülierten Schrauben ist penibel darauf zu achten, daß die Gewinde-Kirschner-Drähte nicht entlang der Gewinderichtung tiefer in die Femurkopfkalotte oder gar in das Gelenk eingedreht werden. Hierbei haben sich zum einen das Rückdrehen des Gewinde-Kirschner-Drahts um ca. 0,5 cm und kurze röntgenologische Kontrollen während der Einschraubphase bewährt.

Für die Metallentfernung ist ein Überstehen des Schraubenkopfs um ca. 0,5–1 cm von der lateralen Femurkortikalis günstig, da es häufig zu deutlichen Verknöcherungstendenzen mit vollständigem Einwachsen des Schraubenkopfs kommt.

Indikation

Indikationen zur perkutanen Schenkelhalsepiphysenfugenverschraubung sehen wir bei einem Abkippwinkel bis zu 50°, wobei in seltenen Fällen bei Abkippwinkeln zwischen 40 und 50° eine offene valgisierende und flektierende Rotationsosteotomie nach Imhäuser indiziert sein kann. Bis zum Abkippwinkel von 30° sollte eine In-situ-Fixation erfolgen. Die Indikationen sehen wir bei einem Skelettalter über 12 Jahren bei Mädchen sowie über 13 Jahren bei Jungen. Jüngere Patienten sollten mit einer perkutanen Kirschner-Draht-Fixation versorgt werden, die ein eventuelles Nachwachsen der Schenkelhalslänge erlaubt (Abb. 6).

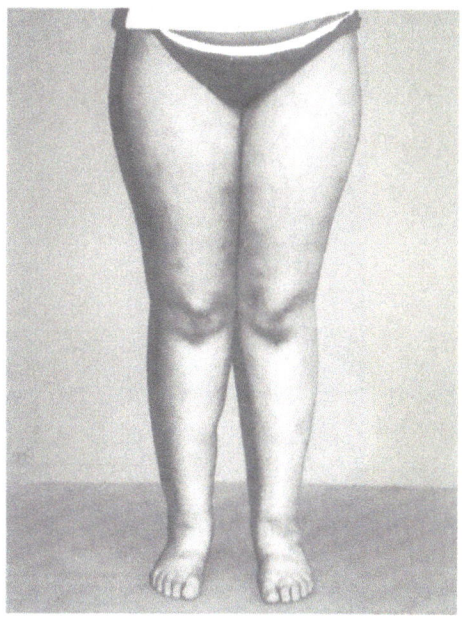

Abb. 6. Klassische Physiognomie bei Epiphyseolysis capitis femoris

Literatur

1. Abraham E, Garst J, Barmada R (1993) Treatment of moderate to severe slipped femoral epiphysis with extracapsular base-of-neck-osteotomy. J Pediatr Orthop 13: 294–302
2. Chung JW, Strong ML (1991) Physeal remodeling after internal fixation of slipped capital femoral epiphysis. J Pediatr Orthop 11: 2–5
3. Engelhardt P (1990) Epiphyseolysis capitis femoris: Überlegungen zur Therapie der Gegenhüfte am Wachstumsende. Z Orthop 128: 262–265
4. Jerre R, Billing L, Hansson G, Wallin J (1994) The controlateral hip in patients primarily treated for unilateral slipped upper femoral epiphysis. Long-term follow-up of 61 hips. J Bone Joint Surg 76: 563–567
5. Segal LS, Davidson RS, Robertson WW, Drummond DS (1991) Growth disturbances of the proximal femur after pinning of juvenile slipped capital femoral epiphysis. J Pediatr Orthop 11: 631–637

Perkutane Schenkelhalsverschraubung

A. Janousek

Technisches Equipment

Für die Präparation bei der perkutanen Schenkelhalsverschraubung werden nur wenige Instrumente benötigt. Ein Skalpell, eine Metzenbaum-Schere (mit abgerundeten Spitzen) sowie ein Raspatorium (Abb. 1). Für die Markierung des richtigen Inzisionspunkts empfiehlt es sich, eine Lumbalpunktionsnadel oder einen dünnen Bohrdraht zu verwenden (Abb. 2). Die entsprechende Führung (Abb. 3), das sog. Lean-on-Instrumentarium (Chirugie-Mechanik GmbH Wien), bestehet aus der äußeren Führungshülle mit der Führungsnut, der zentralen Hülse für das Setzen des Führungsbohrdrahts sowie dem **Trokar** zum Setzen der Hülse. Neben der Hülse werden noch ein Führungsdraht mit einem Durchmesser von 3 mm und die selbstschneidenden Schrauben (Orthomed) verwendet. Das Längenmeßgerät zur Bestimmung der Schraubenlänge, passend zum Bohrdraht, ist ebenso wie eine herkömmliche Bohrmaschine zum Einbringen des Drahts bzw. der Schrauben notwendig. Die Schrauben werden manuell festgezogen. Die Bohrdrähte und Schraubenzieher werden als überlange Instrumente verwendet.

Landmarken

Zunächst steriles Waschen und Abdecken. Dann wird der große Trochanter getastet, die Inzisionsstelle liegt an der Oberschenkelaußenseite unterhalb des Trochanters. Die Inzisionsstelle wird unter Bildwandlersicht in 2 Ebenen mit einer Lumbalnadel oder mit einem dünnen Bohrdraht markiert (Abb. 2). Der Eintrittspunkt ist dann richtig, wenn die Lumbalnadel sowohl in der axialen Sicht als auch in der a.-p.-Sicht im Zentrum des Schenkelhalses und in Verlängerung der Längsachse des Schenkelhalses zu liegen kommt. Hier wird eine Stichinzision von ca. 10 mm Länge gesetzt. Besonders bei stärkerer Muskel- oder Fettschicht kann die falsche Wahl des Eintrittspunkts zu erheblichen Behinderungen bei der Operation führen.

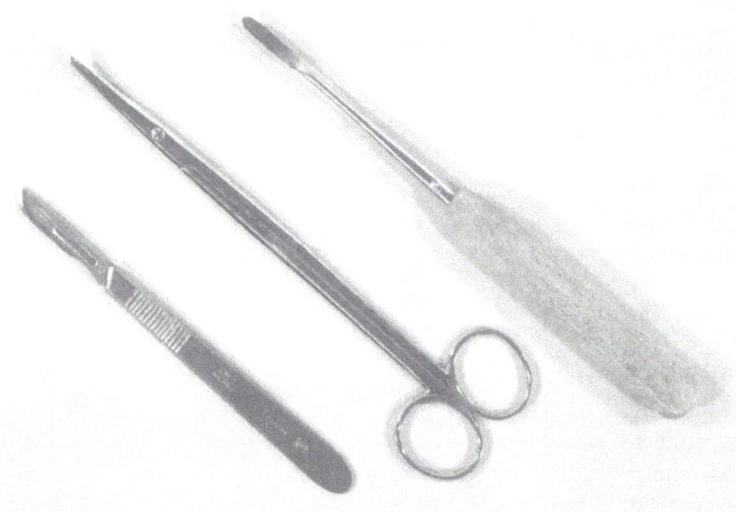

Abb. 1. Für die Operation notwendigen Instrumente: Schere, Messer und Raspatorium. Nadelhalter und Pinzette für den Wundverschluß sind nicht abgebildet

Abb. 2. Unter Bildwandlersicht in 2 Ebenen wird der richtige Eintrittspunkt in der Schenkelhalsachse und im Zentrum des Schenkelhalses markiert

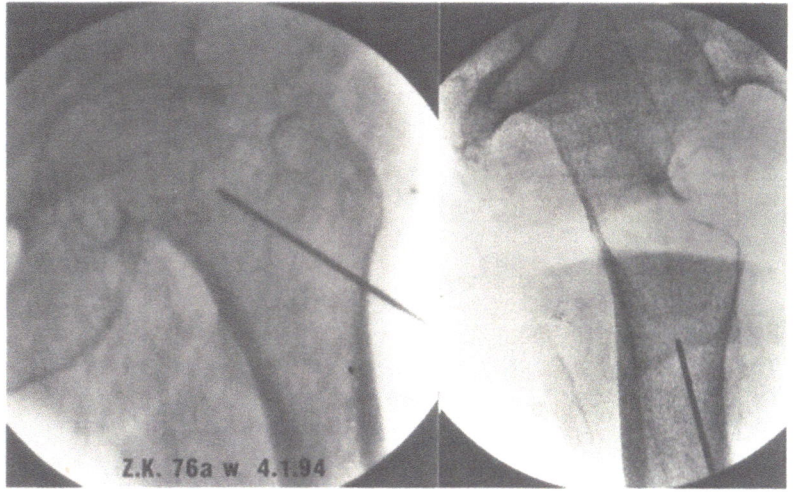

Z.K. 76a w. 4.1.94

Abb. 3. Das Lean-on-Führungsinstrumentarium: Die äußerste größte Hülse hat an der Spitze eine Führungsnut. Die 2. Hülse dient für die Durchführung des Bohrdrahts. Der zentrale **Trokar** wird primär beim Einsetzen des Instrumentariums verwendet. Weiter sind die selbstschneidenden Titanhohlschrauben und ein überlanger Bohrdraht abgebildet

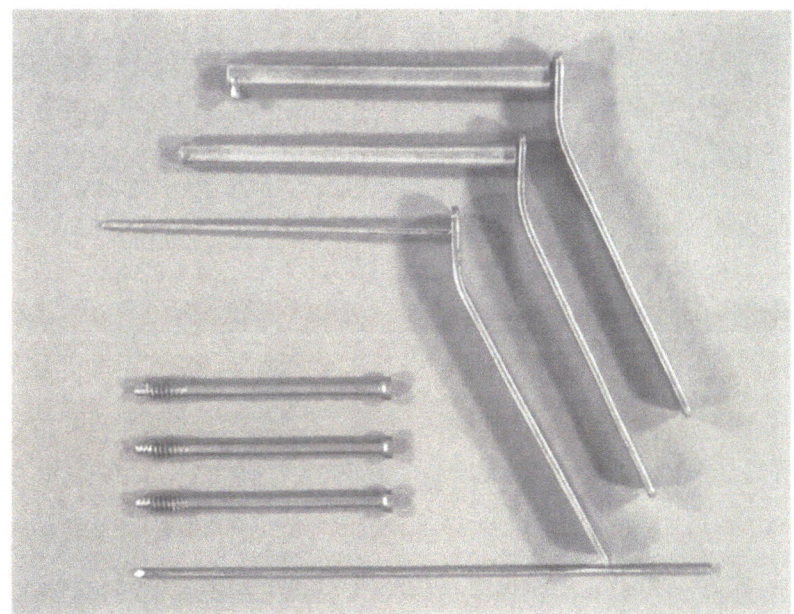

Lagerung

Die Lagerung des Patienten erfolgt in Rückenlage auf dem Extensionstisch. Beide Beine werden abgespreizt und innen rotiert. Ein Bildwandler wird zwischen den Beinen des Patienten zur axialen Durchleuchtung in typischer Weise eingefahren, ein weiterer von der gegenüberliegenden Seite zur Durchleuchtung im a.-p.-Strahlengang (Abb. 5). Die Operation erfolgt unter ständiger Kontrolle im Bildwandler. Bei Garden-III- und IV-Frakturen wird eine gedeckte Einrichtung des Bruches durchgeführt.

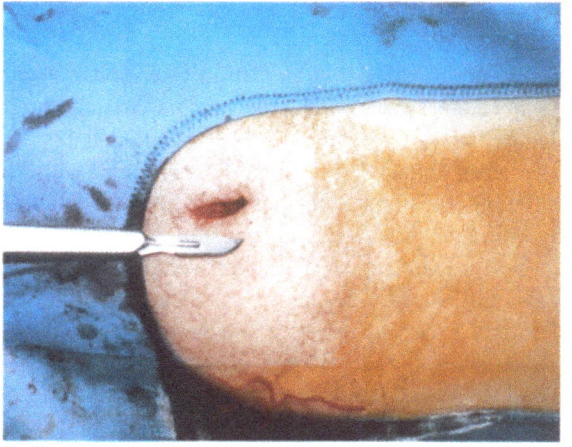

Abb. 4. Stichinzision knapp unterhalb des Trochanter major

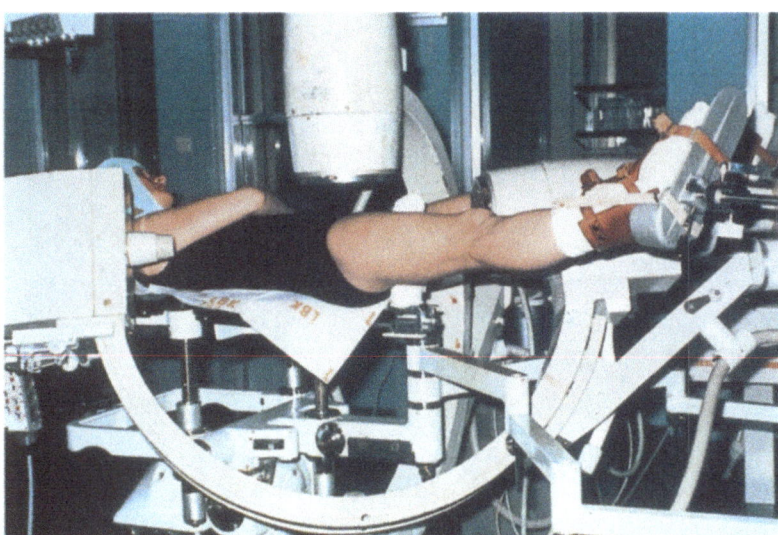

Abb. 5. Die Lagerung des Patienten, wobei ein axialer und ein a.-p.-Bildwandler eingesetzt wird.

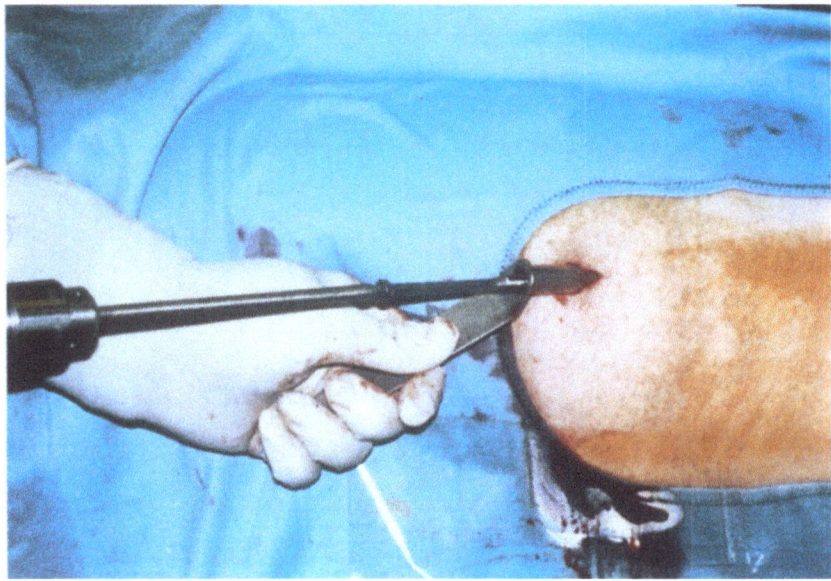

Abb. 6. Das Lean-on-Instrumentarium ist eingesetzt. Der bereits liegende Bohrdraht wird mit einer selbstschneidenden Schraube überbohrt

Operationsablauf

Über die Stichinzision werden mit der Metzenbaum-Schere die Faszie und der M. vastus lateralis durchstoßen und aufgespreizt, so daß ein Kanal bis zum Knochen entsteht. Mit dem Raspatorium wird der Muskel etwas vom Knochen abgeschoben, so daß alle 3 Schrauben plaziert werden können. Nun wird die Lean-on-Führung eingesetzt und der am meisten kaudal und dorsal gelegene Punkt aufgesucht, um eine Schraube in den Schenkelhals einzubringen. Vom 3teiligen Führungsset werden der zentrale **Trokar** entfernt und ein Titanbohrdraht eingebracht. Der Bohrdraht wird entsprechend seiner Position kaudal und dorsal am Schenkelhals bis zur Kopfkalotte in der Schenkelhalsachse vorgebohrt. Nun erfolgt die Längenmessung

mit der dafür vorgesehenen Meßlatte. Die richtige Schraubenlänge wird bestimmt, sie liegt etwa 5 mm unterhalb der Kopfkalotte. Mit dem maschinenbetriebenen Schraubenzieher wird die selbstschneidende Schenkelhalsschraube eingebracht, ein Gewindeschneiden ist nicht notwendig (Abb. 6). Die Schraube wird nicht fest angezogen. Die Innenhülse wird eingesetzt, der Bohrdraht zurückgezogen, bis er sich außerhalb des Schraubenkopfs befindet. Ziel ist es, die Schrauben in Form eines aufgestellten gleichschenkligen Dreiecks zu plazieren (Abb. 7).

Die Führungshülse wird mit der dafür vorgesehenen Nut auf dem Schraubenkopf aufgesetzt (Abb. 8a,b und 9) und bei einer rechten Hüfte im Uhrzeigersinn rotiert, bei einer linken Hüfte gegen den Uhrzeigersinn, so daß der 2. Bohrdraht etwas kranial und ventral der ersten Schraube plaziert werden kann. Nun

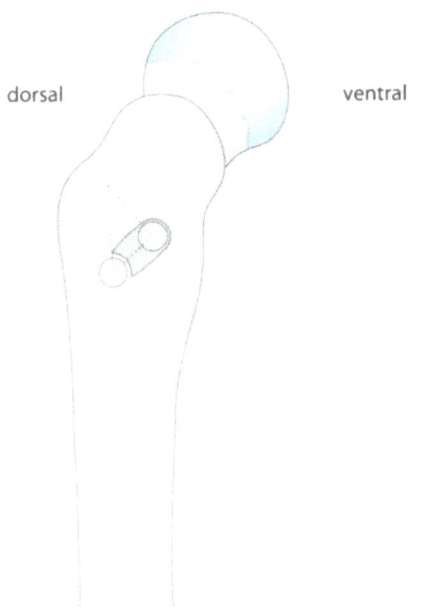

dorsal   ventral

bringen der am meisten kranial gelegenen Schraube;
diese wird festgezogen, um die biomechanisch günsti-
gere Valgusstellung in Bereich des Schenkelhalses zu
erzielen bzw. zu festigen. Nach Entfernen des Bohrdrahts erfolgt das Nachziehen der beiden kaudal gelegenen Schrauben (Abb. 12). Nach Ausspülen des Wund-
gebietes wird eine intrakutane Hautnaht mit resobier-
barem Nahtmaterial (Vicryl Rapid 4.0) angelegt und
die Wunde zusätzlich noch mit Steristrips gesichert.
Postoperativ erfolgt das Anlegen eines Hüftkompressi-
onsverbands (Spica).

Operationsvarianten

Die beschriebene Vorgangsweise hat sich bei der Versorgung von Schenkelhalsbrüchen Typ Garden I und
Garden II bewährt. Bei Garden-I-Frakturen besteht die
Möglichkeit, nur mit einer kaudalen und einer kranialen Schraube zu stabilisieren (Zweischraubentechnik).
Die Garden-III- und IV-Brüche bei jüngeren Patienten
müssen als Akutoperation durchgeführt und wenn
möglich geschlossen eingerichtet werden. Anschließend erfolgt die Verschraubung in identischer Weise.
Bei sehr steiler Bruchfläche (Pauwels II–III) muß das
Verfahren auf eine stabilere Osteosynthese (dynamische Hüftschraube, Gammanagel) gewechselt werden.
Die Stabilisierung mit dem Schraubenverfahren ist nur
für Bruchflächen mit geringer Steilheit (Pauwels I)
geeignet. Die Verwendung von 3 Schrauben entsprechend dem Prinzip des aufgestellten Dreiecks wird

Abb. 7. Schematische Darstellung des Prinzips des aufgestellten
Dreiecks. Auf diesem Bild ist die 1. Schraube bereits gesetzt. Diese
liegt dorsal und kaudal am Schenkelhals. Das Lean-on-Führungs-
instrument ist aufgesetzt und bereit, die 2. Schraube ventral und
kranial der ersten zu setzen

wird in identischer Art und Weise der Bohrdraht bis
zur Kopfkalotte vorgebohrt (Abb. 10) und die Länge
gemessen, danach Einbringen der 2. Schraube. Nach
Einsetzen der Innenbohrhülse wird der Draht zurückgezogen und wiederum dorsal und kranial der zweiten
Schraube plaziert (Abb. 11). Nach Längenmessung Ein-

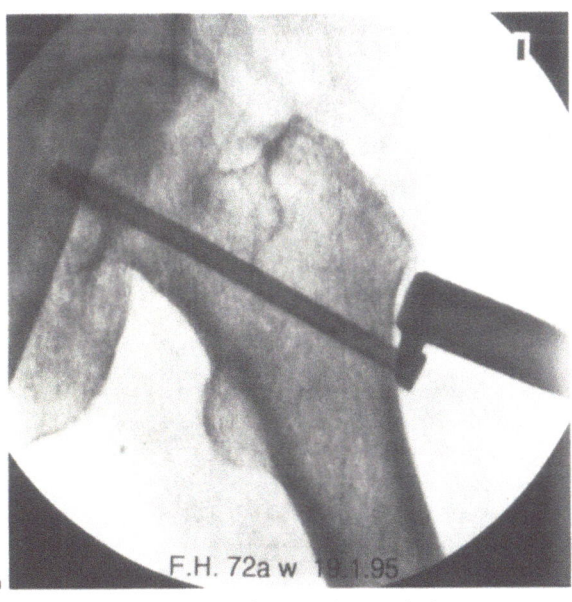
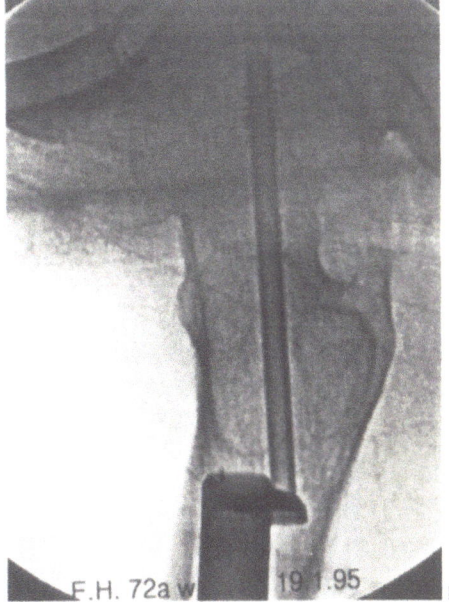

Abb. 8a,b. Röntgenbild mit der auf den Kopf der 1. Schraube
aufgesetzten Führung. Die 1. Schraube ist bereits eingebracht. **a** Ansicht im a.-p.-Strahlengang, **b** Axiale Sicht

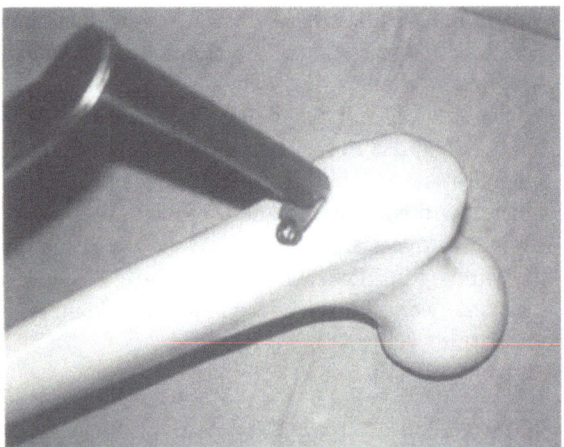

Abb. 9. Demonstration des Systems am Kunstknochen. Die Führung ist auf der 1. Schraube aufgesetzt. Hier sieht man die Führungsnut, mit der der Abstand gehalten werden kann

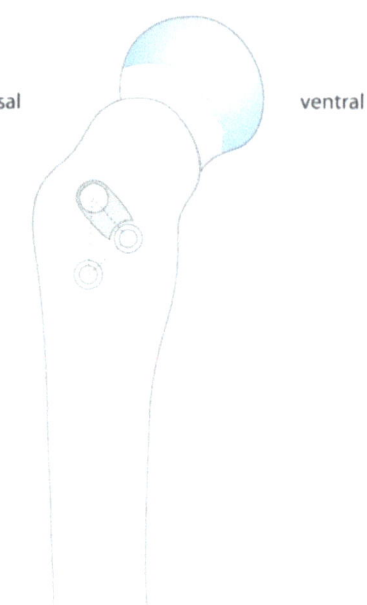

dorsal   ventral

Abb. 11. Schematische Darstellung des Prinzips des aufgestellten Dreiecks. Die 3. Schraube wird plaziert. Die 1. und 3. Schraube liegen dorsal, die 2. Schraube ventral

Kontraindikationen:
- Garden-III- und IV-Frakturen (verschobene Schenkelhalsbrüche, die sich gedeckt nicht einrichten lassen, bzw. Frakturen bei älteren Patienten. Hier ist ein endoprothetischer Ersatz vorzuziehen. Bei steilerer Bruchfläche wäre eine stabilere Fixation mit dynamischer Hüftschraube oder Gamma-Nagel etc.) vorzuziehen.

Nachbehandlung

Bei Garden-I- und II-Brüchen wird unmittelbar nach der Operation ein Spika-Verband angelegt. Mobilisierung mit Vollbelastung erfolgt am ersten postoperativen Tag. Ein Saugdrain wird nicht eingelegt. Bei den Garden-III- und IV-Frakturen anfänglich mit Teilbelastung unter heilgymnastischer Aufsicht mobilisiert.

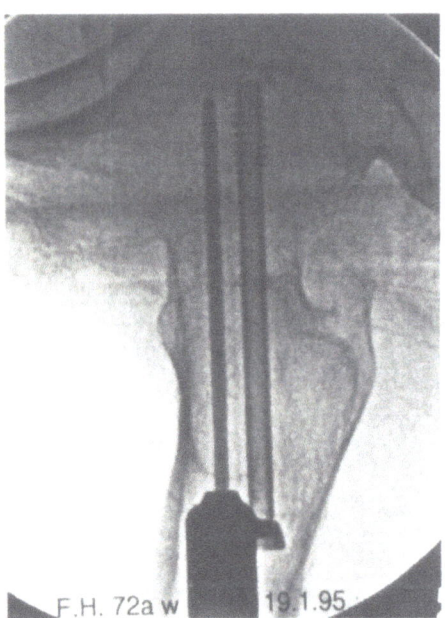

F.H. 72a w   19.1.95

Abb. 10. Der Bohrdraht für die 2. Schraube wird plaziert

empfohlen, da damit eine größere Rotationssicherheit gewährleistet ist. Bei jüngeren Patienten mit Garden-III- und IV-Frakturen führen wir eine Fensterung der Gelenkskapsel durch, um den intraartikulären Druck zu senken. Dabei wird mit Führung ventral am Schenkelhals ein Bohrdraht eingeführt und die Kapsel längs durchtrennt.

Indikationen:
- Alle Garden-I- und II-Verletzungen (eingestauchte oder unverschobene Schenkelhalsbrüche);
- alle Garden-III- und IV-Verletzungen bei jüngeren Patienten, die gedeckt eingerichtet werden können und keine steile Bruchfläche haben (bis 30°).

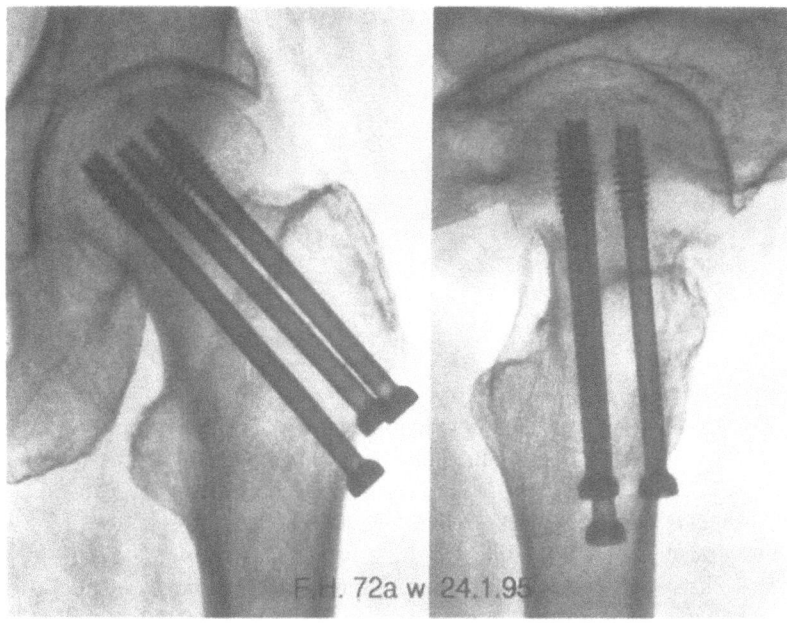

Abb. 12. Schenkelhalsfraktur mit 3 Titanlochschrauben stabilisiert. Die Schrauben sind gut im Schenkelhals verteilt. Typische Dreiecksform in der axialen Aufnahme

Literatur

1. Bout CA, Cannegieter DM, Juttmann JW (1997) Percutaneous cannulated screw-fixation of femoral neckfractures: the three point principle. Injury 28 (2): 135–139
2. Garden RS (1961) Structure and function of the proximal end of the femur. JBJS 43 B/3: 576–589
3. Janousek A (1995) Percutaneus stabilization of femoral neck fractures with a new „Lean on" Guiding Tool. MIT, Abstraktpublikation
4. Janousek A, Zifko B (1994) Percutaneous stabilization of femoral neck fractures. MIT, Abstraktpublikation
5. Pauwels F, Atlas zur Biomechanik der gesunden und kranken Hüfte. Springer, Berlin Heidelberg New York
6. Poulsen TD, Ovesen O, Anderson I (1995) Percutaneous osteosynthesis with two screws in treating femoral neck fractures. Orthopedics 18 (7): 661–664
7. Stankewitch CJ, Chapman J, Muthusamy R, Quaid G, Schemitsch E, Tencer AF, Ching RP (1996) Relationship of medical factors to the strength of proximal femur fractures fixed with cancellous screws. J Orthop Trauma 10 (4): 248–257
8. Weinrobe M, Stankewitch CJ, Mueller B, Trencer AF (1998) Predicting in the medical outcome of femoral neck fractures fixed with cancellous screws: an in vivo study. J Orthop Trauma 12 (1): 27–36

Perkutane Deformitätenkorrektur mit unilateralem Fixateur

J. Pfeil

Technisches Equipment (Abb. 1)

Hier werden benötigt:

- Heidelberger Fixateur: Zentralkörper kurz, Angulator oder Scharniergelenk, 1–3 Längsbacken und/oder T-Backe, fakultativ 2 Adapter Ilisarov und Ilisarovhalbring (für Rotationskorrektur), fakultativ Turm/zentrale Fixationseinheit, 4–8 Knochenschrauben (100–200 mm), Instrumentarium Heidelberger Fixateur;
- Bohrmaschine,
- Meißel 10 mm breit,
- Fähnchenmeißel.

Landmarken und Lagerung

Rückenlagerung des Patienten (Abb. 2) Röntgenbildverstärkerpositionierung gleichseitig bei Unterschenkel-, gegenseitig bei Oberschenkeleingriffen. Einzeichnen der anatomischen Landmarken mittels langem Kirschner-Draht und Röntgenbildverstärker (Gelenkspalt respektive Epiphysenfuge; Schaftverlauf des Knochens; geplante Höhe der Knochendurchtrennungen) (Abb. 3). Auflegen des Fixateurs mit eingesteckten Gewebeschutzhülsen auf der Haut als Schablone zum Einzeichnen der Schraubenlokalisation entsprechend der präoperativen Planung.

Operation

Das Vorgehen wird bestimmt von der Art der Deformitätenkorrektur. Prinzipiell wird zwischen Akutkorrekturen und allmählichen, erst postoperativ durchgeführten Korrekturen unterschieden.

Akutkorrekturen – bei der unilateralen Deformitätenkorrektur – sind die einzige Möglichkeit zur Korrektur von Drehfehlern. Daneben wird diese Korrekturtechnik aber vielfach auch zur Korrektur von

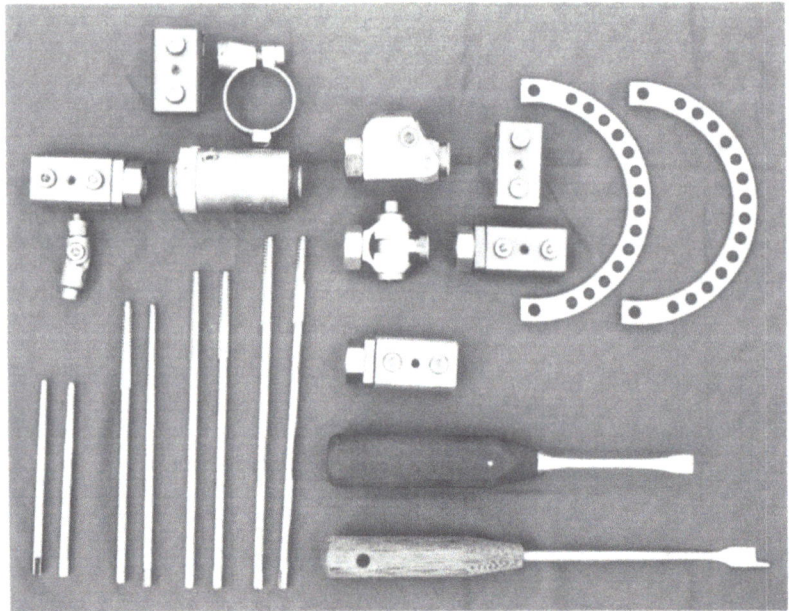

Abb. 1. Technisches Equipment

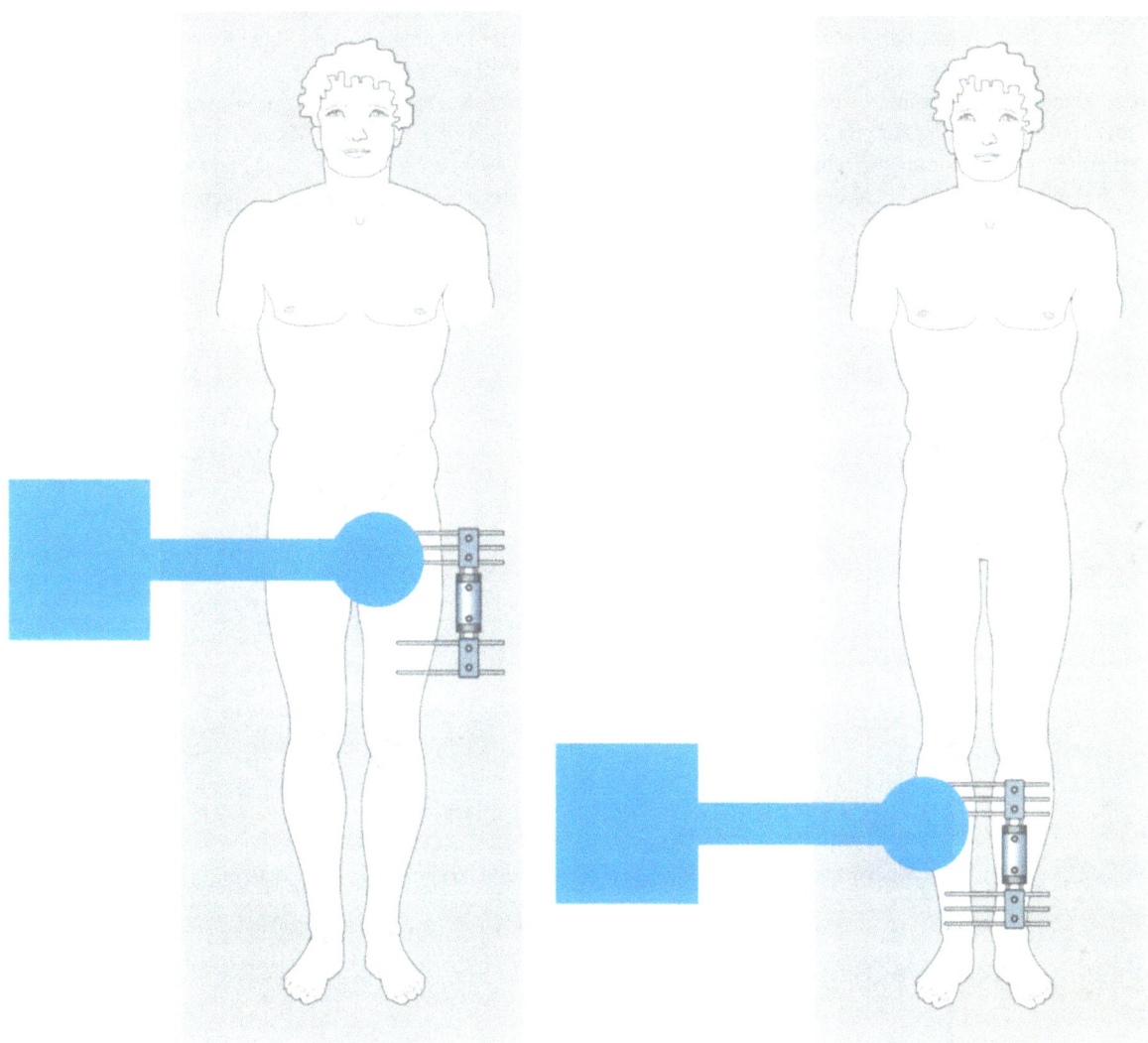

Abb. 2. Lagerung des Patienten und Positionierung des Röntgenbildverstärkers zur perkutanen Deformitätenkorrektur

Achsenfehlern eingesetzt, wenn die Weichteile in der Konkavität der Deformität dies zulassen. Insbesonders am Femur ist die akute Korrektur – mit Ausnahme von Verlängerungen – die Methode der Wahl (Abb. 4).

Allmähliche Korrekturen sind immer bei Verlängerungen im Sinne der Kallusdistraktion angezeigt. Aber auch bei rigiden Weichteilen (Kontrakturen oder „dehnungssensible" Nerven, z. B. N. peronaeus in der Konkavität der Deformität), ist die allmähliche Korrektur unabdingbar.

Beide Verfahren werden vorteilhaft auch kombiniert. So werden Rotationsfehler und Achsenfehler des Femurs akut korrigiert und anschließend mittels der Kallusdistraktion verlängert bei entsprechender Indikation.

Zur Akutkorrektur wird der Fixateur so aufgebaut, daß das proximale und distale Schraubenpaar entspre-

chend dem Ausmaß der Deformität zueinander gewinkelt (und/oder verdreht) stehen. Nach der Knochendurchtrennung stehen dann die Schrauben in einer Flucht parallel zueinander. Hierbei ist zu beachten, die Montage des Fixateurs abhängig von der durch die Korrektur am Fixateur entstehenden Längenänderung entweder mit ein- oder ausgefahrenem Teleskop durchzuführen.

Für die Abwinkelung wird meist der Angulator verwandt, da dieser durch seine exakte Gradeinstellung ein sehr präzises Vorgehen auch ohne Meßeinrichtung ermöglicht. Für Rotationskorrekturen wird an einem Fixateurende anstatt einer Längsbacke der Adapter Ilisarov angeschraubt. An diesem wird ein Ilisarov-halbring, an dem wiederum ein Adapter Ilisarov entsprechend der gewünschten Rotationskorrektur mit dem dazugehörigem Abstand des Kreissegments mit dem Knochen als Zentrum befestigt.

Auch hier stehen dann die Schrauben nach der Korrektur in einer Flucht parallel zueinander. Die Adapter Ilisarov und der Angulator – falls für die Gesamtlänge des Fixateurs erwünscht – werden entfernt. Die Knochenstabilisation bis zur Heilung erfolgt somit mit einem einfachen gerade aufgebauten Fixateur.

Bei allmählichen Achsenkorrekturen sind 2 Techniken möglich. Bei der aufklappenden Korrektur mittels Scharniergelenk erfolgt die Korrektur durch Distraktion am Teleskop. Dieses elegante Verfahren ist aber nur dann anwendbar, wenn eine Fixateuranlage in der Konkavität möglich ist und keine zusätzliche Verlängerung geplant ist (Abb. 5).

Bei Korrekturen mit dem Angulator erfolgt die Winkeländerung durch Verstellen am Angulator. Durch die seitversetzte Lage des Fixateurs zum Knochen entsteht hierbei meist eine Längenänderung. Dies muß bei der Fixateuranlage mitbedacht werden durch ein- oder ausgefahrenes Teleskop des Zentralkörpers (Abb. 6).

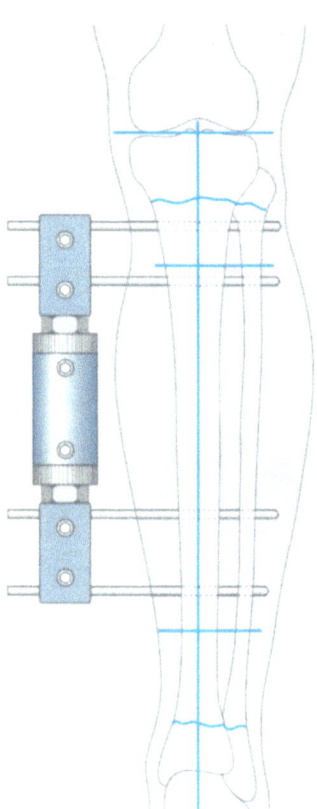

Abb. 3. Einzeichnen der anatomischen Landmarken und der Schraubenpositionen

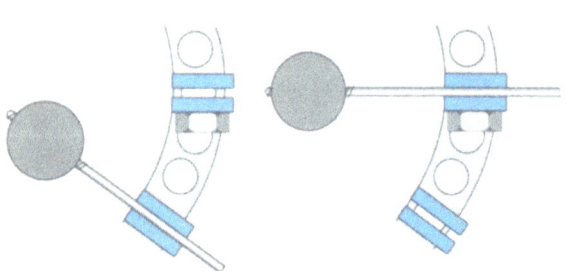

Abb. 4. Akutkorrektur Außenrotation des Femurs. Zwei Adaptermodule werden an einen Ilisarovring in dem der Rotationskorrektur entsprechendem Ausmaß fixiert. Nach der Knochendurchtrennung Fixierung der Knochenschrauben im gerade aufgebautem Fixateur

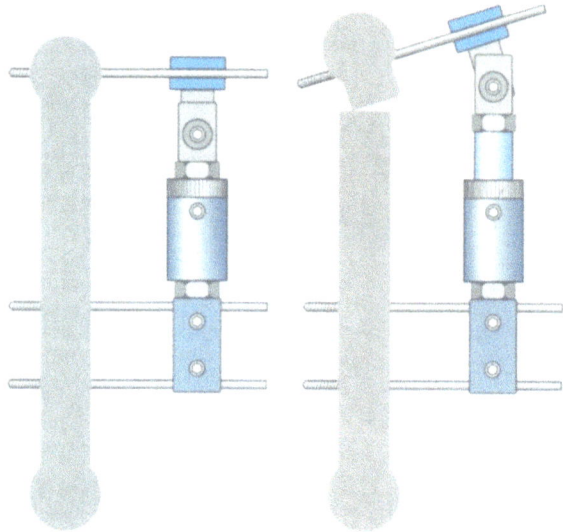

Abb. 5. Technik der aufklappenden Korrektur mit blockierbarem Scharniergelenk

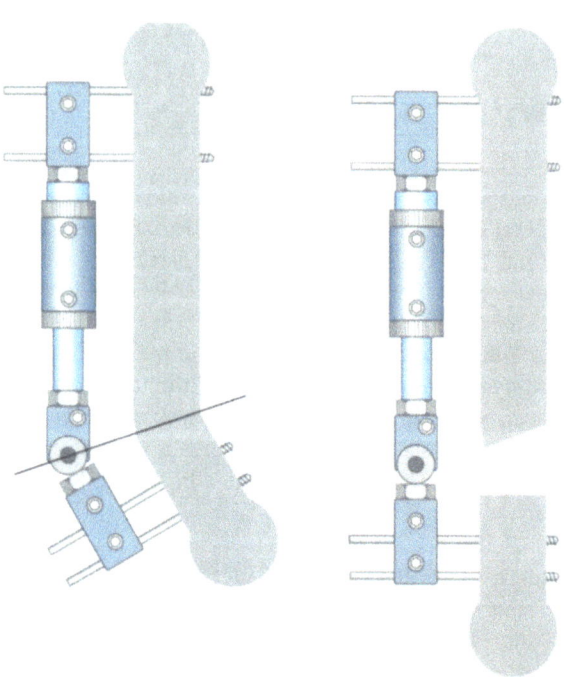

Abb. 6. Technik der aufklappenden Korrektur mit dem Angulator

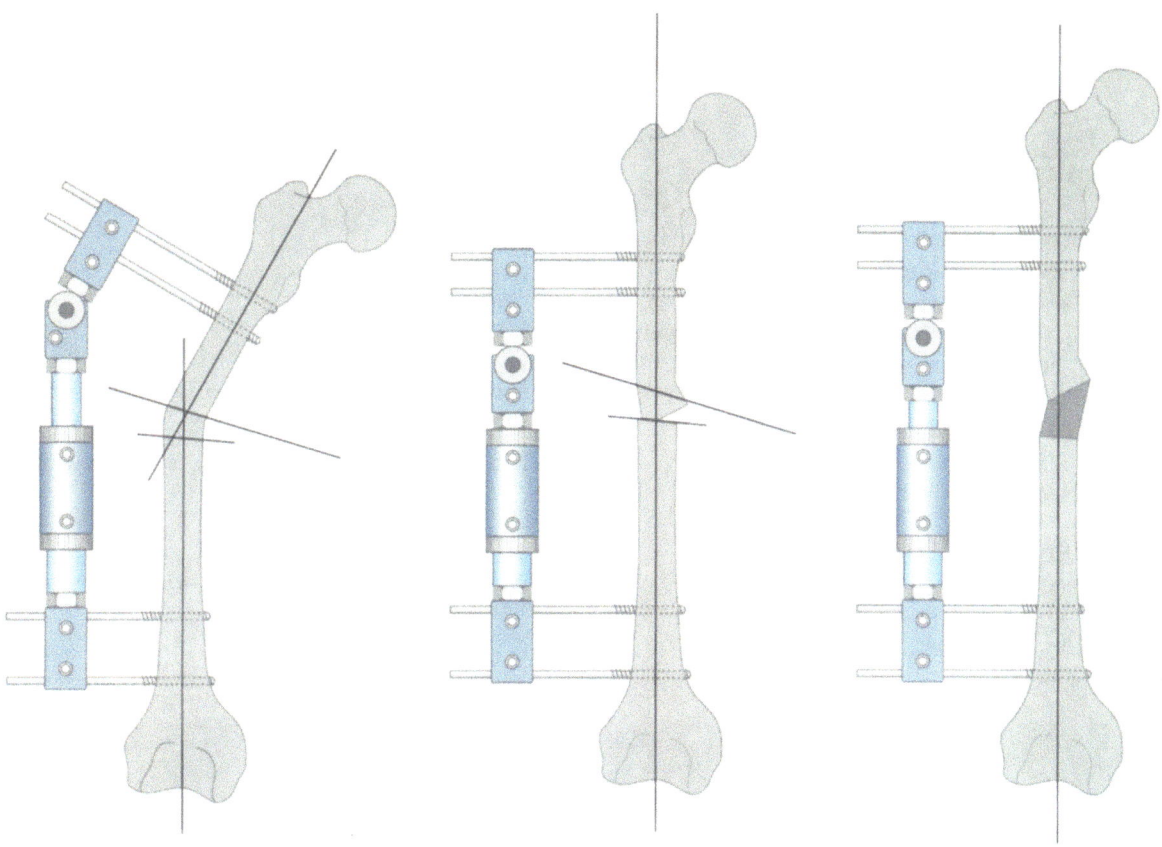

Abb. 7. Beispiel einer Akutkorrektur (34°) eines Femur varum mit nachfolgender Verlängerung um 5 cm

Zur Fixateuranlage wird zunächst eine Schraube „frei" entsprechend dem auf der Haut markierten Schraubensitz eingebracht. Der Fixateur mit eingesteckten Gewebsschutzhülsen wird auf diese Schraube aufgesteckt und dient dann als Bohrlehre. Hierbei wird als nächstes die von der ersten Schraube am weitesten entfernte Schraube gesetzt, sonst ist die Gefahr gegeben, daß diese Schraube nicht „den Knochen trifft".

Nach Setzen aller Schrauben Fixateurabnahme. Durchbewegen der angrenzenden Gelenke bis zum Anschlag. Dies führt zur „Schlitzung" der durch die Knochenschrauben transfixierten Weichteile.

Knochendurchtrennung (s. unter Kapitel „Perkutane Knochendurchtrennung"): Für Akutkorrekturen ist die Durchtrennung etwas proximaler oder distaler vom Zentrum der Deformität vorteilhaft. Dies führt bei geometrisch exakter Korrektur durch die hiermit verursachte Translation zum Eintreten des kortikalen Knochenrands eines Fragments in die Markhöhle des anderen. Dies ermöglicht auch ohne Keilentnahme einen guten Kontakt der Fragmente (Abb. 7).

Aufstecken des Fixateurs und Fixation der Schrauben in den Klemmbacken. In Abhängigkeit von der anatomischen Situation können mittels Türmen auf den Klemmbacken oder der zentralen Knochenschrau-

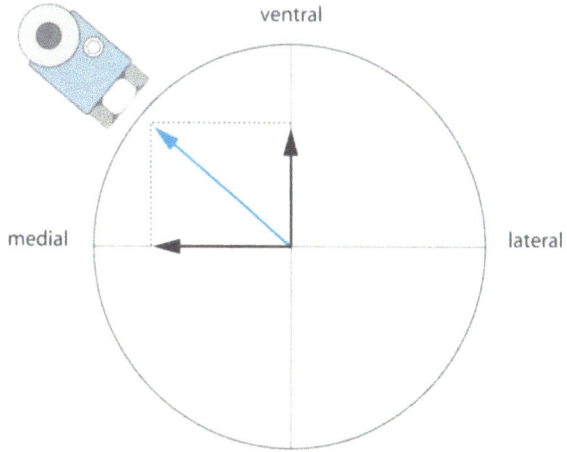

Abb. 8. Positionierung des Angulators bei „schrägen" Deformitäten. Die Vektoranalyse ermittelt den Apex der Deformität und somit die Position des Angulators

benfixationseinheit weitere Schrauben zur Stabilisierung noch gesetzt werden. Diese müssen aber so befestigt werden, daß sie die erwünschte Korrektur nicht behindern. Nach Setzen dieser Schrauben nochmaliges Durchbewegen der angrenzenden Gelenke.

Verband: Druckverband über der Knochendurchtrennung. Wickeln des gesamten Beins.

Indikationen/Kontraindikationen

Voraussetzung für die unilaterale Deformitätenkorrektur sind eine entsprechende Knochengröße und Festigkeit. Bei kleinen Kindern können Korrekturen auch mittels perkutaner Kirschner-Drähte stabilisiert werden. Ringfixateure sind am Unterschenkel eine Behandlungsalternative. Das Adaptermodul für Ringfixateure ermöglicht Hybridfixationen.

Nachbehandlung

Bei Verlängerungen und Achskorrekturen mittels einseitiger Kallusdistraktion Distraktionsbeginn 10 Tage postoperativ.

Literatur

1. Cotta H, Holz U, Wentzensen A, Krämer KL, Pfeil J (Hrsg) (1996) Standardeingriffe in der Orthopädie und Unfallchirurgie. Thieme, Stuttgart
2. Paley D (1989) The principles of deformity correction by the Ilisarov technique: technical aspects. Tech Orthop 4(1): 15–29
3. Paley D, Tetsworth K (1991) Percutaneus osteotomies. Orthop Clin North Am 22(4): 613–624
4. Pauschert R, Pfeil J (1993) Achskorrigierende Verlängerungen in unilateraler Technik. Orthop Praxis 11: 737–742
5. Pfeil J (1993) Heidelberger Erfahrungen mit der Kallusdistraktion am traumatisierten Ober- und Unterschenkel. In: Rehm KE (Hrsg) Hefte zu „Der Unfallchirurg". Springer, Heidelberg, Bd 232: 826–828
6. Pfeil J (1994) Unilaterale Fixateurmontage. Thieme, Stuttgart
7. Pfeil J (1994) Technik der unilateralen Kallusdistraktion an Femur und Tibia. Operat Orthop Traumatol 6 (1): 1–28
8. Pfeil J (1998) Heidelberg external Fixation. Thieme, Stuttgart
9. Pfeil J, Pauschert R (1993) Das Heidelberg External Fixation System. Vorstellung und erste klinische Ergebnisse. Orthop Praxis 11: 731–767
10. Pfeil J, Grill F, Graf R (1996) Technik der Verlängerungen, Pseudarthrosenbehandlung und Deformitätenkorrektur. Springer, Berlin Heidelberg New York

Deformitätenkorrektur Femur in unilateraler Technik

J. Pfeil

Technisches Equipment (Abb. 1)

Dazu gehören:

- Heidelberger Fixateur: Zentralkörper kurz oder Standard, Angulator oder Scharniergelenk, 2 Längsbacken und/oder T-Backe, fakultativ Turm/zentrale Fixationseinheit, 4–6 Knochenschrauben (160 mm), Instrumentarium Heidelberger Fixateur;
- Meißel 10 mm breit,
- Fähnchenmeißel.

Operationsplanung

Anhand von Röngenstandaufnahmen Ermitteln der Fehlstellungslokalisation und des Feststellungsausmaßes. Im a.-p.-Röntgenbild des Femurs wird mittels Planungsschablone der Fixateur lateralseitig zum Femur eingezeichnet. Bei varisierenden Umstellungen wird der Fixateur mit eingefahrenem, bei valgisierenden Umstellungen mit ausgefahrenem Teleskop angebracht, damit genügend Längenverschieblichkeit am Teleskop für die Korrektur vorhanden ist (Abb. 2). Die Positionierung des Gelenks (Scharniergelenk bei aufklappenden Umstellungen, Scharniergelenk oder Angulator bei Akutkorrekturen, ansonsten Angulator) erfolgt exakt auf Höhe der Fehlstellungslokalisation. Das Gelenk wird entsprechend dem Ausmaß der Fehlstellung angewinkelt. Bei geplanter zusätzlicher Verlängerung wird (anstatt eines Scharniergelenks) ein Angulator verwandt. Ausnahmen sind Akutkorrekturen mit nachfolgender Verlängerung. Hierzu werden die Schrauben durch Anwinkeln des Scharniergelenks oder des Angulators entsprechend der Fehlstellung eingebracht. Nach der Knochendurchtrennung Herausnahme des Gelenks und Einzwängen der Schrauben in einen Fixateur ohne Gelenke, mit dem nachfolgend die Verlängerung erfolgt. Dieses Verfahren ist insbesonders bei Varusfehlstellungen mit gleichzeitiger Verkürzung favorabel.

Abb. 1. Technisches Equipment

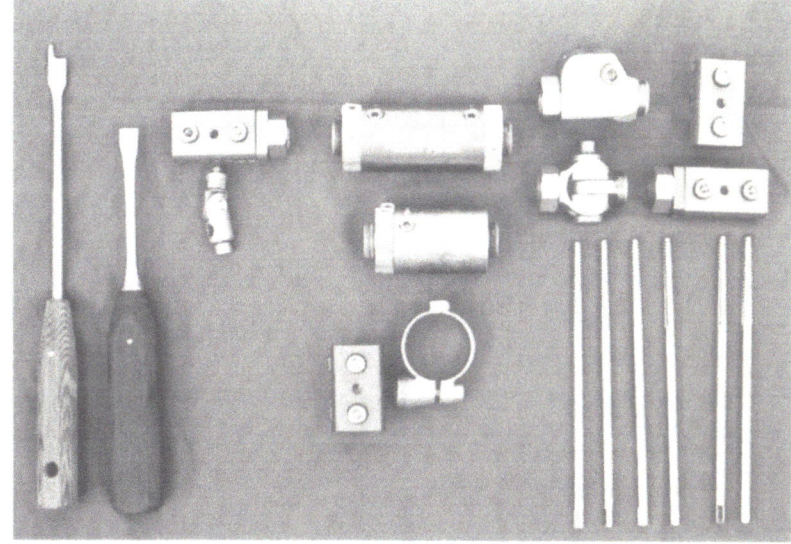

Landmarken und Lagerung (Abb. 3)

Rückenlage des Patienten, Bildverstärker auf der kontralateralen Seite. Keine Oberschenkelblutleere. Abdeckung dergestalt, daß das Bein in der Hüfte und im Kniegelenk frei bewegt werden kann.

Markierung der Patella, welche während der Operation nach vorne gerichtet sein soll, unter Zuhilfenahme eines aufgelegten Kirschner-Drahts. Einzeichnen der distalen Begrenzung der Femurkondylen, der Trochanterhöhe sowie der anatomischen Achse des Femurs und der Lokalisation der Deformität. Auflegen des zusammengebauten Fixateurs mit eingesteckten Gewebsschutzhülsen, Ausrichten des Fixateurkörpers parallel zur anatomischen Femurachse, Einzeichnen der distalen und proximalen Schraubensitze.

Operation

Einbringen der Knochenschrauben (Abb. 4): Zunächst Einbringen der am schwierigsten zu setzenden Schraube, ansonsten der proximalsten oder distalsten Schraube. Aufstecken des Fixateurs mit den Gewebsschutzhülsen. Unter Zuhilfenahme des Fixateurs Setzen der am weitesten von der 1. Schraube entfernten und dann der weiteren Schrauben. Gelingt es nicht sicher, zumindestens pro Klemmbacke 2 Schrauben unter Fassen beider Kortikaes sicher zu verankern, kann eine weitere Schraube mittels eines Turmaufsatzes auf die Klemmbacke schräg (eher von dorsal), oder unter Ver-

wendung der zentralen Knochenschraubenfixationseinheit eingebracht werden. Bei topographisch schwierigen Verhältnissen wird zunächst unter Verwendung der Gewebsschutzhülse und einer Lochschraube, die in dieselbe eingesteckt wird, ein 2,2 mm-durchmessender Kirschner-Draht an den geplanten Schraubensitz vorgebracht (Abb. 5).

BV-Kontrolle der Kirschner-Draht-Sitze in der 2. Ebene. Das Bein wird hierzu soweit außengedreht, oder der Bildwandler geschwenkt, bis diese sich punktförmig abbilden. Dies ermöglicht eine exakte Kontrolle der geplanten Schraubensitze in ihrer ventralen/dorsalen Ausrichtung. Aufbohren über dem Kirschner-Draht mit dem 4,7-mm-Hohlbohrer für den Schraubensitz. Eindrehen der Schraube. Wegnahme des Fixateurs zur Knochendurchtrennung.

Gelenksmobilisation: Vor der Knochendurchtrennung mehrfaches maximales Durchbewegen des Hüft- und Kniegelenks.

Knochendurchtrennung durch Keilentnahme: Bei Varisationen medialer, bei Valgisation lateraler Zugang durch die dorsalen Anteile des Vastus medialis/lateralis direkt auf das Femur. Nach Markierung des Keils Heraussägen und Entnahme des Keils. Bei Varisationen kann aufgrund des medialseitigen Zugangs der Fixateur bei der Keilentnahme belassen werden. Falls abgenommen, Wiederaufstecken des Fixateurs an alter Stelle auf die Schrauben. Freigabe des Scharniergelenks, das in seinem Einbau entsprechend der geplanten Schwenkrichtung orientiert ist, und Freigabe der Längenverschiebbarkeit des Teleskops. Einstellen des Beins in der gewünschten Korrekturrichtung. Temporärer

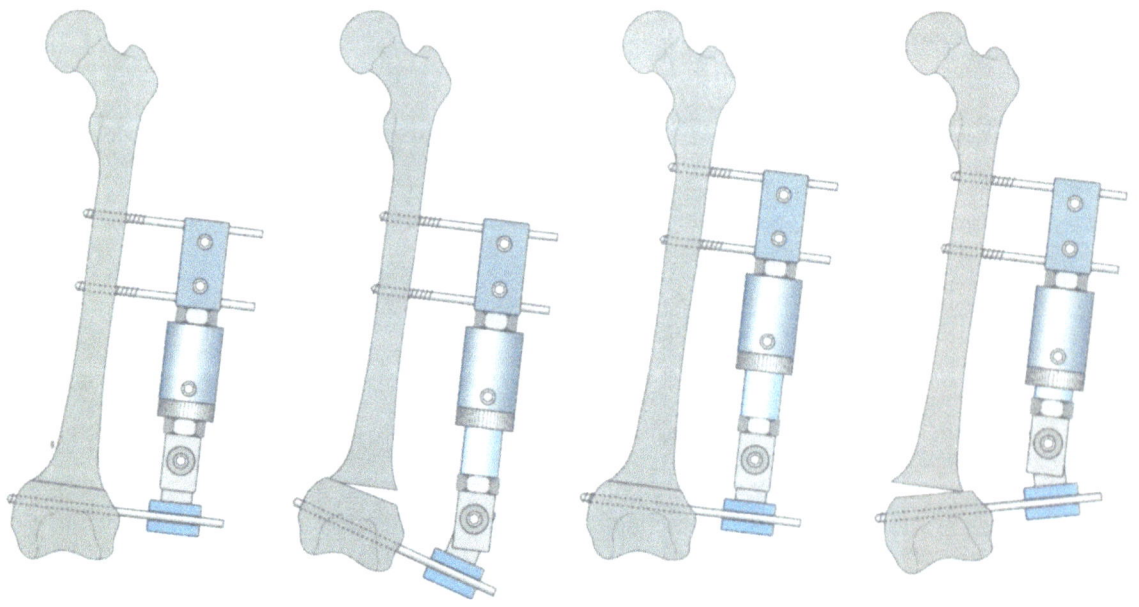

Abb. 2. Teleskopstellung bei der Fixateurplanung

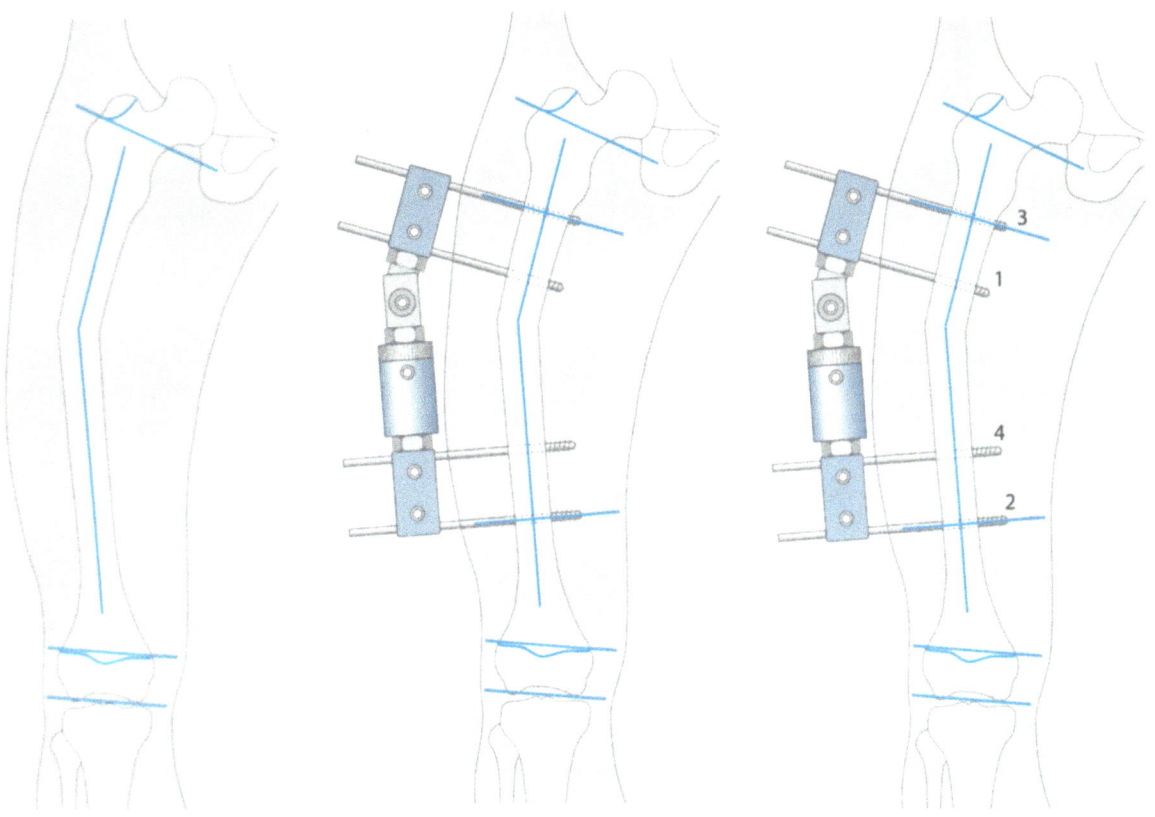

Abb. 3. Einzeichnen der Landmarken für die Achsenkorrektur

Abb. 4. Abfolge der Schraubeneinbringung

Verschluß des Scharniers. Nochmalige BV-Kontrolle. Eröffnen des Scharniers und zusätzliche Varisation um 2°. Definitiver Verschluß des Scharniers. Anschließend maximale manuelle Kompression des Teleskops. Hierbei kommt es durch die lateralseitige Kompression zum Ausgleich der vorher vermehrt eingestellten Varusstellung von ca. 2°. Dieses Vorgehen erzeugt eine Kompression über die gesamte Knochenfläche (Abb. 6).

Akute Umstellung ohne Keilentnahme: Vorteilhaft ist die Durchtrennung des Knochens in perkutaner Technik. An der geplanten Knochendurchtrennungsstelle zunächst Vorgehen wie beim Setzen einer Schraube und Durchbohren der lateralseitigen und medialseitigen Kortikalis. Zurückziehen des Bohrers in Markraummitte. Durch maximales Absenken respektive Anheben des Bohrers und erneutes Vorbohren werden die dorsomediale und dorsoventralseitige Kortikalis ebenfalls durchbohrt. Dann Einführen eines Meißels 10 mm breit und Durchmeißeln der lateralseitigen Kortikalis. Herausnahme des Meißels und Einführen eines Fähnchenmeißels, mit dem unter subperiostaler Lage des Fähnchens dann die ventrale und dorsalseitige Kortikalis (30°-gebeugtes Kniegelenk bei Durchtrennung der dorsalseitigen Kortikalis) durchtrennt werden. Nachfolgend manuelles Durchbrechen der medialseiti-

gen Kortikalis durch einen Impuls in valgisierender Richtung (s. Oberschenkelverlängerung). Erfolgt die Durchtrennung ca. 1 cm entfernt von der Fehlstellungslokalisation, ergibt sich durch die Translation eine „Eck-auf-Kante-Konfiguration" mit gutem Knochenkontakt auch ohne Keilentnahme.

Varisierende Umstellung mittels Kallusdistraktion: Perkutane Knochendurchtrennung (s. oben). Wiederaufbringen des Fixateurs mit verschlossenem Scharniergelenk und blockierter Längenverstellung. Beginn der Distraktion erst 10 Tage postoperativ.

Verlängerung mit Achskorrektur: Vorgehen wie bei der varisierenden Umstellung mit Kallusdistraktion, nur wird anstatt eines Scharniergelenks ein Angulator verwandt. Durch postoperative Distraktion am Teleskop entsteht dann eine Knochenverlängerung, durch Verstellen am Angulator eine Achskorrektur. Alternativ Akutkorrektur (Scharniergelenk) und nachfolgende Verlängerung mit „gelenkfreiem" Fixateur.

Operationsende: Verschluß der Osteotomiewunde. Umwickeln der Schraubeneintrittsstellen mittels steriler Kompressen und dünner Mullbinden, so daß die Haut relativ zu den Schrauben ruhiggestellt wird. Kompressionsverband des gesamten Beins. Röntgenkontrolle des distalen Femurs in 2 Ebenen.

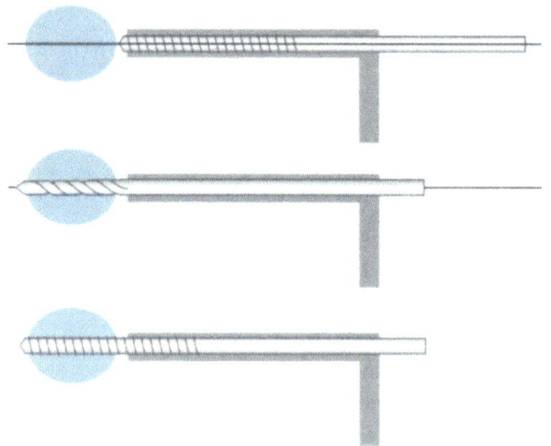

Abb. 5. Kirschner-Draht-Technik bei schwieriger Schrauben-positionierung

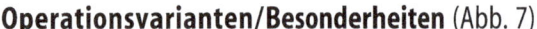

Operationsvarianten/Besonderheiten (Abb. 7)

Vor der Knochendurchtrennung ist ein maximales Durchbewegen des Beins notwendig, damit über den liegenden Knochenschrauben insbesondere der Tractus iliotibialis geschlitzt wird. Dies ermöglicht trotz der kniegelenksnahen Anlage eine relativ gute postoperative Beweglichkeit. Insbesondere bei akuten Korrekturen kann nach der durchgeführten Korrektur die Haut an den Nageleintrittsstellen spannen. Hier sollte großzügig nachinzidiert werden, bis die Haut spannungsfrei an den Schrauben anliegt.

Rotationskorrekturen können nur akut durchgeführt werden. Hierzu wird ein Schraubenpaar frei oder

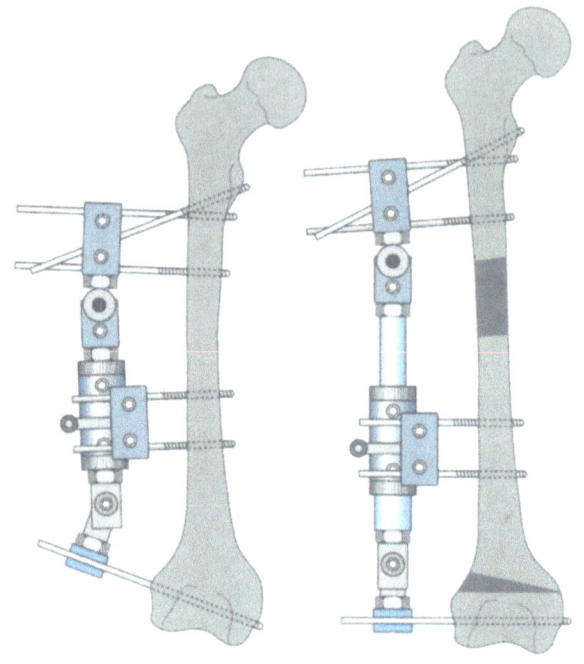

Abb. 7. Beispiel einer Femurverlängerung mit Valgisation diaphysär (Angulator), kombiniert mit einer aufklappenden Varisation suprakondylär (Scharniergelenk)

besser unter Verwendung eines angeschraubten Ilisarovringes mit darauf fixierter weiterer Backe in der erwünschten Rotationsausrichtung eingebracht. Nach der Knochendurchtrennug Einzwängen der Schrauben in den gerade aufgebauten Fixateur.

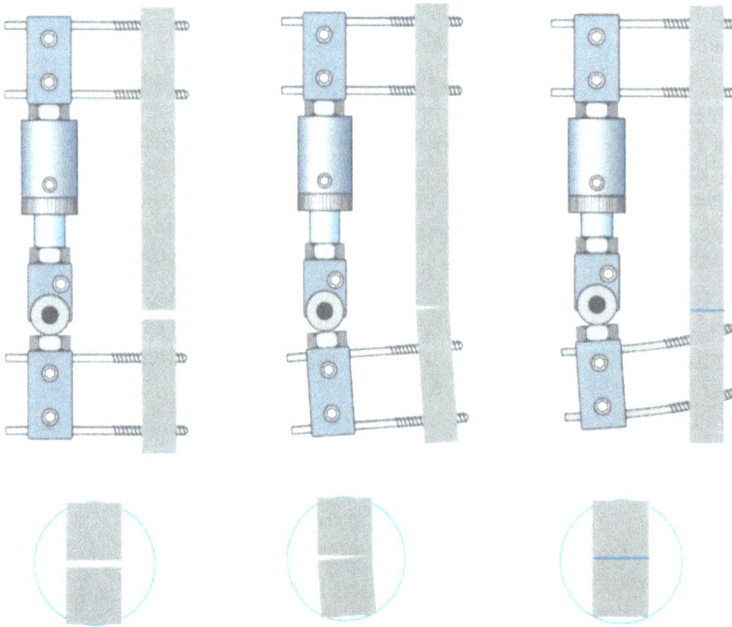

Abb. 6. Kompression der gesamten Osteotomiebreite bei unilateraler Fixation

Indikationen/Kontraindikationen

Femurdeformitäten des Jugendlichen oder Erwachsenen.

Relative Kontraindikationen sind:

- Umstellungen beim Kind unter 10 Jahren (vorteilhafte Alternative der Osteosynthese mit gekreuzten Kirschner-Drähten und Oberschenkelgips;
- lokale oder allgemeine infektiöse Erkrankungen.

Nachbehandlung

Bei Umstellungen mittels Kallusdistraktion Umstellungsbeginn 10 Tage postoperativ.

Literatur

1. Cotta H, Holz U, Wentzensen A, Krämer KL, Pfeil J (Hrsg) (1996) Standardeingriffe in der Orthopädie und Unfallchirurgie. Thieme, Stuttgart
2. Krackow KA (1983) Approaches to planning lower extremity alignment for total knee arthroplasty and osteotomy about the knee. Adv Orthop 69–88
3. Paley D (1989) The principles of deformity correction by the Ilisarov technique: technical aspects. Tech Orthop 4(1): 15–29
4. Paley D, Tetsworth K (1991) Percutaneus Osteotomies. Orthop Clin North Am 22(4): 613–624
5. Pauschert R, Pfeil J (1993) Achskorrigierende Verlängerungen in unilateraler Technik. Orthop Praxis 11: 737–742
6. Pfeil J (1994) Technik der unilateralen Kallusdistraktion an Femur und Tibia. Operat Orthop Traumatol 6(1): 1–28
7. Pfeil J, Pauschert R (1993) Das Heidelberg External Fixation System. Vorstellung und erste klinische Ergebnisse. Orthop Praxis 11: 731–767
8. Pfeil J, Grill F, Graf R (1996) Technik der Verlängerungen, Pseudarthrosenbehandlung und Deformitätenkorrektur. Springer, Berlin Heidelberg New York

Kallusdistraktion Femur proximal unilateral

J. Pfeil

Technisches Equipment (Abb. 1)

Das Equipment besteht aus:

- Heidelberger Fixateur, Zentralkörper kurz, Zentralkörper Standard, 2 Längsbacken, Scharniergelenk, 6 Knochenschrauben (160 mm), Instrumentarium Heidelberger Fixateur;
- Meißel 10 mm breit,
- Fähnchenmeißel.

Landmarken und Lagerung

Rückenlage des Patienten. Abdeckung wie zur Totalendoprothesenoperation des Hüftgelenks, die eine freie Bewegung des Hüft- und Kniegelenks intraoperativ erlaubt. Lagerung der Kniescheibe nach vorne bei ca. 10°-flektiertem Kniegelenk. Der Röntgenbildverstärker wird kontralateral positioniert.

Markieren der Patella, die während der gesamten Operation nach vorne gerichtet sein soll. Mittels Kirschnerdraht und Röntgenbildverstärker Einzeichnen der Femurdiaphyse, des Kniegelenkspaltes, bei Kindern zusätzlich der distalen Femurepiphyse sowie des Trochanter majors. In den aufgebauten Fixateur (Längsbacke proximal und distal, Zentralkörper kurz und ein im Varussinne flektiertes Scharniergelenk proximal bei gleicher Rotationsausrichtung der Backen zueinander) werden in die randständigen Öffnungen der Klemmbacken lange Gewebeschutzhülsen eingesteckt. Der Fixateur wird dann so auf das Bein aufgelegt, daß der Fixateurkörper parallel zur Femurdiaphyse ausgerichtet ist in ca. 1,5 cm Abstand zur Haut. Die proximalste Schraube sollte bei Kindern direkt unterhalb der Apophyse des Trochanter majors, bei Erwachsenen im unteren Bereich des Adam'schen Bogens positioniert sein. Einzeichnen der Schraubensitze und Wegnahme des Fixateurs (Abb. 2).

Operation

Da bei proximalen Femurverlängerungen immer eine Varusfehlstellung mit Medialisierung des Beins eintritt, wird dem bereits bei der Fixateuranlage durch eine sogenannte Valgus-/Lateralisationsvorgabe Rech-

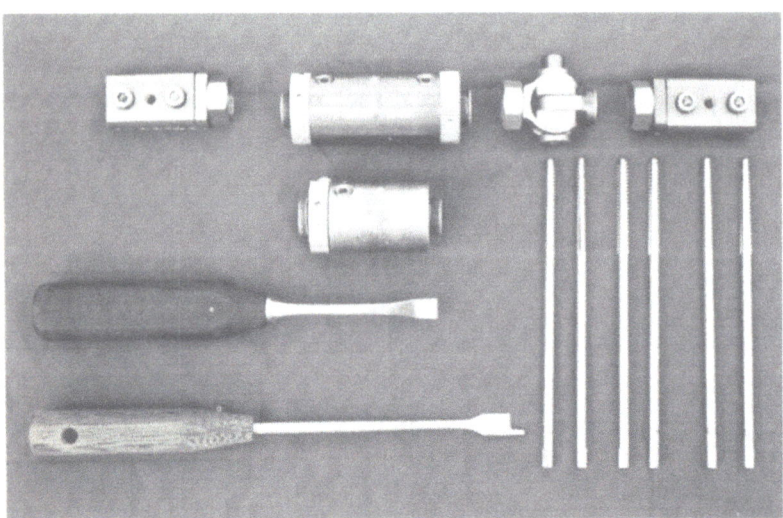

Abb. 1. Technisches Equipment für die Oberschenkelverlängerung

nung getragen. Anstatt des Originalfixateurs wird (bei Verwendung des Heidelberger Fixateurs) ein kurzer Zentralkörper mit Scharniergelenk verwandt, das mindestens 5° geneigt, bei über 5 cm hinausgehenden Verlängerungen entsprechend der geplanten Verlängerungsstrecke in cm eingestellt wird, so daß die Schraubenpaare zueinander konvergierend stehen. Nach der Knochendurchtrennung erfolgt die Fixation im gerade aufgebauten Fixateur, wobei distal die Knochenschrauben weiter innenseitig gefaßt werden. Dies ergibt eine Lateralisationsvalgusvorgabe, die während der Verlängerung allmählich wieder aufgebraucht wird. Zur Planung wird unter Verwendung einer Fixateurschablone ein Zentralkörper mit 2 Längsbacken an das Femur parallel zu diesem eingezeichnet (Abb. 3).

Proximal und distal sollten pro Klemmbacke 3 Schrauben verwandt werden.

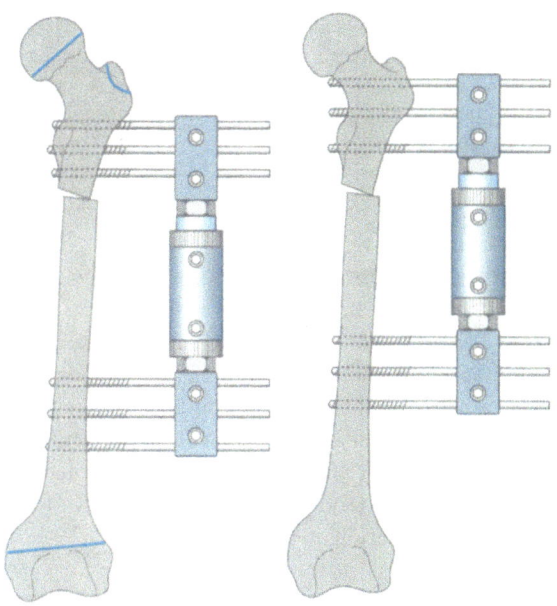

Setzen der Knochenschrauben

Zunächst Einbringen der zweitobersten Schraube (dort besteht am Femur meist der engste Querschnitt, d. h. dort ist es am schwierigsten, eine Schraube in den Knochen zu setzen). Aufstecken des Fixateurs mit den Gewebeschutzhülsen. Unter Zuhilfenahme des Fixateurs Setzen der distalen Schrauben und dann der wei-

Abb. 2. Schraubenpositionierung beim Kind und beim Erwachsenen

teren proximalen Schrauben. Gelingt es nicht sicher, zumindestens pro Klemmbacke 2 Schrauben unter Fassen beider Kortikaes sicher zu verankern, kann eine weitere Schraube mittels eines Turmaufsatzes auf die

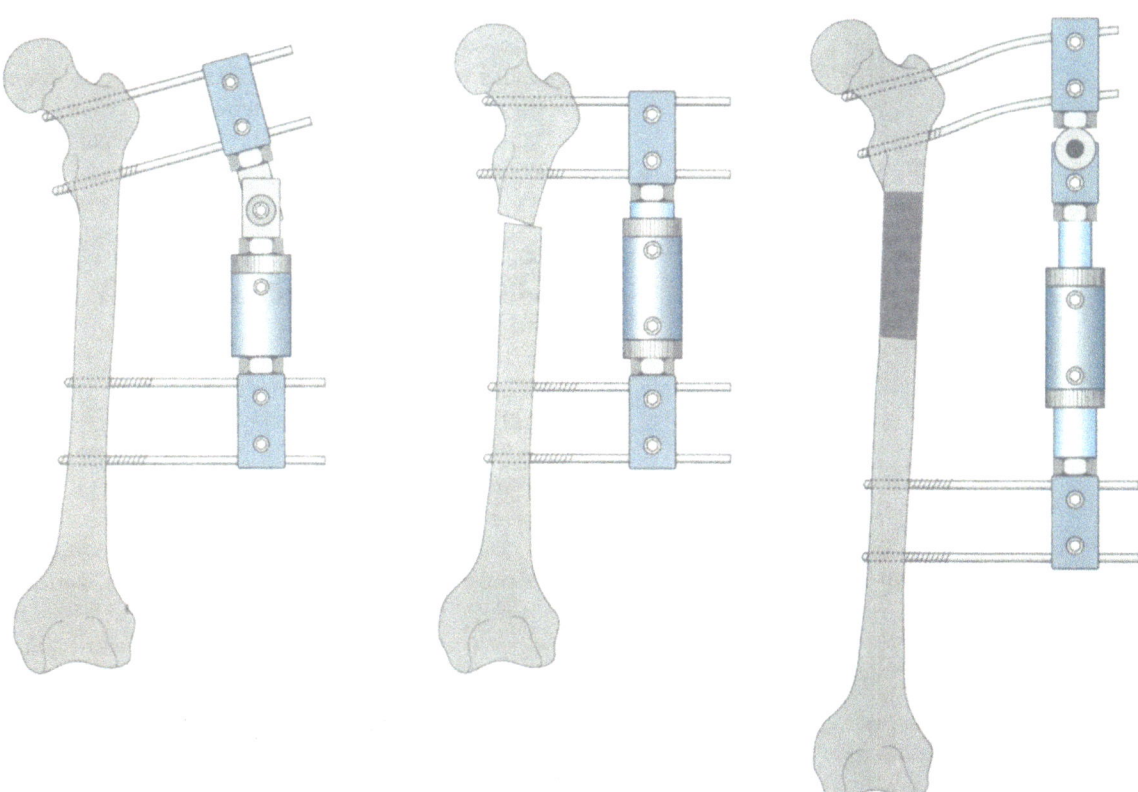

Abb. 3. Fixateurzusammenstellung für die Einbringung der Knochenschrauben und zur Verlängerung

Klemmbacke schräg (eher von dorsal) eingebracht werden. Komplette Wegnahme des Fixateurs. Anschrauben der Längsbacken an einen Fixateur mit Zentralkörper Standard, bei dem ein Teleskop im Spiel freigegeben ist.

Mobilisierung der angrenzenden Gelenke

Nach Setzen der Knochenschrauben maximales Durchbewegen der angrenzenden Gelenke, um ein Schlitzen insbesondere der Faszie über die liegenden Knochenschrauben zu erreichen. Nur so kann eine gute postoperative Beweglichkeit erzielt werden. Aus Stabilitätsgründen sollte dies immer vor der Knochendurchtrennung erfolgen (Abb. 4).

Knochendurchtrennung

1 cm distal des proximalen Schraubenpaars Hautschnitt und Vorgehen wie zum Setzen einer Schraube. Durchbohren der lateral- und medialseitigen Kortikalis. Zurückziehen dann des Bohrers in Markraummit-

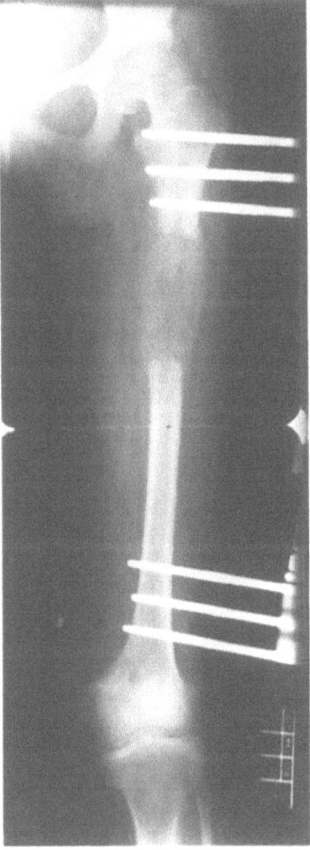

Abb. 4. Beispiel Oberschenkelverlängerung

te. Durch maximales Absenken respektive Anheben des Bohrers wird dann mediodorsal und medioventral nochmals die Kortikalis durchbohrt. Herausnahme des Bohrers und vorsichtiges Einführen eines 10 mm breiten Meißels in Längsrichtung bis zum Knochen. Nach Ertasten der Knochenmitte wird dieser 90° gedreht und exakt an der vorgebohrten Stelle (BV-Kontrolle) die laterale Kortikalis durchmeißelt. Herausnahme des Meißels und Versuch der Frakturierung durch einen kurzen Impuls, ohne hierbei die Schrauben anzufassen, um ein „Hinspringen" der Fraktur zu den Schrauben zu vermeiden. Gelingt dies nicht, wird ein Fähnchenmeißel eingeführt und unter subperiostaler Führung des Fähnchens die ventrale und ggf. dorsale Kortikalis durchmeißelt. Wiederholen der Impulsgebung, wobei eine starke Verschiebung vermieden werden sollte, um nicht unnötig weiter zu traumatisieren. Nach Vollenden der Knochendurchtrennung Hautnaht, manuelle Kompression im Bereich der Knochendurchtrennung.

Fixateuranbringung

Aufschieben des gerade aufgebauten Fixateurs mit Zentralkörper Standard ohne Gelenk (das bedeutet Ersatz des Zentralkörpers kurz und des Scharniergelenkes durch den Zentralkörper Standard siehe oben). Kompletter Verschluß der Klemmbacke proximal. Dann Verschluß der distalen Klemmbacke, wobei hierbei das Femur durch medialseitigen Druck um ca. ein Drittel der Schaftbreite lateralisiert werden sollte. Manuelle Kompression des Fixateurs und Fixation desselben in dieser Stellung.

Indikationen/Kontraindikation und Aufklärung

Oberschenkelverkürzungen ab 3 cm Länge. Geringere Verkürzungen werden nur im Rahmen der Korrektur von Achsdeformitäten begleitend durchgeführt.

Kinder unter 6 Jahre – die aktive Kooperation des Patienten ist notwendig. Patienten im fortgeschrittenen Lebensalter – verstärkte Kontrakturneigung und verlangsamtes Bilden des Kallusregenerats. Patienten mit metabolischen Osteopathien sowie nach Radiatio wegen der Gefahr der ausbleibenden Kallusbildung, Dysplasien der angrenzenden Gelenke. Bei Dysplasie eines Gelenks (Hüft- oder Kniegelenk) kann durch eine gelenkferne Verlängerung (proximale oder distale Knochendurchtrennung) die Belastung für das jeweils entfernte Gelenk verringert werden.

Unkooperative Patienten – die Mitarbeit über einen langen Behandlungszeitraum muß gewährleistet sein.

Sozialmedizinische Aspekte – die persönliche und berufliche Situation muß eine mehrmonatige Behandlung ermöglichen.

Verlängerungen sind aufwendige Behandlungsverfahren. Pro mm Verlängerungsstrecke muß mit einer Behandlungsdauer von einem Monat gerechnet werden. Zum Teil schmerzhafte Behandlung. Einschränkung der Gelenkbeweglichkeit bei fast allen Patienten während – vereinzelt auch nach Abschluß der Behandlung. Gefahr der Schädigung der angrenzenden Gelenke. Gefahr der Pseudarthrosenbildung. Gefahr der intra- oder postoperativen Nervenschädigung. Gefahr von Achsdeviationen.

Oberflächliche Infektionen sind häufig, tiefe Infektionen hingegen selten. Die bedeutsamste Komplikation nach Femurverlängerung stellt die Fraktur im Verlängerungsbezirk dar, die am eigenen Krankengut immerhin bei 8 % der Patienten eintrat.

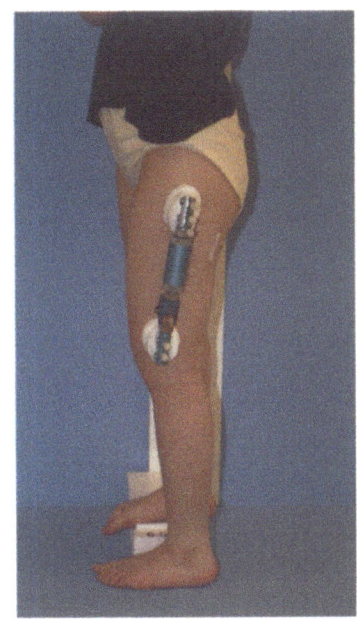

Abb. 5. Verbandsanordnung bei der Oberschenkelverlängerung

Nachbehandlung

Umwickeln der Knochenschrauben mittels ausgezogener Kompresse zur relativen Ruhigstellung der Haut. Auflage von Kompressen auf die Knochendurchtrennungsstelle und Kompressionsverband des gesamten Beins (Abb. 5).

Röntgenkontrolle des Oberschenkels a.-p.

Direkt postoperativ Umlagern der Extremität in Streckung und 60°-Beugung oder Einsatz einer elektrischen Bewegungsschiene. Mobilisierung des Patienten am 2. postoperativen Tag mit Unterarmgehstützen und unter Teilbelastung 10 kg. Beginn der Distraktion 10 Tage postoperativ 4 mal 1/4 mm/Tag. Während der Distraktionsphase Versorgung des Kniegelenks mit einer rückhebelnden Orthese (z. B. Dynasplint); falls dies nicht durchführbar ist, mittels einer Oberschenkelnachtlagerungsschale in Kniegelenksstreckung. Röntgenkontrolle alle 2 Wochen während der Distraktionsphase (Oberschenkel a.-p. und seitlich). Hierbei muß das Kniegelenk beurteilbar sein, um eine beginnende Kniegelenkssubluxation rechtzeitig zu erkennen.

Nach Distraktionsschluß Röntgenkontrolle alle 4 Wochen, zusätzlich bei klinischen Auffälligkeiten. Bei beginnendem Wiedererscheinen der kortikalen Strukturen Dynamisierung des Fixateurs. Sobald alle kortikalen Strukturen wieder fest ausgebildet sind und der Patient ohne Gehstützen gehen kann, stationäre Wiederaufnahme, Wegnahme des Fixateurs unter Belassen der Knochenschrauben. Gehen dann wieder mit 5 kg Belastung des Beines. Bei klinisch und röntgenologisch unauffälligen Verhältnissen 2 Tage später Entfernung der Knochenschrauben. Für 6 Wochen ist lediglich ein

Abrollen des Beines erlaubt. Für weitere 6 Wochen dann Sportverbot. Nach 3 Monaten ist im allgemeinen wieder eine volle Belastungsfähigkeit erreicht.

Besonderheiten

Bei einer Verlängerung am distalen Femur ist keine Valgus-/Lateralisationsvorgabe notwendig. Wegen der vermehrten Belastung des Kniegelenks wird diese aber nur bei zusätzlichen Deformitäten an dieser Lokalisation, bei ausgeprägten Hüftschäden oder bei Kindern mit sehr dünnem Knochenquerschnitt am proximalen Femur angewandt.

Literatur

1. Menelaus MB (1991) The management of limb inequality. Churchill Livingstone, Edinburgh London Melbourne New York Tokio, pp 49–58
2. Pauschert R, Pfeil J (1993) Achskorrigierende Verlängerungen in unilateraler Technik. Orthop Praxis 11: 737–742
3. Pfeil J (1993) Heidelberger Erfahrungen mit der Kallusdistraktion am traumatisierten Ober- und Unterschenkel. In: Rehm KE (Hrsg) Hefte zu „Der Unfallchirurg". Springer, Berlin Heidelberg New York 232: 826–828
4. Pfeil J (1994) Technik der unilateralen Kallusdistraktion an Femur und Tibia. Operat Orthop Traumatol 6(1): 1–28
5. Pfeil J, Pauschert R (1993) Das Heidelberg external fixation system. Vorstellung und erste klinische Ergebnisse. Orthop Praxis 11: 731–767
6. Pfeil J, Grill F, Graf R (1996) Technik der Verlängerungen, Pseudarthrosenbehandlung und Deformitätenkorrektur. Springer, Berlin Heidelberg New York
7. Shapiro F (1987) Longitudinal growth of the femur and tibia after diaphyseal lengthening. J Bone Joint Surg 69(5): 684–690

Proximaler Femurnagel

P. Verheyden, S. Katscher

Instrumentarium (Abb. 1)

Die Abb. 1 zeigt das zu dem Eingriff benötigte Instrumentarium.

Indikationsbreite

Sämtliche per- und subtrochantere Frakturen sowie die Kombination von Schenkelhals- und proximalen Femurschaftfrakturen können mit dem proximalen Femurnagel versorgt werden [1]. Für Kombinationen mit tieferen Schaftfrakturen gibt es den überlangen proximalen Femurnagel.

Lagerung

Wir empfehlen grundsätzlich die Verwendung des Extensionstisches. Die Lagerung sollte in leichter Adduktion von 10–15° und einer Innenrotation des Fußes von etwa 30° erfolgen, so daß die Patella genau senkrecht nach oben steht. Das unverletzte Bein wird möglichst weit abduziert und in der Hüfte 90° flektiert, damit der C-Bogen gut zwischen beiden Beinen plaziert und das frakturierte proximale Femur sowohl a.-p. als auch seitlich eingesehen werden kann. Bei einer Extension von 20–50 kp – je nach Muskulatur des Patienten – richten sich die stabileren Frakturenformen bereits fast anatomisch ein. Bei instabilen Frakturen jedoch ist es oft notwendig, das Schaftfragment durch Druck von unten anzuheben.

Abb. 1. Instrumentarium

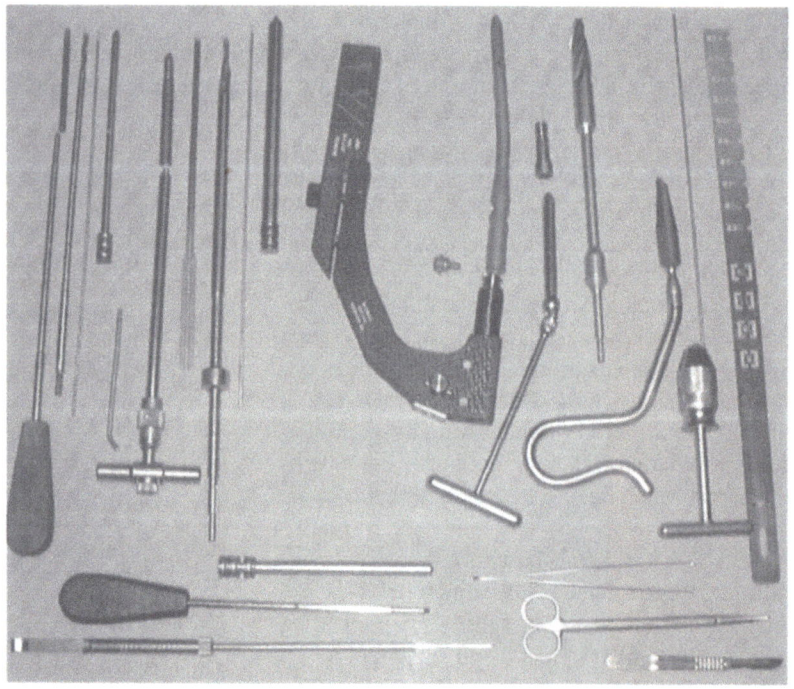

Präoperative Planung und operative Technik

Implantatwahl

Der erforderliche Nageldurchmesser wird bestimmt, indem man unter BV-Kontrolle die Meßlehre so auf das Femur legt, daß sich die entsprechende Markierung über dem Isthmus befindet. Ist der Kortikalis-Markraum-Übergang noch auf beiden Seiten der Markierung sichtbar, kann der betreffende Nageldurchmesser gewählt werden. Zu beachten ist die Antekurvation in der axialen Projektion. Bei ausgeprägter Antekurvation empfiehlt es sich, eher einen dünneren Nagel zu verwenden.

Operationstechnik

Der Zugang erfolgt über eine ca. 4 cm lange Inzision in der Verlängerung des Femurschafts 4 Querfinger über der Trochanterspitze. Die Faszie des M. gluteus medius wird längs gespalten und der Muskel in Faserrichtung auseinandergedrängt, so daß mit der Fingerkuppe der Trochanter major erreicht wird.

In der a.-p.-Ansicht befindet sich der Nageleintrittspunkt normalerweise an der Spitze des großen Rollhügels. In der axialen Projektion liegt die richtige Insertion am ventralen Drittel des Trochanter (Abb. 2). Beim älteren Menschen wird die Eintrittsstelle mit dem kanülierten Pfriem erweitert, beim jüngeren empfiehlt sich der kanülierte 17-mm-Bohrer. Danach wird der Führungsdraht entfernt und der an den Zielbügel montierte Nagel vorsichtig manuell durch leichte Drehbewegungen eingebracht. Insbesondere bei älteren Patienten muß Hämmern unbedingt vermieden

werden, ggf. sollte auf den nächstkleineren Nagel zurückgegriffen werden. Bei ausgeprägter Antekurvation des Femurs hat es sich als hilfreich erwiesen, die Nagelspitze distal des unteren Verriegelungsloches mit der Biegepresse etwas vorzubiegen. Bei jüngeren Patienten mit sehr engem Markraum ist es in seltenen Fällen erforderlich, auf 12 mm aufzubohren.

Ist der Nagel in der Markhöhle versenkt, werden die Gewebsschutzhülsen mit Trokaren durch den Zielbügellaufsatz gesteckt und Hautinzision mit stumpfer Präparation auf den Knochen durchgeführt. Jetzt plaziert man den Führungsdraht für die Schenkelhalsschraube so, daß er in der a.-p.-Ebene knapp oberhalb des Adam'schen-Bogens zu liegen kommt, was auch die endgültige Höhenlokalisation des Nagels im Schaft bedingt. In der axialen Ebene muß er parallel zur Schenkelhalsebene möglichst zentral im Collum femoris liegen. Dazu ist es häufig notwendig, den Schaft gegenüber dem Kopf-Hals-Fragment etwas anzuheben. Die Plazierung der Schenkelhalsschraube ist der wichtigste Schritt der Operation, der unbedingt mit entsprechender Sorgfalt durchgeführt werden muß. Analog wird der Führungsdraht für die Antirotationsschraube gesetzt (Abb. 3). Bei der Längenmessung für beide Schrauben ist zu beachten, daß die untere Schenkelhalsschraube etwa ca. 5 mm vom Gelenk entfernt endet, die Antirotationsschraube ist regelmäßig mindestens 15 mm kürzer zu wählen ist. Mit dem kanülierten Bohrer wird der Führungsdraht der Antirotationsschraube bis zum Anschlag überbohrt. Nun wird die selbstschneidende Antirotationsschraube über den Draht eingedreht. Der Draht wird entfernt. Danach wird der 11-mm-Stufenbohrer auf die gemessene Länge der Schenkelhalsschraube eingestellt und der entsprechende Führungsdraht bis zum Anschlag überbohrt. Durch die selbstschneidende Spitze der Schenkelhalsschraube ist auch hier in der Regel Gewindeschneiden unnötig. Die Extension sollte dann nachgelassen werden.

Falls notwendig, kann die Fraktur mittels Kompressionsmutter über die Schenkelhalsschraube komprimiert werden. Dabei muß man vorsichtig vorgehen, um ein Ausreißen der Schenkelhalsschraube zu verhindern.

Bei pertrochanteren Frakturen wird ausschließlich statisch verriegelt, d. h. nur das Rundloch besetzt. Stabile subtrochantere Frakturen werden nur dynamisch verriegelt. Bei subtrochanteren Frakturen mit Trümmerzone werden das statische und dynamische Loch besetzt, ggf. kann sekundär durch Entfernung des statischen Bolzens dynamisiert werden.

Am Ende der Operation bringt man die Verschlußschraube in den Nagel ein, um das Einwachsen von Gewebe zu verhindern, was eine eventuelle Materialentfernung – die nur bei jüngeren Patienten indiziert ist – über die vorbestehenden Stichinzisionen erschweren würde.

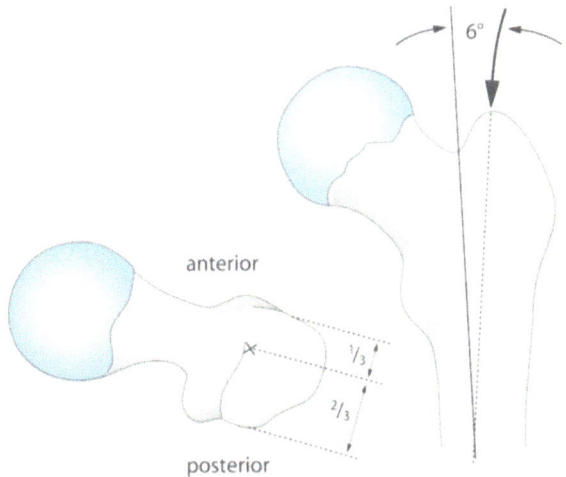

Abb. 2. Einbringen des Führungsdrahts für den Nagel

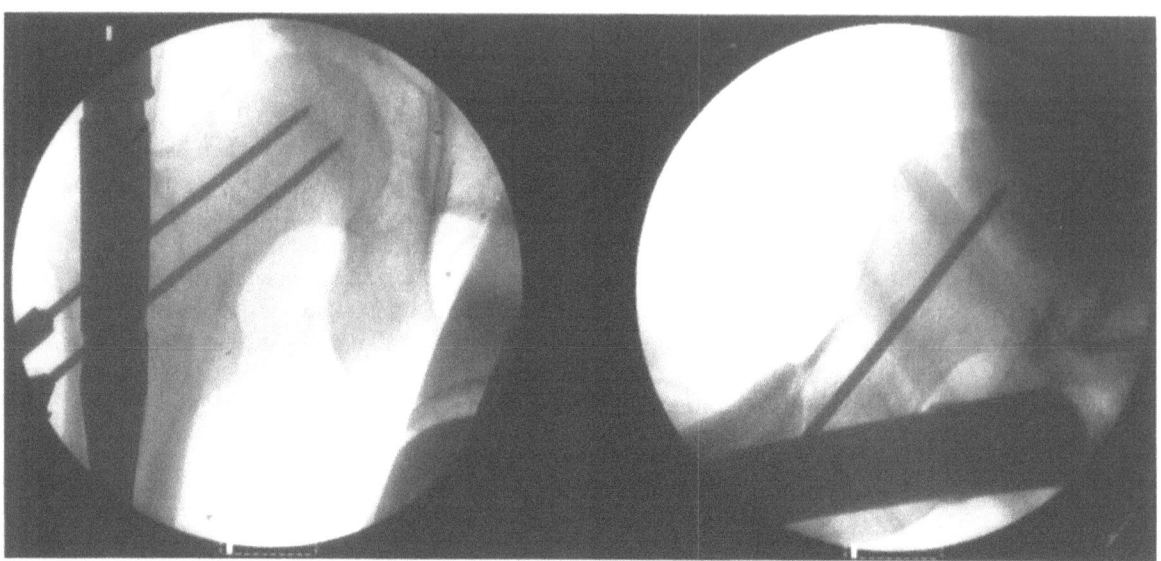

Abb. 3. Plazierung von Schenkelhals- und Antirotationsschraube a.p. und axial

Nachbehandlung

Alle operierten Patienten können sofort unter schmerzorientierter Vollbelastung mobilisiert werden.

Literatur

1. Simmermacher RJK, Bosch AM, Van der Werken C (1998) The AO – proximal femoral nail (PFN) – a new device for the treatment of unstable proximal femoral fractures. Unveröffentlicht

Unaufgebohrter Femurnagel

S. Katscher, P. Verheyden

Instrumentarium (Abb. 1)

Die Abb. 1 zeigt das zu dem Eingriff benötigte Instrumentarium.

Indikationsbreite

Ein unaufgebohrtes Femurnagelsystem ist für alle traumatischen und für pathologische Femurschaftfrakturen geeignet. Entsprechende Modelle können aber auch durch ein modulares System in jeweils abgewandelter Form bei subtrochanteren oder gleichzeitigen Schenkelhalsfrakturen angewendet werden [2, 3].

Lagerung

Die Standardlagerung erfolgt auf dem Rücken ohne Extension. Es empfiehlt sich eine leichte Adduktionsstellung von 10–15°, um den späteren Insertionspunkt besser zugänglich zu machen. Das nicht betroffene Bein sollte möglichst weit abduziert, im Hüftgelenk 90° gebeugt und ggf. in einer Beinschale fixiert werden. Dadurch wird die Möglichkeit der Durchleuchtung in beiden Ebenen gewährleistet. Lagerung auf dem Extensionstisch ist genauso möglich.

Präoperative Planung und operative Technik

Implantatwahl

Die Nagellänge wird mit der Meßlehre bestimmt, wobei der Nagel von der Oberkante des Trochanter major nach distal bis an die Epiphysenlinie heranreichen soll. Eine evtl. noch vorhandene Distraktion oder Stauchung im Frakturbereich muß mit einberechnet werden. Der erforderliche Implantatdurchmesser kann an den entsprechenden Markierungen der Meßlehre unter dem BV über dem Femuristhmus abgelesen werden.

Operationstechnik

Man beginnt mit einer Stichinzision im Verlängerung des Femurschafts handbreit proximal der Trochanterspitze. Nach Spalten der Faszie plaziert man den Führungsdraht leicht medial des Trochanters in der Fossa piriformis [1], so daß er sich sowohl im a.-p.-Bild als auch in der seitlichen Projektion zentral in der Verlängerung der Markhöhle befindet (Abb. 2). Nun kann er mit Hilfe des Schnellspannfutters unter BV-Kontrolle beider Ebenen auf eine Länge von mindestens 10 cm in den Knochen eingebohrt werden [3]. Anschließend schiebt man den kanülierten 13-mm-Spiralbohrer mit Bohrbüchse über den Führungsdraht und bohrt das proximale Femur ca. 10 cm auf. Alternativ kann besonders bei älteren Patienten der Pfriem zur Markraumeröffnung eingesetzt werden. Nach Entfernen des Führungsdrahts wird der über die Verbindungsschraube mit dem Einführungsinstrumentarium konnektierte Nagel manuell mit Drehbewegungen und ggf. leichten Hammerschlägen eingeführt. Mit der taktilen Information und BV-Kontrolle manövriert man sich über die Frakturstelle und fädelt das distale Fragment auf.

Wichtige Tips dazu sind:
- Tuchunterlage in Schaftmitte, um Antekurvation zu imitieren;
- Joy-Stick-Technik mit Schanzschraube und T-Griff im distalen Fragment.

Liegt der Nagel exakt bezüglich Achse und Länge, ist zunächst eine Kontrolle der Rotation erforderlich, am besten im klinischen Vergleich zur gesunden Seite. In Zweifelsfällen sollte die Rotation auch unter dem BV kontrolliert werden, z. B. indem man im Seitenvergleich die Extremität so dreht, daß der Trochanter minor im a.-p.-Strahlengang gerade an der inneren Kortikaliskontur verschwindet und man dabei die Rotationsstellung der Füße vergleicht.

Bei Quer- und Schrägbrüchen sollte zuerst distal mit dem röntgendurchlässigen Winkelgetriebe verriegelt werden, um danach durch Zurückschlagen des Nagels Kompression auf den Frakturspalt auszuüben. Proximal kann je nach Frakturtyp dynamisch oder sta-

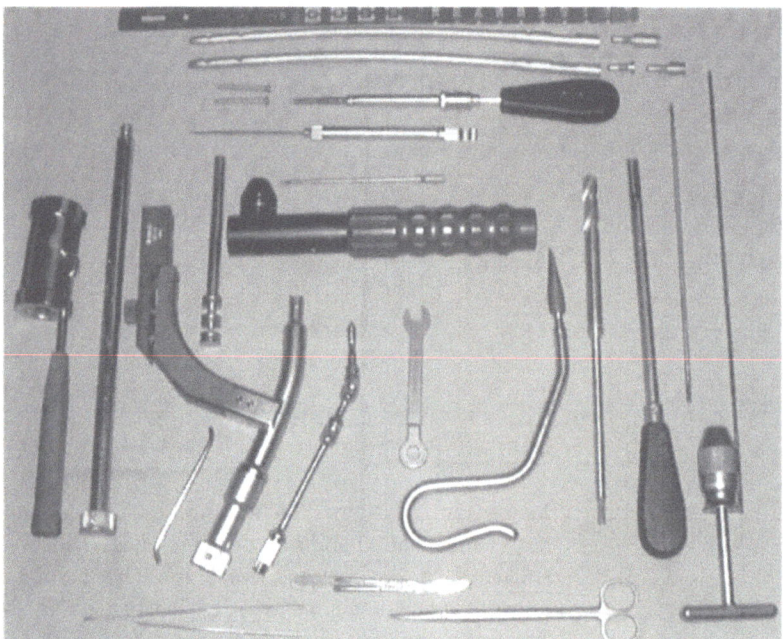

Abb. 1. Instrumentarium

tisch verriegelt werden. Bei komplexen Frakturtypen ist auch eine sekundäre Dynamisierung möglich. Das Bohren der entsprechenden Löcher wird durch das Zielinstrumentarium erleichtert. Nach Abbauen des Zielgeräts wird abschließend eine Verschlußschraube in den Nagel eingedreht. Sie sollte von der Länge her so gewählt werden, daß sie auf Höhe der Trochanter-major-Oberkante endet.

Für subtrochantere Frakturen bietet der überlange proximale Femurnagel eine biomechanisch bessere Lösung, die genauso minimal-invasiv implantiert werden kann. Bei simultanem Vorliegen von Schaft- und Schenkelhalsfrakturen besteht durch das „Miss-A-Nail-Instrumentarium" die Möglichkeit, vor oder nach intramedullärer Fixation der Schaftfraktur auch die Schenkelhalsfraktur durch das Einbringen von Schrauben zu stabilisieren.

Nachbehandlung

Alle intramedullär stabilisierten Frakturen sind postoperativ zumindest übungsstabil mit 20 kg Teilbelastung. Bei gutem Knochenkontakt ist beschwerdeabhängige Vollbelastung möglich.

Abb. 2. Insertionspunkt

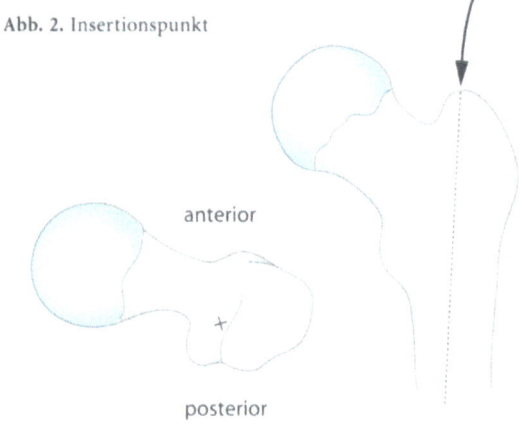

anterior

posterior

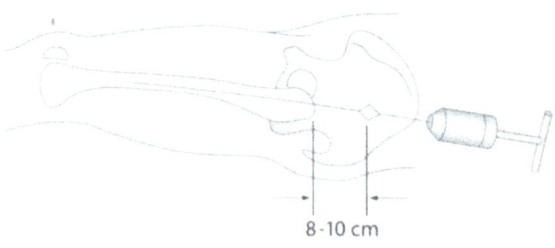

8-10 cm

Literatur

1. Krettek C, Schulte-Eistrup S, Schandelmaier P, Rudolf J, Tscherne H (1994) Osteosynthese von Femurschaftfrakturen mit dem unaufgebohrten AO-Femurnagel (UFN) – Operative Technik und erste klinische Ergebnisse mit der Standardverriegelung. Unfallchirurg 97
2. Südkamp NP, Schütz, Hoffmann RM, Kolbeck S, Haas NP (1995) Der unaufgebohrte solide Femurnagel (UFN) – ein modulares System für verschiedene Indikationen. OP-Journal 3: 287–292
3. Wenda K, Runkel M, Rudig L (1995) Die Marknagelung bei frischen Oberschenkelbrüchen (Primärversorgung). OP-Journal 3: 277–284

Gedeckte Femurverlängerung mit Nagel

G.O. Hofmann

Technisches Equipment

Albizzia-Marknagel

Der Teleskopmarknagel „Albizzia" steht in 3 verschiedenen Schaftdicken (11, 13, 15 mm) in den Längen 240, 280, 320 mm zur Verfügung (Abb. 1). Er besteht aus 2 schaftförmig ineinander geschobenen Bauteilen, wobei das distal eingebrachte Ansatzstück des Nagels teleskopförmig ausgefahren werden kann. Der dickere proximale Schaft verfügt über ein schrägverlaufendes, proximales Verriegelungsloch, im distalen Nagelteil befinden sich 2 Verriegelungslöcher in der Frontalebene. Als Verriegelungsschrauben dienen proximal eine Schraube mit 5,5 mm, distal 2 Splintschrauben mit 3,5 mm (für den 11-mm-Nagel) bzw. 4,5 mm (für den 13-mm- oder 15-mm-Nagel).

Die teleskopartige Verlängerung erfolgt mechanisch über einen Ratschenmechanismus durch alternierende Innen-Außen-Rotationen des distalen gegen den proximalen Oberschenkel. Diese Rotationsbewegungen um jeweils 20° bewirken, daß der distale Nagelteil jeweils um 0,07 mm ausgefahren wird. Durch rund 15 solcher Rotationsbewegungen wird eine Länge von 1 mm erreicht. Insgesamt läßt sich der Nagel in 2 Versionen um 60 mm (Länge des Nagels: 240, 280, 320 mm) bzw. 100 mm (Länge des Nagels: 280, 320 mm) verlängern. Die Verlängerung wird durch ein Sperrlager limitiert und sollte präoperativ festgelegt werden.

Im kranialen Bauteil des Nagels findet sich eine Dynamisierungsvorrichtung, um den Kallus in der späten Dynamisierungsphase in der Achse des Markraums dynamisieren zu können. Biomechanische Untersuchungen haben zuverlässige mechanische Eigenschaften des Implantats ergeben, die Festigkeitsparameter liegen vergleichbar zu denen anderer Marknägel.

Abb. 1. Albizzia-Teleskop-Marknagel. Gesamtansicht mit proximalen und distalen Verriegelungsschrauben. Das „Ansatzstück" wird durch wechselnde Innen- und Außenrotationen über einen Ratschenmechanismus aus dem „Schaft" schrittweise ausgefahren

Innensäge

Die Femurosteotomie sollte vorteilshalber mit einer handbetriebenen Innensäge erfolgen (Abb. 2). Dies erübrigt oftmals einen zusätzlichen lateralen Zugang zum Femur. Limitierender Faktor bei der Anwendung

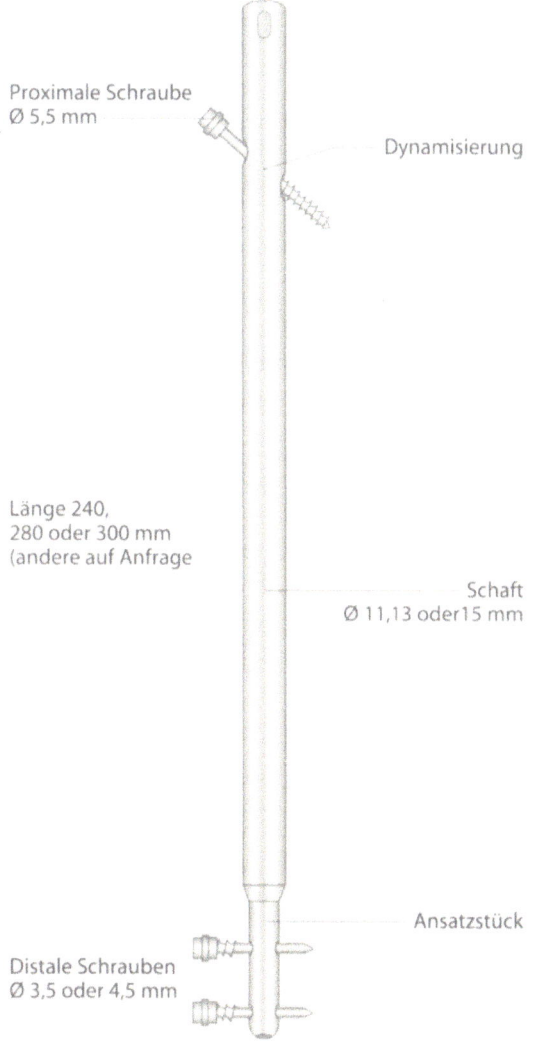

Proximale Schraube
Ø 5,5 mm

Dynamisierung

Länge 240,
280 oder 300 mm
(andere auf Anfrage

Schaft
Ø 11,13 oder15 mm

Ansatzstück

Distale Schrauben
Ø 3,5 oder 4,5 mm

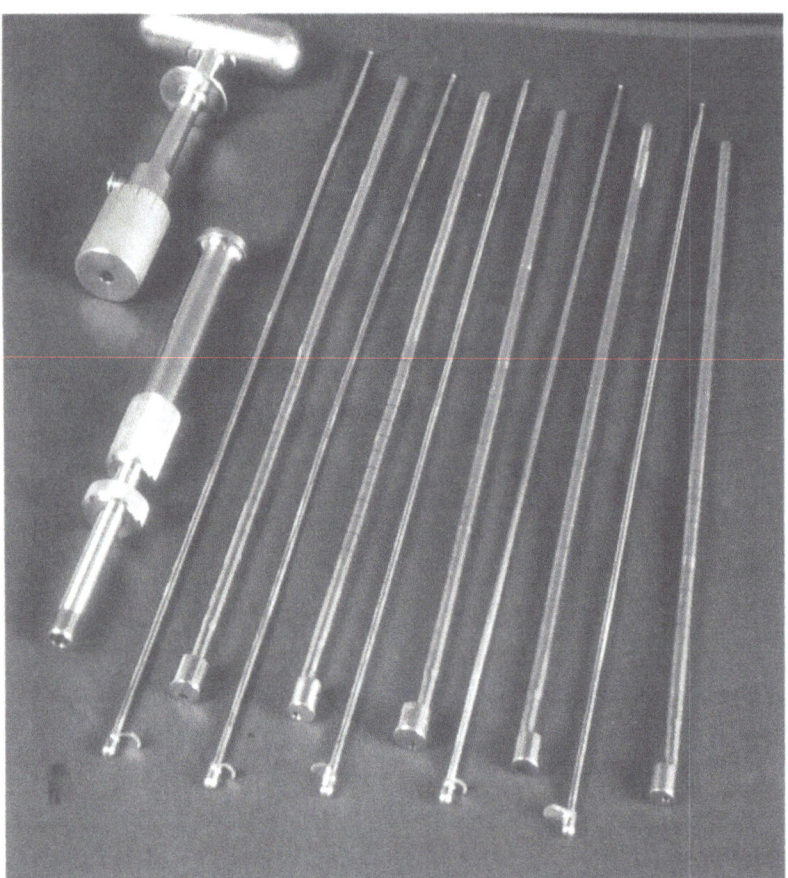

Abb. 2. Handbetriebene „Medinov-Markraumsäge". Kleinster Sägendurchmesser 12, größter Sägendurchmesser 17 mm. Maximaler diaphysärer Knochendurchmesser 37 mm

der Innensäge ist der freie Durchmesser des Markkanals. Der kleinste Sägendurchmesser beträgt 12, der größte 17 mm. Damit läßt sich ein Knochen mit dem maximalen Durchmesser von 37 mm von innen durchschneiden.

Durch den Einsatz der Innensäge wird die Osteotomie bei diesem Verfahren sehr schonend, da sich in vielen Fällen ein zusätzlicher Zugang erübrigt. Reicht die Innensäge nicht aus, genügt zur Osteotomie zusätzlich ein minimaler Zugang für einen kleinen Meißel,

um diese mit meist einem einzigen zusätzlichen Hammerschlag auf den Meißel zu komplettieren.

Bezugsquellennachweis für das technische Equipment:

- Albizzia-Verlängerungsmarknagel: Medinov Inc., Vertrieb: De Puy Orthopädie-GmbH, Mellinweg 16, 66280 Sulzbach, Tel.: 06897/50060, Fax: 06897/500633;
- handbetriebene Innenraumsäge: Medinov Inc., Vertrieb: De Puy Orthopädie-GmbH, Mellinweg 16, 66280 Sulzbach, Tel.: 06897/50060, Fax: 06897/500633.

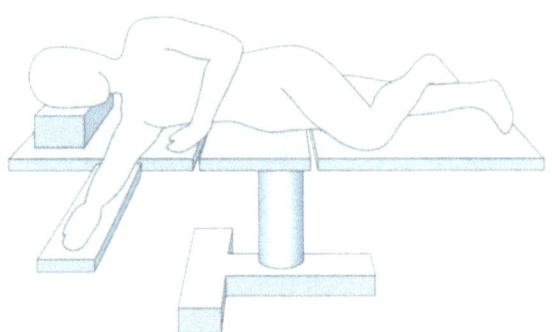

Abb. 3. Seitenlagerung des Patienten. 4-Punkt-Abstützung und freibeweglich gelagertes Bein

Lagerung und Landmarken

Lagerung des Patienten

Für die Operation wird die Seitenlagerung des Patienten mit 4-Punkt-Abstützung und frei beweglich bis unterhalb des Kniegelenks abgedecktem Bein empfohlen (Abb. 3). Der Unterschenkel sollte mit gut faßbarem Fuß frei auf einem langen Kissen liegen, um Rotationsfehler zu vermeiden.

Eine leichte Adduktion des Beins ist für die Präparation der Marknageleintrittsstelle von Vorteil.

Wie bei allen Marknagelimplantationen am Femur in Seitenlage ist dringend zu empfehlen, präoperativ die sichere technische Durchleuchtbarkeit des gesamten Femurs in 2 Ebenen zu überprüfen.

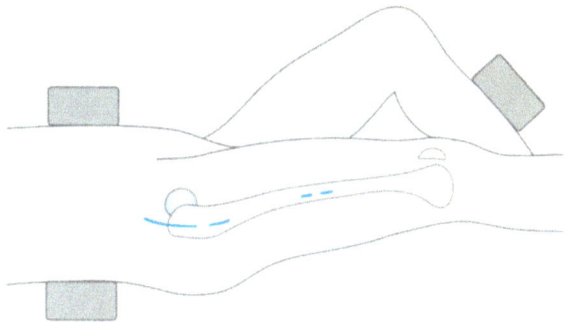

Minimale Zugänge

Ein ca. 5 cm langer Hautschnitt erfolgt an der für anterograde Femurmarknägel üblichen Stelle ca. 5 cm kranial der Spitze des Trochanter major (Abb. 4). Zu achten ist auf einen exakt in der Achse des Femurs liegenden Eintrittspunkt medial und kranial des Trochanter major, weil das Implantat bauteilbedingt sehr steif ist und ansonsten das Vorschieben mit einer nicht unerheblichen Perforationsgefahr des Femurschafts verbunden ist.

Abb. 4. Minimale Zugänge für die Teleskopmarknagelimplantation. Obligat für Nagelimplantation und Verriegelung – fakultativ, falls Osteotomie nicht ausschließlich durch Markraumsäge möglich

Planung und Ablauf der Operation

Planung

Standardisierte Röntgenmeßaufnahmen des zu verlängernden Femurs in 2 Ebenen: bei der Auswahl des Implantats ist zu beachten, daß der Teleskopverlängerungsnagel sehr steif ist und sich in der Femurmarkhöhle nur so weit nach kaudal vorschieben läßt, wie dies die physiologische Antekurvation des Femurs und eventuelle Krümmungen des Femurs im Varus- oder Valgussinne zulassen.

Nach Auswahl der betreffenden Marknagelgröße und Einzeichnung des Marknagels auf der Planungsskizze des Röntgenbilds wird die Höhe der Osteotomie berechnet (Abb. 5). Hierbei stellt die Beachtung einer einfachen Gleichung sicher, daß auch zum Ende der Verlängerung hin die ossären Fragmente noch ausreichend geführt werden:

O=LI–A–S–35 mm.

Es bedeuten:

- O: Höhe der Osteotomie von der Trochanter-major-Spitze aus gesehen,
- LI: initiale Länge des Systems,
- A: gewünschte Verlängerung,
- S: minimal gewünschte Führung des Marknagels in voller Dicke im distalen Fragment (z. B. 40 mm),
- 35 mm: Länge der Nagelspitze mit den Löchern für die Verriegelungsschrauben.

Wichtig erscheint der Hinweis, bei der Festlegung der Länge S, die 35 mm Länge der Nagelspitze keinesfalls mit einzubeziehen, da die axiale Stabilität des osteotomierten Knochens andernfalls beeinträchtigt würde.

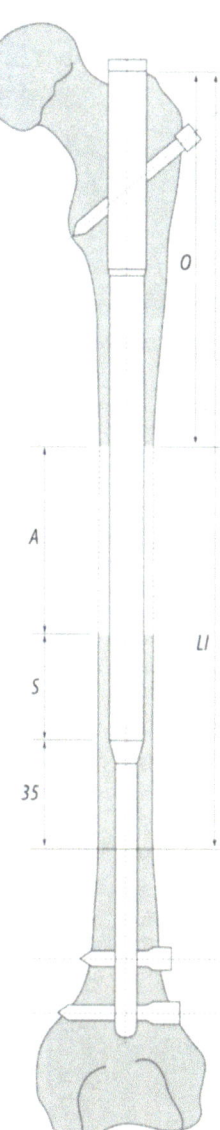

Abb. 5. Planungsskizze für Osteotomiehöhe. Bedeutung der Symbole s. Text

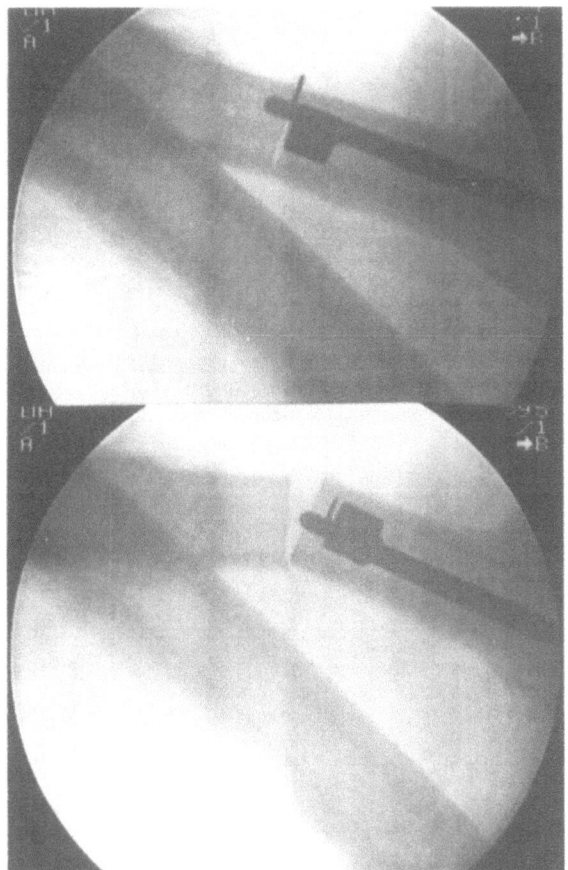

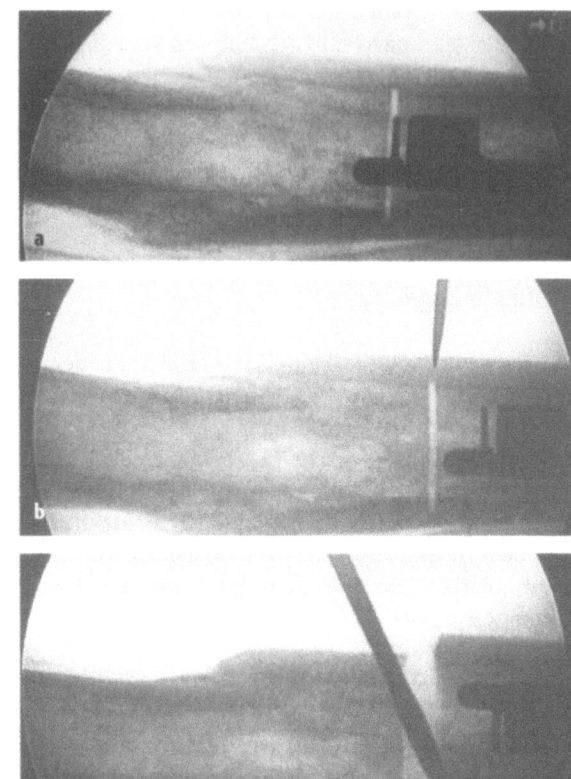

Abb. 6. Vollständige Durchtrennung des Femurs im Diaphysenbereich mit der Markraumsäge und manueller Bruch einer restlichen Kortikalisbrücke über die noch einliegende Säge als Widerlager

Abb. 7. a Bei sehr großer Kallusmanschette subtotale Osteotomie des Femurs mit der Markraumsäge. **b** Ansetzen des Meißels auf die Restkortikalis. **c** Komplettierung der Osteotomie

Markraumaufbohrung

Der Nagel ist völlig gerade, konstruktionsbedingt sehr steif und vollzieht Krümmungen des Femurs wie die physiologische Antekurvation oder Seitverbiegungen im Varus- oder Valgussinn nicht mit. Deshalb empfiehlt sich zur problemlosen Einführung des Implantats eine stufenweise Aufbohrung des Markraums mit der flexiblen Bohrwelle. Wir beginnen mit 9 mm. In 0,5-mm-Schritten wird die kraniale Hälfte auf eine Weite von 2 mm über dem Implantatdurchmesser aufgebohrt. In der distalen Hälfte des Nagelbetts genügt eine Überbohrung um 1 mm. Soll die Innenraumsäge zum Einsatz kommen, muß proximal ohnehin weiter (meist bis 17 mm Durchmesser) aufgebohrt werden.

Intramedulläre Osteotomie

Mit der handbetriebenen Innensäge läßt sich die Osteotomie oft ohne zusätzlichen lateralen Zugang zum Femur sehr schonend durchführen. Die handbetriebene Innensäge ist weniger traumatisierend als motorbetriebene Innensägen und schont maximal das Periost. Kommt die größte Säge mit einem Durchmesser von 17 mm zum Einsatz, läßt sich ein Knochen mit dem Durchmesser von 37 mm komplett von innen durchschneiden (Abb. 6). Bleibt ein Rest Kortikalis stehen, kann über eine Stichinzision unter Durchleuchtungskontrolle ein kleiner Meißel an die Sollbruchstelle vorgeschoben werden und der von innen von der Markraumsäge nicht erreichte Kallus mit einem Hammerschlag durchtrennt werden (Abb. 7).

Auch bei Notwendigkeit einer zusätzlichen Inzision und Meißeldurchtrennung der Osteotomie sollte keine Drainage eingelegt werden, um das Frakturhämatom abzusaugen, da dies einen wesentlichen osteogenen Reiz für die Kallusbildung darstellt.

Nagelimplantation

Vor Implantation des Teleskopmarknagels wird dieser so weit ausgefahren, daß seine restliche Verlängerungsstrecke dem gewünschten Verlängerungsmaß entspricht. Dadurch wird eine Überverlängerung vermieden. Die Einbringung des Nagels sollte ausschließlich unter Schub und ohne Hammerschläge erfolgen, um die Teleskopiermechanik des Nagels nicht zu beschädigen.

Verriegelung

Nach definitiver Plazierung des Nagels erfolgt die proximale Verriegelung mit Hilfe eines Zielgeräts, die distalen Verriegelungslöcher müssen im seitlichen Strahlengang zirkulär eingestellt und in Freihandtechnik vorgebohrt und verriegelt werden.

Primärtransport

Nach vorgenommener proximaler und distaler Verriegelung wird der „Klickmechanismus" des Teleskopnagels 75mal ausgelöst. Damit wird intraoperativ eine primäre Distraktion der Osteotomie von 5 mm festgelegt und sichergestellt, daß die Osteotomieflächen nicht aufeinander stehen, was bei Ausführung der Rotationen zu erheblichen Schmerzen führen würde.

Verlängerungsvorgang

Ruhephase

Wie bei allen anderen Kallusdistraktionsverfahren sollte auch beim Teleskopmarknagel eine postoperative Ruhephase ohne Transport von ca. 7 Tagen eingehalten werden.

Transportphase

Am 8. postoperativen Tag beginnen die täglichen Distraktionen um 1 mm. Die Hüfte und das betreffende Kniegelenk werden in 90°-Stellung fixiert. 15 Innen- und Außenrotationen des Femurs lösen ein deutliches hör- und spürbares „Klicken" aus. Durch diese Pendelbewegungen wird die tägliche Distraktionsstrecke von 1 mm erreicht. Diese Manipulationen sollten in den ersten Tagen vom Operateur durchgeführt werden. In der ersten Woche ist eine Kurznarkose notwendig, da die Rotationen als unerträglich schmerzhaft empfunden werden. Alternativ erweist sich die Anlage eines Periduralkatheters als hilfreich. Ab einer Distraktionsstrecke von ca. 10 mm sind weitere Verlängerungsmaßnahmen soweit schmerzfrei, daß sie ohne zusätzliche Analgesie geduldet und vom Patienten selbst oder von einem Angehörigen durchgeführt werden können. In dieser Phase sollten aus biologischen Gründen der Kallusbildung die Rotationen besser auf 3 Zeitpunkte über den Tag verteilt (3mal 5) verteilt werden. Zur Kontrolle des Transportfortschritts sollte alle 3–4 Wochen eine a.-p.-Röntgenaufnahme zur Beurteilung der erzielten Transportstrecke und der Qualität des Kallusregenerats durchgeführt werden (Abb. 8a,b).

Konsolidierungsphase

Nach Abschluß der Distraktionsphase beginnt die Konsolidierungsphase. Der großdimensionierte, sehr stabile Nagel führt dazu, daß das Kallusregenerat einen sehr langsamen Festigungsprozeß durchläuft. Deshalb sollte auch bei rasch zunehmendem schmerzfreiem Belastungsaufbau bei der Mobilisierung des Patienten mit der Dynamisierungsphase nicht vor Ablauf eines Jahres begonnen werden (Abb. 8c).

Dynamisierungsphase

Der Nagel sollte nicht vor Ablauf von 2 Jahren entfernt werden. Der Übergang der Neutralisations- in die Dynamisierungsphase wird entsprechend der röntgenologisch erkennbaren Kallusbildung individuell festgelegt. Eine vorschnelle Entfernung des Nagels bei vermeintlich festem und belastbarem Regenerat führt in Regelmäßigkeit zu einem sekundären Längenkorrekturverlust. Wir empfehlen deshalb nach entsprechend langer Neutralisationsphase, bei radiologisch fest erscheinendem Distraktat den Nagel durch Entfernung der distalen Verriegelungsschrauben zu dynamisieren und dann noch für mindestens ein weiteres halbes Jahr (Dynamisierungsphase) als intramedulläre Schiene zu belassen.

Materialentfernung

Die Materialentfernung sollte nicht vor Ablauf des 2. Jahres nach der Osteotomie erfolgen (Abb. 8d).

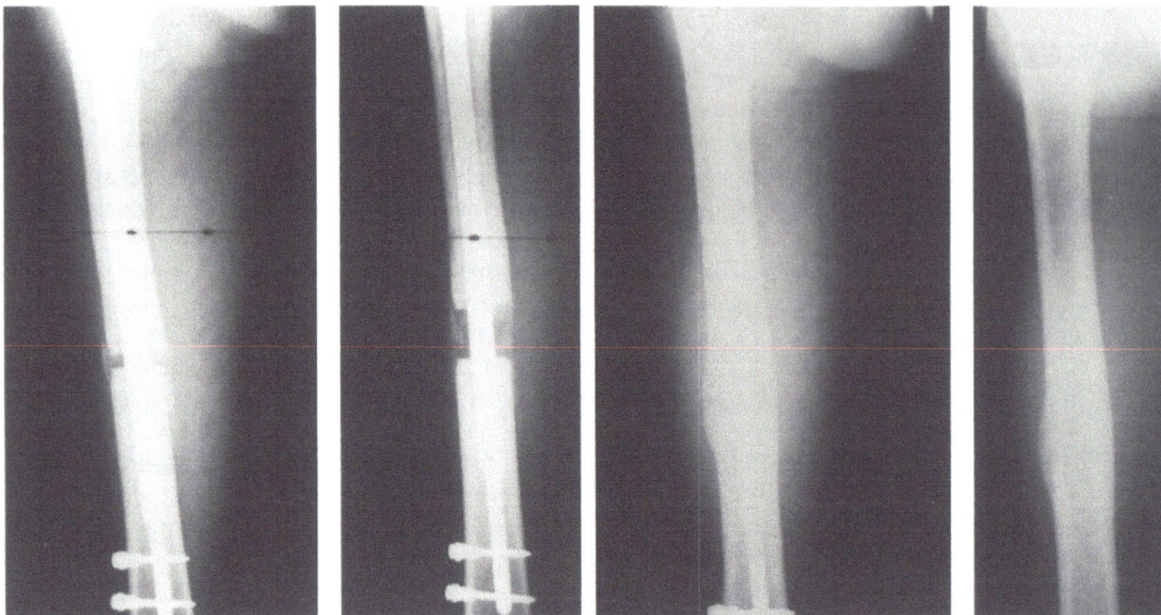

Abb. 8a–d. (Von links nach rechts) Femurverlängerung rechts mit Albizzia-Teleskopmarknagel. **a** Beginn der Distraktion in der ersten Woche. **b** Laufender Distraktionsprozeß mit schon erkennbarer Kallusbildung. **c** Beginn der Dynamisierungsphase nach 18 Monaten. **d** Materialentfernung nach 2 Jahren

Operationsvarianten und Besonderheiten

Wichtig ist die sichere Plazierung der distalen Verriegelungsschrauben. Diese sind in der vorgegebenen Form sehr stark für sekundäre Auslockerungen und Dislokationen gefährdet. Da bei Auslockerung dieser Verriegelungsschrauben ein Korrekturverlust zu befürchten ist, sollten diese bei entsprechend vorliegenden radiologischen Verdachtsmomenten gegen konventionelle Verriegelungsschrauben eines beliebigen Marknagelsystems ausgetauscht werden.

Bei korrekter Implantation des Marknagels ohne Verwendung eines Hammers zum Eintreiben des Nagels ist das Ratschensystem des Nagels nicht störanfällig. Wir hatten in unserem Krankengut bei bisher 15 Fällen keine Transportprobleme.

Indikationen

Die Indikation für den Einsatz des Albizzia-Teleskopmarknagels besteht zur Verlängerung von angeborenen oder posttraumatischen Verkürzungen des Femurs. Da letztere im unfallchirurgischen Krankengut in erster Linie nach infektkomplizierten Krankheitsverläufen auftreten, ist vor Implantation des Marknagels der Ausschluß einer latenten chronischen Osteitis durch klinische, laborchemische und bildgebende Parameter geboten.

Bei Anwendung des Marknagels ergeben sich für den Patienten weitreichende Vorteile:
- Verringerung der Komplikationen, die bei Verlängerung durch Fixateur externe entstehen können, insbesondere die Pin-Infektion;
- Komfort eines völlig intern liegenden Implantats;
- Vereinfachung der physiotherapeutischen Weiterbehandlung.

Kontraindikationen und Nachteile

Kontraindikationen für den Einsatz des Albizzia-Verlängerungsmarknagels sind:
- nicht abgeschlossenes Knochenwachstum,
- schlechter Zustand des Periosts,
- ausgeprägte Osteoporose,
- sehr alter Patient,
- instabiles Knie- oder Hüftgelenk,
- mangelnde Compliance des Patienten,
- zu große Krümmungen des Femurs in anteroposteriorer oder horizontaler Richtung,
- zu schmaler Markkanal in Verbindung mit zu dünner Kortikalis,
- nicht sicher ausgeschlossene chronische Osteitis.

Ein wesentlicher Nachteil des Systems ist der relativ hohe Stückpreis von ca. 10.000 DM.

Nachbehandlung

Die Physiotherapie setzt ab dem 1. postoperativen Tag nach der Implantation des Nagels mit Bewegungsübungen der benachbarten Hüfte und des Kniegelenks ein. Bis zum Ende der 1. Woche sollte der Patient an Unterarmgehstützen unter kompletter Entlastung des operierten Beines mobilisiert sein. Nach Abschluß der Wundheilung und bis zum Ende der Distraktionsphase wird Sohlenkontakt (15 kg) erlaubt. In der Neutralisationsphase erfolgt langsamer Belastungsaufbau bis ca. 40 kg. Vor forciertem Belastungsaufbau muß gewarnt werden, da dies zur Auslockerung der Verriegelungsschrauben und zum Korrekturverlust führen könnte. In der Dynamisierungsphase ist Vollbelastung erlaubt.

Literatur

1. Bliskunov AI (1983) Intramedullary distraction of the femur. Preliminary Report. Orthop Travmatol Protez 10: 59–62
2. Bliskunov AI (1984) Implantable device for lengthening the femur without external drive mechanism. Meditsinskaia Tekhnika 2: 22–49
3. Bliskunov AI (1984) Prolongation of the femur by implantable appliances. Acta Chir Trauma Czech 51: 454–466
4. Guichet JM (1988) Gradual lengthening nail: theoretical basis – experimental study. Medical Thesis, Faculté de Médecine, Dijon, France
5. Guichet JM, Grammont PM, Trouilloud P (1992) Clou d'allongement progressif – expérimentation animale avec un recul de deux ans. Chirurgie 118: 405–410
6. Guichet JM, Casar RS, Alexaner H, Frankel VH (1992) Comparative mechanical testing of intramedullary nails. Stiffness and ultimate properties in bending and torsion. 38th Annual Meeting of the Orthopaedic Research Society, Washington D.C., February 1992, p 411
7. Guichet JM, Casar RS, Alexaner H, Frankel VH (1992) Mechanical properties of the gradual lengthening nail. 38th Annual Meeting of the Orthopaedic Research Society, Washington D.C., February 1992, p 50
8. Koval KJ, Frankel VH, Kummer F (1996) Intramedullary femoral lengthening. In: Browner BD (ed) The science and practice of intramedullary nailing. Williams & Wilkins, Baltimore, pp 311–316

Perkutane Spongiosagewinnung

J. Jerosch

Einleitung

Die autologe Knochentransplantation ist für viele Eingriffe an den Haltungs- und Bewegungsorganen unerläßlich und gilt als Standardverfahren. Obwohl es sich hierbei um ein Routineverfahren handelt, sind unerwünschte Nebenwirkungen besonders am Entnahmeort nach autologer Knochentransplantation oft nicht zu vermeiden. Die postoperativen Morbiditätsraten reichen von weniger als 5% [5, 11, 12, 13] bis nahe 45% [2]. Die alltägliche klinische Praxis zeigt immer wieder, daß die Beschwerden seitens der Entnahmestelle häufig stärker sind als im eigentlichen Operationsbereich [14]. Die Ursache dieser Beschwerden ist vielfältig. Hier werden zum einen Muskel- oder Periostverletzungen als Ursache angeführt, da bei manchen Patienten die Schmerzen bei körperlicher Belastung ausgelöst oder verstärkt werden können. Andererseits gibt es jedoch auch Patienten, die erst Monate nach dem Eingriff Beschwerden bekommen. Hier kann die Ursache in einer beim operativen Eingriff stattgefundenen Durchtrennung von sensiblen Nervenfasern liegen, die sich im Laufe der Zeit wieder zu Neuromen reorganisiert haben [14].

Durch eine perkutane Spongiosaentnahme kann die entnahmebedingte Morbidität deutlich gesenkt werden. Diese Technik ist von besonderem Vorteil, wenn auch der Haupteingriff als minimal-invasives Verfahren durchgeführt wird.

Bildliche Darstellung und Erläuterung des technischen Equipments

Zur perkutanen Spongiosaentnahme werden lediglich ein Messer für eine Stichinzision und eine Yamshidi-Hohlnadel benötigt. Da sich die Frequenz des Verfahrens in unserem Hause erhöht hat, wurden von uns spezielle Hohlnadeln mit unterschiedlichen Durchmessern angefertigt (Abb. 1).

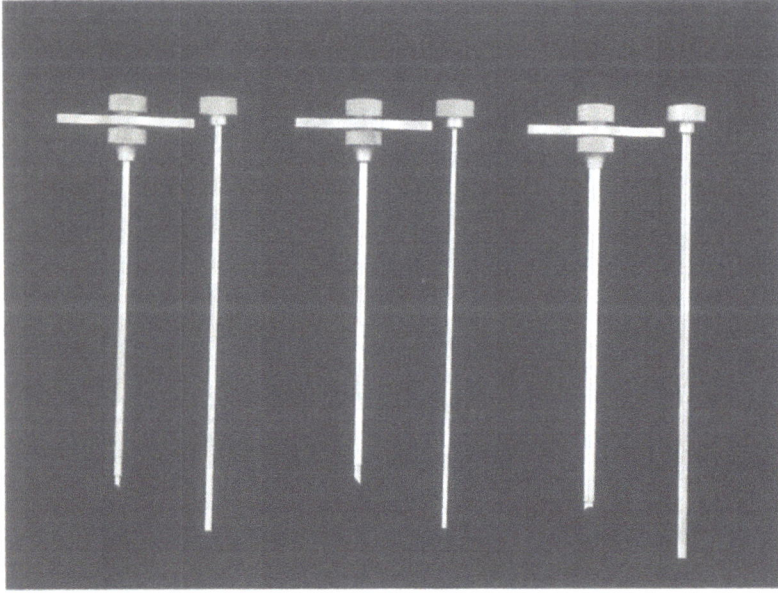

Abb. 1. Spezialhohlnadeln für die perkutane Spongiosagewinnung mit unterschiedlichen Durchmessern

Landmarken und Lagerung

Bei der Entnahme aus dem ventralen Beckenkamm, der Tibia, oder dem Trochanter major wird der Patient auf dem Rücken gelagert. Bei der Spongiosaentnahme aus dem dorsalen Beckenkamm ist eine Bauchlagerung notwendig. Die häufigste Lokalisation ist der ventrale Beckenkamm. Hierbei wird dieser zwischen Zeigefinger und Daumen gefaßt, so daß die Eintrittsstelle der Yamshidi-Hohlnadel in den Knochen eindeutig definiert wird.

Operationsablauf

Die Spongiosaentnahmestelle (Spina iliaca anterior superior, distaler Femur, proximale Tibia) wird nach Hautdesinfektion mit einem Lochtuch abgedeckt. Die Yamshidi-Nadel mit Mandrin wird über die Stichinzision auf die Kortikalis plaziert, und die Kortikalis wird perforiert. Der Innenmandrin wird entfernt und die Hohlnadel weiter in das spongiöse Bett vorgetrieben (Abb. 2). Besonders am Beckenkamm muß dabei auf die Verlaufsrichtung der Yamshidi-Nadel geachtet werden, damit man nicht Gefahr läuft, die mediale Kortikalis zu perforieren (Abb. 3). Unter rotierenden Bewegungen wird die Stanze entfernt. Auf diese Weise können beispielsweise am Beckenkamm Spongiosazylinder von bis zu 8 cm Länge gewonnen werden. Durch mehrfache Wiederholung können mehrere cm³ hochwertige Spongiosa gewonnen werden (Abb. 4). Zum Hautverschluß reichen eine Hautnaht oder Steristrips (Abb. 5). Die so entnommene Spongiosa wird bis zur weiteren Verwertung in einer feuchten Kompresse aufbewahrt.

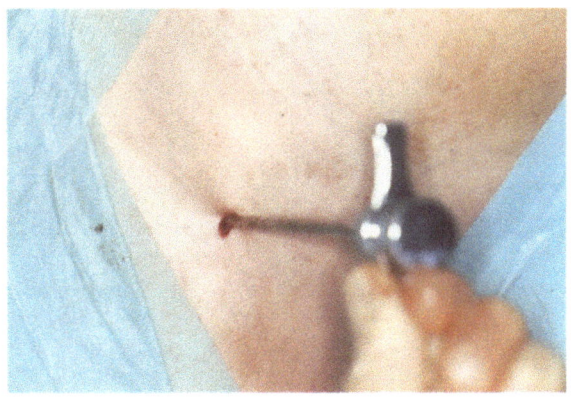

Abb. 2. Eine Yamshidi-Nadel ist für die perkutane Spongiosaentnahme in der Darmbeinschaufel plaziert

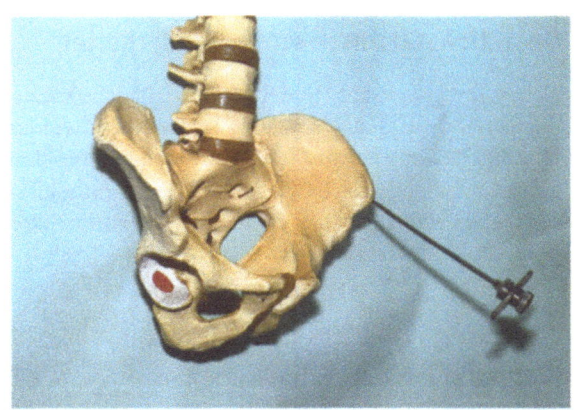

Abb. 3. In der Darmbeinschaufel muß unbedingt auf die Verlaufsrichtung der Yamshidi-Nadel geachtet werden, damit man nicht Gefahr läuft, die mediale Kortikalis zu perforieren

Abb. 4. Durch mehrfaches Einbringen der Hohlnadeln in die Beckenschaufel können mehrere bis zu 8 cm lange Spongiosazylinder gewonnen werden

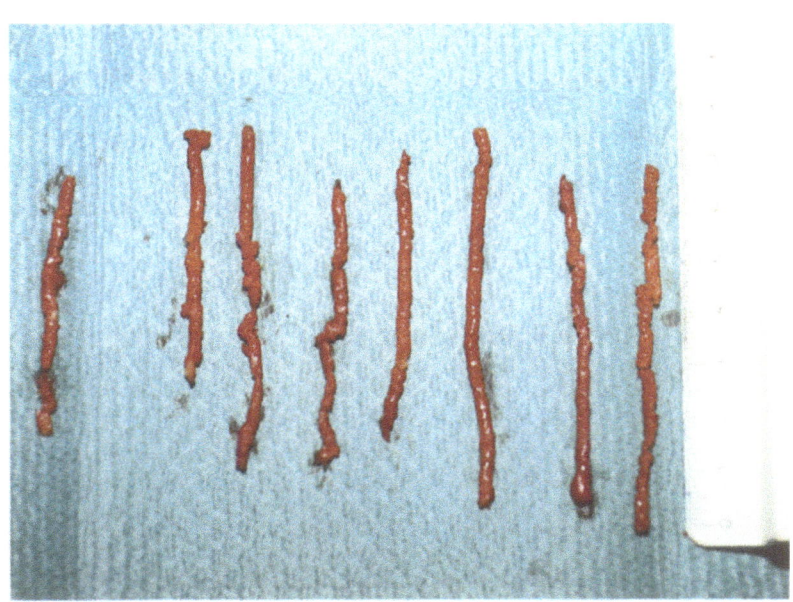

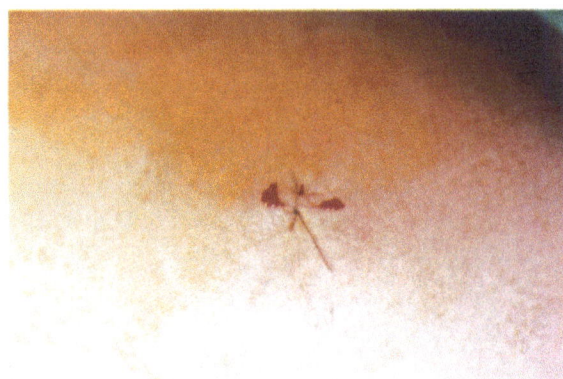

Abb. 5. Nach der Spongiosaentnahme reicht eine Hautnaht zum Wundverschluß

Operationsvarianten und Besonderheiten

Neben den Yamshidi-Nadeln können auch speziell angefertigte Hohlnadelsysteme verwendet werden. Hierdurch kann ein größerer Durchmesser des Entnahmezylinders erreicht werden. Mit Diamanthohlfräsen haben wir auch bereits in Einzelfällen kortikospongiöse Zylinder gewinnen können.

Indikationen, Kontraindikationen

Die dargestellte Technik eignet sich besonders für Patienten, bei denen auch der Haupteingriff in minimalinvasiver Technik durchgeführt wird. Hierzu zählen:
- Osteochondrosis dissecans (Knie, oberes Sprunggelenk, Ellenbogen),
- benigne zystische Läsionen an leicht zugänglichen Knochen (Oberarmkopf, Trochanter major, Tibiakopf, distale Tibia, Fersenbein),
- Kahnbeinzyste,
- Kahnbeinpseudarthrose,
- Lunatumzyste (Abb. 6),
- Navikularezysten,
- Pseudarthrosen an kleinen Röhrenknochen.

Nachbehandlung

Die Patienten erhalten routinemäßig ein nichtsteroidales Antirheumatikum für 5–10 Tage. Btm-pflichtige Schmerzmittel finden keine Anwendung. Eine Entlastung ist in der Regel nicht notwendig.

Die postoperative Morbidität wird subjektiv von den Patienten bei der perkutanen Technik deutlich geringer eingeschätzt als nach der offenen Spongiosaentnahme. Dieses gilt sowohl für die Schmerzen an der Entnahmestelle als auch für die Schmerzen beim Gehen [6].

Komplikationen

Außer leichten Hämatomverfärbungen im Entnahmegebiet sowie passageren Dysästhesien des N. cutaneus femoris lateralis sind in unserem Patientengut keine weiteren Komplikationen aufgetreten. Als mögliche Komplikationen sind jedoch je nach Entnahmeort zu nennen [1, 3, 4, 5, 7, 8, 9, 10, 14, 15]:
- Hämatomverfärbung an der Entnahmestelle,
- manifeste lokale Hämatome,
- persistierende Schmerzen am Entnahmeort,
- Iliumfrakturen,
- Abdominalhernien,
- Meralgia paraestethica durch Schädigung des N. cutaneus femoris lateralis,
- Dysästhesien im Versorgungsgebiet des N. cutaneus femoris lateralis,
- Darmverletzung,
- Gefäß-/Nervenverletzung,
- tiefe/oberflächliche Infektionen,
- Thrombosen,
- erhöhte Schwellneigung bei Entnahmen an der unteren Extremität,
- Tibiafrakturen.

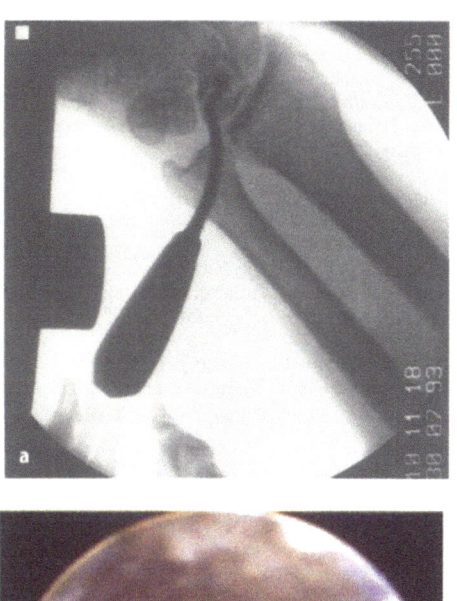
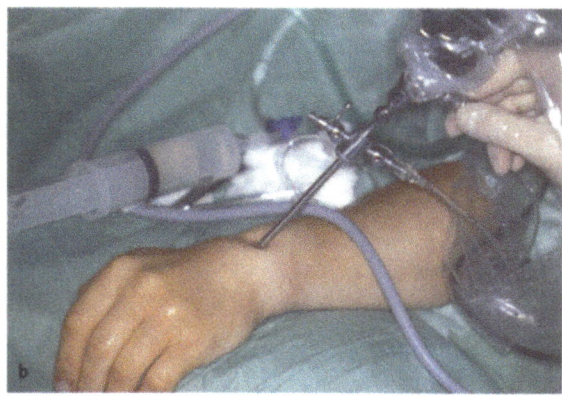
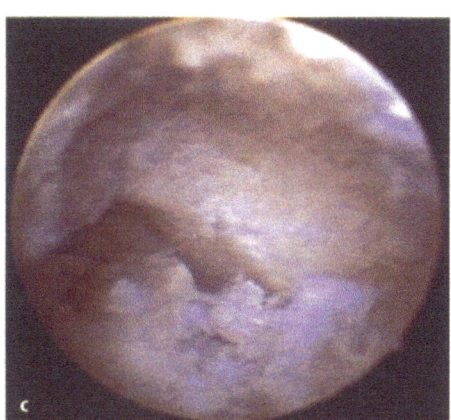
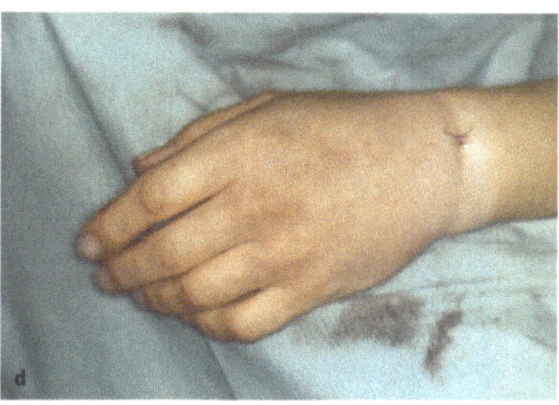
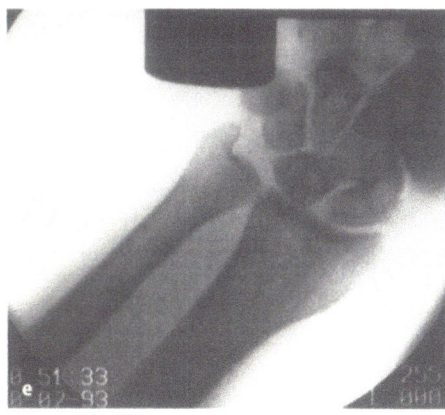

Abb. 6a–e. Lunatumzyste. **a** Identifizierung und Kürettage; **b** Plazierung eines Arthroskops; **c** Endoskopische Kontrolle der Zystenwand; **d** Hautnaht nach perkutaner Auffüllung und **e** Postoperativer Röngtenkontrolle

Literatur

1. Cockin J (1971) Autologous bone grafting: complication at the donor site. J Bone Joint Surg 53-B: 153
2. Dütting A, Thomas W, Lorenz H, Holst A (1988) Komplikationen nach autologer Knochentransplantation am Entnahmeort. Z Orthop 126: 44–47
3. Gerngroß H, Burri C (1982) Komplikationen an den Entnahmestellen autologer Spongiosatransplantate. Akt Traumatol 12: 146–152
4. Guha SC, Poole MD (1983) Stress fractures of the iliac bone with subfascial femoral neuropathy. Unsusual complications at a bone graft donor site: case report. Br J Plast Surg 36: 305–306
5. Holz U, Weller S, Borell-Kost S (1982) Indikation, Technik und Ergebnisse der autologen Knochentransplantation. Chirurg 53: 219–224
6. Jerosch J, Castro WHM, Steinbeck J (1995) Perkutane Spongiosaplastik für minimal invasive Eingriffe. Orthop Prax 31: 632–635
7. Jouck T (1970) Die Festigkeit von Tibiae nach Spongiosaentnahme an verschiedenen Orten. Z Anat Entw Gesch 130: 345–364
8. Laurie SWS, Kaban LB, Mulliken JB, Murray JE (1984) Donorsite morbidity after harvesting rib and iliac bone. Plast Reconstr Surg 73: 933–938
9. Popkirov S (1981) Entnahme autologer Knochentransplantate und gleichzeitiger osteoblastischer Ersatz des Donorknochendefekts. Zentralbl Chir 106: 455–462
10. Reid EL (1968) Hernia through an iliac bone-graft donor site. J Bone Joint Surg 50-A: 757–760
11. Saxer U, Magerl F (1974) Komplikationen nach Spanentnahme aus dem Beckenkamm. Helv Chir Acta 41: 251–255
12. Schweiberer L, Eitel F, Betz A (1982) Spongiosatransplantation. Chirurg 53: 195–200
13. Stoll P, Schilli W (1981) Long-term follow-up of donor and recipient sites after autologous bone grafts for reconstruction of the facial sceleton. J Oral Surg 39: 676–677
14. Summer BN, Eisenstein SM (1989) Donor site pain from the ilium. J Bone Joint Surg 71-B: 677–680
15. Weikel AM, Habal MB (1977) Meralgia paresthetica: a complication of iliac bone procurement. Plast Reconstr Surg 60: 572–574

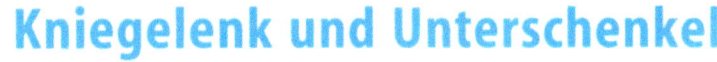

Kniegelenk und Unterschenkel

Grundlagen der Kniearthroskopie

M. Dienst, D. Kohn

Lagerung und Ausrüstung

Arthroskopische Eingriffe am Kniegelenk erfolgen bei frei hängendem Unterschenkel (Abb. 1). Vorteilhaft ist das Anbringen einer Blutsperrenmanschette innerhalb des Oberschenkelhalters, da sie im gefüllten Zustand eine bessere Fixierung des Beins bewirkt. Nur bei Verschlechterung der Sichtbedingungen oder Einsatz von Motorinstrumenten mit kräftiger Sogwirkung wird die Manschette gefüllt, da die Blutsperre die Diagnostik von Blutungen und synovialen Veränderungen in der Routinearthroskopie erschwert und das Risiko von Nervenverletzungen erhöht [7, 11]. Während eine Fixierung des Oberschenkels am Übergang vom mittleren zum distalen Drittel mehr Stabilität insbesondere auch zum Öffnen der Gelenkspalten gibt, muß der Beinhalter für arthroskopische Kreuzbandrekonstruktionen oder Einbringen der Optik vom superomedialen oder superolateralen Zugang weiter proximal angebracht werden. Der Beinhalter kann ohne Beeinträchtigung der Sterilität geöffnet werden, wenn offene Eingriffe der Arthroskopie folgen. Der gesunde Oberschenkel wird bei leichter Hüftbeugung fixiert, um eine Hyperlordosierung der LWS zu vermeiden. Zum besseren Zugang zur Innenseite des zu operierenden Kniegelenks empfiehlt sich eine Abduktion des gesunden Beins, ggf. auch Auslagerung auf einer gynäkologischen Stütze.

Wichtigstes Instrument für die Kniearthroskopie ist das 4-mm/30°-Weitwinkelarthroskop. Durch Drehen der Winkeloptik um ihre Achse können das Sichtfeld des Operateurs vergrößert und ein kreisförmiger Bezirk eingesehen werden, ohne das Arthroskop im Gelenk zu bewegen und damit intraartikuläre Strukturen zu gefährden (sich Umsehen im Gelenk). Die exzentrische Lage des Geradeausblicks erfordert eine kurze Trainingsphase, bis kontrollierte Bewegungen im Gelenk sicher durchgeführt werden können [5]. Bei Verwendung einer 4-mm/70°-Weitwinkeloptik ist der in Richtung des Arthroskops gelegene Gelenksbezirk nicht mehr einsehbar, so daß kontrollierte Bewegungen im Gelenk nicht möglich sind. Die 70°-Optik wird daher nur für besondere Gelenkein-

stellungen verwendet (posteromedialer und -lateraler Rezessus).

Zur Beleuchtung des Gelenks wird Kaltlicht einer möglichst leistungsstarken Halogen- oder Xenonlampe verwendet. Vorteilhaft ist die Regelbarkeit der Lichtintensität, um ein Überstrahlen oder eine unzureichende Ausleuchtung von Gelenkbezirken zu vermeiden. Ein hochwertiges, aufeinander abgestimmtes Videosystem, bestehend aus einer Chipkamera mit Zoomfunktion, Farbmonitor und Videoprinter, ist Voraussetzung für eine detaillierte Darstellung der Gelenkstrukturen, operative Maßnahmen und Dokumentation.

Gelenkräume sind im nativen Zustand kapilläre Spalten. Um den nötigen Raum für Sicht und Manipulation zu erhalten, muß das Gelenklumen mittels eines gasförmigen oder wässrigen Mediums entfaltet werden [4]. Mit der Wandlung der Arthroskopie von einem diagnostischen zu einem Operationsverfahren hat die CO_2-Gasfüllung an Bedeutung verloren [6, 11]. Verwendung finden isoosmotische wässrige Zuckerlösungen (Purisole), die sich als elektrolytfreie Lösungen zum Einsatz von Hochfrequenzinstrumenten eignen, oder die Ringer-Laktat-Lösung, die den Knorpelstoff-

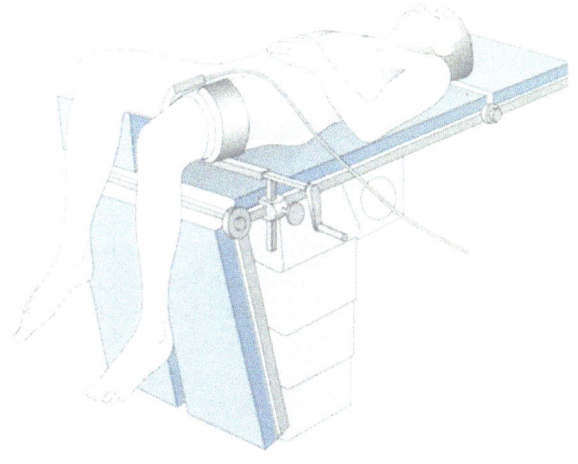

Abb. 1. Lagerung zur Kniearthroskopie. (Nach Bauer et al. [1], S. 428, Abb. 21.12a)

wechsel unterstützt. Ausreichende Sichtverhältnisse im Gelenk erfordern den Einsatz eines Spülsystems und das Arbeiten unter kontinuierlichem Flüssigkeitsdurchfluß. Es stehen dazu ein hydrostatischer Zulauf über ein separates großlumiges Schlauch-Kanülen-System oder ein Zulauf über druck- und volumenflußgesteuerte Pumpen durch die Arthroskophülse zur Verfügung. Der Vorteil des direkten Zulaufs über die Arthroskophülse liegt im Freispülen des Sichtfelds von Blut und Detritus, während der geringe Flächenquerschnitt des Arthroskopzulaufs bei Verwendung von Motorfräsen vom Durchmesser 4 mm oder größer Arthroskophülsen größeren Durchmessers (High-flow-Arthroskophülsen) erforderlich machen kann. Alternativ kann die Kombination einer Pumpe mit einem hydrostatischen Zulauf über große Zulaufkanülen ausreichende Perfusion gewährleisten (z. B. bei der Notchplastik).

Als Ablauf dient eine Kunststoffkanüle mit 2,5 mm Innendurchmesser, die auch beim Durchbewegen eines Gelenks nicht zur Traumatisierung von Knorpel oder Synovialmembran führt. Am Ablaufschlauch sitzt eine Rollenklemme zur Druckregulierung. Der freie Flüssigkeitsablauf ist stets zu kontrollieren, eine Extravasation in die umgebenden Weichteile ist zu vermeiden. Während ein lokales Ödem um die Portale nur lokal behindert, sind Prall- und Hartwerden des Unterschenkels als Zeichen des beginnenden Kompartmentsyndroms zu werten und die Arthroskopie sofort abzubrechen [5].

Neben Arthroskop, Arthroskophülse und scharfem/stumpfem Trokar gehören überlange Kanülen der Größe 1 zum Sondieren der Zugänge und Tasthaken zum Grundinstrumentarium jeder Arthroskopie. Der Palpationshaken sollte Längenmarkierungen aufweisen, um Größenzuordnungen der intraartikulären Befunde zu erleichtern. Das 90°-abgewinkelte Hakenende darf bei Standardhaken nicht länger als 2 mm sein, um ein Verfangen im Gewebe bei der Retraktion des Tasthakens zu vermeiden. Zur therapeutischen Arthroskopie werden handbetriebene Instrumente, Motorinstrumente, Hochfrequenz- und Laserinstrumente eingesetzt. Zu den am häufigsten verwendeten handbetriebenen Instrumenten zählen die sog. Stanzen. Sie werden als gerade, abgewinkelte und gebogene Instrumente angeboten, erlauben ein sicheres und effektives konturgebendes Resezieren, und vermitteln dem Operateur ein Gefühl für die Konsistenz des bearbeiteten Gewebes. Die nach oben abgewinkelte Stanze ist ein wichtiges Instrument zur Bearbeitung des Innenmeniskushinterhorns. Ein weiteres hilfreiches Instrument ist die Biopsiezange; im Gegensatz zur Stanze behält sie das abgetrennte Gewebe in ihrem Maul, erlaubt so dessen Extraktion aus dem Gelenk und die Einsendung zur feingeweblichen Untersuchung. Präparierscheren werden häufig zur Weitung eines Por-

tals eingesetzt. Faßzangen und Klemmen werden seltener benötigt. Für den motorisierten Betrieb stehen verschiedene Aufsätze zur Verfügung: zur oberflächlichen Knorpelglättung und Synovektomie Synovial- u. Zottenresektoren, zur Entfernung und Glättung degenerativer Meniskusveränderungen und Narbengewebe der Meniskusresektor und zur Knochenbearbeitung (Notchplastik, Osteophyten) Fräsaufsätze. Durch Regelung von Drehzahlbereich und Sogwirkung einschließlich der Option zum oszillierenden Betrieb können Schneid- und Fräsleistung dosiert und Sichtbedingungen beeinflußt werden. Der Einsatz von Hochfrequenzinstrumenten und Laserinstrumenten zur Meniskuschirurgie, Plikaresektion, Durchtrennung des lateralen Retinakulums, Synovektomie und Blutstillung ist optional.

Zugänge

Die Zugangswege zum Kniegelenk sind kurz, da für die meisten Portale nur Kutis, Subkutis, fibröse Kapsel und synoviale Kapsel penetriert werden müssen. Dies macht die Verwendung von Arbeitskanülen bis auf wenige Ausnahmen überflüssig. Um einen Druckabfall im Gelenkraum durch Leckstellen zu vermeiden, ist der Durchmesser eines Zugangskanals so zu wählen, daß ein Penetrieren mit dem Arthroskop bzw. Zusatzinstrument gerade möglich ist. Die Breite der Hautinzision, die zur Vermeidung einer Narbenbildung im Verlauf der in Gelenkspaltnähe horizontal verlaufenden Langer-Spaltlinien liegen sollte, beträgt damit für den Arthroskopzugang ca. 8 mm, für Zusatzinstrumente ca. 5 mm. Die Penetration der Haut erfolgt mit einem Skalpell der Größe 15, die der fibrösen Kapsel mit dem Skalpell oder spitzen Trokar. Die Synovialmembran wird mit dem stumpfen Trokar durchstoßen. Erst nachdem die Eintrittspforten mit dem Arthroskop von intraartikulär kontrolliert werden können, ist eine Penetration der Synovialmembran auch mit dem Skalpell oder mit dem spitzen Trokar erlaubt. Bei unvorsichtiger Ausführung beinhaltet das Anlegen der Instrumentenzugänge eine erhebliche Gefahr für die Oberflächen des Gelenkknorpels [3]. Bei Gebrauch eines Skalpells zur Penetration der Kapsel und Synovialmembran ist darauf zu achten, daß Haut, Subkutangewebe und Kapsel gleich weit geschlitzt werden, um eine Ansammlung von Spülflüssigkeit im Subkutangewebe zu vermeiden [11]. Ein Vorsondieren geplanter Instrumentenzugänge mit einer überlangen Nadel der Größe 1 erscheint auch für Geübte empfehlenswert. Ein mehrmaliges Einstechen schadet nicht so sehr wie ein falsch oder ungünstig angelegter Zugang. Erweist sich ein Zugang dennoch als ungünstig, sollte er nicht in die eine oder andere Richtung erweitert werden. Die Anlage eines neuen Zugangs ist zu bevorzugen [5]. Die Hautadaptation arthroskopischer Inzisionen im angegebenen Größenbereich erfolgt durch Zugpflaster, die Drainage eingelagerter Spülflüssigkeit in den ersten Stunden postoperativ ist erwünscht.

Der zentrale Zugang ist der überlegene Routinezugang für das Arthroskop [2]. Seine Position ist anhand knöcherner Landmarken genau definiert. Er ermöglicht damit eine eindeutige Positionsangabe für die wichtigsten Instrumentenzugänge (Abb. 2a–c), die in symmetrische Weise am medialen und lateralen Gelenkspalt angelegt werden können. Über den zentralen Zugang kann das Arthroskop die medialen und lateralen hinteren Gelenkräume erreichen, die anderen Zugänge bleiben für die Zusatzinstrumente frei. Die Traumatisierung der Patellasehne ist bei vorsichtigem Auseinanderdrängen der Sehnenfasern vernachlässigbar, so daß ihr mittleres Drittel ohne Schwierigkeiten zu einem späteren Zeitpunkt zur Ersatzplastik eines Kreuzbands entnommen werden kann.

Eine tiefstehende Kniescheibe kann ein Ausweichen auf einen mehr medial oder lateral liegenden Zugang in gleicher Höhe erforderlich machen. Zur arthroskopischen vorderen Kreuzbandplastik ist der anterolaterale Zugang zu bevorzugen. Sind die dorsalen Gelenkkompartimente transkondylär nicht zugängig, muß ein direkter hinterer Zugang erfolgen. Dieser wird beim 90°-gebeugten, prall gefüllten Kniegelenk im Dreieck zwischen Kondylus und Plateauoberrand angelegt. Mit der Trokarspitze wird dabei in einem Winkel von 45° in der Ebene des Tibiaplateaus nach anteromedial oder anterolateral gezielt [8]. Zur Synovektomie der vorderen Gelenksabschnitte empfiehlt sich als Sichtzugang ein 1 cm lateral der Patella in Höhe der Patellamitte gelegener Arthroskopzugang [10]. Das superomediale und das superolaterale Portal bewähren sich in der Beurteilung der patellofemoralen Artikulation.

Diagnostische Arthroskopie

Am 90°-gebeugten Kniegelenk werden die entscheidenden knöchernen Landmarken palpiert und markiert: die Vorderkante des medialen Tibiaplateaus zur Höhenbestimmung, beide Epikondylen zur Markierung der Gelenkmittellinie und die Patellaspitze zum Ausschluß eines Patellatiefstandes. Die quere Hautinzision erfolgt mit nicht mehr als halber Messertiefe 1 cm kranial der medialen Tibiaplateaukante in Gelenkmitte [2]. Unter vorsichtigen Drehbewegungen und Stabilisierung des proximalen Unterschenkels wird die Patellasehne mit dem in die Arthroskophülse eingesetzten spitzen Trokar penetriert, der spitze gegen den stumpfen Trokar ausgewechselt und die Hülse mit dem stumpfen Trokar nach Strecken des Kniegelenks in das Patellafemoralgelenk vorgeschoben. Nach Einsetzen der Optik kontrolliert der Operateur die intraartikuläre Lage des Arthroskops, bevor der Wasserzulauf angeschlossen und das Gelenk bei einem Druck von 50 mm Hg aufgefüllt wird. Eine ballonartige Ödematisierung des Raumes zwischen Lamina synovialis und Gelenkkapsel und damit Behinderung der weiteren Arthroskopie kann damit vermieden werden. Unter Sicht

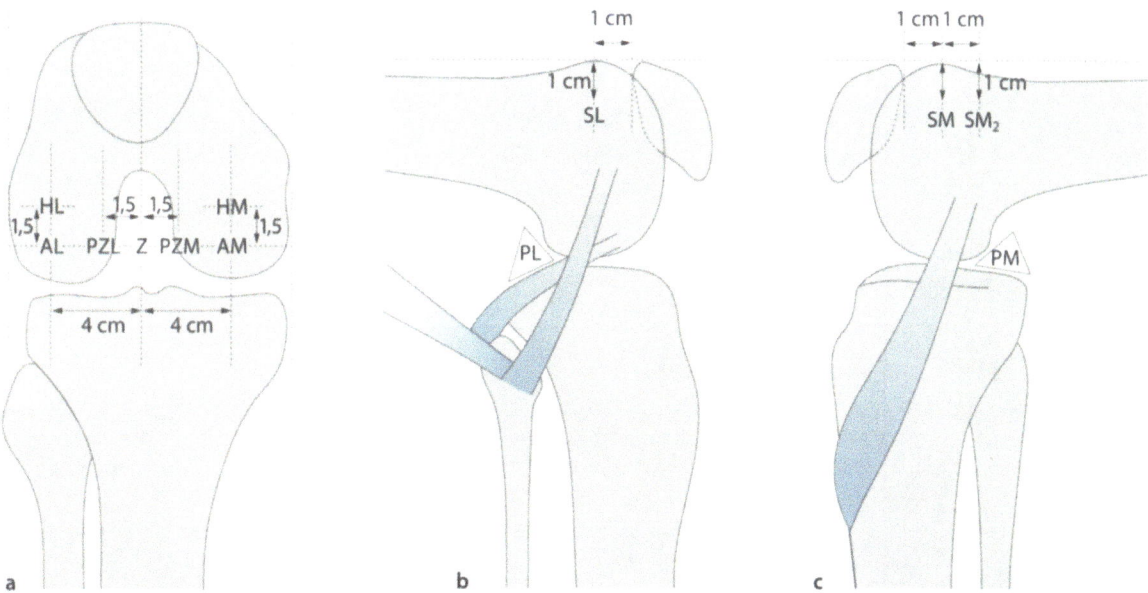

Abb. 2a–c. Arthroskopieportale am rechten Kniegelenk. **a** Ventral, **b** Lateral, **c** Medial. *Z* zentral, *PZM* parazentral medial, *AM* anteromedial, *PZL* parazentral lateral, *AL* anterolateral, *HM* hochmedial, *HL* hochlateral, *PL* posterolateral, *SL* superolateral, *PM* posteromedial, *SM* superomedial. (Nach Kohn [7])

erfolgt die Punktion des superomedialen Rezessus mit der Ablaufkanüle, deren freier Flüssigkeitsablauf zu überprüfen ist und mit einer im Ablaufschlauch integrierten Rollenklemme geregelt werden kann.

Das schematische Durchmustern des Gelenks ist entscheidend für die Vollständigkeit der arthroskopischen Diagnostik (diagnostischer Rundgang, Abb. 3 u. 4a-f). Das Arthroskop wird über den medialen Rezessus ins mediale Kompartiment bewegt. Es ist bereits dabei auf eine Plica synovialis mediopatellaris und Knorpelaffektionen des medialen Femurkondylus zu achten. Der Operateur lädt sich nun die Knöchelregion des Patienten auf die Hüfte und bewirkt durch einen valgisierenden Druck seines Körpers auf das Kniegelenk eine Öffnung des medialen Gelenkspalts. Unter Höher- oder Tieferfahren des Operationstischs wird eine optimale Kniebeugung eingestellt, die in der Regel 30° beträgt. Der mediale Meniskus wird inspiziert und mit einem Tasthaken, der unter Sicht über den anteromedialen Zugang eingeführt wird, palpiert (Abb. 4a). Das Arthroskop wird nun in die Fossa intercondylaris

bewegt und bei 90°-Beugung des Kniegelenks in den posteromedialen Rezessus vorgeschoben und gegen die 4 mm/70°-Weitwinkeloptik ausgetauscht. Rezessus, hinteres Kreuzband und Innenmeniskushinterhorn einschließlich seiner Aufhängung werden inspiziert, insbesondere werden freie Körper in diesem „Schlammfänger des Gelenks" ausgeschlossen (Abb. 4b). Beim Zurückziehen werden Verlauf des hinteren Kreuzbands und die mediale Femurkondyle beurteilt. Nach Wechsel zur 30°-Optik wird der Ablaufschlauch zur intraartikulären Drucksteigerung und damit Anheben der Patella aus ihrem Gleitlager verschlossen und das Arthroskop unter zunehmender Kniestreckung in das Patellafemoralgelenk vorgeschoben. Neben der Beurteilung der Knorpelflächen mit dem von medial eingeführten Tasthaken ist die Überprüfung der Patellastellung bei verschiedenen Beugestellungen obligat (Abb. 4c). Auf dem Weg über den lateralen Rezessus ins laterale Gelenkkompartiment werden Popliteussehnenansatz und Recessus popliteus inspiziert. Der Fuß des Patienten wird anschließend

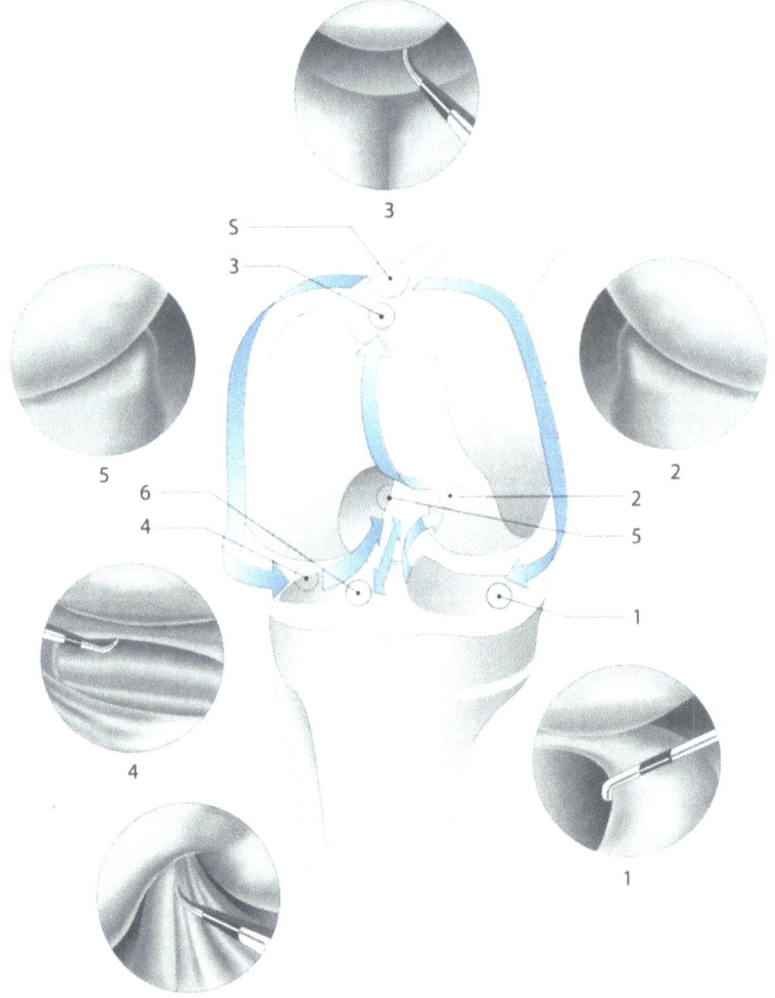

Abb. 3. Diagnostischer Rundgang. (Nach Bauer et al. [1], S. 431, Abb. 21.16)

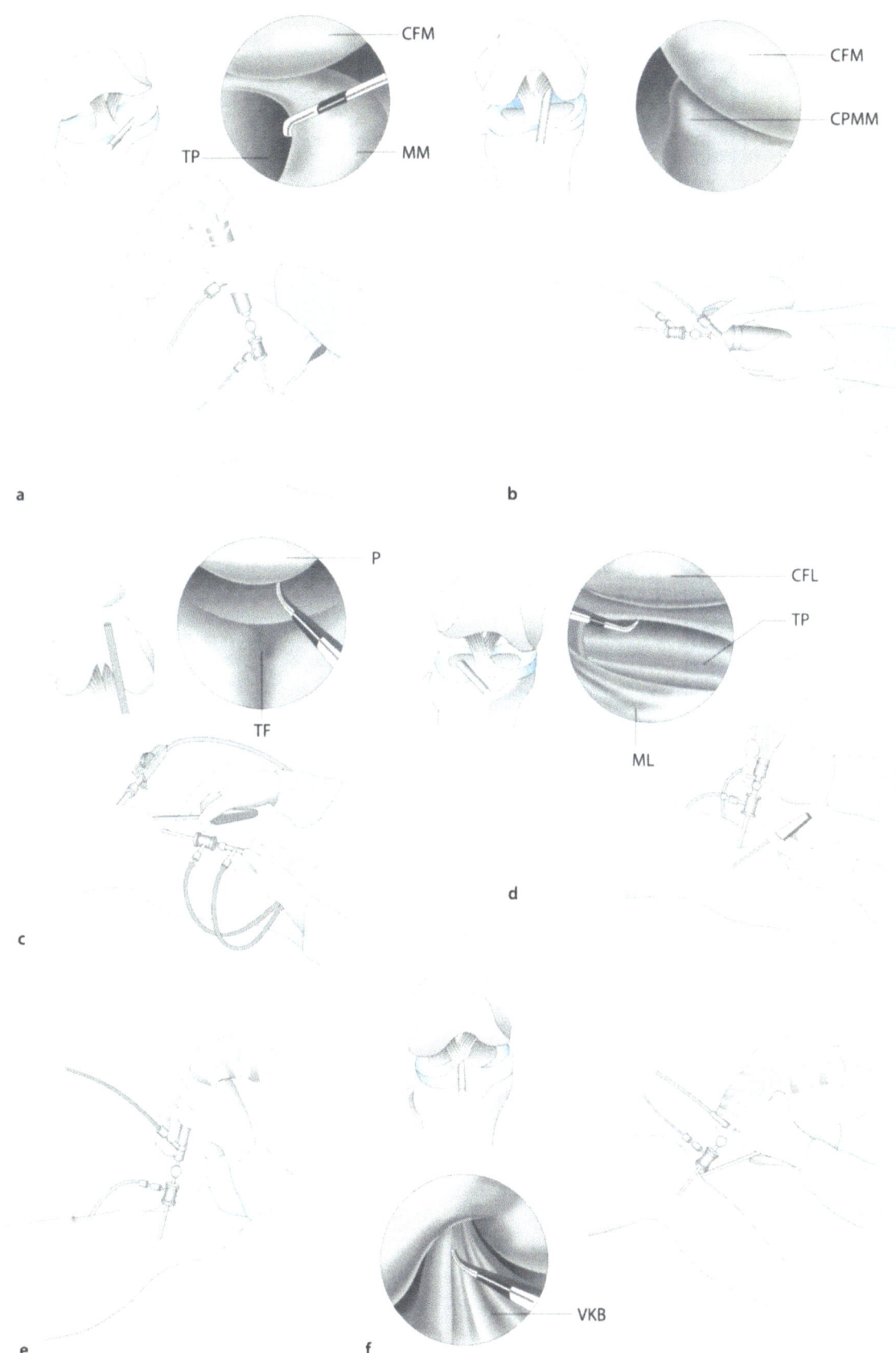

Abb. 4a–f. Stellungsspiel zur optimalen Darstellung der verschiedenen Gelenkanteile. **a** Medial, **b** Posteromedial und posterolateral, **c** Interkondylär, **d** Lateral, **e** Lateral, Viererposition, **f** Patellafemoral.

CFM Condylus femoris medialis, *MM* Meniscus medialis, *TP* Tibiaplateau, *CPMM* Cornu posterior menisci medialis, *P* Patella, *TF* Trochlea femoris, *CFL* Condyl femoris lateralis, *ML* Meniscus lateralis, *VKB* Vorderes Kreuzband (Nach Bauer et al. [1], S. 432ff, Abb. 21.17–21)

erneut auf die Hüfte aufgeladen und bei ca. 20°-Knie-
beugung durch varisierenden Körperdruck der laterale Gelenkspalte geöffnet (Abb. 4d). Bei ungenügendem
Einblick hilft die sog. „Viererposition"; das Kniegelenk
wird dazu 90° gebeugt, die Knöchelregion wird hoch-
gehoben (Abb. 4e). Das Bein liegt quer vor dem Operateur, und der laterale Spalt klafft maximal. Soll der
Außenmeniskus palpiert werden, kann der Tasthaken
von anteromedial ins laterale Kompartiment vorgeschoben werden, sofern das anteromediale Portal nicht
zu kaudal angelegt wurde. Bei entsprechender
Beschwerdesymptomatik und inspektorisch auffälli-
gem Befund muß der Tasthaken über ein zusätzliches
anterolaterales Portal eingeführt werden. Am frei hängenden Knie wird das Arthroskop in den posterolateralen Rezessus vorgeschoben und analog dem posteromedialen Rezessus mit der 70°-Optik inspiziert. Zur
Beurteilung der Fossa intercondylaris wird das Kniegelenk 60° gebeugt, der Fuß des Patienten ruht dazu
auf dem Oberschenkel des Operateurs. Das Arthroskop
befindet sich vor dem Eingang zur Fossa intercondylaris, das vordere Kreuzband kann in seinem ganzen Verlauf übersehen werden. Mit dem von anteromedial eingebrachten Tasthaken wird das Band auf Spannung
und Intaktheit palpiert und unter Auslösung einer vorderen Schubladenbewegung überprüft (Abb. 4f). Die
Sicht auf das vordere Kreuzband kann durch eine Plica
infrapatellaris verdeckt werden.

Die diagnostische Arthroskopie ist damit abge-
schlossen. Eine Redondrainage wird nur nach umfang-
reichen arthroskopischen Operationen eingelegt.
Ablaufkanüle und Arthroskop werden entfernt, die
Zugänge mit Zugpflastern adaptiert, ein gepolsterter
Kompressionsverband für die ersten postoperativen
Stunden angelegt.

Literatur

1. Bauer R, Kerschbaumer F, Poisel S (Hrsg) (1995) Orthopädische Operationslehre. 2. Becken und untere Extremität.
Thieme, Stuttgart
2. Gillquist J, Hagberg G (1976) A new modification of the technique of arthroscopy of the knee joint. Acta Chir Scand 142:
123–130
3. Glinz W (1998) Arthroskopische Diagnostik der Meniskusläsionen. Arthroskopie 1: 17–24
4. Hempfling H (1995) Farbatlas der Arthroskopie großer Gelenke, Teil 2. Fischer, Stuttgart
5. Kohn D (1991) Arthroskopie des Kniegelenks. Diagnostik und
operative Therapie. Urban & Schwarzenberg, München
6. Kohn D (1995) Arthroskopie. In: Bauer R, Kerschbaumer F,
Poisel S (Hrsg) Orthopädische Operationslehre. Band II/2:
Becken und untere Extremität. Thieme, Stuttgart
7. Kohn D (1997) Diagnostische und operative Arthroskopie
großer Gelenke. Thieme, Stuttgart
8. Metcalf RW (1984) Meniscectomy by triangulation through
medial and lateral portals. In: Casscells SW Arthroscopy: diagnostic and surgical practice. Lea & Febiger, Philadelphia, pp
135–138
9. Patel D (1978) Arthroscopy of the plicae – synovial folds and
their significance. Am J Sports Med 6: 217–225
10. Patel D (1981) Proximal approaches to arthroscopic surgery of
the knee. Am J Sports Med 9: 296
11. Strobel M, Stedtfeld H-W, Eichhorn HJ (1995) Diagnostik des
Kniegelenkes. Springer, Berlin Heidelberg New York

Arthroskopische Meniskusresektion

R. SEIL, D. KOHN

Einleitung

Die arthroskopische Meniskusresektion ist der am häufigsten durchgeführte arthroskopische Eingriff. Sie gilt seit etwa 15 Jahren als Verfahren der Wahl bei nicht rekonstruierbaren Meniskusläsionen und hat die offene Meniskusresektion verdrängt. Obwohl die mittel- und langfristigen Ergebnisse beider Verfahren gleich sind [3, 32, 34], waren vor allem das geringere Gewebstrauma und das kleinere Infektionsrisiko [11, 37] der Arthroskopie ausschlaggebend für diese Trendwende. Kurzfristig zeichnen sich arthroskopische Meniskusresektionen vor allem durch geringere postoperative Schmerzen und eine schnellere Rehabilitation aus [26].

Ziel

Das primäre Ziel der arthroskopischen Meniskusresektion ist die Schmerzfreiheit. Zur Prävention einer langfristig drohenden Arthrose sollte die Resektion so sparsam wie möglich erfolgen.

Definitionen der Meniskusresektion

Eine Meniskusresektion kann partiell, subtotal oder total sein (Abb. 1). Bei partiellen Resektionen wird bis zu 50 % der Meniskussubstanz entfernt, bei erhaltenem zirkulärem Faserring. Bei subtotalen Resektionen wer-den mehr als 50 % der Substanz entfernt, bei erhaltenem zirkulärem Faserring. Wird der Meniskus bis zur synovialen Grenze entfernt oder der zirkuläre Faserring unterbrochen, sprechen wir von einer totalen Meniskektomie [8]. Auch wenn nur noch ein Vorderhornanteil erhalten bleibt, kann man von einer totalen Meniskektomie sprechen [24].

Indikationen

Absolute Indikationen stellen symptomatische, nicht refixierbare oder rekonstruierbare Meniskusläsionen dar. Sie weisen in das Gelenkinnere ragende oder mobilisierbare Meniskusteile auf. Auch der symptomatische Scheibenmeniskus oder die symptomatische Läsion eines solchen zählen zu den absoluten Indikationen der arthroskopischen Meniskusresektion.

Als relative Indikationen für eine alleinige Meniskusresektion müssen Meniskusläsionen bei veralteter Knieinstabilität angesehen werden. In solchen Fällen verspricht eine alleinige Meniskusresektion ohne gleichzeitige Stabilisierung wenig Erfolg [12, 22], Meniskusläsionen bei fortgeschrittenen degenerativen Veränderungen stellen ebenfalls relative Indikationen dar [16].

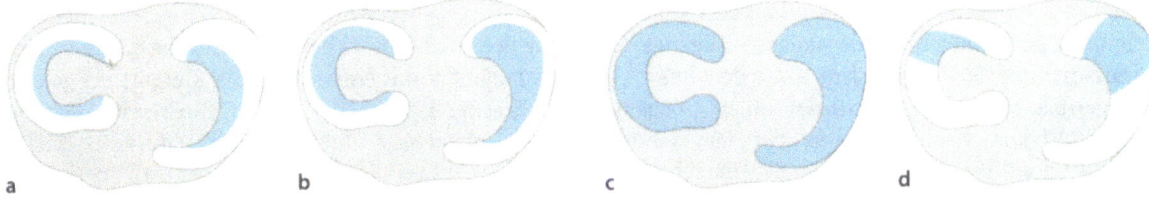

Abb. 1 a–d. Meniskektomie. **a** Partiell, **b** Subtotal, **c** Total, **d** Funktionell total. (Aus: Kohn D (1991) Diagnostische und operative Arthroskopie großer Gelenke. Thieme, Stuttgart, Abb. 6.11, S. 111)

Kontraindikationen

Zu den Kontraindikationen zählen Hautläsionen wie Schürfwunden, Pyodermie und Furunkulose. Auf einen arthroskopischen Eingriff sollte insbesondere auch bei nicht abgeheilten Inzisionen nach vorausgegangenen Arthroskopien oder Arthrotomien verzichtet werden.

Muskulär nicht kompensierbare symptomatische Knieinstabilitäten stellen ebenfalls eine Kontraindikation zur alleinigen Meniskusresektion dar. Hier sollte die Versorgung der Knieinstabilität im Vordergrund stehen.

Bei ausgeprägten Beinachsenfehlstellungen mit entsprechenden degenerativen Veränderungen sollte zusätzlich zur Meniskusoperation eine Umstellungsosteotomie in Erwägung gezogen werden.

Als Kontraindikationen bezeichnen wir auch Meniskusläsionen, die nicht behandlungsbedürftig sind. Dies wären stabile inkomplette Längsrisse, stabile komplette Längsrisse, die kleiner als 1 cm sind, Radiärrisse von weniger als 1/3 der Meniskusbreite, ein asymptomatischer intakter Scheibenmeniskus sowie ein asymptomatischer Lappenrest.

Technik der arthroskopischen Meniskusresektion

Blutsperre

Eine Blutsperre oder Blutleere sind bei der arthroskopischen Meniskusresektion prinzipiell nicht notwendig. Wir empfehlen jedoch, jedem Patienten vor dem Eingriff systematisch eine Druckmanschette am Oberschenkel anzulegen. In den seltensten Fällen kommt es zu einer Blutung, die ein Aufpumpen der Manschette während der Arthroskopie erforderlich macht.

Zugänge

Als Arthroskopzugang verwenden wir routinemäßig den zentralen Zugang in der Gelenkmittellinie, 1 cm oberhalb der Kante des medialen Tibiaplateaus. Er zeichnet sich dadurch aus, daß er eine Übersicht sowohl des medialen als auch des lateralen hinteren Gelenkraums erlaubt und alle anderen Zugänge für Zusatzinstrumente offen läßt [16]. Außerdem besitzt er eine geringe Morbidität, welche der anderer Zugänge entspricht [17, 21]. Nach Penetration der Haut mit dem Skalpell erfolgt die Penetration der Patellarsehne mit dem spitzen Trokar und die des Hoffa-Fettkörpers mit dem stumpfen Trokar. Als Arbeitszugänge für das mediale (laterale) Kompartiment verwenden wir den

anteromedialen (AM) oder den anterolateralen (AL) Zugang. Über diesen Zugang erreicht man nur bei lockeren Kniegelenken den gesamten Meniskus. Bei einem engeren Knie erreicht man das Hinterhorn über den parazentralen medialen (PZM) (lateralen, PZL) Zugang (Hinterhornzugang). Den besten Zugriff auf das Vorderhorn der jeweils anderen Gelenkhälfte erlaubt der hochmediale (HM) (hochlaterale, HL) Zugang.

Arthroskopische Evaluation von Rißform und Begleitschäden

Die Evaluation der Rißform des Meniskus (Abb. 2) ist für das weitere therapeutische Vorgehen entscheidend. Nach Einstellen des betroffenen Gelenkabschnitts erfolgt die Palpation der vorderen und hinteren Achsel der Rißstelle. Handelt es sich um ein instabiles Fragment, so wird es in den Gelenkspalt disloziert und beurteilt. Danach wird es wieder reponiert. Die Entscheidung, ein Fragment zu refixieren, hängt von der Lokalisation des Risses ab (Abb. 3). Liegt er im peripheren Drittel, so kann bei intaktem Fragment eine Meniskusnaht erfolgen. In allen anderen Fällen erfolgt die Resektion.

Operatives Vorgehen in Abhängigkeit vom betroffenen Meniskus und der Rißform

Innenmeniskus

Längsriß

Der Längsriß, insbesondere im Bereich des Innenmeniskushinterhorns, stellt die häufigste Rißform des jungen Patienten dar. Über den AM-Zugang erfolgt mit der links- oder rechtsschneidenden Stanze eine Resektion von der Pars intermedia ausgehend in Richtung auf das vordere Rißende. Eine schmale Gewebebrücke wird belassen, die Meniskuspartikel werden abgesaugt und die Resektion beurteilt. Danach wird das Hinterhorn über den PZM-Zugang mit Hilfe einer kleinen, geraden Stanze in ähnlicher Weise angleichend bis in den Meniskusriß reseziert. Hier sollte keine Gewebebrücke belassen werden. Nach Beurteilung der Resektion wird der AM-Zugang erweitert und das Fragment mit einem scharfen Klemmchen gefaßt. Abschließend wird die noch bestehende Gewebebrücke abgerissen und das Fragment unter Zieh-/Drehbewegungen entfernt. Liegt der Riß in der am schwersten zu erreichenden Stelle, dem Übergangsbereich zwischen Pars intermedia und Hinterhorn, so empfiehlt sich das Benutzen einer aufwärts gebogenen

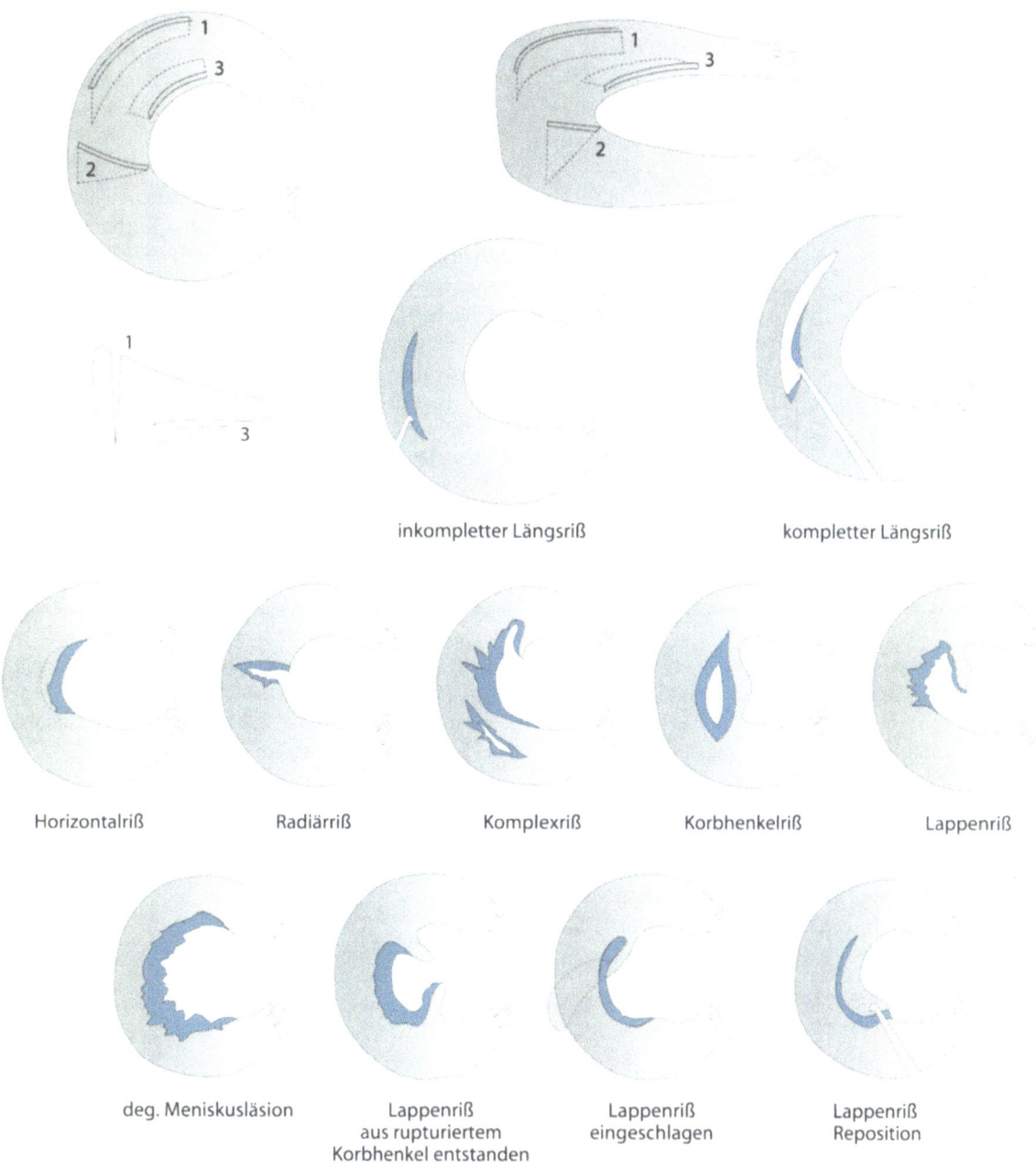

inkompletter Längsriß   kompletter Längsriß

Horizontalriß   Radiärriß   Komplexriß   Korbhenkelriß   Lappenriß

deg. Meniskusläsion   Lappenriß   Lappenriß   Lappenriß
                        aus rupturiertem   eingeschlagen   Reposition
                        Korbhenkel entstanden

Abb. 2. Rißformen des Meniskus. (Aus: Kohn D [16], Abb. 19 a, b, S. 34)

Stanze. Auf eine stückweise Resektion sollte wenn möglich verzichtet werden.

Nach Entfernen des Hauptfragments kann eine Glättung der Abrißstelle erforderlich sein. In sehr engen Kniegelenken kann insbesondere im schwer erreichbaren Hinterhornbereich auf gewinkelte Shaveraufsätze zurückgegriffen werden. Der Restmeniskus sollte auf weiter peripher gelegene Längsrisse überprüft werden. Bestehen an den Resektions- oder Rißrändern noch abrupte Gewebestufen, so sollten auch sie geglättet werden, da sie potentielle neue Rißstellen darstellen. Am Ende des Eingriffs sollte das Gelenk gespült und die verbleibenden mobilen Fragmente entfernt werden.

Korbhenkelriß
Der erste Schritt beim Korbhenkelriß (Abb. 4) ist die Reposition des eingeschlagenen Korbhenkels mit einem stumpfen Trokar unter maximaler Aufklappung des medialen Gelenkspalts. Reseziert werden sollten

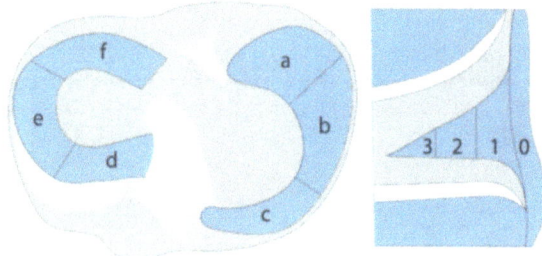

Abb. 3. Lokalisation der Meniskusläsion. (Aus: Kohn D (1991) Diagnostische und operative Arthroskopie großer Gelenke. Thieme, Stuttgart, Abb. 6.10, S. 111)

alle schlecht adaptierten, nicht mehr intakten Fragmente, welche weniger als 2/3 der Meniskusbreite umfassen. Andernfalls sollte man eine Meniskusnaht durchführen. Entschließt man sich zur Resektion, so wird das Hinterhorn zunächst über den PZM-Zugang angleichend bis in den Riß reseziert. Es sollte keine Verbindung mehr zum Hinterhorn bestehen bleiben. Nach Absaugen der Fragmente wird das Vorderhorn über den HL-Zugang quer durch das Gelenk palpiert und mit der Hakenschere reseziert. Das freie Fragment wird in der beschriebenen Technik beim Längsriß mit einer scharfen Klemme entfernt.

Bei engen Kniegelenken kann man zuerst wie beschrieben das Vorderhorn mit der Hakenschere absetzen und das ventrale Ende mit einer Klemme über den AM-Zugang fassen und anspannen. Über den PZM-Zugang kann man den Korbhenkel dann bei interkondylär liegendem Arthroskop im Hinterhornbereich mittels Menisktotom absetzen. Es verbleibt dann ein Hinter-

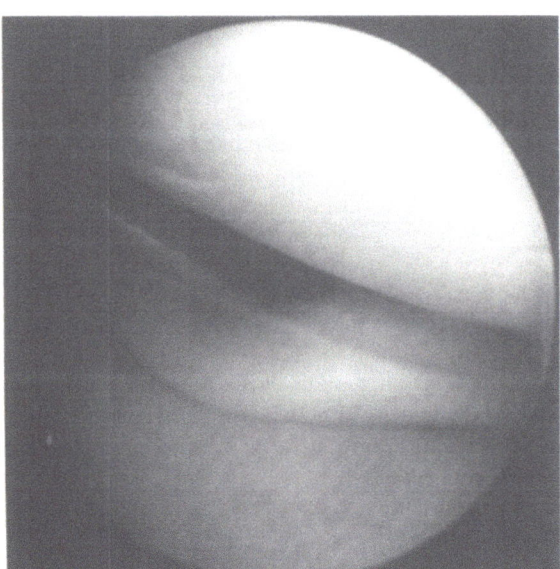

Abb. 4. Innenmeniskuskorbhenkelriß. Der Korbhenkel ist in das Gelenk luxiert

hornlappen, den man mit der Stanze über den gleichen Zugang nachresezieren kann. Der Eingriff sollte dann in der beim Längsriß beschriebenen Art und Weise beendet werden.

Komplexriß

Komplexrisse, die Lappen-, Längs- und Radiärrisse kombinieren können, werden nach den gleichen Prinzipien, wie oben bei den Längs- und Korbhenkelrissen beschrieben, behandelt. Im Falle eines Vorderhornlappenrisses wird das Vorderhorn über den HL-Zugang angleichend reseziert und über den AM-Zugang entfernt. Bei einem Hinterhornlappenriß wird der Lappen über den AM-Zugang mit einer Klemme gefaßt und das Hinterhorn mit der kleinen geraden Stanze bei interkondylär liegendem Arthroskop angleichend bis in die Rißstelle reseziert.

Degenerative Meniskusläsion

Auch hier gelten die gleichen Prinzipien, was die Zugangswege und die Resektionstechnik betrifft. Allerdings empfehlen sich bei degenerativen, erweichten Meniskusanteilen die breiten front- und seitschneidenden Stanzen. Die Meniskusresektion am degenerativen Meniskus bei einem arthrotisch bereits veränderten Kniegelenk sollte nicht zu extensiv erfolgen, um die zirkuläre Randleiste zu erhalten.

Außenmeniskus

Längsriß

Im Gegensatz zum Innenmeniskus ist das Außenmeniskusvorderhorn mit einer seitenschneidenden Stanze angleichend zu resezieren. Eine gerade Stanze kommt vom HM-Zugang zu tangential auf das abzutragende Gewebe. Hierzu ist oft ein hoher Gelenkbinnendruck erforderlich. Er kann durch den temporären Verschluß der Abflußkanüle erreicht werden. Über den AL-Zugang wird das Fragment mit einer Klemme gefaßt. Über den PZL-Zugang mit interkondylär liegendem Arthroskop wird das Hinterhorn mit Hilfe der großen geraden Stanze reseziert. Im Gegensatz zum medialen Kompartiment bietet der äußere Gelenkraum mehr Platz für die Instrumente, so daß hier die große gerade Stanze besser eingesetzt werden kann.

Radiärriß

Der vordere Anteil des Radiärrisses wird mit der kleinen geraden Stanze oder der seitenschneidenden Stanze vom HM-Zugang abgetragen. Der hintere Anteil wird über den AL-Zugang mit der seitenschneidenden Stanze reseziert.

Komplexriß

Insbesondere im Vorderhornbereich, bei oftmals erschwerter Sicht, ist der motorisierte Meniskusresektor über den AL-Zugang von Nutzen. Er entfernt erweichtes und aufgefasertes Meniskusgewebe. In üblicher Technik kann die restliche Resektion bei guter Sicht mit der großen Stanze erfolgen. Vor allem im Vorderhornbereich ist es meistens unnötig, bei horizontalem Einriß den Meniskus vollständig zu resezieren.

Scheibenmeniskus

Beim symptomatischen Scheibenmeniskus (Abb. 5) sollte eine ausgedehnte Resektion erfolgen. Ist dieser kräftig entwickelt, so ist es oft schwierig, ihn mit mechanischen Instrumenten abzutragen. Man ist dann auf den Elektroresektor angewiesen. Zur Sichtverbesserung empfiehlt es sich, über den AL-Zugang den ventralen Anteil zuerst zu entfernen. Die Resektion sollte äußerst vorsichtig erfolgen, da man durch die oft schlechten Sichtverhältnisse Gefahr läuft, sie bis in den Popliteusschlitz zu erweitern. Über den zusätzlich erforderlichen PZL-Zugang können im Anschluß die dorsalen Anteile reseziert werden. Beim Benutzen des Hochfrequenzmessers sind eine elektrolytfreie Spüllösung (z. B. Purisole) und eine Neutralelektrode erforderlich.

Außenmeniskusganglion

Meniskusganglien sind überwiegend am Außenmeniskus lokalisiert. Sie machen prinzipiell ein offenes operatives Vorgehen erforderlich. Im Vorfeld sollte der Meniskus jedoch arthroskopisch untersucht werden. Besteht eine Meniskusläsion, so entleert sich in vielen Fällen das Ganglion bei der Versorgung letzterer (s. o.) in das Gelenk.

Fehler, Gefahren und Komplikationen

Komplikationen bei arthroskopischer Meniskektomie sind selten [28]. Entsprechend der Definition der Komplikation variieren sie zwischen 0,5 und 4,7 % [9, 35, 36, 38]. Neben den allgemeinen operativen und postoperativen Risiken (Herz-Kreislauf-Probleme, Infekte, thromboembolische Komplikationen) können folgende Probleme entstehen.

Knorpelschäden

Beim unvorsichtigen Legen der Zugänge, bei engen Kniegelenken, beim Arbeiten mit inadäquaten Instrumenten (Meniskotom bei allen Meniskusresektionen) können Knorpelschäden entstehen. Aber auch längere Operationszeiten sind häufig mit vermehrten Knorpelschäden verbunden. Eine arthroskopische Meniskektomie sollte die Dauer einer Stunde nicht überschreiten.

Verlieren des resezierten Meniskusfragments

Kommt es beim unvorsichtigen Durchstanzen der Restgewebebrücke oder bei ungenügendem Fassen des Meniskusfragments zu einem Verlieren des Letzteren, so sollte man stets den gesamten Gelenkraum systematisch arthroskopieren. In den meisten Fällen gelingt es, das Fragment aufzufinden. Eine sofortige Arthrotomie ist nicht empfehlenswert, da die Übersicht mit dem Arthroskop besser ist als über eine kleine oder mittlere Arthrotomie.

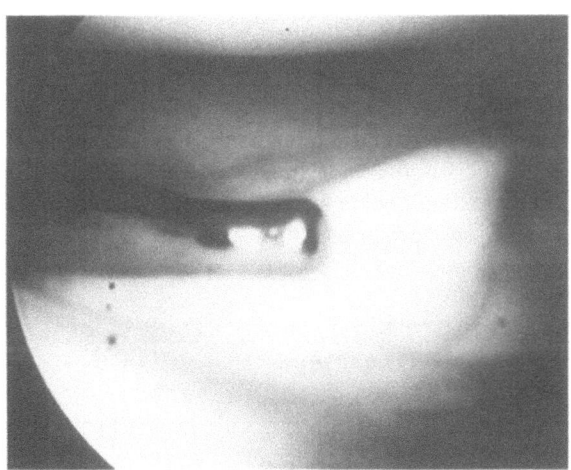 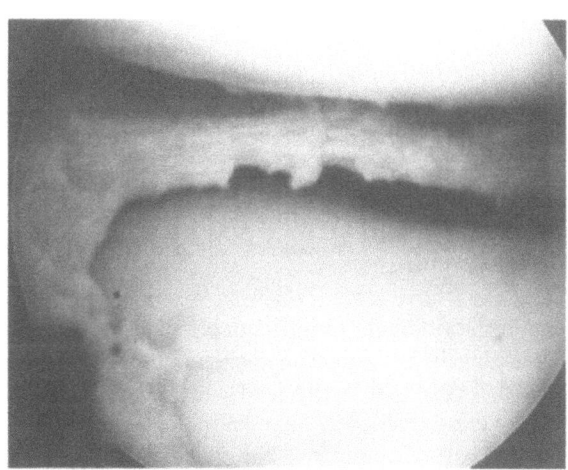

a   b

Abb. 5 a, b. Symptomatischer Scheibenmeniskus bei einer 19jährigen Patientin. **a** Vor und **b** nach Resektion

Übersehen eines 2. Risses

Nach Entfernen eines 1. Risses sollte systematisch nach einer 2. Rißbildung gesucht werden, um diese unnötige Komplikation und eine Rearthroskopie zu vermeiden.

Zerstören der zirkulären Randleiste

Eine Meniskusresektion mit Zerstörung der zirkulären Randleiste kommt einer totalen Meniskektomie gleich. Dies gilt insbesondere auch für eine Durchtrennung der Meniskusbrücke im Bereich des Popliteusschlitzes.

Intraartikulärer Instrumentenbruch

Sollte es zum Instrumentenbruch kommen, so müssen zunächst Zu- und Abfluß unterbrochen und das Gelenk in unveränderter Stellung gehalten werden, um das Fragment zu lokalisieren. Um ein Metallfragment zu entfernen, kann ein Magnetstab zu Hilfe genommen werden.

Osteonekrose

In den letzten Jahren erschienen mehrere Publikationen, die über Osteonekrosen nach arthroskopischer Meniskusresektion berichteten [25, 27]. Die Mehrzahl dieser Osteonekrosen trat bei älteren Patienten am medialen Femurkondylus auf.

Nachblutung

Dieses ist die häufigste Komplikation nach arthroskopischer Meniskusresektion [38] (s. Kap. Nachbehandlung).

Gelenkerguß

Ein intraartikulärer Erguß kann bis zu 4 Wochen nach dem Eingriff als normal angesehen werden. Er sollte in üblicher Weise (isometrisches Quadrizepstraining, Eisanwendung, nichtsteroidale Antiphlogistika) konservativ behandelt werden. Ein praller, schmerzhafter Erguß sollte punktiert werden. Ist er nach mehr als 6 Wochen noch vorhanden und zeigt er keine Rückbil-

dungstendenz, sollten eine Reruptur beziehungsweise eine insuffiziente Resektion, eine reflexsympathische Dystrophie oder eine Osteonekrose des Femurkondylus ausgeschlossen werden. Dazu ist in der Regel die Rearthroskopie erforderlich.

Wiederholungseingriffe

Sie sind bei postoperativen Gelenkblockaden absolut indiziert, sollten jedoch wegen des erhöhten Infektionsrisikos nicht in den ersten 2 Wochen nach dem Ersteingriff erfolgen. Bei weiter bestehenden Beschwerden kann nach einer Nachbehandlung von mindestens 6 Wochen ein Wiederholungseingriff erfolgen, um eine Reruptur des Restmeniskus beziehungsweise ein Fortschreiten des Risses auszuschließen. Die Rate der Wiederholungseingriffe liegt bei etwa 3 % [38].

Bei der präoperativen Aufklärung sollten ebenfalls folgende, seltene Komplikationen besprochen werden: Bandverletzung, Gefäßverletzung, Kompartmentsyndrom, reflexsympathische Dystrophie, mögliche Arthrotomie, Wundheilungsstörung, synoviale Fistel, Adhäsionen, Kniesteife.

Nachbehandlung

Wenn ein postoperativer Hämarthros zu erwarten ist (totale Meniskusresektion), sollte eine Saugdrainage gelegt werden. In diesem Fall sollten die Inzisionen dann mit Einzelknopfnähten verschlossen werden. Wird keine Drainage benutzt, so empfehlen wir die Zugänge mit Klammerpflastern zu verschließen. Die Drainage sollte bereits am 1. postoperativen Tag entfernt werden.

Isometrische Übungen für die Oberschenkelmuskulatur sollten am Operationstag begonnen und über etwa 2 Wochen fortgeführt werden. Noch am Operationstag sollte der Patient in der Lage sein, das operierte Bein aktiv zu strecken. Wurde eine partielle oder subtotale Resektion durchgeführt, so kann sofort mit der Vollbelastung begonnen werden. Bei totaler Meniskektomie sollte man etwas vorsichtiger sein und das Knie 2 Wochen lang nicht belasten lassen.

Ergebnisse/Prognose

Die große Langzeiterfahrung, die inzwischen bei der arthroskopischen Meniskusresektion besteht, hat dazu geführt, daß einige eindeutige prognostische Einflußfaktoren identifiziert werden konnten.

Alter

Die meisten Studien haben gezeigt, daß die Ergebnisse der arthroskopischen Meniskusresektion mit zunehmendem Alter schlechter werden [2, 4, 13, 19, 20, 23, 38]. Aber auch über 90 % der älteren Patienten über 60 profitieren von der arthroskopischen Meniskusresektion, insofern keine fortgeschrittenen Knorpelschäden vorliegen [1].

Begleitende Knorpelschäden

Knorpelschäden, die zum Zeitpunkt der arthoskopischen Meniskusresektion bereits vorhanden waren, verschlechtern die Ergebnisse signifikant [2, 5, 15, 18–20]. Sie führen sowohl zu einer Verschlechterung der subjektiven Ergebnisse als auch zu radiologisch objektivierten fortschreitenden degenerativen Veränderungen.

Außen-/Innenmeniskus

Die Langzeitergebnisse der Außenmeniskusresektionen sind weniger gut als die nach Innenmeniskusresektion [2, 38]. Auch hier zeigte sich, daß die Prognose sehr stark von den vorhandenen Knorpelschäden abhängt. Möglicherweise liegt die Ursache dieser Diskrepanz bei den unterschiedlichen kinematischen Verhältnissen im äußeren und inneren Gelenkkompartiment [38].

Art der Meniskusläsion

Korbhenkel-, Lappen- und Radiärrisse haben prinzipiell eine gute Prognose. Horizontalrisse und Komplexrisse haben eine schlechtere Prognose, da sie öfter in bereits degenerativ veränderten Kniegelenken auftreten [5].

Beinachse

Fauno et al. [10] fanden bei ihrer Untersuchung eine höhere Arthroserate, wenn eine partielle arthroskopische Innenmeniskusresektion bei Patienten mit Genu varum bzw. Außenmeniskusresektion bei Genu valgum durchgeführt wurde, als bei Patienten mit normaler Beinachse.

Langzeitergebnisse

Eine der detailliertesten Studien über Langzeitergebnisse der arthroskopischen Meniskusresektion wurde von der französischen Arthroskopiegesellschaft veröffentlicht [38]. Es wurden 417 Patienten über 10 Jahre nach dem Eingriff untersucht.

Bei isolierten Innenmeniskusläsionen gaben 91 % der Patienten an, ihr Knie sei normal oder fast normal. 96 % der Patienten waren zufrieden oder sehr zufrieden. Bei der funktionellen Bewertung hatten allerdings 40 % der Patienten kein perfektes Ergebnis. Hier handelte es sich in aller Regel um angegebene Knieschmerzen bei intensiver sportlicher Aktivität. 12 % hatten sogar Beschwerden bei leichter körperlicher Aktivität. Röntgenologisch betrug die Inzidenz der Arthrose 24 %. Die Arthroserate war höher, wenn die Patienten älter als 35 Jahre waren, wenn zum Zeitpunkt der Arthroskopie bereits Knorpelschäden vorlagen und wenn die Meniskusbasis, insbesondere die des Hinterhorns, mit reseziert wurde.

Die Ergebnisse der Patienten mit isolierten Außenmeniskusläsionen waren deutlich weniger gut. Hier betrachteten nur noch 79 % der Patienten ihr Knie als normal oder fast normal. Auch der Zufriedenheitsgrad war etwas geringer (90 %). Die röntgenologische Arthroseinzidenz lag bei immerhin 40 %. Wesentliche prognostische Faktoren waren auch hier die initialen Knorpelschäden.

Bei den Nachuntersuchungen wurde insbesondere die Bedeutung der 45°-anteroposterioren Belastungsaufnahme [31] unterstrichen. Sie erlaubt eine sehr genaue Beurteilung des femorotibialen Gelenkspalts.

Mehrere Autoren [19,20,29,30,33] kamen bei ihren über Zehnjahresergebnissen zu ähnlichen Schlußfolgerungen. Schimmer et al. [33] wiesen darauf hin, daß die Knorpelläsionen, welche bereits zum Zeitpunkt der Arthroskopie bestanden, erst nach 5 Jahren zunehmend symptomatisch wurden. Auch Jaureguito et al. [14] und Boszotta et al. [6] wiesen nach, daß die funktionellen Ergebnisse nach 5–7 Jahren schlechter zu werden begannen.

Burks et al. [7] fanden eine signifikant höhere Arthroserate bei instabilen Kniegelenken.

Schlußfolgerung

Auch wenn bei der arthroskopischen Meniskusresektion neue Komplikationen wie die Osteonekrose des medialen Femurkondylus beschrieben werden und die Langzeitstudien von einer zunehmenden Arthroserate berichten, so ist sie nach wie vor das Verfahren der Wahl bei nicht zu refixierenden Meniskusläsionen. Immerhin kann das primäre Ziel, dem Patienten

Schmerzfreiheit zu verschaffen, immer noch bei mehr als 90 % der Fälle nach über 10 Jahren gehalten werden. Neuere Untersuchungen erlauben uns, den Patienten besser über die Prognose nach Meniskusresektion aufzuklären.

Literatur

1. Barrett GR, Treacy SH, Ruff CG (1998) The effect of partial lateral meniscectomy in patients > or = 60 years. Orthopedics 21 (3): 251–257
2. Benedetto KP, Rangger C (1993) Arthroscopic partial meniscectomy: 5 years follow up. Knee Surg Sports Traumatol Arthrosc 1: 235–238
3. Bergström R, Hamberg P, Lysholm J, Gillquist J (1984) Comparison of open and endoscopic meniscectomy. Clin Orthop 184: 133–136
4. Boe S, Hansen H (1986) Arthroscopic partial meniscectomy in patients aged over 50. J Bone Joint Surg 68B: 707
5. Bolano LE, Grana WA (1993) Isolated arthroscopic partial meniscectomy. Functional radiographic evaluation at five years. Am J Sports Med 21: 432–437
6. Boszotta H, Helperstorfer W, Kolndorfer G, Prunner K, Ohrenberger G (1994) Long-term results of arthroscopic meniscectomy. Aktuelle Traumatol 24 (1): 30–34
7. Burks RT, Metcalf MH, Metcalf RW (1997) Fifteen-year follow-up of arthroscopic partial meniscectomy. Arthroscopy 13 (6): 673–679
8. Carson RW (1984) Arthroscopic total meniscectomy. In: Casscells SW Arthroscopy: diagnostic and surgical practice. Lea & Febiger, Philadelphia
9. De Lee JV (1985) Complications of arthroscopy and arthroscopic surgery: results of a national survey. Arthroscopy 1: 204–220
10. Fauno P, Nielsen AB (1992) Arthroscopic meniscectomy: a long term follow-up. Arthroscopy 8: 345–349
11. Glinz W (1987) Diagnostische Arthroskopie und Operationen am Kniegelenk, 2. Aufl. Huber, Bern
12. Hanley ST, Warren RF (1987) Arthroscopic meniscectomy in anterior cruciate ligament-deficient knee. Arthroscopy 3: 59–65
13. Jackson R, Rouse D (1982) The results of partial arthroscopic menissectomy in patients over 40 years of age. J Bone Joint Surg B 64: 481–485
14. Jaureguito JW, Elliott JS, Lietner T, Dixon LB, Reider B (1995) The effects of arthroscopic partial lateral meniscectomy in an otherwise normal knee: a retrospective review of functional, clinical and radiographic results. Arthroscopy 11 (1): 29–36
15. Katz JN, Harris TM, Carson MG, Krushell RJ, Brown CH, Fossel AH, Liang MH (1992) Predictions of functional outcomes after arthroscopic partial meniscectomy. J Rheumatol 19: 1938–1942
16. Kohn D (1991) Arthroskopie des Kniegelenks. Diagnostik und operative Therapie. Urban & Schwarzenberg, München
17. Kohn D (1989) Zugänge und Lagerung bei arthroskopischen Operationen am Kniegelenk. Arthroskopie 2: 67–72
18. Madsen AK, Moen JE (1995) Clinical significance of condylar chondromalacia after arthroscopic resection of flap tears of the medial meniscus. A prospective study of 93 cases. Arch Orthop Trauma Surg 114: 199–201
19. Maletius W, Messner K (1996) The effect of partial meniscectomy on the long-term prognosis of knees with localized, severe chondral damage. A twelve-to fifteen-year follow-up. Am J Sports Med 24 (3): 258–262
20. Maletius W, Messner K (1996) Chondral damage and age depress the long-term prognosis after partial meniscectomy. A 12- to 15-year follow-up study. Knee Surg Sports Traumatol Arthrosc 3 (4): 211–214
21. Mariani PP, Ferretti A, Gigli C, Puddu G (1987) Isokinetic evaluation of the knee after arthroscopic meniscectomy: comparison between anterolateral and central approaches. Arthroscopy 3: 123–126
22. Marshall S, Levas MG, Harrah A (1985) Simple arthroscopic partial meniscectomy associated with anterior-cruciate-deficient knees. Arthroscopy 1: 22–27
23. Matsusue Y, Thomson NL (1996) Arthroscopic partial medial meniscectomy in patients over 40 years old: a 5- to 11-year follow-up study. Arthroscopy 12 (1): 39–44
24. Metcalf RW (1984) Meniscectomy by triangulation through medial and lateral portals. In: Casscells SW Arthroscopy: diagnostic and surgical practice. Lea & Febiger, Philadelphia
25. Muscolo DL, Costa-Paz M, Makino A, Ayerza MA (1996) Osteonecrosis of the knee following arthroscopic meniscectomy in patients over 50 years old. Arthroscopy 12 (3): 273–279
26. Patel D, Fahmy N, Sakayan A (1982) Isokinetic and functional evaluation of the knee. Clin Orthop 167: 84–91
27. Prues-Latour V, Bonvin JC, Fritschy D (1998) Nine cases of osteonecrosis in elderly patients following arthroscopic meniscectomy. Knee Surg Sports Traumatol Arthrosc 6 (3): 142–147
28. Raunest J, Löhnert J (1990) Intra- und postoperative Komplikationen der arthroskopischen Operation am Kniegelenk. Orthopäde 19: 117–123
29. Rockborn P, Gillquist J (1995) Outcome of arthroscopic meniscectomy. A 13-year physical and radiographic follow-up of 43 patients under 23 years of age. Acta Orthop Scand 66 (2): 113–117
30. Rockborn P, Gillquist J (1996) Long-term results after arthroscopic meniscectomy. The role of preexisting cartilage fibrillation in a 13 year follow-up of 60 patients. Int J Sports Med 17 (8): 608–613
31. Rosenberg TD, Paulos LE, Parker RD, Coward DB, Scott SM (1988) The forty-five-degree posteroanterior flexion weight-bearing radiograph of the knee. J Bone Joint Surg (A) 1988; 70 (10): 1479–83
32. Sanchis M, Sanchis V, Torres JI (1986) Long-term results after conventional total mensicectomy: a point of reference. Arthroscopy 4: 206–210
33. Schimmer RC, Brulhart KB, Duff C, Glinz W (1998) Arthroscopic partial mensicectomy: a 12-year follow-up and two-step evaluation of the long-term course. Arthroscopy 14 (2): 136–142
34. Simpson DA, Thomas NP, Aichroth PM (1986) Open and closed meniscectomy. J Bone Joint Surg (B) 68: 301–304
35. Small NC (1986) Complications in arthroscopy: the knee and other joints. Arthroscopy 4: 253–258
36. Small NC (1988) Complications in arthroscopic surgery performed by experienced arthroscopists. Arthroscopy 4: 215–221
37. Smillie JS (1978) Injuries of the knee joint, 5th ed. Livingstone, Edinburgh
38. Société Francaise d'Arthroscopie (SFA) (1996) Méniscectomies sous arthroscopie: résultats à plus de 10 ans. In: Société Francaise d'Arthroscopie: Annales de la Société Francaise d' Arthroscopie 6: 93–154. Sauramps Médical, Montpellier

Arthroskopische Meniskusrefixation

A. Janousek

Technisches Equipment (Inside-out-Technik)

Standardset für die Arthroskopie mit angewinkelter Stanze und Shaver. Für die arthroskopische Meniskusrefixation in der Inside-out-Technik wird zusätzlich das zonenspezifische Instrumentarium (Concept) benötigt (Abb. 1). Das Instrumentarium beinhaltet verschieden vorgebogene Kanülen, die den Zonen (Meniskusvorderhorn, Pars intermedia und Meniskushinter-

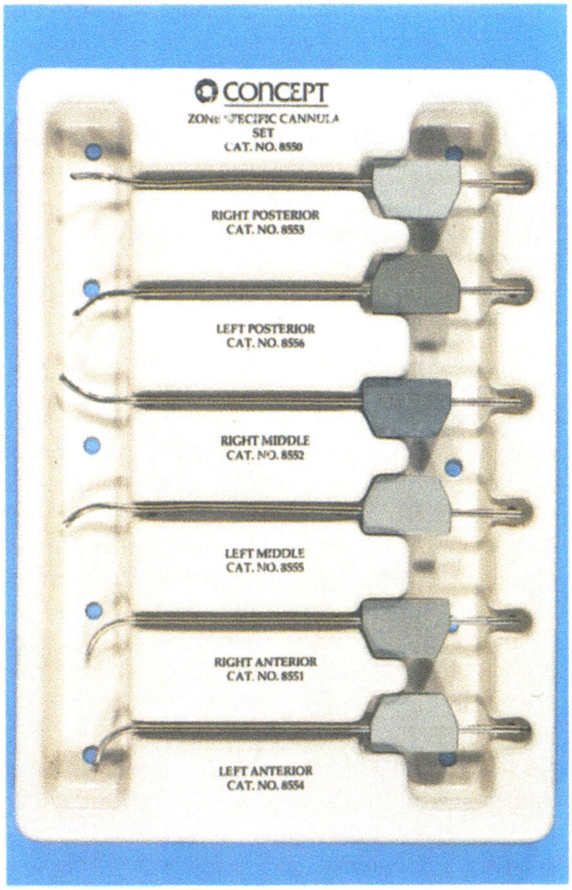

Abb. 1. Das zonenspezifische Instrumentarium (Fa. Concept) mit den für Innen- und Außenmeniskus, Vorderhorn, Pars intermedia und Hinterhorn vorgebogenen Führungsinstrumenten

horn) entsprechen. Neben dem Führungsinstrumentarium sind doppelt armierte Fäden mit überlangen flexiblen Nadeln (PDS-2-Ethicon-70 cm) notwendig. Eventuell eine Raspel zum Anfrischen der Rißflächen (Abb. 2).

Landmarken

Für die Operation werden die Standardzugänge anterolateral und anteromedial oder zentral verwendet.

Lagerung

Rückenlage mit 10°-Anwinkelung des Gesäßteils und abgeklappten Beinteilen. Das Bein wird hängend im Beinhalter gelagert (Abb. 3). Es wird eine Oberschenkelblutsperre angelegt. Die Operation kann in Leitungsanästhesie (3:1-Block), Lumbalanästhesie oder Allgemeinnarkose erfolgen. Nach entsprechender Waschung wird der Unterschenkel frei beweglich abgedeckt.

Operationsablauf

Nach Aufblasen der Blutsperre, typischer anterolateraler Zugang und arthroskopischer Rundgang zur Inspektion des Gelenks. Danach Inspektion der Meniskusverletzung, Austasten mit dem Tasthäkchen und Evaluierung der Rißlänge und des Rißniveaus. Die beste Heilungstendenz haben Risse in der sog. rotroten Zone, d. h. im Bereich der Meniskusbasis. Die Heilungstendenz im peripheren Anteil des Meniskus ist deutlich schlechter, da die Durchblutung nur an der Basis gewährleistet ist. Wenn es sich um einen frischen Riß handelt, der innerhalb der ersten Tage versorgt wird, ist es nicht notwendig, den Meniskusgrund anzufrischen. Sollte jedoch der Riß Wochen bis Monate

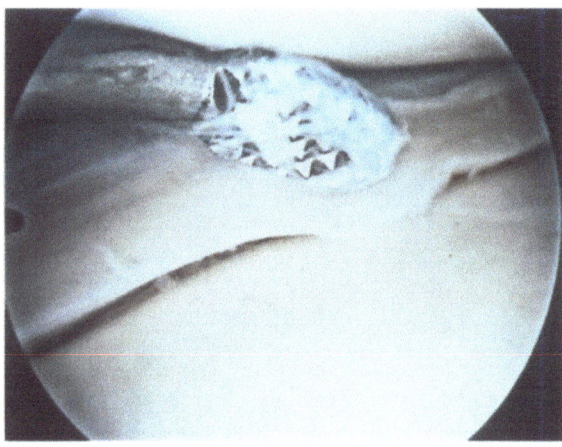

Abb. 2. Zeigt die Raspel zum Anfrischen des Meniskus

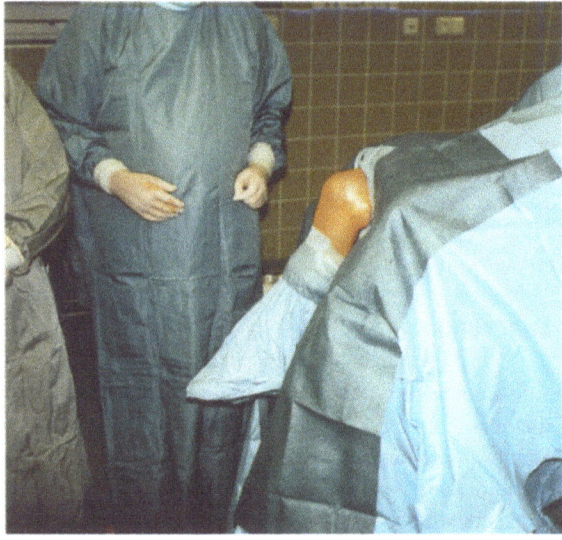

Abb. 3. Lagerung des Beins im Beinhalter

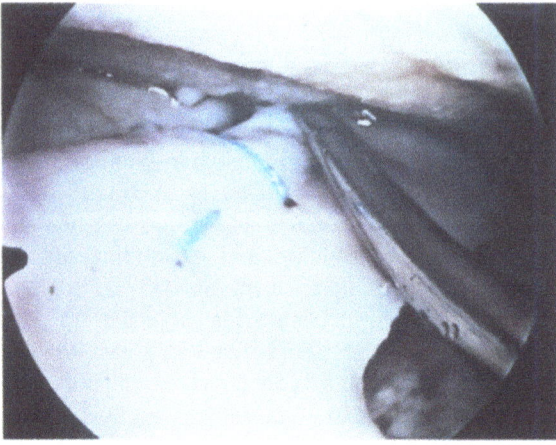

Abb. 4. Bei diesem Meniskus wurden nicht resorbierbare Nähte sowohl vertikal wie auch horizontal gesetzt

zurückliegen, so muß mit dem Shaver oder einer Raspel die Meniskusbasis angefrischt werden.

Nun wird das Rißniveau bestimmt, wobei es sich in der Praxis als sehr nützlich erwiesen hat, bei großen Korbhenkelrissen eine zentrale Naht zu setzen, die den Meniskus reponiert hält. Die Nähte können sagittal und horizontal gelegt werden (Abb. 4). Nicht resorbierbare Nähte zeigen bessere Langzeitergebnisse, da die Rerupturrate direkt von den mechanischen Eigenschaften der Nähte abhängt. Vor dem Setzen der 1. Naht wird mit dem Arthroskop möglichst nahe an den Riß herangegangen, so daß an der Hautoberfläche, außerhalb des Gelenks, der Lichtschein zu sehen ist. Hier wird eine 2 cm lange Hautinzision im Gelenksniveau gesetzt und bis auf die Kapsel vorpräpariert. Zwei kleine Wundhaken werden eingesetzt, so daß die Nadeln unter Sicht ausgebracht werden können. Es wird nun das der Seite (links oder rechts) und der Zone (Vorderhorn, Pars intermedia, Hinterhorn) entsprechende Führungsinstrument gewählt. Einbringen des Instruments durch die gleichseitige oder gegenseitige Inzision. Durch dieses Führungsinstrument wird mit Hilfe des Nadelhalters die überlange Nadel eingebracht. Dabei muß vor allem im Bereich der Krümmung des Instruments eine erhöhte Kraft aufgewendet werden. Das Vorschieben der Nadel erfolgt unter arthroskopischer Sicht im Gelenksspalt. Es kann bereits vor dem Einbringen des Führungsinstruments die Nadel in die Kanüle eingebracht werden. In der Praxis hat es sich als hilfreich erwiesen, die Nadel ca. 3 mm über die Spitze des Führungsinstruments vorzuschieben und damit den Meniskus anzuspießen (Abb. 5a). Es sollte darauf geachtet werden, daß ein Abstand von 4–5 mm zum basisnahen Rand des Meniskus gewahrt wird. Damit vermeidet man ein Ausreißen der Naht. Nun kann der soeben angespießte Meniskus mit Hilfe des Führungsinstruments dirigiert werden. Der Meniskus wird an der Kapsel fixiert und danach unter Sicht die Nadel durch die Kapsel durchgestoßen (Abb. 5b). Von der Assistenz wird die Nadel ausgezogen und mit einer Klemme fixiert. Nun wird das Setzinstrument etwas nach kopfwärts oder seitwärts verschoben, je nachdem ob man horizontale oder vertikale Nähte anlegen will, und die 2. Nadel durch die Meniskusbasis bzw. Gelenkskapsel ausgestoßen (Abb. 5c). Beim Ausbringen der Nadel muß darauf geachtet werden, daß keine Weichteile interponiert sind, da insbesondere im Bereich der Hinterhörner die Gefahr einer Gefäß- oder Nervenverletzung besteht (Abb. 6). Die beiden Nadeln werden nun außerhalb des Gelenks abgeschnitten, die Fadenenden mit einer Klemme fixiert. Somit kann der Meniskus gut reponiert werden. In gleicher Weise werden nun weitere Nähte gesetzt, wobei der Abstand von etwa 5 mm zwischen den einzelnen Nähten anzustreben ist, und um auch eine Verziehung des Meniskus zu vermeiden, wenn alternierende Nähte an der Meniskusunterseite gesetzt werden sollen. Wenn genügend Nähte gesetzt wurden, deren Fadenenden jeweils mit Klemmen fixiert wurden, und der Meniskus keine wesentliche Verziehung aufweist, werden die zueinandergehörigen Fadenenden verknotet (s. Abb. 5d). Prüfen mit dem Tasthäkchen, ob der Meniskusriß stabil ist. Der Wundverschluß erfolgt in typischer Weise. Einlegen eines intrartikulären Drains. Im Bereich der Hautinzisionen ist es gewöhnlich nicht notwendig, ein Drain einzulegen.

Wenn ein Riß im Bereich des Außenmeniskushinterhorns vorliegt, so muß von einer etwas dorsolateralen Inzision die Kapsel frei präpariert werden, um eine Schädigung der Gefäße und Nerven zu vermeiden. Alternative wäre eine Fixation mit einer All-inside-Technik.

All-inside-Technik – Meniskuspfeile (Fa. Bionx)

Vorgehen im gleicher Weise wie bei der Meniskusnaht. Es stehen Setzinstrumente mit verschiedener Krümmung zur Verfügung (Abb. 7). Das Setzinstrument wird eingebracht und damit der Meniskus reponiert. Ein Führungsdorn erlaubt den Meniskus an der Basis temporär zu fixieren. Über die 2. Öffnung dieser doppelläufigen Kanüle kann nun ein Spieß eingebracht werden, der eine limitierte Eindringtiefe hat. Mit diesem Spieß wird der Kanal für den Meniskuspfeil präpariert. Der Spieß wird wieder herausgezogen. Der Meniskuspfeil wird mit dem dafür vorgesehenen Schieber vorgeschoben und eingebracht (Abb. 8). Danach Entfernung des Führungsspießes und in gleicher Weise Setzen weiterer Meniskuspfeile. Anschließend wird wie bei der Meniskusrefixation verfahren. Es stehen noch weitere All-inside-Techniken zur Verfügung.

Der Vorteil der Methode: Es handelt sich um eine echte All-inside-Technik, ohne der Gefahr einer Verletzung von Gefäßen und Nerven. Es ist kein zusätzlicher Zugang notwendig. Nachteil: Es liegen keine Langzeitergebnisse hinsichtlich der Stabilität vor.

Es gibt zahlreiche andere All-inside-Techniken, wie etwa den Meniskusstapler (Abb. 9 und 10).

Als Alternative bei der Inside-out-Technik steht eine doppelläufige Kanüle zur Verfügung, so daß ein normierter Abstand zwischen den beiden Nadeln eingehalten werden kann. Das Instrument hat jedoch den Nachteil, daß es erstens auf horizontale Nähte ausge-

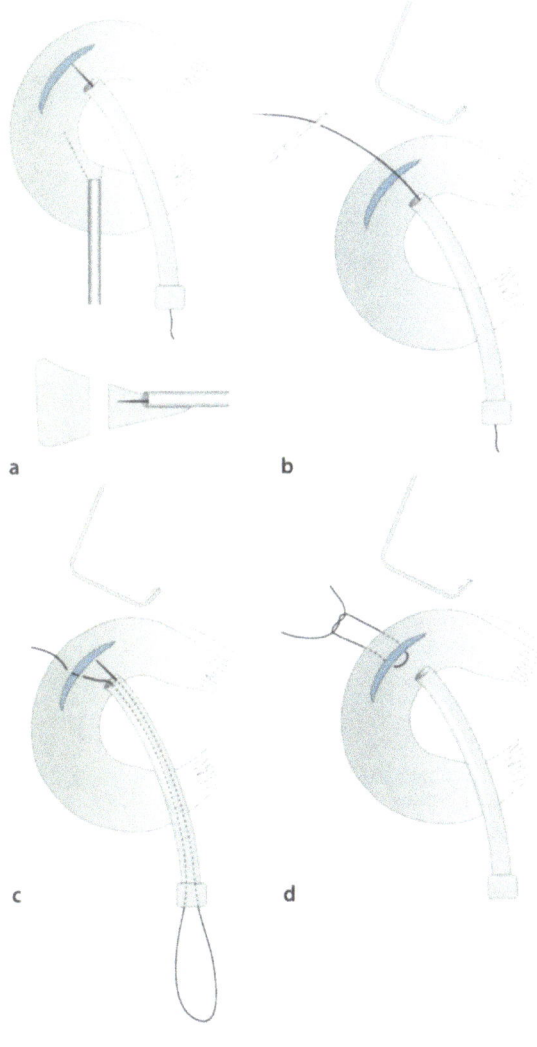

Abb. 5. a Anspießen des freien Meniskusrands mit der Nadel; **b** Durchstoßen der Nadel durch die Meniskusbasis; **c** Setzen der 2. Nadel in einem Abstand von 3–5 mm zur 1. Nadel; **d** Beide Nadeln durchgezogen und abgeschnitten, der Meniskus wird mit einer U-förmigen Naht fixiert, die Fadenenden über der Gelenkskapsel geknüpft

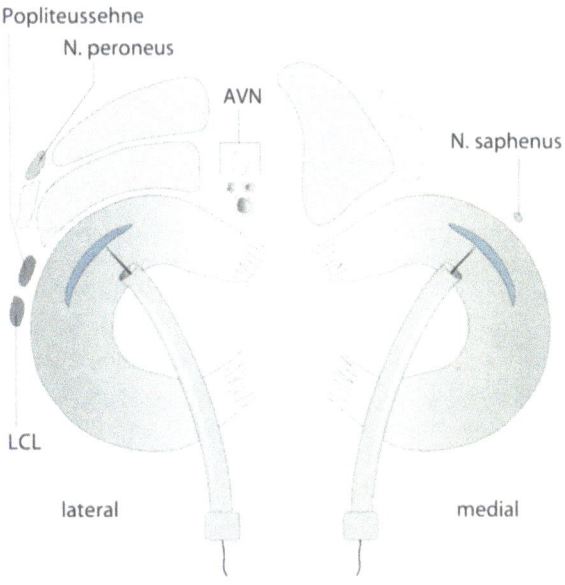

Abb. 6. Lage der großen Gefäße und des N. peronaeus an der Außenseite, bzw. die Lage des Astes des N. saphenus an der Innenseite

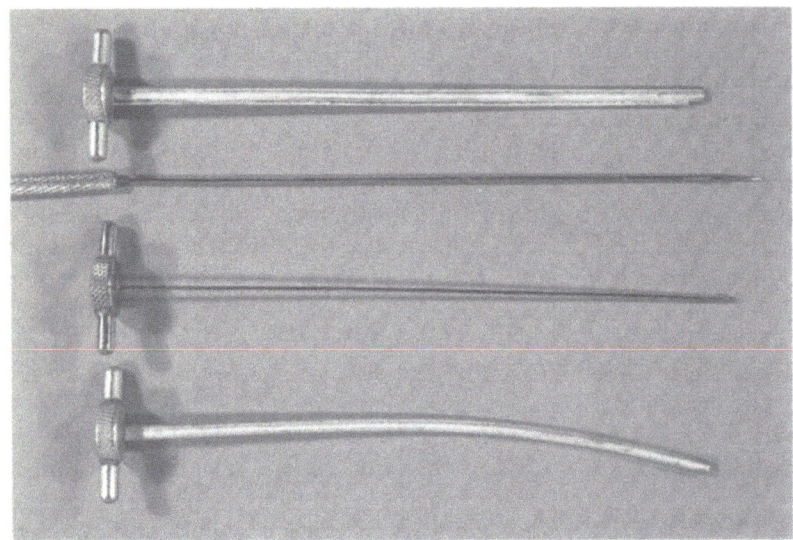

Abb. 7. Das Setzinstrumentarium mit verschiedenen gebogenen Kanülen und dem Dorn zum Vorbohren des Lagers für den Meniskuspfeil

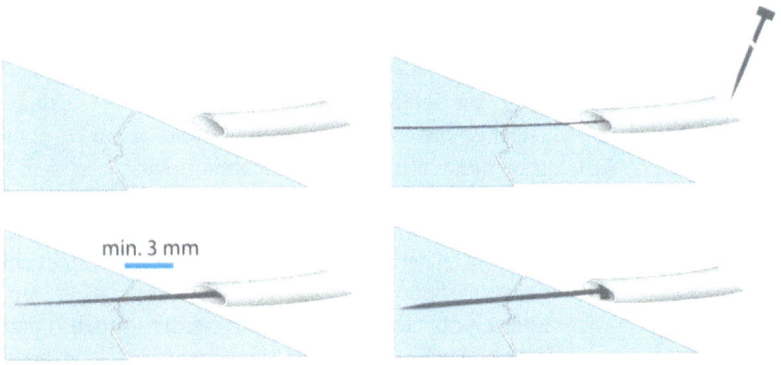

min. 3 mm

Abb. 8. Operationsablauf Meniskus-arrows: Reposition des Meniskus. Vorbohren, Einbringen des Meniskuspfeils

richtet ist und zweitens etwas unhandlicher ist und daher im Gelenksspalt schlechter manövriert werden kann.

Alternative: Outside-in-Technik

Bei der Outside-in-Technik handelt es sich um ein historisches Verfahren, das jedoch, wenn das entsprechende Instrumentarium für die Inside-out- oder All-inside-Technik nicht zur Verfügung steht, eine Alternative darstellt, um eine Meniskusrefixation durchzuführen. Dabei wird in typischer Weise der Riß dargestellt, mit Hilfe des Lichtstrahls an der Außenseite markiert, hier eine Inzision gesetzt und auf die Gelenkskapsel vorpräpariert, danach eine Injektionsnadel (rosa) eingebracht und zunächst durch die Meniskusbasis und dann durch den Meniskus vorgestoßen. Durch diese Nadel wird ein Faden in den Gelenksspalt eingebracht, der mit einer Faßklemme durch die Inzision an die Hautoberfläche gebracht wird. Dann Vorstoßen einer 2. Nadel und Einbringen eines weiteren Fadens, der ebenfalls an die Faßklemme nach außen gezogen wird. Nun werden die Fadenenden verknotet nach außen gezogen. Diese Technik wurde weitgehend durch die Inside-out-Technik abgelöst.

Indikation

Alle Korbhenkelrisse. Die Entfernung des Meniskus ist langfristig mit im Vergleich zur gesunden Seite stärkeren arthrotischen Veränderungen und Verschmälerung des Gelenksspalts verbunden. Es sollte daher grundsätzlich versucht werden, den Meniskus zu refixieren. Sollte gleichzeitig eine Kreuzbandverletzung vorliegen, so ist eine Wiederherstellung der Stabilität des Kniegelenks (Kreuzbandersatzoperation) anzustreben, da dadurch die langfristigen Ergebnisse der Meniskusrefixation deutlich verbessert werden können. Auch Radiärrisse, vor allem beim jüngeren Patienten, können versorgt werden. Es bedarf aber einer entsprechenden arthroskopischen Technik.

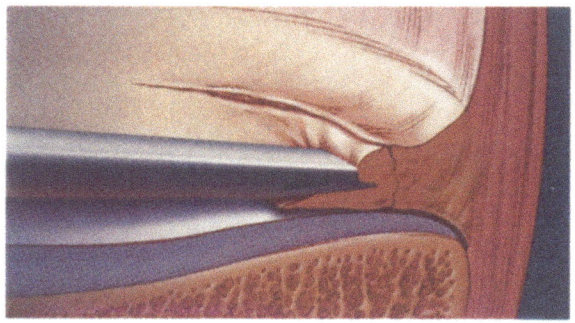

Abb. 9. Der Meniskusstapler in Position

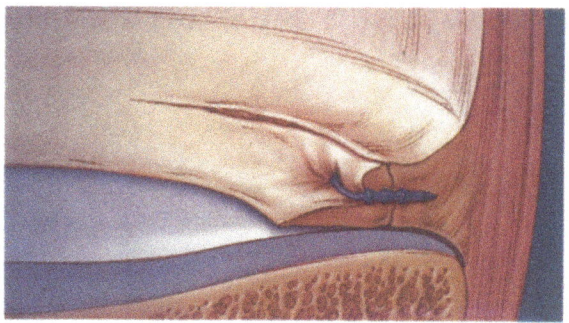

Abb. 10. Der mit dem Meniskusstapler refixierte Meniskus

Kontraindikationen

Es gibt keine absoluten Kontraindikationen, nur relative Einschränkungen:

- bereits stark degenerativ veränderte Meniskusrisse, bei denen insbesondere zusätzlich eine horizontale Zerschichtung besteht, stellen eine relative Kontraindikation zur Refixation dar;
- wenn zusätzlich Radiärrisse bestehen;
- wenn der Riß bereits Monate zurückliegt und die Rißränder komplett abgerundet sind und sich nicht anfrischen lassen.

Bei gleichzeitiger Kreuzbandverletzung sollten unbedingt eine Meniskuserhaltung und entweder in der selben Sitzung oder im Abstand von 6 Wochen eine Kreuzbandersatzoperation angeschlossen werden.

Nachbehandlung

Der Autor legt bis zur Drainentfernung eine Knielagerungsschiene an. Anschließend erfolgt die Anlage einer Orthese mit einem Bewegungsausmaß von S 0-0-40 für insgesamt 4 Wochen postoperativ, wobei in den ersten 2 Wochen sukzessive die Vollbelastung erreicht werden soll. Eine Beugung über 40° wird vermieden, da sonst der genähte Meniskus unter Zug gerät.

Zusammenfassung

Die Meniskusnaht ist grundsätzlich aus Gründen der Arthroseprävention und zur Erhaltung der Beinachse anzustreben. Begleitende Bandverletzungen sollten rekonstruiert werden, da die Rerupturrate mit dem Grad der Instabilität ansteigt. Langfristig ist bei stabilen Gelenksverhältnissen mit einer Erfolgsrate von 80% zu rechnen. Die Meniskusresektion erhöht den Kontaktstreß an den Kontaktflächen. Knieveränderun-

gen nach Meniskusentfernung sind seit mehr als 50 Jahren bekannt. Die Kraftverteilung zwischen Ober- und Unterschenkel wird durch den Meniskus verbessert.

Literatur

1. Arnoczky SP, Warren RF, Spivak JM (1988) Meniscal repair using an exogenous fibrin clot. An experimental study in dogs. J Bone Joint Surg 70 A: 1209–1217
2. Baratz ME, Fu FH, Mengato R (1986) The effect of meniscectomy and repair on intra-articular contact areas and stress in the human knee. Am J Sports Med 14: 270
3. Barret GR, Richardson K, Ruff CG, Jones A (1997) The effect of suture type on meniscus repair. A clinical analysis. Am J Knee Surg 10: 2–9
4. Bourne RB, Finlay JB, Papadopoulos P, Anreae P (1984) The effect of medical meniscectomy on strain distribution in the proximal part of the tibia. J Bone Joint Surg Am 66 A: 1431–1437
5. Fairbank TJ (1948) Knee changes after meniscectomy. J Bone Joint Surg Br 30: 664
6. Janousek A, Beer T, Pelinka H, Hertz H (1998) Langzeitergebnisse nach Meniskusrefixation. Arthroskopie 11: 94–97
7. Kimura M, Shirakura K, Hasegawa A, Kobuna Y, Niijima M (1995) Second look arthroscopy after meniscal repair. Factors affecting the healing rate. Clin Orthop 314: 185–191
8. Levy IM, Torzelli PA, Warren RF, The effect of medical meniscectomy on anterior-posterior motion of the knee. J Bone Joint Surg Am 64 A: 883–888
9. Maltetius W, Messner K (1996) The effect of partial meniscectomy on the long-term prognosis of knees with licalized, severe chondral damage. A twelve to fifteen-year follup. Am J Sports Med 24: 258–262
10. Tapper EM, Hoover NW (1969) Late results after meniscectomy. J Bone Joint Surg Am 51: 517–526

Arthroskopische Kniegelenkstoilette

H. Pelinka

Bildliche Darstellung und Erläuterung des technischen Equipments

Technische Ausrüstung:

1. Grundausrüstung (Abb. 1).

Zur Grundausrüstung gehören eine 30°-Weitwinkeloptik, selten 70°-Optik mit Wechselring, eine Fernsehkamera, Monitor und Kaltlichtquelle, Arthroskopiepumpe, Absaugkanüle und Sauger.

An Grundinstrumenten sind zu fordern:

- Tasthäkchen,
- Stanzen: Upbiter, Breitmaulstanzen,
- arthroskopische Faßklemmen.

2. Spezialinstrumente (Abb. 2, 3).

- Shaver mit verschiedenen Ansätzen,
  (Synovialcutter Abrader)
- Laser: Ho:YAG-Laser mit verschiedenen Ansätzen
  (0, 20, 70 oder 90°).

Zugänge/Lagerung

Die Standardzugänge sind:

- anterolateral,
- anteromedial,
- superior-lateral,
- superior-medial,
- zentral.

Zusätzliche Zugänge:

- posteromedial,
- posterolateral,
- parapatellar medial,
- parapatellar lateral,

Hilfszugänge wo erforderlich.

Wir bevorzugen die Rückenlage mit 10°-Anwinkelung des Gesäßteils und abgeklapptem Beinteilen bei frei hängendem Unterschenkel und Lagerung des Oberschenkels bei angelegter Blutsperre im Beinhalter. Der Unterschenkel muß frei beweglich sein.

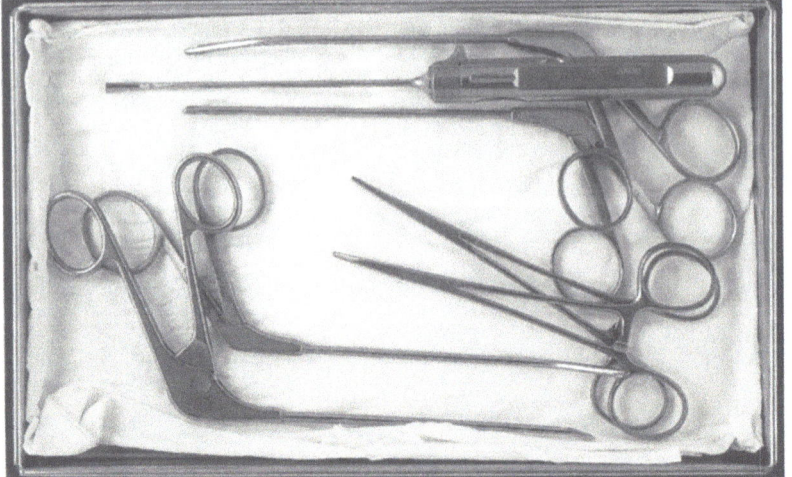

Abb. 1. Grundinstrumente

Abb. 2. Shaver

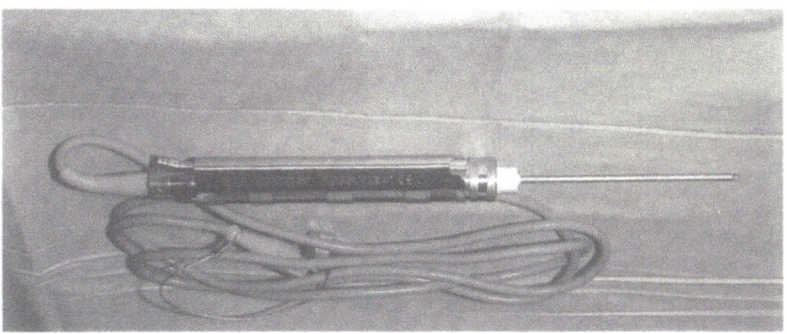

Operationsablauf

Anästhesie:

- Allgemeinnarkose,
- Lumbalanästhesie,
- Regionalanästhesie: Ischiadicus Femoralis Blockade
- Lokalanästhesie.

Operationstechnik: Lokale Unterspritzung der Inzisionsstellen mit 0,25–0,5 % Carbostesin mit Epinephrin. Die Hautinzision erfolgt mit einer 11er Klinge vom anterolateralen Zugang aus. Einbringen des Arthroskopieschafts mit dem stumpfen Trokar und Vorschieben bis in den oberen Rezessus. Austausch des stumpfen Trokars gegen die 30°-Weitwinkeloptik, Anschluß des Spülsystems und Auffüllen des Gelenks mit Ringerlösung.

Einbringen der Abflußkanüle in den oberen Rezessus nach Hautinzision superior-medial oder superior-lateral. Ausspülen des Gelenks.

Aufsuchen des medialen Gelenkspalts und Markierung der richtigen anteromedialen Punktionsstelle mit einer i.m.-Nadel, Hautinzision, Erweiterung des Lochs mit dem stumpfen Trokar und Einführen des Tasthäkchens. Diagnostischer Rundgang mit Beurteilung der vorhandenen Schädigungen in allen Gelenksabschnitten. Dazu ist oft auch ein posteriorer Zugang medial und/oder lateral erforderlich.

Danach Festlegung des weiteren therapeutischen Vorgehens wie z. B. Meniskusteilresektion, Knorpelglättung, Synovektomie etc.

Die Meniskusteilresektion oder Meniskusglättung wird mit der Stanze, dem Shaver oder dem Laser (Abb. 4) durchgeführt. Dabei können selbstverständlich auch verschiedene Methoden miteinander kombiniert werden.

Die Knorpelglättung erfolgt mechanisch oder mit dem Laser (Abb. 5 u. 6). Als sinnvollste Operation gilt heute die partielle Glättung des Knorpels. Darunter versteht man die Entfernung der krankhaft veränderten und mechanisch störenden Knorpelschuppen. Die

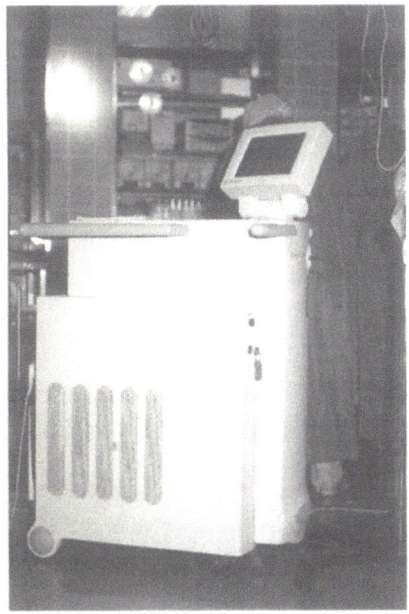

Abb. 3. Holmium: YAG-Laser

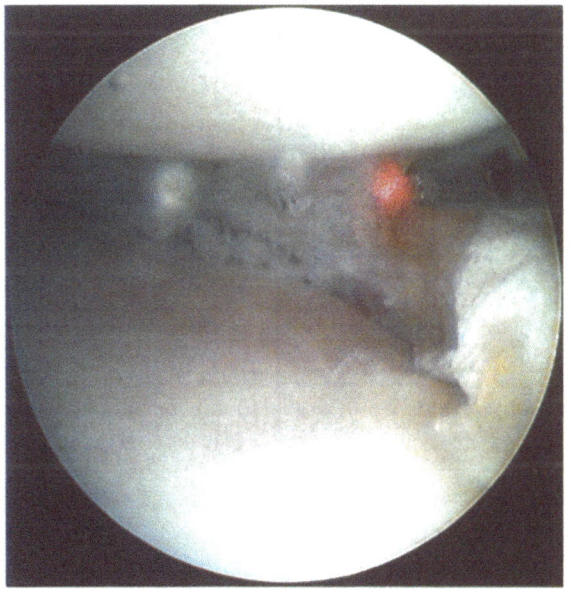

Abb. 4. Blutstillung an der Meniskusbasis mit dem Laser

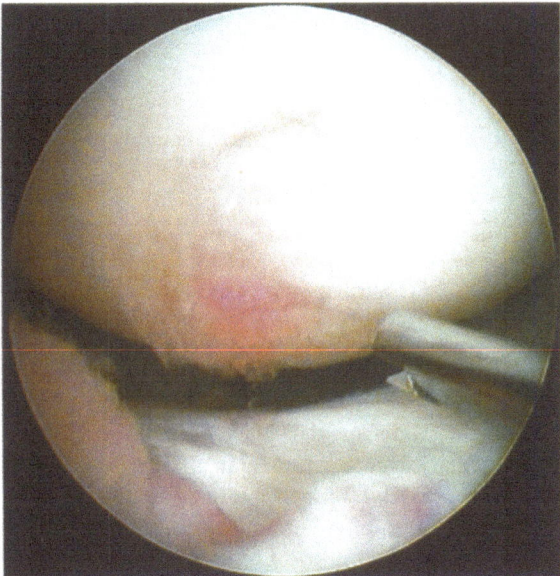

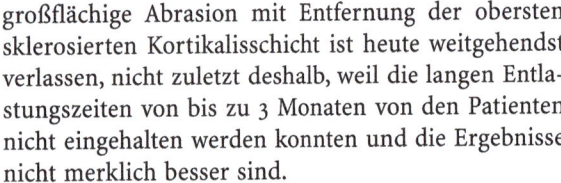

Abb. 5. Knorpelglättung mit dem Laser

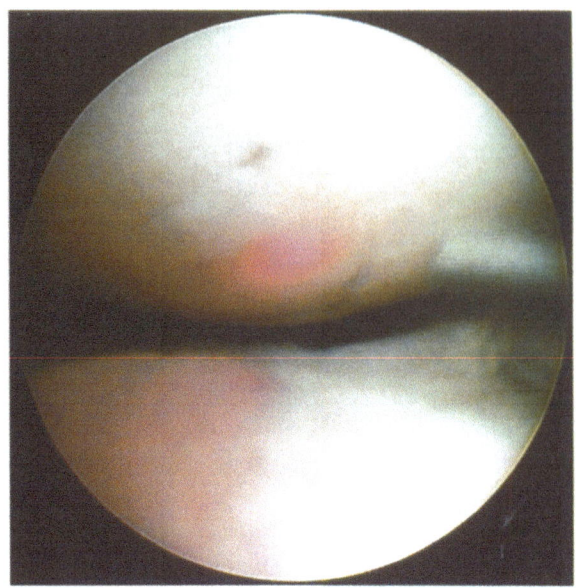

Abb. 6. Nach Knorpelglättung mit dem Laser

großflächige Abrasion mit Entfernung der obersten sklerosierten Kortikalisschicht ist heute weitgehendst verlassen, nicht zuletzt deshalb, weil die langen Entlastungszeiten von bis zu 3 Monaten von den Patienten nicht eingehalten werden konnten und die Ergebnisse nicht merklich besser sind.

Bei der Entfernung störender Knorpelschuppen und unterminierter Ränder wird die Stanze tangential angesetzt. Erfolgt die Glättung mit dem Ho:YAG-Laser, muß auf die richtige Einstellung mit niedriger Energie und auf die tangentiale Bearbeitung des Knorpels geachtet werden.

Die Bearbeitung des Knorpels mit dem Shaver verursacht unregelmäßige Oberflächen und sollte daher nur bei grobflächigen Schäden angewandt werden.

Die Synovectomie wird im Zuge eines Gelenksdebridements mit dem Shaver durchgeführt. Lediglich zum Lösen von Verwachsungen ist die Stanze das Universalinstrument. Zur Blutstillung kann der Laser verwendet werden, ebenso wie zur Ablation der hypertrophen Schleimhaut.

In letzter Zeit findet hier auch die HF-Chirurgie regen Zuspruch.

Bei der Synovektomie mit dem Shaver ist ein Aufblasen der Blutsperre auf 350 mmHg erforderlich, da es sonst plötzlich zu starken Blutungen kommen kann.

Eine postoperative Drainage je nach Blutungsgefahr mit einem oder mehreren Drains. Der Wundverschluß der Stichinzisionen erfolgt mit Klammerpflastern oder Hautnähten.

Postopreativ werden die Ruhigstellung in der Immobilisierungsschiene für 24 h und lokale Cryocuffbehandlung empfohlen.

Operationsvarianten/Besonderheiten

Wie bei allen arthroskopischen Operationen muß auch bei der Gelenkstoilette der Grundsatz: „Arbeite nie ohne Sicht" beherzigt werden. Gerade bei Verwachsungen und Schleimhautwucherungen oder starken Knorpelveränderungen kann die Sicht für den Operateur schwierig sein und daher ein langsames Vortasten notwendig werden.

Die arthroskopische Gelenkstoilette stellt immer einen zeitaufwendigen Eingriff dar, für den man 1–2 h berechnen sollte.

Bei der ausgedehnten Synovektomie kann es auch zu Nachblutungen kommen, über deren Möglichkeit der Patient bereits präoperativ aufgeklärt werden muß.

Die Menge der Spülflüssigkeit ist meist sehr hoch und übersteigt oft 15 l/Operation. Auch das Infektionsrisiko kann erhöht sein, sodaß an eine präoperative single-shot-AB-Therapie gedacht werden sollte.

Bei anhaltenden Nachblutungen muß eine Revisionsarthroskopie erfolgen.

Indikation/Kontraindikation/Nachbehandlung

Unter der arthroskopischen Kniegelenkstoilette oder dem Kniegelenksdebridement versteht man die Säuberung eines vorgeschädigten Kniegelenks und Lösung von Verwachsungen ohne große Eröffnung des Gelenks. Die Indikation ergibt sich somit aus den verschiedenen Schädigungen des Gelenks, welche auch zu einer Arthrose führen können oder diese bereits in geringem bis mäßigen Ausmaß hervorgerufen haben. Die Ursachen dafür liegen häufig in Gelenksschädigungen verschiedenster Genese:

- Bandverletzungen mit Instabilitäten,
- Meniskusrisse,
- Knorpelschäden,
- Kniescheibenverrenkungen und
- freie Gelenkkörper, aber auch
- Achsenfehlstellungen

Die Diagnose wird einerseits nach Erhebung der Anamnese mit möglichen Vorverletzungen und eventuellen Dispositionen, andererseits nach entsprechender klinischer Untersuchung und Abklärung mittels standardisierter Röntgenaufnahmen (Knie a.-p. und seitlich), Spezialaufnahmen (Patellafunktionsaufnahmen, 45°-Drehaufnahmen, Einsichtsaufnahmen) und weiterer Untersuchungen wie MRI gestellt.

Die Indikation zur Operation mittels minimal-invasiver Technik – der Arthroskopie – ergibt sich aus den heutigen Möglichkeiten der Arthroskopie und in dem sehr häufig geäußerten Wunsch des Patienten, den kleinstmöglichen operativen Eingriff zur Verbesserung der Beschwerden zu wählen. Die technischen Möglichkeiten der Arthroskopie haben sich in den letzten Jahren deutlich verbessert: Die Optiken, Kaltlichtquellen und Fernsehkameras wurden weiterentwickelt ebenso wie die motorgetriebenen Instrumente (Shaver), Laser (Ho:YAG, Excimer) oder HF-(Hochfrequenz-)Systeme.

Damit ist es möglich, neben der Entfernung freier Gelenkkörper und Meniskektomien auch Knorpelglättungen und Synovektomien arthroskopisch mit hoher Präzision durchzuführen. Der immer wieder beschriebene Effekt des Auswaschens des Gelenks und die Entfernung des Detritus hat ebenfalls große Bedeutung.

Oft ist es auch der Wunsch des Patienten, den kleinstmöglichen Eingriff mit kurzer Rehabilitationssphase zu wählen und einen möglichen Gelenkersatz auf weitere Jahre hinauszuschieben.

Kontraindikationen sind schwere Gelenksveränderungen, wo auch eine lokale Verbesserung der Situation keine Verminderung der Beschwerden bringen kann: die schwere Gelenksarthrose mit Destruktion der Gelenksflächen.

Weitere Kontraindikationen sind allgemeiner Natur, wo die möglichen Komplikationen den Nutzen der Operation überwiegen.

Die Nachbehandlung richtet sich nach der Größe und Art des Eingriffes:

- Bei oberflächlichen Knorpelglättungen ist die baldige postoperative Bewegungstherapie auch mit Hilfe von Motorschienen (CPM) angezeigt.
- Bei Eingriffen an Meniskus und/oder Bändern ist die postoperative Physiotherapie mit Mobilisierung und Muskelaufbau indiziert.
- Bei Synovektomien sind die Behandlungsprinzipien unterschiedlich. Überwiegend wird mit der Kniemobilisierung wegen der erhöhten Nachblutungsgefahr bis zur Drainageentfernung gewartet. Danach erfolgen sowohl die Bewegungstherapie aktiv und passiv als auch lokal unterstützende Maßnahmen wie Kryotherapie und Unterwassertherapie.
- Da die Abrasionsarthroplastik mit Abfräsen großer eburnisierter Areale heute praktisch verlassen ist, beschränkt sich die Behandlung nach Knorpelschäden auf Bewegungstherapie und Entlastung des Gelenks. Auf die operativen Möglichkeiten der Wiederherstellung wird gesondert eingegangen.

Literatur

1. Glinz W (1979) Diagnostische Arthroskopie und arthroskopische Operationen am Kniegelenk, 2. Aufl. Huber, Bern
2. Henche HR (1978) Die Arthroskopie des Kniegelenkes. Springer, Berlin Heidelberg New York
3. Jackson RW (1991) Arthroscopic treatment of degenerative arthritis in operative arthroscopy. In: McGinty JB et al. (ed), Raven Press, New York
4. Johnson LL (1986) Arthroscopic surgery: principles and practices, 3rd ed. Mosby, St. Louis-Toronto-Princeton
5. Johnson LL (1992) Arthroscopic abrasion arthroplasty in operative arthroscopy, ed 2. In: McGinty JB et al. (ed), Raven Press, Philadelphia, pp 427–446
6. Klein W, Jensen K-U (1988) Arthroscopic synovectomy of the knee joint: indications, technique and follow-up results. Arthroscopy 4: 63–71
7. Kohn D (1989) Zugänge und Lagerung bei arthroskopischen Operationen am Kniegelenk. Arthroskopie 2: 67–72
8. Kohn D (1991) Arthroskopie des Kniegelenkes: Diagnostik und operative Therapie. Urban & Schwarzenberg, München
9. Menche DS et al. (1998) The treatment of isolated articular cartilage lesions in the young individual, in instructional course lectures. In: Cannon WD Jr (ed) American Academy of Orthopedic Surgeons
10. Messner K, Gillquist J (1996) Cartilage repair: a critical review. Acta Orthop Scand 67: 523–529
11. O'Connor RL (1977) Arthroscopy. Lippincott, Philadelphia

Arthroskopische Kreuzbandersatzplastik durch Vierfachsemitendinosussehne in Endobuttontechnik

M. Krieger

Technisches Equipment

Das technische Equipment besteht aus:
- Vollständiger Arthroskopieturm inkl. Druckpumpe mit steuerbarem intraartikulärem Gelenkdruck;
- modernes Shaversystem mit Rechts-, Links- und Rotationsschneideoption und entsprechenden Shaveraufsätzen;
- kanüliertes Bohrsystem zur Plazierung des tibialen und femoralen Bohrkanals mit kanülierten Kopfbohrern verschiedener Dicke;
- eine Nahtbank der Fa. Smith & Nephew zur Vorspannung des entnommenen Transplantats vor extraartikulärer Fixation (Abb. 1);
- Nahtmaterial zur Armierung der Sehne sowie zum Durchzug des Endobuttons, 2 Zug- und 1 Kippfaden zur Endobuttonsteuerung;
- ein bzw. 2 Endobuttons und 1 Nahtknopf zur femoralen und tibialen Fixation des Transplantats;
- ein 40 cm langer Sehnenstripper;
- ein Zielgerät zur Plazierung des tibialen Bohrkanals (Abb. 2);
- ein Zielgerät zur Plazierung des femoralen Bohrkanals (Abb. 2).

Lagerung

Die Lagerung des Patienten erfolgt in Oberschenkelblutleere in Rückenlage mit 90°-abgewinkelten, hängenden Kniegelenken. Ein Beinhalter wird in Höhe der Oberschenkelblutleere montiert (Abb. 3).

Präoperative Vorbereitung

In der Regel ist die Diagnose einer vorderen Kreuzbandruptur bereits durch klinische Untersuchung und kernspintomographische Bestätigung des klinischen Verdachts verifiziert. Eine abschließende klinische Untersuchung, insbesondere des Pivot-Shift-Phänomens sollte in Narkose erfolgen, da hier ein entsprechendes Gegenspannen des Patienten vollständig ausgeschlossen ist.

Sind alle klinischen und bildgebenden Parameter unzweifelhaft, wird zunächst mit der Entnahme der Semitendinosussehne begonnen. Verbleiben Restzweifel seitens der Bildgebung und auch von Seiten der klinischen Untersuchung, empfehlen wir optional

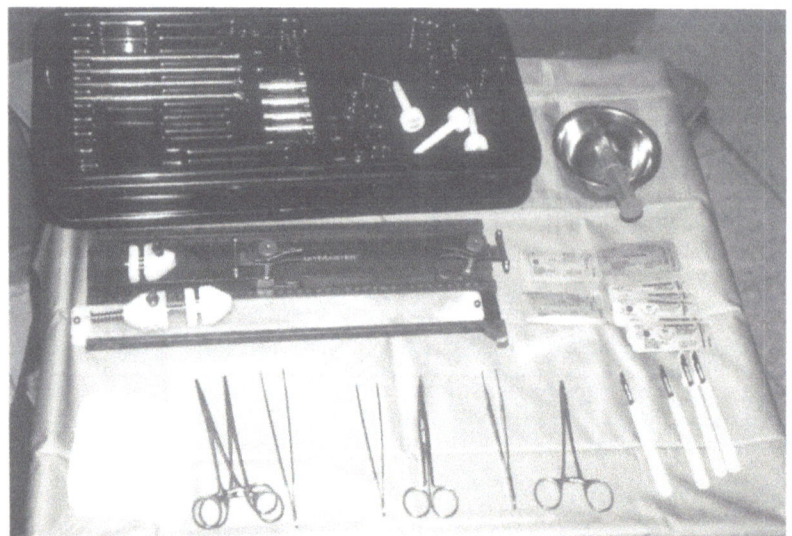

Abb. 1. Operationsinstrumentarium, Nahtmaterial und Nahtbank

Abb. 2. Sehnenstripper und Zielgeräte

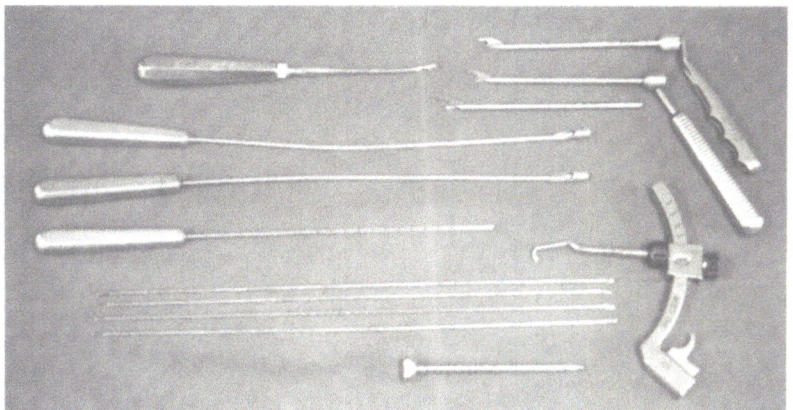

zunächst die arthroskopische Verifizierung der vorderen Kreuzbandruptur und erst im Anschluß daran die Sehnenentnahme, um hier eine unnötige Traumatisierung des Sehnenbetts zu vermeiden.

Operationsablauf

Nach sterilem Abwaschen und Abdecken der Extremität erfolgt in Oberschenkelblutleere gemäß den o. g. Kriterien zunächst die Entnahme der Semitendinosussehne.

Ein 3 cm langer Hautschnitt wird 2 cm distal sowie 2 cm medial der Tuberositas tibiae durchgeführt. Nach Durchtrennung des subkutanen Fettgewebes und der Faszie erfolgt die Identifikation des Pes anserinus. Die Semitendinosussehne ist nach Darstellung der 3 ansetzenden Sehnen (von oben: Sartoriussehne, etwas tiefer liegend die Grazilissehne, etwas kranial liegend die Semimembranosussehne und die unten liegende Semitendinosussehne), die 3. tendinöse Struktur von kranial (Abb. 4). Die weitere Identifikation läßt sich erleichtern durch Unterminieren der Sehne und vorsichtigem Zug am Muskelbauch. In typischer Weise läßt sich die Semitendinosussehne gut in ihrer Längsausdehnung präparieren und nach distal mobilisieren. Nach sicherer Identifikation der Sehne wird diese nach distal ansatznah präpariert und zunächst mit einem nichtresorbierbaren Faden in Durchflechtungstechnik armiert. Danach erfolgt das Absetzen der Sehne weit distal, um eine gute Transplantatlänge zu gewinnen.

Mit dem Sehnenstripper wird nun vorsichtig nach proximal entlang der Sehne präpariert und der Stripper in den Oberschenkelmuskelbauch unter leichten rotierenden Bewegungen vorgeführt. Dabei läßt sich der Sehnenstripper mühelos auf einer Strecke von etwa 20–25 cm vorführen bis zum Erreichen des muskulären Bauchs (Abb. 5a). Wenn dieser erreicht ist, läßt sich durch ein leichtes Kippen des Sehnenstrippers die

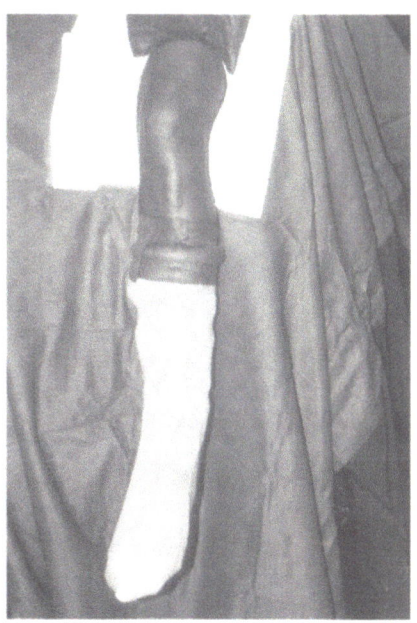

Abb. 3. Lagerung des Patienten in 90°-gebeugtem Kniegelenk

Sehne muskelnah proximal ablösen und nach distal herausziehen.

Während nun einer der Operateure auf der Nahtbank die Semitendinosussehne präpariert, armiert und unter 10 N vorspannt, erfolgt analog dazu die arthroskopische Vorbereitung des Sehnentransplantats zum Durchzug (Abb. 5b–f).

Präparation der Semitendinosussehne

Die entnommene Sehne wird zunächst vollständig von noch vorhandenen muskulären Resten, insbesondere aus ihrem proximalen Anteil befreit. Vor entsprechender Dopplung und Vierfachung der Sehne sollten ausschließlich tendinöse Strukturen zur Armierung zu-

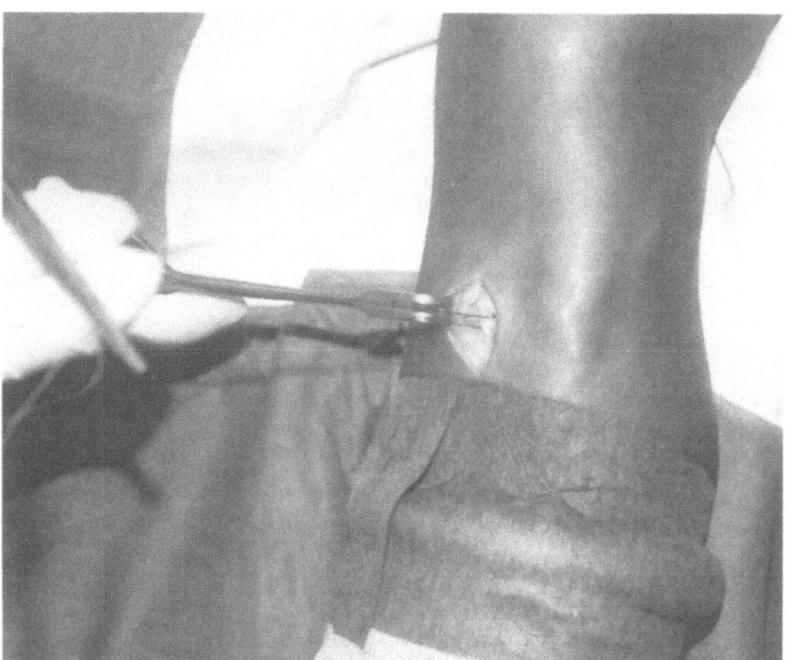

Abb. 4. Darstellung und Armierung der Semitendinosussehne

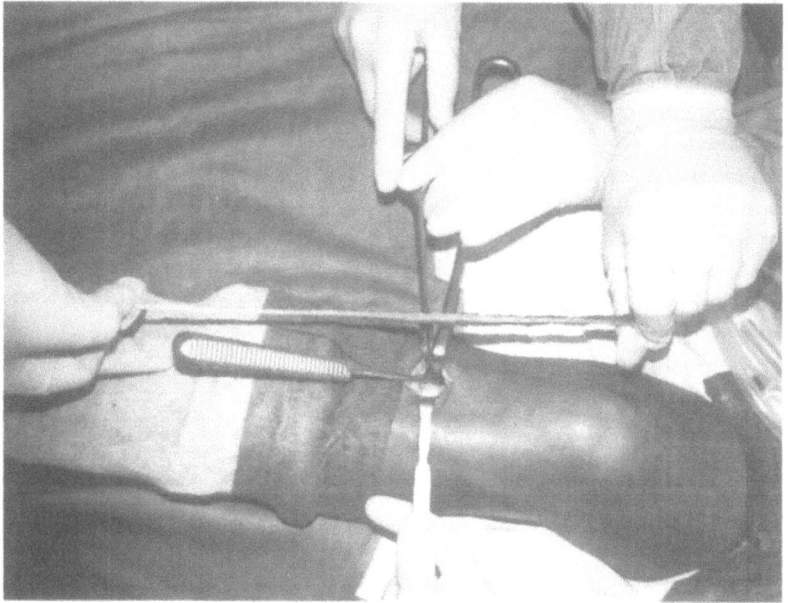

Abb. 5. a Einführen des Sehnenstrippers,

rückbleiben. Jede Art von bindegewebiger oder muskelgewebiger Verunreinigung erschwert das Einwachsen der Sehne in den Bohrkanal. Nachdem die Sehne vollständig gereinigt ist, wird sie zunächst gedoppelt und dann geviefacht. Der femorale Anteil des Transplantats wird mit einem Mersileneband armiert, während der zur tibialen Ausleitung vorgesehene Anteil des Transplantats mit entsprechenden Fäden armiert wird.

Wir verwenden hierbei 3 verschiedene Fadentypen, um eine entsprechend sichere distale Verankerung erzielen zu können. Zur Anwendung kommen ein PDS-Faden der Stärke o mit geraden atraumatischen Nadeln an beiden Enden versehen, ein Vicrylfaden der Stärke o sowie ein Ethibondfaden der Stärke o. Während der PDS-Faden und der Vicrylfaden als Durchflechtungsnähte benutzt werden, wird der nichtresorbierbare Faden lediglich in den distalen 2 cm, die zur späteren tibialen Verankerung vorgesehen sind, durchflochten. Die Verwendung einer geraden Nadel zur Durchflechtung des PDS-Fadens hat sich als außerordentlich hilfreich erwiesen und erleichtert die Sehnenbearbeitung erheblich.

Abb. 5. b Entnommene Semitendinosussehne auf der Nahtbank,

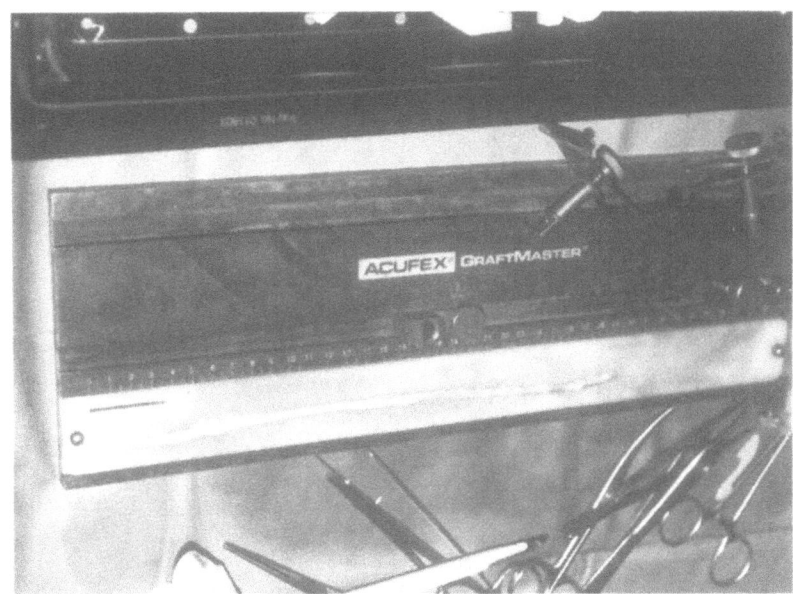

Abb. 5. c Vierfachtransplantat nach Armierung mit Fäden und Mersileneband,

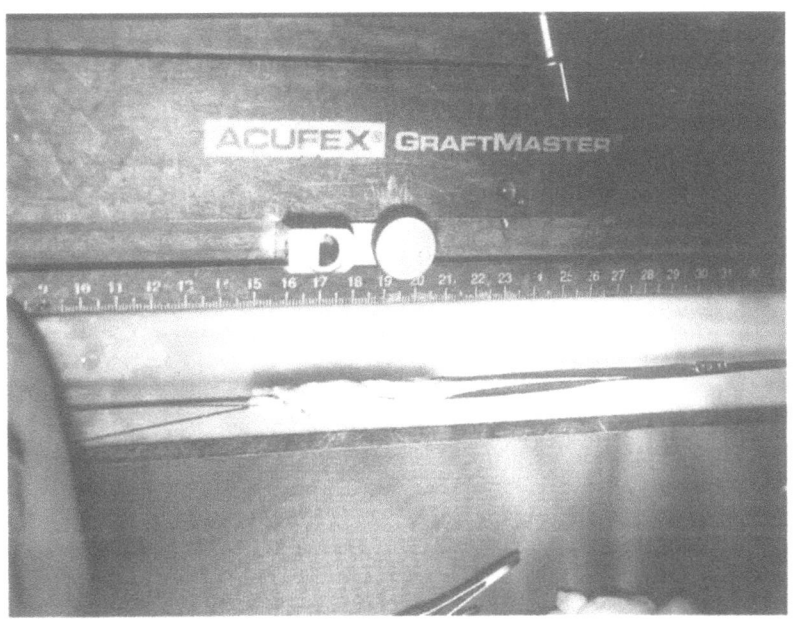

Das Mersileneband wird nun durch die 2 inneren Löcher des Endobuttons gezogen und entsprechend fixiert. Auf der Nahtbank kann das gesamte Transplantat nun unter einer Vorspannung von 10 N zum späteren Durchzug vorbereitet werden (s. Abb. 6). Der Endobutton selbst wird an dem einen äußeren Loch mit 2 Zugfäden, an dem verbleibenden äußeren Loch mit einem Kippfaden verbunden. Hierdurch ist es möglich, den gesamten 12 x 4 mm großen Endobutton durch den femoralen Bohrkanal zu ziehen und nach vollständigem Durchzug an der latero-ventralen Femurkortikalis derart zu verkippen, daß ein retrogrades Herausziehen nicht mehr möglich ist. Hiermit ermöglicht man eine vollständige stabile extraarti-kuläre Verankerung des gesamten Transplantats ohne einen gesonderten femoralen Zugang legen zu müssen (Abb. 6).

Arthroskopisches Vorgehen zum Bohren der tibialen und femoralen Bohrkanäle

Nach der Sehnenentnahme wird zunächst ein hochanterolateraler Zugang für das Arthroskop gelegt und das Arthroskop entsprechend intraartikulär plaziert. Nach Plazierung eines Instrumentenzugangs wird das gesamte Kniegelenk erneut arthroskopisch inspiziert.

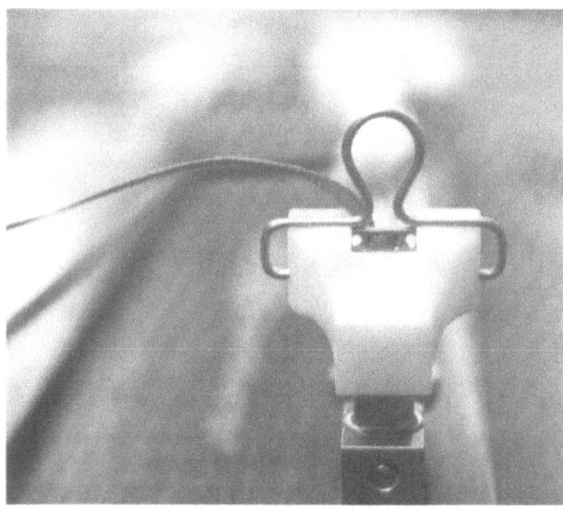

Begleitverletzungen wie Meniskuseinrisse werden genäht oder entsprechend chirurgisch versorgt und das rupturierte Kreuzband vollständig reseziert. Die Interkondylärregion wird nun übersichtlich dargestellt und ggf. im Bereich der lateralen Femurkondyle der interkondyläre Eingang mit einem Akromionizer derart erweitert, daß nach Durchzug des Transplantats ein entsprechendes Impingement mit Streckhemmung vermieden wird.

Nach vollständiger Resektion des vorderen Kreuzbands und Versorgung der Begleitverletzung werden jetzt über den Instrumentenzugang ein Zielgerät plaziert und ein 2,5 mm dicker Bohrer transtibial von medial-metaphysär nach intraartikulär in Höhe der Interkondylärhöcker gebohrt (Abb. 7). Die tibiale Fixation des Kreuzbandtransplantats sollte am Ort der ehe-

Abb. 5. d Einspannen des Endobuttons auf der Nahtbank,

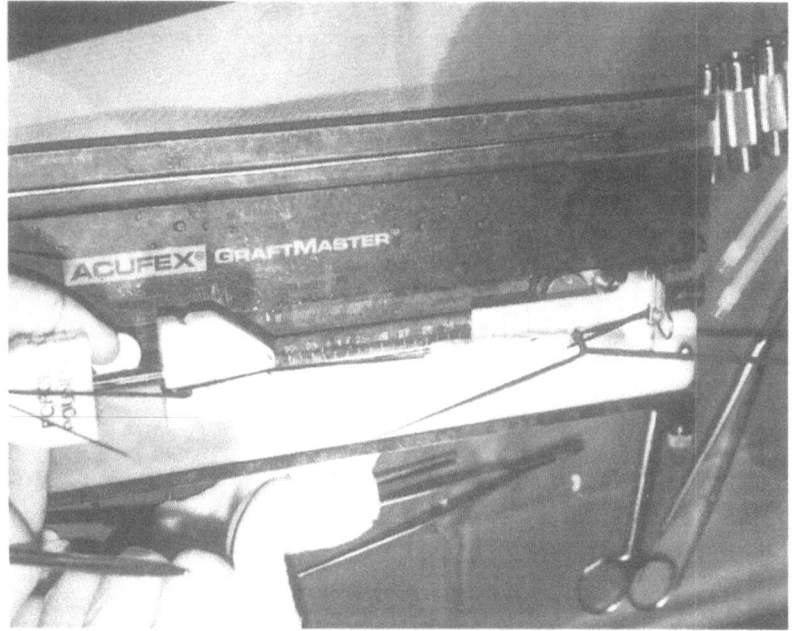

Abb. 5. e Verknoten des Mersilenebands auf die gewünschte Länge,

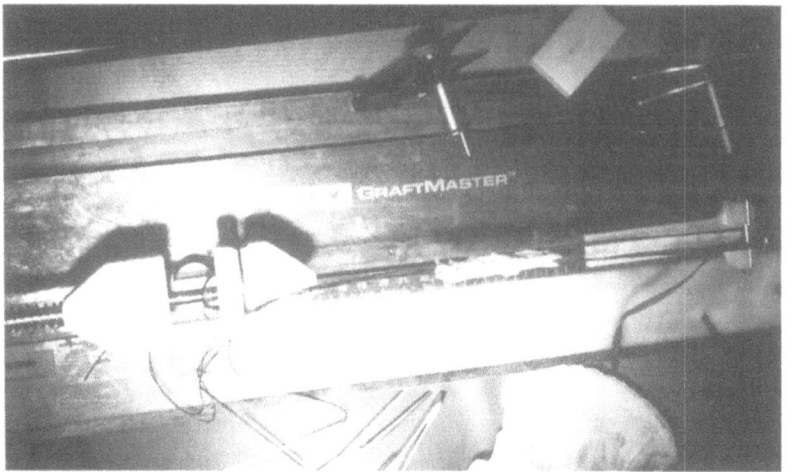

Abb. 5. f Vorspannen des Transplantats mit 10-N-Zug

maligen Insertion in Höhe des Processus intercondylaris erfolgen. Nach vollständigem Durchbohren des 2,5-mm-Bohrers erfolgt nun die arthroskopische Kontrolle auf korrekte Plazierung der tibialen Insertionsstelle. Nun erfolgen die Entfernung des Zielgeräts und das Aufbohren des tibialen Bohrkanals auf die gewünschte Dicke. Die Dicke ergibt sich aus der gemessenen Transplantatdicke während des Armierungsvorgangs. Es erfolgt dann die Identifikation der femoralen Insertionsstelle. Hier ist optional eine punktförmige Reinsertion im Bereich des posterolateralen Ansatzes oder eine 2fache Reinsertion als posterolaterales und anteromediales Bündel möglich. Die Doppelarmierung erfordert die Verwendung von 2 Endobuttons beim femoralen Durchzug. Im weiteren Verlauf wird die Technik mit einfacher Armierung beschrieben.

Mit dem Bohrer werden nun die posterolaterale Insertionsstelle identifiziert und in 90°-Flexion des Kniegelenks das Femur vollständig durchbohrt

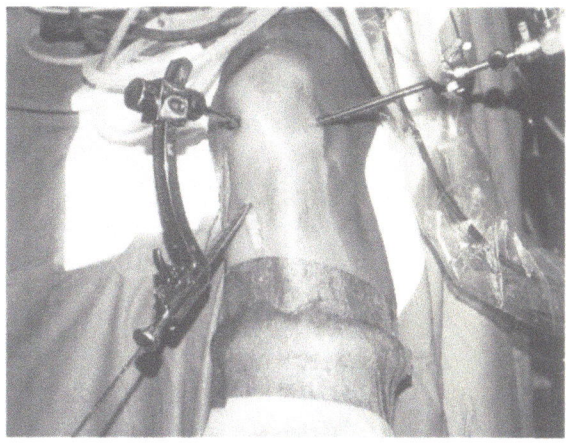

Abb. 7. Plazierung des tibialen Zielgeräts und Bohren des tibialen Kanals

(Abb. 8). Das weitere Vorgehen hängt nun a) von der Länge des Transplantats und b) von der Dicke des Transplantats ab. Zunächst wird in Abhängigkeit der Dicke ein femoraler Bohrtunnel gebohrt. Die Tiefe des Bohrtunnels sollte 1 cm tiefer als die geplante intraossäre Verankerungsstrecke des Transplantats betragen. Bei einer geplanten femoralen knöchernen Verankerung von 2,5 cm ist also ein Bohrtunnel von 3,5 cm notwendig, um einen vollständigen Durchzug des Endobuttons vollziehen zu können. Nach Bohrung des Bohrtunnels erfolgt dann die Vervollständigung des femoralen Bohrkanals mit einem kanülierten, 4,5 mm im Durchmesser messenden Bohrer (s. Abb. 8). Nach vollständiger Durchbohrung, auch der anterolateralen

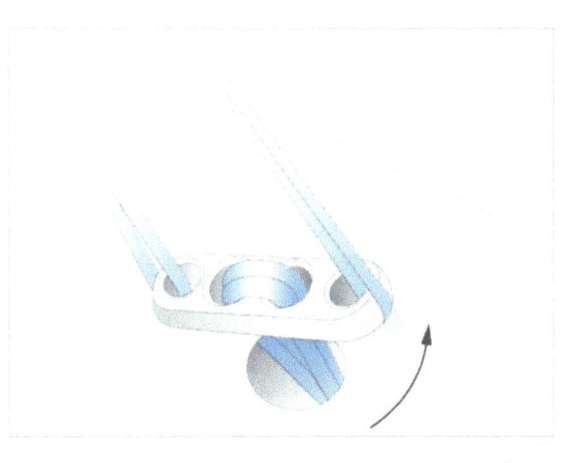

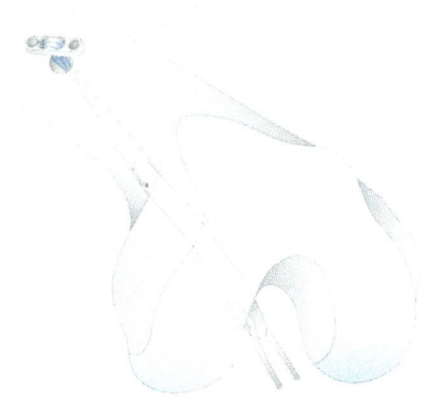

Abb. 6. Darstellung der Lage des Endobuttons nach Durchzug von distal nach proximal und entsprechendem Verkippen

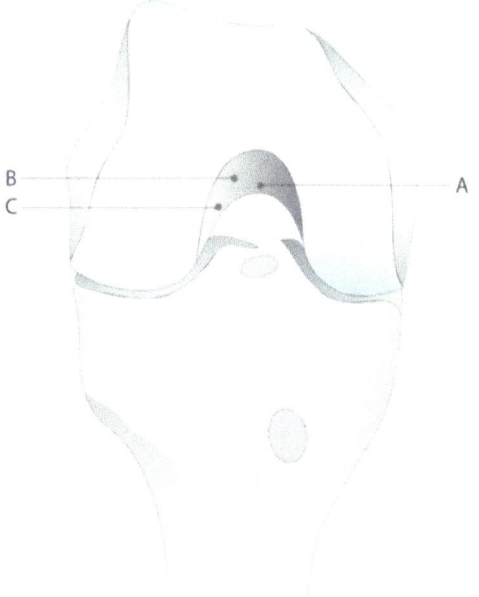

Abb. 8. Femorale Insertion des Transplantats (*B*)

Femurkortikalis, wird die gesamte Bohrlochlänge (Bohrtunnel + Reststrecke) gemessen (Abb. 9a, b). Aus dieser Messung ergibt sich nun die Länge des Abstands zwischen Transplantatende und Endobutton, die peinlichst genau auf der Nahtbank entsprechend armiert

und geknotet werden muß (s. Abb. 5e). Bei unpräziser Bestimmung des Transplantat-Endobutton-Abstands kann es zu Instabilitäten des Transplantats und zu inkorrekter Plazierung im femoralen Bohrkanal kommen. Der 2,5 mm-Bohrer wird nun erneut von tibial nach femoral durch die anterolaterale Femurkortikalis durchgeschoben und stumpf durch die Weichteile und die Haut gestoßen (Abb. 10). Praktischerweise sollte der Bohrer nun mit einer Klemme an der Hautdurchtrittsstelle gesichert werden. Die beiden Zug- und der Kippfaden werden nun durch eine vorgesehene Öse am distalen Anteil des Bohrers durchgezogen, so daß das gesamte Nahtmaterial von distal nach proximal durch die Haut gezogen werden kann (Abb. 11a, b).

Eine arthroskopische Kontrolle des intraartikulären Durchzugs ist sinnvoll, um ein Verkippen des Endobuttons im Bohrkanal zu vermeiden und damit operationstechnische Probleme von vornherein zu unterbinden. Es hat sich weiterhin als günstig erwiesen, lange (75 cm) Zug- und Kippfäden zu verwenden, um einen entsprechend einfachen Durchzug zu gewährleisten. Zug- und Kippfäden werden nun sämtlich aus der proximalen-femoralen Hautdurchtrittsstelle durchgezogen und unter konstantem Zug an den beiden Zugfäden unter Kontrolle der Endobuttons in den femoralen Bohrkanal durchgezogen und aus dem 4,5 mm messenden Bohrloch in die anterolateralen femoralen Weichteile durchgezogen.

Dann erfolgt ein Rückzug des Transplantats nach distal. Der Endobutton verankert sich nun im Bereich der anterolateralen Femurkortikalis. Eine korrekte Lage läßt sich überprüfen durch abwechselndes Ziehen an den Zug- und Kippfäden, was eine ganz typische Schnappbewegung des Endobuttons an der anterolateralen Femurkortikalis auslöst. Nachdem dies durch kli-

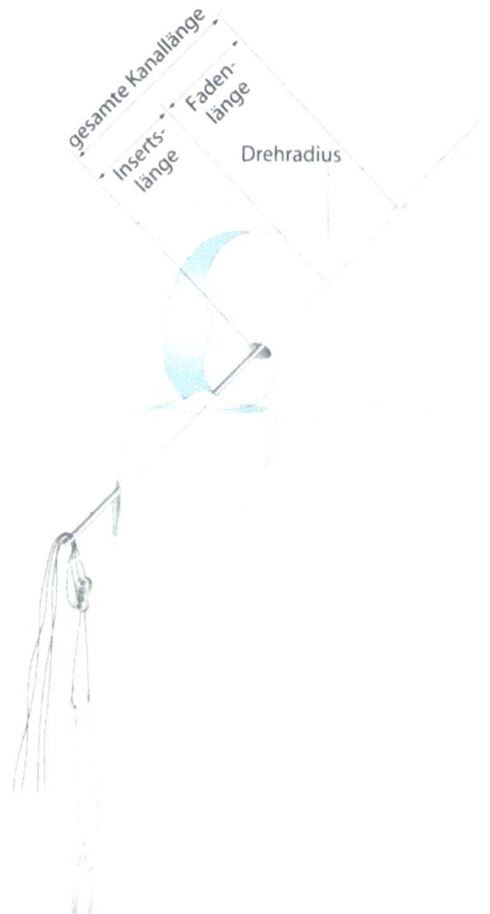

a

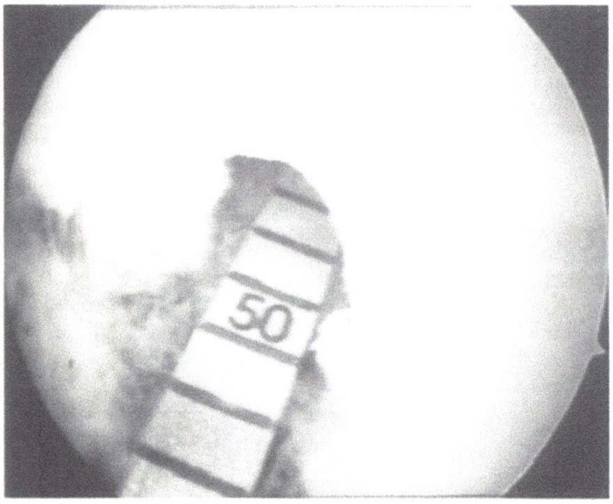

b

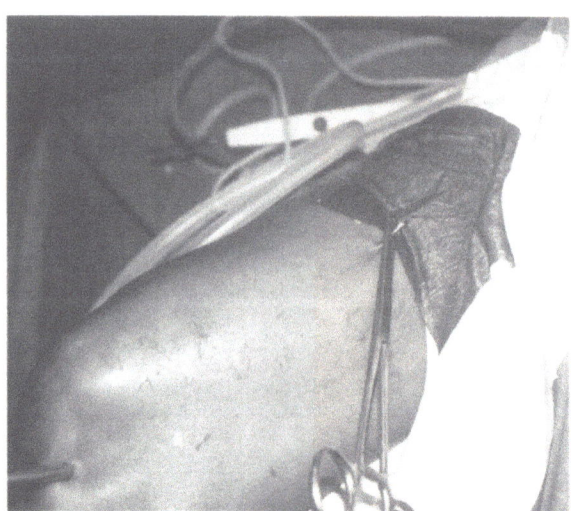

Abb. 9. a Schemadarstellung der Bohrkanäle; **b** Intraarthroskopische Messung der Gesamtbohrlänge

Abb. 10. Anterolaterale Perforation mittels Bohrer und Sicherung mit Kocherklemme

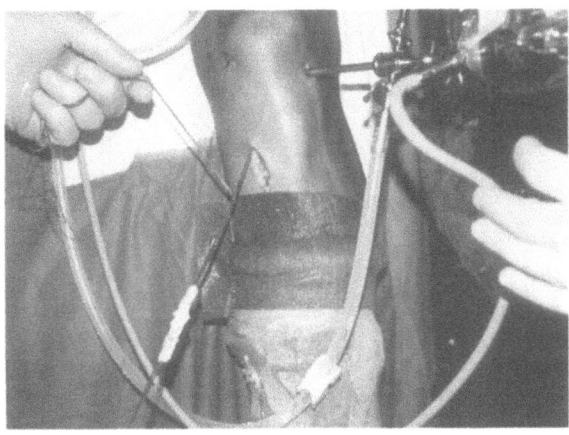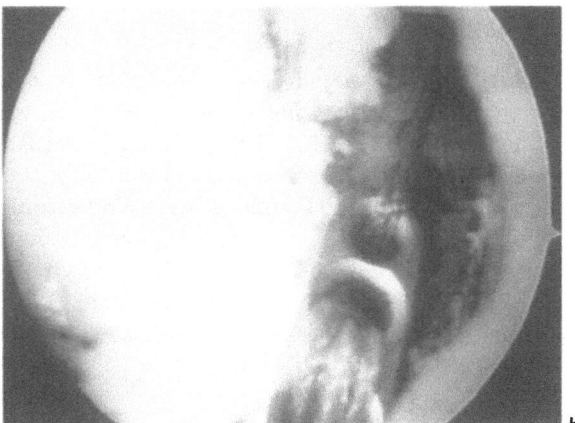

a   b

Abb. 11. a Durchzug des Transplantats von distal nach proximal; **b** Intraarthroskopische Darstellung des Endobuttons vor Durchzug femoral

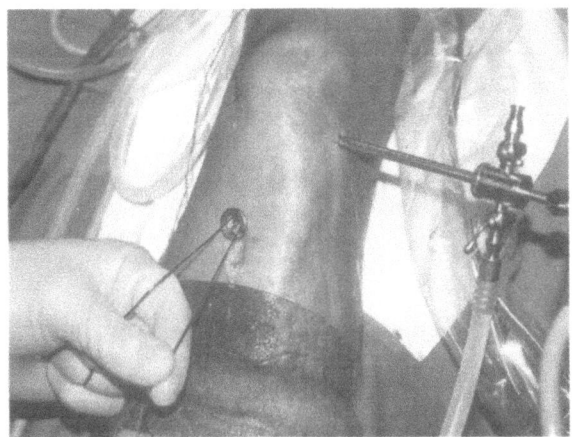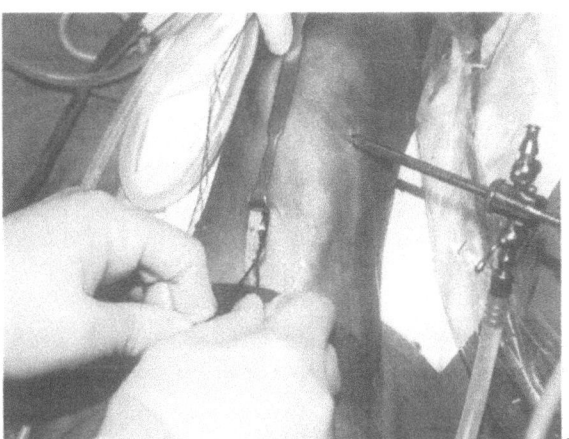

a   b

Abb. 12. a Einbringen des Nahtknopfs, **b** Verknoten über dem Nahtknopf

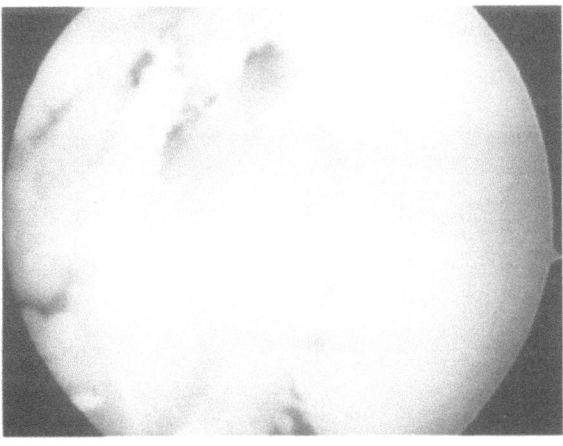

Abb. 13. Intraarthroskopische Darstellung des Transplantats

nische Prüfung gesichert ist, erfolgt nun das distale Verknoten des gesamten Transplantats in einer Flexion des Kniegelenks von 30°. Hierbei verwenden wir einen Nahtknopf, über den die nach distal ausgezogenen Fäden geknöpft werden können (Abb. 12a, b). Vorteil des Nahtknopfs ist ein späteres Nachspannen des Transplantats bei nicht adäquater Spannung durch Drehen des Knopfs im Uhrzeigersinn und entsprechendes Sichern des Knopfs mit Nahtmaterial. Dies stellt einen Vorteil gegenüber herkömmlichen Fixationen mit Gewindeschrauben dar, die ein Nachspannen nicht ermöglichen (Abb. 13).

Es erfolgen eine abschließende Spülung des Gelenks sowie die Einlage einer intraartikulären Redondrainage (Abb. 14a, b und 15a, b).

Nachbehandlung

Für die ersten 14 Tage sollte eine Teilbelastung der operierten Extremität mit einem Bewegungsausmaß von 0°/20°/60° in einer MOS-Orthese erfolgen. Danach erfolgt die Freigabe zur Bewegung auf 0°/0°/90° für insgesamt 6 Wochen ab Operation bei voller Belastung. Nach Abschluß von 6 Wochen wird das Kniegelenk zur vollen Beweglichkeit und zur vollen Belastung freigegeben. Eine begleitende erweiterte ambulante Physiotherapie während der gesamten Rehabilitation hat sich als sinnvoll erwiesen (Abb. 16).

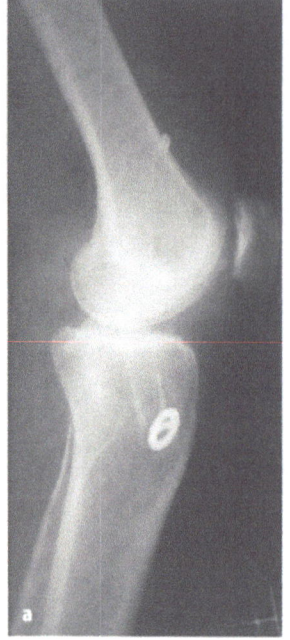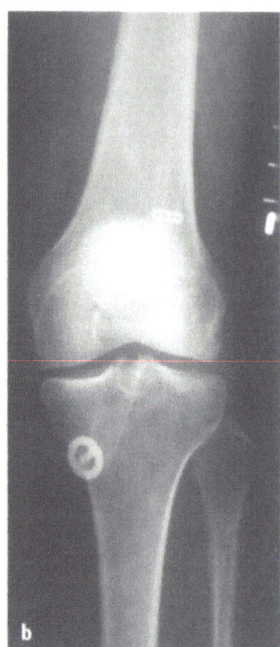

Abb. 14. a Röntgenologische Darstellung postoperativ im a.-p.-Strahlengang, **b** Röntgenologische Darstellung postoperativ im seitlichen Strahlengang

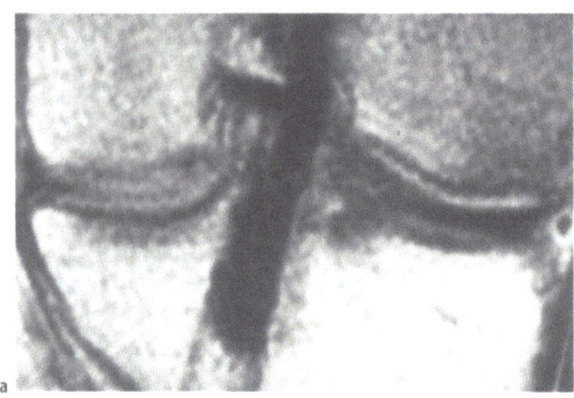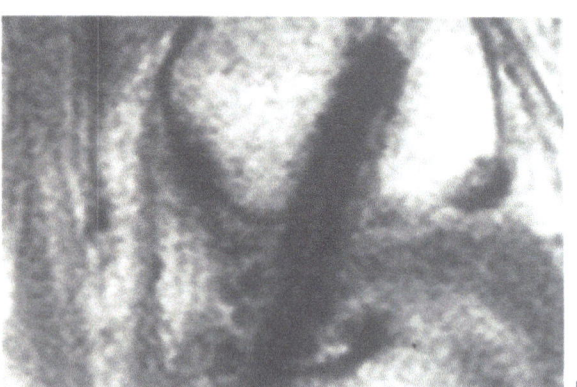

Abb. 15. a MRT-Darstellung postoperativ in gekippt-koronarer T_1-Wichtung, **b** MRT-Darstellung postoperativ in sagittaler T_1-Wichtung

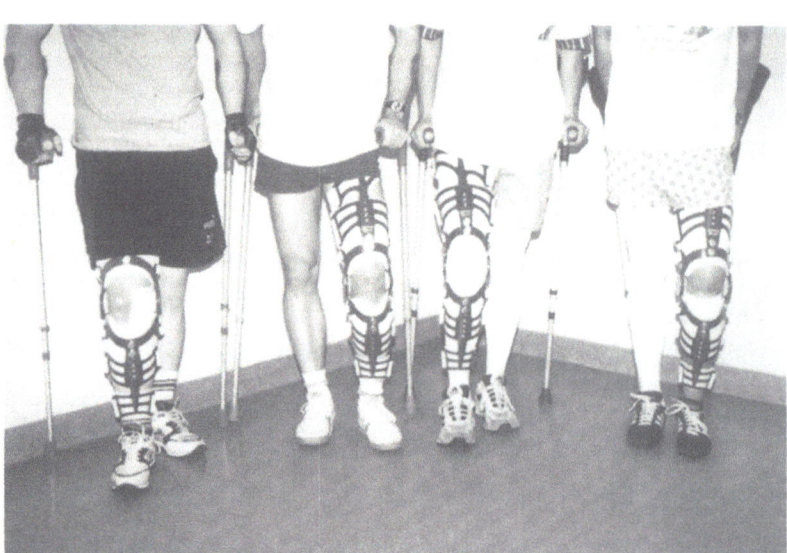

Abb. 16. Postoperative Orthesenbehandlung mit MOS-Orthese (Fa. Bauerfeind)

Arthroskopische Kreuzbandplastik/Patellarsehne

T. Hess, D. Kohn

Einleitung

Die Kreuzbandplastik mit einem Teil der Patellarsehne ist das derzeit am weitesten verbreitete Verfahren zum Ersatz des vorderen Kreuzbandes. Es wird daher auch oftmals als Referenzmethode oder „goldener Standard" bezeichnet. Die Vorteile des Verfahrens liegen in der hohen Primärstabilität des Transplantats sowie in der sicheren und zuverlässigen Fixation über Knochen-Knochen-Kontakt und Schrauben. Dem steht der Nachteil einer vergleichsweise hohen Spendermorbidität entgegen, da das Transplantat aus einer wichtigen Struktur des Streckapparats entnommen wird.

Das Verfahren wird in 2 Varianten ausgeführt, der sog. Einkanal- und der Zweikanaltechnik. Bei letzterer erfolgt die Anlage der femoralen und tibialen Bohrkanäle separat durch Präparation von außen. Bei der Einkanaltechnik wird der femorale Bohrkanal von gelenkseitig durch den tibialen Bohrkanal angelegt. Beide Verfahren zeigen identische mittelfristige Ergebnisse [4]. Nachfolgend wird das Einkanalverfahren beschrieben. Seine Vorteile liegen in der geringeren postoperativen Morbidität sowie in einem etwas günstigeren Transplantatverlauf, da die beiden Kanäle zwangsläufig in einer Linie angeordnet sind. Das Verfahren ist allerdings technisch anspruchsvoller als die Zweikanaltechnik und besitzt eine steile Lernkurve.

Technische Ausstattung

Zusätzlich zur üblichen Arthroskopieausstattung werden benötigt:
- Spülkanüle zur Erhöhung des Flüssigkeitsdurchlasses,
- Zielgeräte zum tibialen und femoralen Einbringen der Bohrdrähte unter arthroskopischer Kontrolle,
- Bohrdrähte (mit Öhr),
- kanülierte Bohrer, Durchmesser 9 und 10 mm,
- Ringküretten (Durchmesser 8, 9, 10 mm),
- Shaveransätze: Synovialresektor (Full radius resector), Kugelfräse (Round burr),
- Interferenzschrauben in den Durchmessern 7, 8, 9 mm,
- Bildwandler.

Landmarken/Lagerung

Rückenlage. Das zu operierende Bein wird am Oberschenkel in einem Arthroskopiebeinhalter fixiert. Wichtig ist, daß später – beim Eindrehen der femoralen Schraube von gelenkseitig – das Knie 120° gebeugt werden kann.

Hierzu müssen die Fußteile des Operationstisches ausreichend weit abgeklappt sein oder abgenommen werden, oder der Beinhalter muß so konstruiert und montiert sein, daß er zu diesem Operationsschritt geöffnet und das Bein entnommen werden kann. Eine Blutleeremanschette wird angelegt, braucht aber erst bei Bedarf insuffliert zu werden. Hierbei ist darauf zu achten, daß die Manschette möglichst weit proximal liegt, damit am distalen Oberschenkel ein ausreichend großer Sterilbereich für den Austritt des Bohrdrahts hergestellt werden kann.

Das Bein der Gegenseite wird auf dem Operationstisch fixiert, im Kniegelenk um 70° abgeklappt und leicht abduziert.

Üblicherweise wird zur Arthroskopie der anterolaterale und als Arbeitszugang der anteromediale Zugang gewählt. Insbesondere der Arbeitszugang sollte nicht zu weit dorsal angelegt werden, um auch bei engen Verhältnissen einen guten Zugang zur Fossa intercondylaris zu haben. Wegen der Transplantatentnahme kann für diesen Eingriff der zentrale Zugang nicht verwendet werden.

Operationsablauf

Vor Operationsbeginn sollte routinemäßig eine nochmalige klinische Untersuchung des Gelenks in Narkose durchgeführt werden.

Dann erfolgt zunächst die diagnostische Arthroskopie: Eine komplette Ruptur des vorderen Kreuzbands ist meist einfach zu erkennen. Schwierigkeiten bereitet hingegen oft die Stabilitätsbeurteilung bei partiellen Rupturen. In diesen Fällen muß sorgfältig durch Provokationstests (Schubladentest, Lachman-Test) sowie durch Hinterfahren mit dem Häkchen geprüft werden, ob die verbliebenen Strukturen überhaupt noch ligamentären Charakter haben oder ob es sich nur um Restgewebe des Synovialschlauchs handelt. Ein intaktes vorderes Kreuzband kann bei Hinterfahren und Ziehen mit dem Tasthäkchen nicht zerrissen werden. Eine Längsspaltung der Fasern sollte hingegen wegen der damit verbundenen Schädigung des ernährenden Synovialschlauchs und einer zu befürchtenden sekundären Nekrotisierung vermieden werden.

Liegen weitere Kniebinnenschäden vor, sollten diese vor Aufnahme der Kreuzbandplastik behoben werden (z. B. Meniskusnaht/-resektion, osteochondrale Transplantationen, Microfracturing etc.), da später oftmals durch das eingebrachte, aufquellende Transplantat eine Sichtbehinderung besteht und durch den Wasseraustritt aus den Bohrkanälen die arthroskopischen Bedingungen deutlich schlechter sind.

Die Kreuzbandplastik beginnt mit der Entfernung von Überresten des rupturierten vorderen Kreuzbands. Dies dient nicht nur der besseren Übersicht, sondern soll auch verhindern, daß alte Bandreste zu Narbengewebe zusammenschrumpfen, das dann am Ansatz der Plastik bewegungshindernd wirken kann (Zyklopssyndrom).

Sodann werden an Tibia und Femur die beabsichtigen Verankerungspunkte des Transplantats dargestellt und gründlich mittels Shaver und Ringküretten von Weichgewebe befreit. Die Verankerungspunkte müssen so gewählt werden, daß sie eine „isometrische" Beziehung haben, d. h. ihr Abstand soll sich während der gesamten Bewegungsphase des Kniegelenks so wenig wie möglich ändern. Nur so kann gewährleistet werden, daß das Transplantat später beim Bewegen nicht unter Zug gerät, was zu seiner Auslockerung, Zerreißung oder zu einer Bewegungseinschränkung führen würde. Die Areale, an denen eine isometrische Fixation möglich ist, sind dabei kleiner als die Insertionsareale des natürlichen vorderen Kreuzbands, so daß diese nur als ungefähre Orientierung dienen können [6].

Die Isometrie wird am stärksten durch die Position des femoralen Verankerungspunkts beeinflußt, da hier das isometrische Areal am kleinsten ist und ein Fehler von nur 2 mm bereits gravierende Auswirkungen hat

[8, 12, 1, 6]. Die Verankerung sollte hier soweit als möglich an der Hinterkante der Fossa intercondylaris liegen und bei axialer Einsicht in die Fossa knapp neben ihrem „Zenit" (bei 1 Uhr im linken Knie und bei 11 Uhr im rechten Knie). Abweichungen nach lateral oder ventral sind zu vermeiden, allerdings muß dem Umstand Rechnung getragen werden, daß der anzulegende Bohrkanal einen Durchmesser von 9 mm besitzt und an seiner Hinterwand noch eine ausreichend stabile Knochenlamelle stehenbleiben muß. Insofern wird für das Zentrum des femoralen Bohrkanals ein Abstand von 5 mm von der Hinterkante des Fossadaches empfohlen. Als Faustregel kann gelten, daß der femorale Bohrkanal bei Betrachtung im seitlichen Röntgenbild möglichst im hinteren Viertel des Fossadaches positioniert sein sollte. Eine Anlage im 3. Viertel ist noch akzeptabel, in den vorderen beiden Vierteln hingegen darf keine Verankerung erfolgen (s. Abb. 4).

An der Tibia ist das isometrische Areal größer, so daß man sich generell an der Insertion des ehemaligen Kreuzbands orientieren kann [3]. Es muß allerdings beachtet werden, daß es bei zu ventraler Positionierung zu einem Anschlagen des Transplantats an die Vorderkante der Fossa intercondylaris kommen kann. Dieses „Impingement" führt zu einem Streckdefizit oder sogar zu einer repetetiven Schädigung des Transplantats mit nachfolgendem Versagen [9]. Es wird daher empfohlen, die tibiale Verankerung in der dorsalen Hälfte des natürlichen Insertionsareals zu wählen.

Nach sorgfältiger Darstellung der Insertionspunkte wird zunächst der tibiale Zieldraht mit Hilfe des Zielgeräts unter arthroskopischer Kontrolle eingebohrt. Bereits bei diesem Schritt muß darauf geachtet werden, daß der Bohrkanal nicht zu flach gewählt wird, um eine ausreichende Länge zur Verankerung des Transplantats mittels Interferenzschrauben zu gewinnen. Darüber hinaus erleichtert ein steilerer tibialer Kanal die spätere transtibiale Anlage des femoralen Bohrkanals. Erfahrungsgemäß liegt der günstigste Eintrittspunkt für den Zieldraht in der Mitte der medialen Tibiafläche [5]. Nach korrekter Lage des Zieldrahts wird er mit einem 10 mm breiten kanülierten Bohrer überbohrt.

Hierbei ist darauf zu achten, daß der Bohrer beim Eintritt in den Knochen nicht gegen den Zieldraht abgewinkelt wird, da sonst die Gefahr einer Abtrennung des Drahts besteht. Das „Mitdrehen" des Drahts beim Durchtritt des Bohrers durch den Knochen ist ein günstiges Zeichen. Schiebt der Bohrer den Draht vor, so läuft dieser in aller Regel gegen die laterale Kondylenwand, so daß keine Weichteilverletzungen zu befürchten sind.

Nach Eintritt des Bohrers ins Gelenk wird dieser etwas vorgeschoben. Anschließend wird das Gelenk voll gestreckt, wobei die Position des Bohrers die spätere Transplantatlage imitiert und bereits jetzt ein

Impingement des Transplantats am Eingang zur Fossa intercondylaris erkannt werden kann. In diesem Fall muß der Eingang der Fossa mittels Kronenfräse aufgeweitet werden (Notch-Plastik).

Nach Entnahme des tibialen Bohrers werden die Bohrränder entgratet und das Bohrmehl ausgespült. Dann erfolgt die transtibiale Anlage des femoralen Bohrlochs. Hierzu dienen Zielgeräte, die eine Distanz von 5 mm zur Hinterkante des Fossadaches herstellen. Sie werden mit einer Nase an der Hinterkante eingehängt (s. Abb. 2). Hierbei muß darauf geachtet werden, daß das Einklinken des Zielgeräts auch wirklich an der Hinterkante erfolgt und daß sich der Haken des Zielgeräts nicht durch eine übermäßige Beugung des Kniegelenks in die Hinterkante der Fossa eingräbt und somit der Kanal doch zu weit vorne angelegt wird. Ein Zieldraht mit Öhr wird durch das Zielgerät eingebohrt, bis er an der ventrolateralen Seite des Oberschenkels austritt. Dabei ist wichtig, daß der Draht auch wirklich im sterilen Bereich des distalen Oberschenkels austritt. Dies kann bei zu knapper Abdeckung oder zu flacher Anlage des tibialen Kanals Schwierigkeiten bereiten. Falls ein Austritt im sterilen Bereich nicht sicher ist, muß auf die Zweikanaltechnik umgestiegen werden. Ein Austritt des Drahtes im unsterilen Bereich sollte vermieden werden. Unter keinen Umständen darf ein fraglich im unsterilen Bereich ausgetretener Draht durch das Gelenk wieder zurückgezogen werden. Besser läßt man ihn notfalls von einem Helfer ganz in den unsterilen Bereich herausziehen.

Falls die korrekte Lage des Zieldrahts an der Hinterkante des Fossadaches unsicher ist (schwierige Sichtverhältnisse, Osteophyten), kann diese jetzt durch eine einfache seitliche Röntgenkontrolle verifiziert werden. Anschließend wird der Draht transtibial mit einem 9-mm-Bohrer bis zur Tiefe der beabsichtigten Knochenblocklänge (zumeist 25 mm) überbohrt. Der Draht wird in situ belassen.

Zur Transplantatentnahme (Abb. 1) wird ein gerader Schnitt über dem Lig. patellae angelegt. Nach vorsichtiger Spaltung des Peritendineums wird zunächst der Sehnen-Knochen-Übergang an der Patellaspitze sowie an der Tuberositas mittels einer Nadel identifiziert. Es erfolgt dann zunächst die Diszision des mittleren Patellarsehnendrittels im sehnigen Bereich, da hierbei das Messer von den Fasern regelrecht „geführt" wird, was die weitere Schnittführung im knöchernen Bereich erleichtert. Anschließend werden die Areale über den Knochenblöckchen in der gewünschten Dimensionierung (25 mm Länge, 9 mm Breite) umschnitten. Um eine Überlänge des Transplantats zu vermeiden und einen möglichst gelenksnahen Sitz des tibialen Blöckchens zu fördern, kann die Entnahme an der Tuberositas tibiae so geplant werden, daß die Sehne

Abb. 1. Entnahme des Transplantats

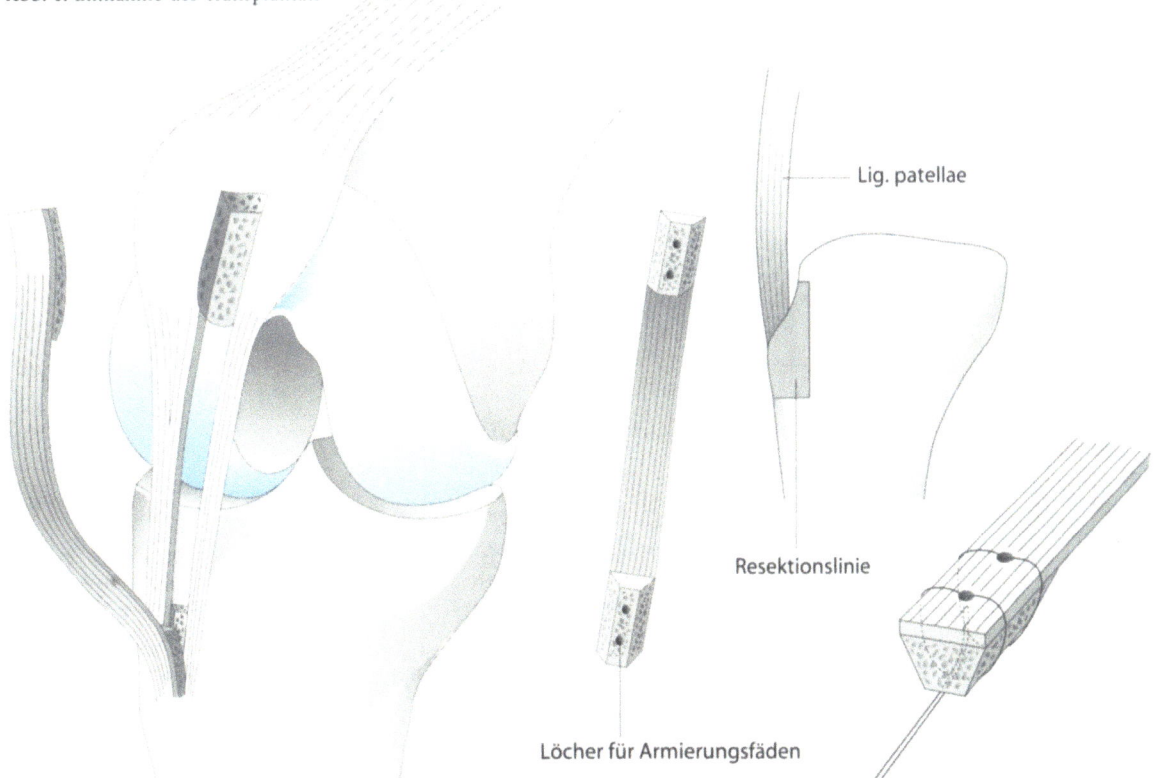

Lig. patellae

Resektionslinie

Löcher für Armierungsfäden

nur an der distalen Hälfte des Blöckchens anheftet. Der proximale Teil wird bei späterer Verankerung ausreichend fest gegen die Sehne verklemmt (Abb. 2).

Vor Aussägen der Knochenblöckchen werden die Ecken mit einem 2-mm-Bohrer angebohrt. Hierbei können bereits in situ je 2 Löcher für die späteren Armierungsfäden in die Mitte der Blöckchen gebohrt werden. Anschließend werden die Blöckchen ausgesägt, wobei durch schräges Untersägen idealerweise Blöckchen mit trapezförmigem oder dreieckigem Querschnitt gewonnen werden können, die sich günstig in die runden Bohrkanäle einpassen und den Knochenverlust minimieren (s. Abb. 1).

Die Blöckchen werden durch die bereits vorbereiteten Bohrlöcher mit nichtresorbierbaren Fäden der Stärke 2 USP armiert. Wurde der distale Block nur zur Hälfte anheftend entnommen, sollte er zusätzlich durch eine Umschlingungsnaht gegen die Sehne fixiert werden, um ein Anstoßen und Abscheren während des

Einziehens in den Knochenkanal zu verhindern (Abb. 3).

Die Paßform des Transplantats wird durch Einzug in spezielle Bohrhülsen, die dem Durchmesser der Bohrkanäle entsprechen, geprüft. Anschließend werden die proximalen Armierungsfäden durch das Öhr des noch einliegenden Bohrdrahts gezogen und der Bohrdraht nach proximal herausgezogen. Damit werden die Armierungsfäden durch das Gelenk gezogen. Durch Zug an diesen Fäden kann das Transplantat eingezogen werden (s. Abb. 3). Falls der Eintritt des proximalen Blöckchens in den vorbereiteten Kanal nicht erfolgt, können das oft störende hintere Kreuzband mit einem stumpfen Trokar zur Seite gehalten und das Blöckchen in den Kanal eingeleitet werden. Häufig liegt das eigentliche Hindernis aber auch beim Eintritt des distalen Blöckchens in den tibialen Kanal, was durch eine saubere Darstellung des Kanaleintritts und manuelles Führen des Blöckchens behoben werden kann.

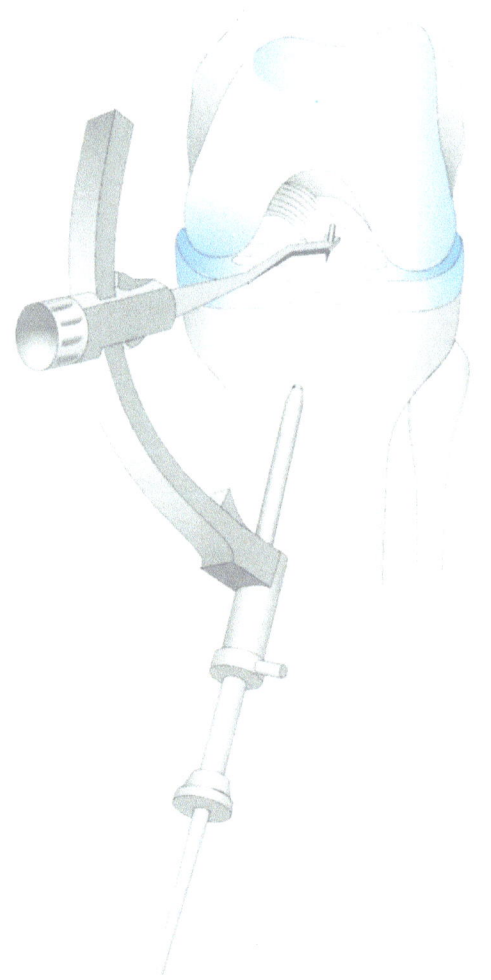

Abb. 2. Anlage des femoralen Bohrkanals

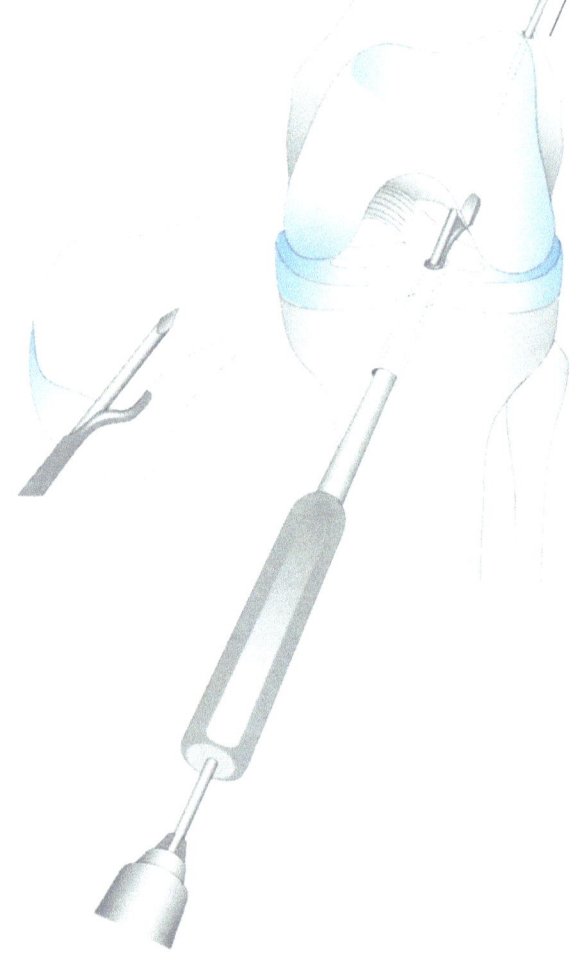

Abb. 3. Anlage des tibialen Bohrkanals

Nach Überprüfung des korrekten Transplantatsitzes erfolgt zunächst die femorale Fixation (Abb. 4). Hierzu wird eine Interferenzschraube transartikulär in den Bohrkanal eingedreht. Damit dies vom medialen Arbeitszugang aus erfolgen kann, muß das Kniegelenk auf 120° gebeugt werden. Hierzu müssen u. U. der Beinhalter geöffnet und das Bein im Hüftgelenk gebeugt werden. Es ist zu beachten, daß die Interferenzschraube durchaus einen eigenen Weg im spongiösen Knochen nehmen kann. Eine Achsdivergenz zwischen Schrauben und Knochenblöckchen von mehr als 20° sollte jedoch vermieden werden, da dies zu einer Verminderung der Ausreißfestigkeit führt [11]. Daher ist die Verwendung eines kanülierten Schraubensystems mit Führungsdrähten zu empfehlen. Zur sicheren Plazierung des Zieldrahts zwischen Knochenblock und Wand des Bohrkanals kann vor dem Einzug eine kleine Nut in der Ventralseite des Bohrkanals angebracht werden.

Eine Schädigung des Transplantats durch die Interferenzschrauben wurde von uns bislang nicht beobachtet, so daß wir keinen besonderen Schutz verwenden. Insbesondere femoral genügt bei normalen Blöckchen eine Schraube von 7 mm Durchmesser. Falls sie nicht ausreichend fest greift, kann sie ohne Nachteile gegen eine dickere ausgetauscht werden [10].

Es kann jetzt beim Durchbewegen die isometrische Lage des Implantats geprüft werden. Anschließend erfolgt die Vorspannung des Transplantats durch mehrmaliges Durchbewegen des Kniegelenks unter Zug am Transplantat. Schließlich wird das Transplantat auch distal durch Eindrehen einer Interferenzschraube mit einer Vorspannung von ca 20 N bei einer Kniebeugestellung von 20–30° fixiert [2].

Die abschließende arthroskopische Beurteilung des Transplantatsitzes und -verlaufs, die nochmalige Prüfung auf Impingement bei voller Streckung sowie die Beurteilung des Bewegungsumfangs beenden den Eingriff.

Operationsvarianten/Besonderheiten

Hier ist zu beachten:
- Bei Patienten mit besonderen Belastungen der Patella und des Lig. patellae (kniende Berufe, vorbestehende Affektionen am Lig. patellae, Zustand nach früherer Transplantatentnahme) ist die Semitendinosussehne als Transplantat zu bevorzugen.
- Bei zu langem Transplantat liegt das Knochenblöckchen zu weit distal im tibialen Bohrkanal (Gefahr der Aufweitung des Bohrkanals mit der Zeit, „Scheibenwischereffekt") oder ragt sogar aus dem Kanal heraus: Umstieg zur Zweikanaltechnik mit Durchbohren des femoralen Kanals zur Femuroberfläche und Einbringen der proximalen Interferenzschraube von außen. Dadurch sind ein tieferer Einzug des Transplantats und mittige Fixation im Gelenk möglich.
- Bei Abriß eines Knochenblöckchens: Armierung des freien Sehnenendes mit nicht resorbierbarem Nahtmaterials in Durchschlingungstechnik (Kirchmeyer), Einziehen des Transplantats in den Kanal analog zum Vorgehen bei Semitendinosusplastik und Fixation der Fäden über eine bikortikale Schraube am Femur.
- Fehlerhafte Anlage eines Bohrkanals: Bei zu ventraler Anlage des tibialen Kanals Prüfung des Impingements und ggf. Korrektur durch Notch-Plastik. Bei leichtgradiger Fehlplazierung kann der spätere Transplantatverlauf noch durch eine entsprechende Positionierung der Interferenzschraube ventral oder dorsal des Knochenblöckchens korrigiert werden.

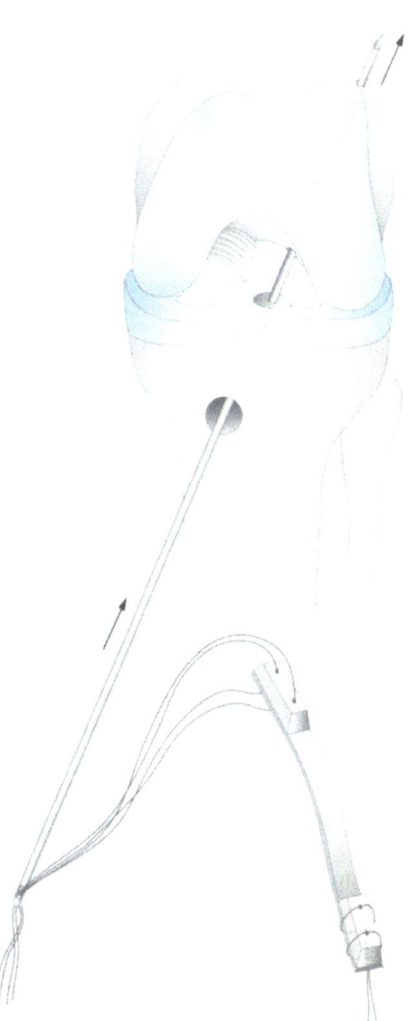

Abb. 4. Einzug des Transplantats

Die zu weit ventrale Anlage des femoralen Kanals ist die schwerwiegendste operationstechnische Komplikation. Liegt der fehlerhafte Kanal sehr weit vorne, kann evtl. ein neuer, korrekter Kanal angelegt werden. Würden der korrekte und der bereits angelegte fehlerhafte Kanal zu einem Oval verschmelzen, ist der Versuch einer Korrektur sinnlos. In diesem Fall sollte auf das Einziehen des Transplantats in ein femorales Bohrloch verzichtet werden, da kein befriedigendes Operationsresultat zu erwarten ist. Eine Inlayspanfixierung in halboffener Technik an der medialen Kondyle stellt den Ausweg dar [14].

- Gleichzeitige Verletzungen des medialen Kollateralbandes: Bei erst- und zweitgradiger Verletzung (vermehrter Aufklappbarkeit in 20°-Beugung bzw. in Streckung mit jeweils hartem Anschlag) operativ nur Sanierung des Kreuzbands und Nachbehandlung in Orthese (somit konservative Therapie des medialen Kollateralbandschadens). Bei drittgradigen Kollateralbandverletzungen (Insuffizienz mit Aufklappbarkeit ohne Anschlag) Darstellung des medialen Kollateralbands in beiden Schichten und Proximalisierung seines femoralen Ansatzes durch Ausmeißeln eines Knochenblöckchens; Schraubenfixierung.
- Typische postoperative Probleme:
- Streckdefizit innerhalb der ersten 6 Monate postoperativ: Verdacht auf Impingement durch Anstoßen des Transplantats an der vorderen Kante der Fossa intercondylaris bzw. dort bestehendem Osteophyt (seitliches Röntgenbild in voller Streckung) und/oder Ausbildung eines mechanisch behindernden Narbengranuloms vor der tibialen Insertionsstelle des Transplantats (Zyklops-Syndrom). Bei Persistenz über die 6. Woche hinaus kein Aufdehnen durch Krankengymnastik, sondern Nacharthroskopie und Beheben des mechanischen Hindernisses durch Notch-Plastik oder Resektion des Zyklops. Cave: Bei zu langem Zuwarten resultiert eine zusätzliche Schrumpfung der hinteren Kapsel, die dann ebenfalls operativ gelöst werden muß.
- Ausbildung einer Arthrofibrose: Durch Szintigraphie und Laborkontrolle sowie Gelenkpunktion Ausschluß einer Infektion als Ursache. Dann Nacharthroskopie und geschlossene oder offene Arthrolyse.

Indikationen, Kontraindikationen, Nachbehandlung

Indikationen

Hier sind zu nennen:
- hoher Stabilitätsanspruch in Beruf oder Sport bei nicht vorhandener Bereitschaft, das Aktivitätsniveau zu reduzieren;

- manifeste Instabilität (Giving way, klinisch: positives Pivot-shift-Zeichen) im Alltag trotz ausreichendem Aufbau der knieübergreifenden Muskulatur;
- vordere Kreuzbandruptur mit reparablem Meniskusriß;
- vordere Kreuzbandruptur und weitere komplette Ruptur an einem sonstigen wichtigen Stabilisator des Kniegelenks (mediales Kollateralband, lateraler Kollateralbandkomplex, hinteres Kreuzband).

Kontraindikationen

Als Kontrainikationen gelten:
- Bewegungseinschränkung/Reizzustand unmittelbar nach dem Trauma;
- neurogene Instabilitäten.

Operationszeitpunkt

Wurde in letzter Zeit sehr kontrovers diskutiert. Nachdem die Ersatzplastik das primäre Operationsverfahren der Wahl ist, ist eine Sofortversorgung nicht mehr zwingend erforderlich. Allerdings sollte bei klinisch nachgewiesener vorderer Instabilität eine Klärung sonstiger Kniebinnenschäden, insbesondere im Hinblick auf Meniskusrupturen erfolgen, um nahtfähige Rupturen entsprechend versorgen zu können. Hinsichtlich der Spätergebnisse konnte bislang weder die Überlegenheit der Sofortversorgung noch diejenige des zweizeitigen Vorgehens eindeutig nachgewiesen werden.

Übereinstimmung herrscht allerdings, daß der Eingriff nicht unmittelbar nach dem Trauma bei Zeichen der allgemeinen Gelenkreizung (Bewegungseinschränkung, Schmerzhaftigkeit) durchgeführt werden sollte. Dies ist bis zur 3. oder 4. Woche nach dem Trauma der Fall. In diesen Fällen sollte mit der Kreuzbandplastik bis zum Abklingen des akuten Reizzustands gewartet werden.

Nachbehandlung

Hier gilt:
- Isolierte vordere Kreuzbandruptur ohne weitere Binnenschäden: Postoperativ Lagerung in voller Streckung; Mobilisierung im Bereich 0-0-120° sofort; Belastung erlaubt, sobald das Bein muskulär stabilisiert werden kann; keine Orthese.
- Unsichere Fixation des Transplantats, schwaches Transplantat: Wie oben, jedoch zum Schutz Orthese mit Bewegungslimit 0-0-90°.

- Vordere Kreuzbandplastik mit gleichzeitiger Meniskusnaht: Siehe Nachbehandlung der Meniskusnaht.
- Vordere Kreuzbandplastik und Läsion des medialen Kollateralbandes 1. und 2. Grades: Nachbehandlung in Orthese wie oben beschrieben.

In der Nachbehandlung sollte baldmöglichst ein Aufbautraining sowohl der Quadrizeps- als auch der Ischiokruralmuskulatur aufgenommen werden. Hierzu sind isometrische Übungen, krankengymnastische Übungen gegen geführten Widerstand an kurzem Hebel (Widerstand am proximalen Unterschenkel) sowie kinetische Übungen in der geschlossenen Kette (z. B. Legpress) erlaubt. Übungen mit hohen Translationskräften (kinetische Übungen mit Widerstand am langen Hebel, isokinetisches Training) dürfen erst nach der 12. Woche durchgeführt werden [13]. Da die Kreuzbandruptur auch zu einer Veränderung des Innervationsmusters der knieübergreifenden Muskulatur führt [7], sollte die Nachbehandlung stets auch propriozeptive Übungen beinhalten.

Literatur

1. Bradley J, FitzPatrick D, Daniel D, Shercliff T, O´Connor J (1988) Orientation of the cruciate ligament in the sagittal plane. J Bone Joint Surg Br 70: 94–99
2. Burks RT, Leland R (1988) Determination of graft tension before fixation in anterior cruciate ligament reconstruction. Arthroscopy 4: 260–266
3. Clancy W, Nelson D, Reider B, Narechania RG (1986) Anterior cruciate reconstruction using one-third patellar ligament augmented by extra-articular tendon transfers. J Bone Joint Surg Am 64: 352–359
4. Gossé F, Kohn D, Sander-Beuermann A (1995) Endoskopischer versus arthroskopischer Ersatz des vorderen Kreuzbandes – eine prospektive vergleichende Studie. Sportorthop Sporttraumatol 11: 78–90
5. Hardin GT, Bach BR, Bush-Joseph CA, Farr J (1992) Endoscopic single-incision anterior cruciate ligament reconstruction using patellar tendon autograft: Surgical technique. Am J Knee Surg 5: 144–155
6. Hefzy MS, Grood ES, Noyes FR (1989) Factors affecting the region of most isometric femoral attachments. Part II: The anterior cruciate ligament. Am J Sports Med 17: 208–216
7. Hess T, Gleitz M, Hopf T (1993) Changes in muscular activity after ACL-rupture. Transactions EORS 3: 49
8. Hoogland T, Hillen B (1984) Intra-articular reconstruction of the anterior cruciate ligament – An experimental study of length changes in different ligament reconstructions. Clin Orthop 185: 197–202
9. Howell SM, Clark JA (1992) Tibial tunnel placement in anterior cruciate ligament reconstruction and graft impingement. Clin Orthop 283: 187–195
10. Kohn D, Rose C (1994) Primary stability of interference screw fixation. Influence of screw diameter and insertion torque. Am J Sports Med 22: 334–338
11. Matthews LS, Lawrence SJ, Yahiro MA (1994) Fixation strenghts of patellar tendon-bone grafts. Arthroscopy 9: 76–80
12. Melhorn JM, Henning CE (1987) The relationship of the femoral attachment site to the isometric tracking of the anterior cruciate ligament graft. Am J Sports Med 15: 539–542
13. Rupp S, Hopf T, Gleitz M, Hess T (1994) Biomechanische Grundlagen der Nachbehandlung der Ersatzplastik des vorderen Kreuzbandes. Unfallchirurgie 20: 303–310
14. Wirth CJ, Kohn D (1990) A new technique of ACL-reconstruction. Am J Sports Med 18: 154–159

Unterschenkelachskorrektur in unilateraler Technik

J. Pfeil

Technisches Equipment (Abb. 1)

Dazu gehören:
- Heidelberger Fixateur:
- Zentralkörper kurz,
- Angulator oder Scharniergelenk,
- 2 Längsbacken und/oder T-Backe,
- fakultativ Turm/zentrale Fixationseinheit
- 4–6 Knochenschrauben (120/140 mm),
- Instrumentarium Heidelberger Fixateur;
- Meißel 10 mm breit,
- Fähnchenmeißel,
- oszillierende Säge lo mm breit.

Operationsplanung

Anhand von Röntgenstandaufnahmen der Extremität sowie einer Seitaufnahme der Tibia mit angrenzenden Gelenken Feststellung der Fehlstellungslokalisation, Ausrichtung und deren Ausmaß (Abb. 2). Am a.-p.-Röntgenbild wird die Winkelhalbierende, zwischen der von proximal und distal eingezeichneten physiologischen und mechanischen Beinachse (entspricht am Unterschenkel der anatomischen Schaftachse) eingezeichnet.

Mittels einer Planungsschablone des Heidelberger Fixateursystems werden die einzelnen Module eingezeichnet (Abb. 3). Wichtig ist zunächst die Lokalisation des Gelenks mit seinem Drehpunkt auf Höhe der Fehlstellung. Das Gelenk wird mit einem Zentralkörper verbunden. Für Varisationen ohne gleichzeitig geplante Verlängerung muß der Zentralkörper mit ausgefahrenem Teleskop angebracht werden. In der Regel wird der Zentralkörper kurz verwandt. Nur bei ausgeprägten Verlängerungen wird der Zentralkörper standard benötigt. Einzeichnen von Klemmbacken, wobei in Abhängigkeit von der anatomischen Situation Längs- oder T-Backen verwandt werden. Die Rotationsausrichtung des Gelenks ergibt sich anhand einer Vektordarstellung der im a.-p.- und Seitbild sichtbaren Deformität.

Für Akutkorrekturen und aufklappende Osteotomien wird ein Scharniergelenk, ansonsten ein Angulator (kontinuierliche Schwenkmöglichkeit durch selbsthemmendes Schneckengetriebe) verwandt.

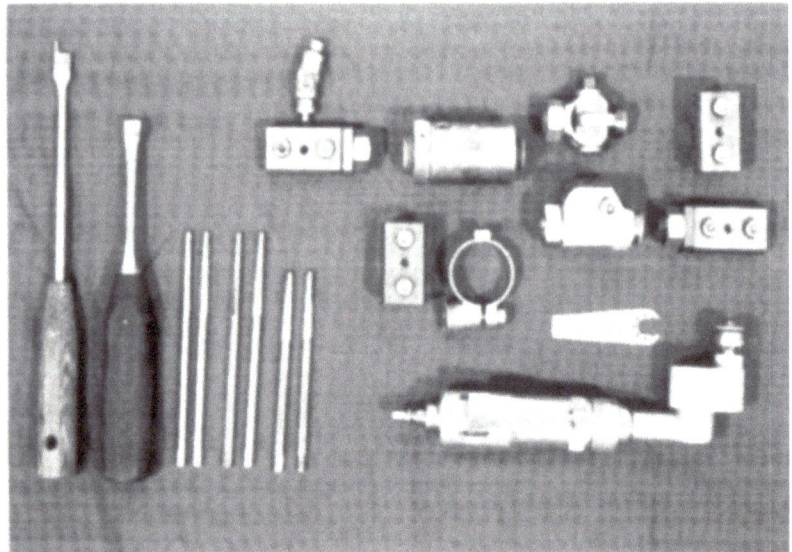

Abb. 1. Technisches Equipment für Unterschenkelachskorrektur in unilateraler Technik

Landmarken und Lagerung

Lagerung: Rückenlagerung des Patienten, eine Oberschenkelmanschette wird angelegt, aber nicht verschlossen. Bildwandlerpositionierung auf der zu operierenden Seite.

Einzeichnen der Patella, die während der gesamten Operation nach vorne gerichtet sein soll. Anzeichnen des Kniegelenks- und Sprunggelenksspaltes sowie, falls noch geöffnet, der Epiphysen der Tibia; Einzeichnen der physiologischen Beinachse von proximal und distal, analog zur präoperativen Planungsskizze. Am analog der Planung zusammengefügten Fixateur werden Gewebsschutzhülsen in die Klemmbacken hineingeschoben und bei Berücksichtigung der medialen, anteromedialen oder anterioren Positionierung ein Angulator oder ein Scharniergelenk von seiner Rotationsausrichtung so eingebaut, daß er genau am Apex der Deformität positioniert ist (Abb. 4). Das Gelenk wird um das Ausmaß der in der präoperativen Planung ermittelten Deformität gewinkelt, so daß der Fixateur zur Deformität korrespondiert. Danach Einzeichnen der Schraubensitze auf der Haut durch Markieren des Sitzes der Gewebsschutzhülsen.

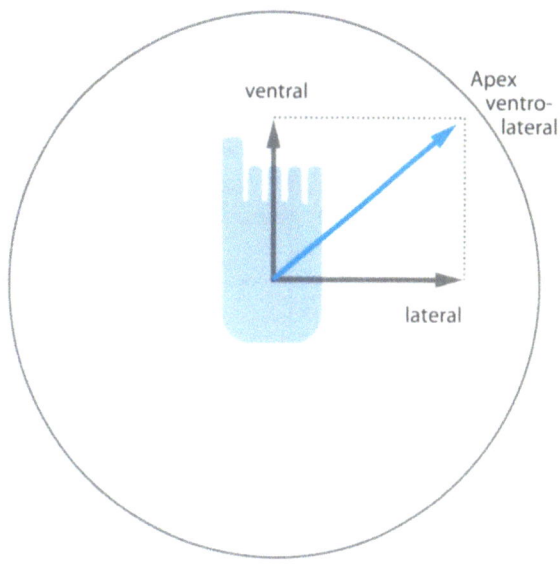

Abb. 2. Vektoranalyse von Richtung und Ausmaß einer Unterschenkeldeformität

Abb. 3. Planung der Fixateurlage am Röntgenbild mittels Schablone, die den Vergrößerungsmaßstab der Röntgenprojektion berücksichtigt

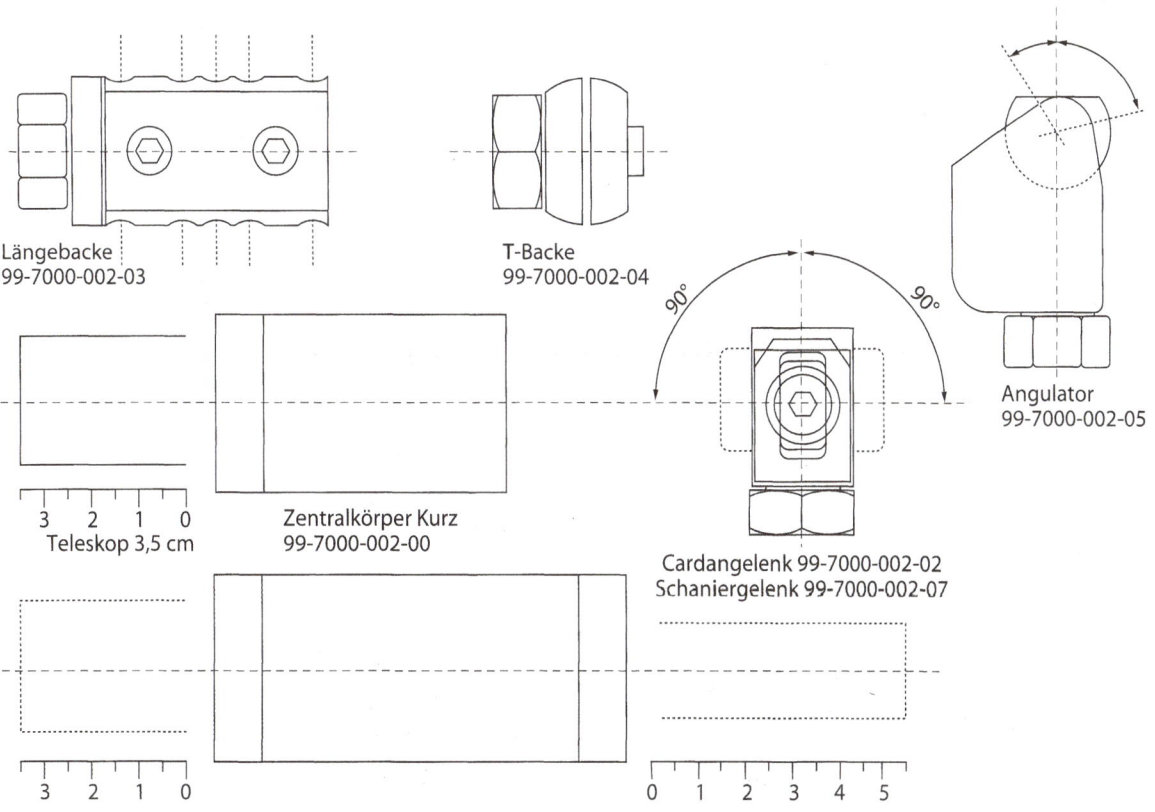

Längebacke
99-7000-002-03

T-Backe
99-7000-002-04

Angulator
99-7000-002-05

3 2 1 0
Teleskop 3,5 cm

Zentralkörper Kurz
99-7000-002-00

Cardangelenk 99-7000-002-02
Schaniergelenk 99-7000-002-07

3 2 1 0

0 1 2 3 4 5

Operationstechnik

Einbringen der Schrauben: Die am schwierigsten zu setzende Schraube (gelenksnah) wird als erstes gesetzt. Danach wird der Fixateur aufgeschoben, zunächst die Schrauben an der anderen Klemmbacke, dann die weiteren Schrauben in der gleichen Klemmbacke eingebracht unter Zuhilfenahme des Fixateurs als Bohrschablone. Eine Ausnahme ist bei gleichzeitiger Verlänge-

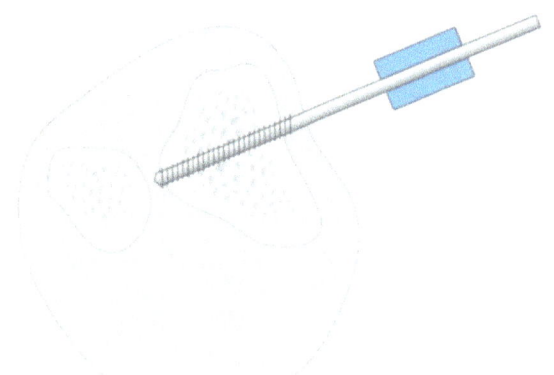

Abb. 4. Positionierung des Fixateurs an der Tibia von anteromedial

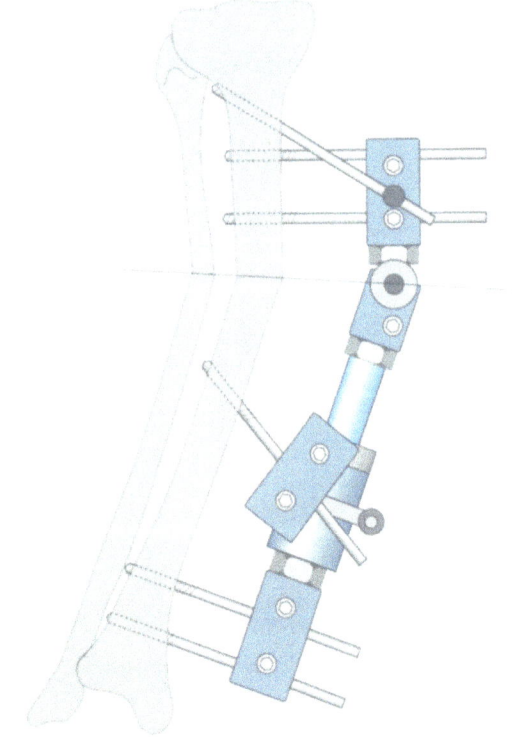

Abb. 5. Möglichkeiten der zusätzlichen Schraubenpositionierung in Zentralkörpermitte und an der Klemmbacke

rung gegeben. Hierbei ergibt sich die Notwendigkeit der tibiofibularen Transfixation. Diese wird vorteilhaft an der ersten zu setzenden Schraube durchgeführt, s. hierzu Kap. „unilaterale Unterschenkelverlängerung".

Wegnahme des Fixateurs durch Aufschrauben der Klemmbackendeckel, Durchbewegen des Knie- und Sprunggelenks. Fakultativer Verschluß der Blutsperre.

Fibuladurchtrennung: Von lateralseitig Exposition der Fibula subperiostal. Liegt die Deformität auf Höhe der Kreuzungsstellen des N. peronaeus um die Fibula, sollte die Fibula 5 cm distal davon durchtrennt werden, ansonsten wird eine Durchtrennung der Fibula auf Höhe der Deformität angestrebt. Die Durchtrennung der Fibula erfolgt mittels oszillierender Säge, wobei während des Sägens gespült wird, so daß keine Hitzenekrosen entstehen. Bei Valgisationen ohne Verlängerung muß ein Stück der Fibula herausgenommen werden. Schichtweiser Wundverschluß im Bereich der Fibula in anatomischen Schichten unter Einlage eines Silikondrains.

Tibiadurchtrennung: Die Tibiadurchtrennung erfolgt mittels Meißel. Ist auf Höhe des Drehpunkts der Deformität eine biologisch schlechte Qualität vorhanden, kann proximal oder distal davon ebenfalls durchtrennt werden. Exposition der Tibia von ventral über einen 1 cm langen Längsschnitt. Vorsichtiges Ablösen mit einem kleinen Rasp des Periosts, alternierend medial- und lateralseitig. Durchmeißeln der ventralen Tibiakortikalis mit einem Meißel, danach unter Verwenden eines Fähnchenmeißels mit subperiostaler Führung des Fähnchen der lateralen und medialseitigen Kortikalis. Versuch, durch einen kurzen Impuls in Korrekturrichtung die Knochendurchtrennung zu vollenden. Gelingt dies nicht, sollte ein zusätzlicher Hautschnitt an der mediodorsalen Seite der Tibia erfolgen. Mit einem kleinen Rasp wird subperiostal an der Hinterkante der Tibia entlanggefahren. Unter Verwendung eines Fähnchenmeißels wird unter Belassen des kleinen Rasp als zusätzlicher Schutz die dorsale Kortikalis der Tibia durchtrennt. Vollendung der Durchtrennung durch einen erneuten kurzen mechanischen Impuls.

Zur Akutkorrektur muß intraoperativ entweder eine Keilentnahme oder die Einstellung der Osteotomie Ecke auf Kante erfolgen.

Verschluß der Knochendurchtrennungsstelle/-stellen jeweils durch 1–2 Hautnähte. Wiederanlage des Fixateurs (ohne Gewebsschutzhülsen) an gleicher Position. Aufbringen der Klemmbackendeckel und Verschluß derselben.

Bei schweren Patienten und großen Deformitäten kann die Stabilität durch das zusätzliche Aufbringen von Schrauben auf dem Zentralkörper des Fixateurs (durch zentrale Knochenschraubenfixationseinheit und T-Backen) oder durch schräges Einbringen von Schrauben, ausgehend vom Klemmbackendeckel (Turmkonstruktion) erhöht werden (Abb. 5).

Verband durch Umwickeln der Nagelaustrittsstellen der Klemmbacken durch ausgezogene Kompressen. Druckverband des gesamten Beins. Eröffnen der Blutsperre und Röntgenkontrolle des Unterschenkels in 2 Ebenen mit angrenzenden Gelenken.

Indikationen/Kontraindikationen

Fehlstellungen unterschiedlicher Ursache, Lokalisation und Ausdehnung am Unterschenkel. Kontraindikationen sind eine ausgeprägte Osteoporose – ein sicherer Halt der Knochenschrauben ist Voraussetzung für die Korrektur-Dystrophie des Beines, allgemeine oder lokale septische Veränderungen.

Operationsvarianten/Besonderheiten

Erfolgt die Positionierung des Drehpunktes des Angulators nicht exakt auf Höhe der Deformität, entstehen unerwünschte Translationseffekte. Durch Verschieben der Schrauben in der Klemmbacke ist dies ausgleichbar (hierzu muß an dem Schraubenende temporär eine 2. Klemmbacke fest angebracht werden, so daß bei leicht geöffneten Originalklemmbackendeckeln mit einem Instrument eine Verschiebung vorgenommen werden kann).

Nichtbeachtung der Längenänderung durch die Umstellung – bei Varisation und medialseitiger Fixateuranlage entsteht automatisch eine Verlängerung. Ist diese nicht beabsichtigt, muß der Fixateur mit ausgefahrenem Teleskop bereits montiert werden, damit dieses eingefahren werden kann. Wird das nicht beachtet, muß eine Schraubenneueinbringung in Narkose erfolgen.

Da am Unterschenkel aufgrund des Weichteilzugs eher die Tendenz zur Valgusfehlstellung während der Behandlung besteht, muß bei simultaner Verlängerung meist etwas über das vorausberechnete Maß hinein umgestellt werden, um den erwünschten Varisationseffekt zu erzielen.

Nachbehandlung

Hochlagern des Beins während der ersten postoperativen Tage, bei Verlängerungen zusätzlich redressierende Sandale zur Spitzfußprophylaxe und zur Vermeidung von Zehenbeugekontrakturen. Teilbelastung während der Behandlung schon nach wenigen Tagen bis 20 kg angezeigt. Beginn von Umstellungen 10 Tage postoperativ, wenn diese im Sinne einer Kallusdistraktion durchgeführt werden soll. Anhand einer Röntgenaufnahme, die die Extremität mit dem Fixateur in der Umstellungsebene abbildet, wird durch Einzeichnen des Umstellungswinkels, ausgehend vom Drehpunkt des Gelenks, die durch die Umstellung resultierende Verlängerung in der Konkavität (in mm) ermittelt. Da in der Konkavität eine Distraktionsrate von maximal 1 mm/tag stattfinden soll, entspricht die Umstellungsstrecke in mm der Umstellungsdauer in Tagen. Die Umstellungsrate/Tag ergibt sich durch die Division der Umstellungsdauer durch den Umstellungswinkel. Bei zusätzlichen Verstellungen am Teleskop des Zentralkörpers wird die Berechnung dementsprechend durch Addition oder Subtraktion der täglich veränderten Strecke modifiziert (Angulatortechnik).

Literatur

1. Cotta H, Holz U, Wentzensen A, Krämer KL, Pfeil J (Hrsg) (1996) Standardeingriffe in der Orthopädie und Unfallchirurgie. Thieme, Stuttgart
2. Herzenberg J, Waanders NA (1991) Calculating rate and duration of distraction for deformity correction with the Ilisarov technique. Orthop Clin North Am 22(4): 601–611
3. Paley D (1989) The principles of deformity correction by the Ilisarov technique: technical aspects. Tech Orthop 4(1):15–29
4. Paley D, Tetsworth K (1991) Percutaneus osteotomies. Orthop Clin North Am 22(4): 613–624
5. Pauschert R, Pfeil J (1993) Achskorrigierende Verlängerungen in unilateraler Technik. Orthop Praxis 11: 737–742
6. Pfeil J (1993) Heidelberger Erfahrungen mit der Kallusdistraktion am traumatisierten Ober- und Unterschenkel. In: Rehm KE (Hrsg) Hefte zu der Unfallchirurgie. Springer, Berlin Heidelberg New York 232: 826–828
7. Pfeil J, Grill F, Graf R (1996) Technik der Verlängerungen, Pseudarthrosenbehandlung und Deformitätenkorrektur. Springer, Berlin Heidelberg New York

Kallusdistraktion Tibia unilateral

J. Pfeil

Technisches Equipment (Abb. 1)

Es besteht aus:
Heidelberger Fixateur:
- Zentralkörper lang,
- 2 Längsbacken,
- 1 Turm,
- 4 Knochenschrauben (120/140 mm),
- 2 Hohlschrauben mit Drähten (140 mm),

Instrumentarium Heidelberger Fixateur:
- Meißel 10 mm breit,
- Fähnchenmeißel,
- oszillierende Säge 10 mm breit.

Landmarken und Lagerung

Rückenlagerung des Patienten. Gleichseitige Positionierung des Röntgenbildverstärkers. Anlage einer Oberschenkelmanschette, die aber nur zur Knochendurchtrennung kurzfristig verschlossen wird.

Markieren der Patella, die während der ganzen Operation nach frontal ausgerichtet bleibt, Markieren der Tibialängsachse, des Knie- und Sprunggelenkspalts sowie bei Kindern der Epiphysenfugen.

Wie präoperativ im a.-p.-Röntgenbild des Unterschenkels mit angrenzenden Gelenken werden die Schraubenlokalisationen eines Fixateurs mit Längsbacken proximal und distal sowie Zentralkörper Standard (bei sehr kleiner Tibia Zentralkörper kurz) unter Zuhilfenahme der von in die Klemmbacken eingeschobenen Gewebsschutzhülsen anteromedialseitig eingezeichnet (Abb. 2). Hierbei werden proximal 2 (mit zweitgrößtmöglichem Abstand der Schrauben in der Klemmbacke) verwandt, ergänzt durch eine 3. Schraube, gesetzt durch einen beugeseitig an die Klemmbacke befestigten Turm, so daß eine zeltförmige Fixierung der proximalen Tibia entsteht (Abb. 3). Distal werden minimal 2 Schrauben verwandt. Beim Kind muß die proximalste Schraube distal der Tuberositas tibiae, beim Erwachsenen ca. 1–1,5 cm distal des Kniegelenks positioniert werden. Die Ausrichtung des Fixateurs entspricht der Längsachse der Tibia.

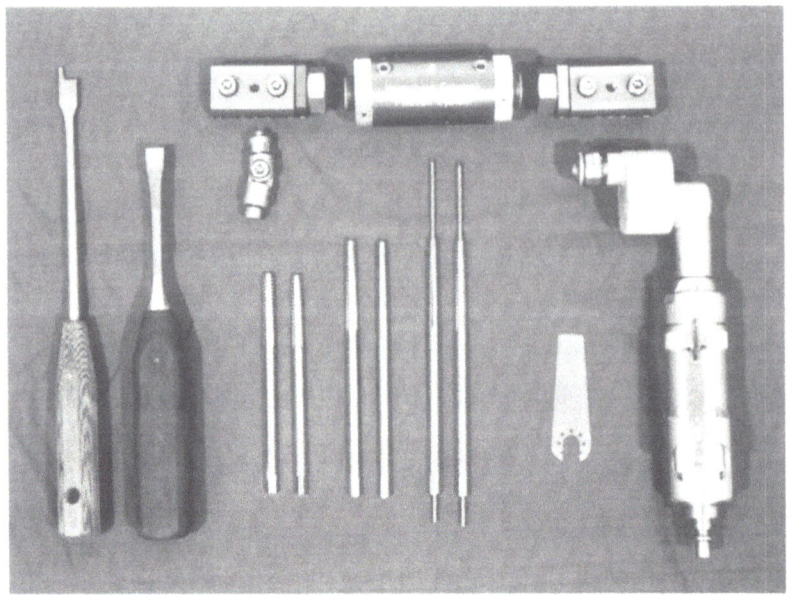

Abb. 1. Technisches Equipment für die unilaterale Unterschenkelverlängerung

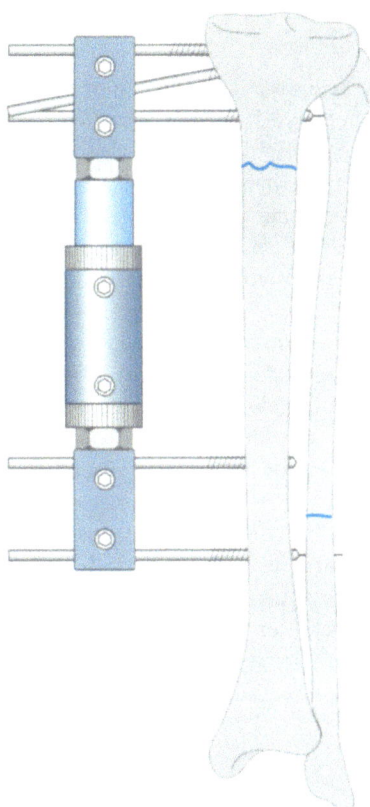

Abb. 2. Fixateurlage und Höhe der Knochendurchtrennung bei der proximalen Unterschenkelverlängerung

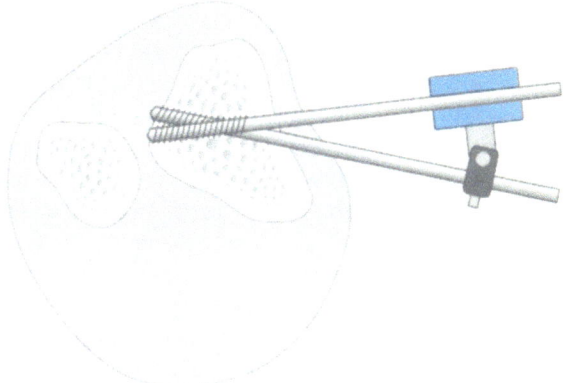

Abb. 3. Zeltförmige Fixation des Tibiakopfs

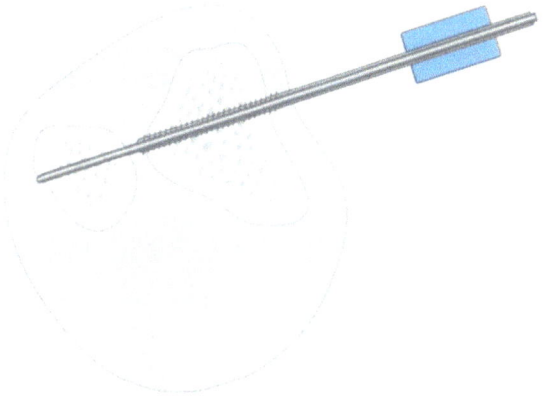

Abb. 4. Fibulotibiale Transfixation Hohlschraubentechnik

Operation

Einbringung der Knochenschrauben durch die Gewebsschutzhülsen des gerade aufgebauten Fixateurs, der als Bohrschablone verwandt wird (gleiche Rotationsausrichtung der Längsbacken, Verschlußschrauben des Fixateurs und der Längsbacken zeigen genau nach vorne – Gewebsschutzhülsen liegen in einer Flucht).

Beginn mit der distalsten Schraube, die zur Transfixation von Fibula und Tibia verwandt wird. Hautinzision 1 cm lang in der Mitte der medialseitigen Tibiakante. Vorbringen einer Gewebsschutzhülse nach Aufspreizung der Weichteile unter Zuhilfenahme des Trokars bis zum Knochen. Aufbohren (mit Verwendung der Bohrhülse in der Gewebesschutzhülse 4,8 mm-Bohrer) einer Kortikalis, 90° zur Längsachse der Tibia auf die Fibula zielend. Eindrehen einer Hohlschraube in die Kortikalis. Vorbohren eines 2,4-mm-Drahts durch die Hohlschraube, Tibia und Fibula. Hierbei muß auf eine exakt 90°-Ausrichtung dieses Drahts zur Tibia geachtet werden, weil sonst der gesamte Fixateur später schräg zur Tibia liegt. Über den transfixieren-

den Draht wird die 2. Kortikalis der Tibia mittels Hohlbohrer aufgebohrt und die Hohlschraube komplett in die Tibia eingedreht (Abb. 4).

Das aus der Hohlschraube herausschauende Ende des 2,2-mm-Drahts wird am Operationsende direkt am Austritt umgebogen und abgezwickt, der Kanal mittels Knochenwachs versiegelt und eine Kunststoffkappe aufgesetzt. Dies verhindert sowohl eine Infektion des Drahts als auch ein Vor- oder Zurückgleiten desselben während der Behandlung (Abb. 5).

Auf die Schraube werden der Fixateur mit eingesteckten Gewebsschutzhülsen aufgesteckt und dann zunächst die proximale Schraube gesetzt, die ebenfalls eine Transfixation zwischen Tibia und Fibula erlaubt. Hierzu erfolgen ebenfalls ein 1 cm langer Hautschnitt, Einstecken einer Hohlschraube und Vorbohren eines 2,2-mm-Drahts bis in Tibiamitte. Dann Wegnahme des Fixateurs und seitliche BV-Kontrolle dergestalt, daß dieser Kirschner-Draht sich nur punktförmig darstellt. Dies kann durch maximale Außenrotation des Beins mit fakultativer leichter Schrägstellung des Röntgenbildverstärkers erreicht werden. Bei dieser punktuellen Darstellung wird ersichtlich, ob der Draht in Richtung Fibula zeigt oder ventral oder dorsal davon gelegen ist. Ist dies nur geringfügig nicht der Fall, wird der Draht herausgedreht und lediglich unter Wiederzuhilfenahme des Fixateurs als Schablone leicht nach ventral oder dorsal versetzt eingebracht. Ist es in dieser Technik nicht möglich, eine Transfixation herbeizuführen, muß die Backe am Zentralkörper gelöst und in einer neuen Rotationsausrichtung erneut befestigt werden. Dann Wiederholen des Vorgehens wie vorbeschrieben, bis der Draht auf die Fibula zeigt. Durchbohren des Drahts dann durch die Fibula unter Vermeiden des Austritts aus der lateralseitigen Kortikalis wegen des dort verlaufenden N. peronaeus. Danach Setzen der weiteren Schrauben, wie von den Klemmbacken respektive Gewebsschutzhülsen vorgegeben.

Die 3. proximale Schraube durch den aufgeschraubten Turm wird erst nach der Knochendurchtrennung gesetzt.

Fibuladurchtrennung

Hautschnitt im Übergang zum distalen Drittel (proximal der distalen fibulotibialen Transfixation). Faszieneröffnung, stumpfes Vorgehen zum Knochen, welcher subperiostal dargestellt wird, Durchtrennen des Knochens durch oszillierende Säge unter gleichzeitiger Spülung. Schichtweiser Wundverschluß in anatomischen Schichten unter Einlage einer Redondrainage.

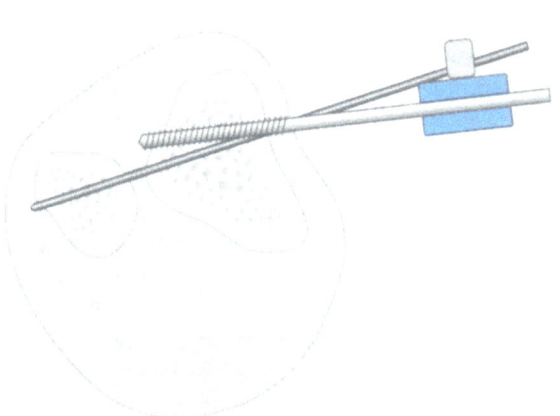

Abb. 5. Fibulotibiale Transfixation – freie Kirschner-Draht-Technik

Tibiadurchtrennung

Ventralseitiger Längsschnitt 1 cm lang 1 cm distal des proximalen Schraubenpaars bis zum Knochen. Vorsichtiges Abheben wechselseitig des medial- und lateralseitigen Periosts mit einem Minirasp. Anmeißeln der ventralen Tibiakante mit einem maximal 10 mm breiten Meißel. Durchmeißeln der medial- und lateralseitigen Kortikalis wechselseitig mit einem Fähnchenmeißel mit Führung des Fähnchens subperiostal. Durch einen kurzen Impuls in Valgusrichtung (unter Vermeiden des Anfassens der Schrauben) Frakturierung des Knochens. Gelingt dies nicht, wird ein zusätzlicher Hautschnitt an der dorsomedialen Seite der Tibia getätigt. Subperiostales Vorführen eines Minirasps und Durchmeißeln der hinteren Kortikalis mittels Fähnchenmeißel. Wiederholen der manuellen Frakturierung. Hautverschluß. Aufstecken des Fixateurs ohne Gewebsschutzhülse, Setzen desselben unter Kompression. Einbringen der 3. Schraube proximal.

Verband

Umwickeln der Schraubenpaare mittels ausgezogener Kompressen. Kompressionsverband der unteren Extremität. Versorgung der Schraubenenden mittels Kunststoffschutzkappen, wobei, wie vorbeschrieben, an den Hohlschrauben die Drähte umgebogen und abgezwickt und die Schraubenkanäle mit Knochenwachs versiegelt werden. Röntgenkontrolle der unteren Extremität in 2 Ebenen. In Narkose Durchbewegen von Knie- und Sprunggelenk.

Operationsvarianten/Besonderheiten

Kritisch ist die Einbringung der 1. Schraube, da nur bei einer exakten 90°-Ausrichtung zur Tibia später auch der Fixateur 90° zur Tibia zu liegen kommt und auch in dieser Richtung dann ohne Translationsfehler die Verlängerung erfolgt. Alternativ zur Transfixation der Fibula in der Hohlschraubentechnik kann dies auch mit einem Draht, der von der Fibulaseite eingebracht wird, in Richtung der Klemmbacke erfolgen. Dieser wird dann mittels des Ilisarov-Equipments am Gewinde des Klemmschraubendeckels befestigt. Diese Technik ist weniger diffizil, da die Transfixation erst nach der Fixateurmontage erfolgt. Ist eine Transfixation der Ferse erwünscht, kann diese durch Anschrauben eines Ilisarov-Rings (Adaptationsklemmbacke des Systems) durchgeführt werden, an die dann im entsprechenden Abstand ein 5/8-Ring um den Kalkaneus befestigt wird (Abb. 6–8).

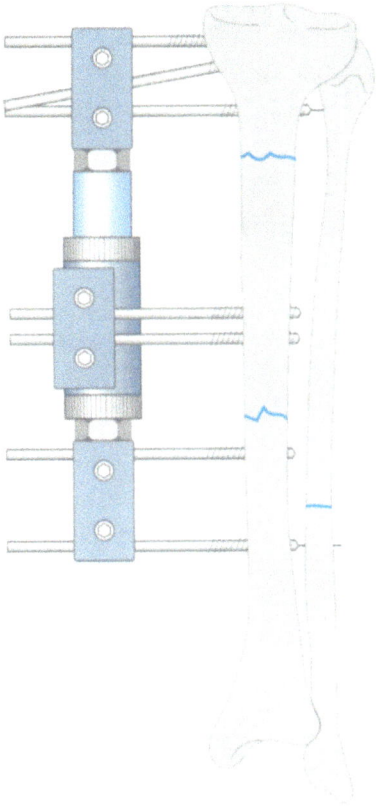

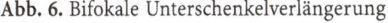

Abb. 7. Beispiel einer Unterschenkel-verlängerung

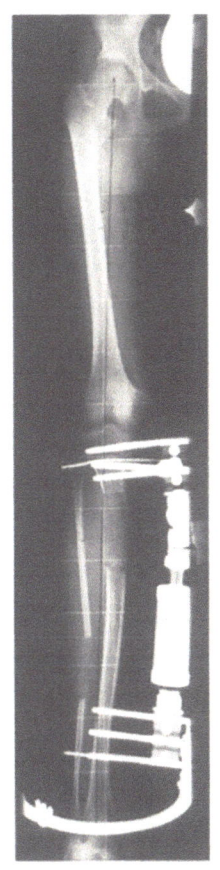

Abb. 6. Bifokale Unterschenkelverlängerung

Indikationen und Kontraindikationen/ Nachbehandlung

Indikationen sind Unterschenkellängendifferenzen ab 3 cm Länge sowie Verkürzungen geringeren Ausmaßes bei gleichzeitiger anstehender Achsenkorrektur.

Kontraindikationen sind Kinder unter 6 Jahren – die aktive Kooperation des Patienten ist notwendig. Patienten im fortgeschrittenen Lebensalter – verstärkte Kontrakturneigung und verlangsamtes Bilden des Kallusregenerats. Patienten mit metabolischen Osteopathien sowie nach Radiatio wegen der Gefahr der ausbleibenden Kallusbildung. Unkooperative Patienten – die Mitarbeit über einen langen Behandlungszeitraum muß gewährleistet sein. Sozialmedizinische Aspekte – die persönliche und berufliche Situation muß eine mehrmonatige Behandlung ermöglichen.

Für die Aufklärung ist wichtig, auf das lang andauernde Behandlungsverfahren hinzuweisen. Pro cm Verlängerungsstrecke muß mit einer Behandlungsdauer von einem Monat gerechnet werden. Zum Teil schmerzhafte Behandlung. Einschränkung der Gelenksbeweglichkeit bei fast allen Patienten während – vereinzelt auch nach Abschluß der Behandlung. Gefahr der Schädigung der angrenzenden Gelenke. Gefahr der

Pseudarthrosenbildung. Gefahr der intra- oder postoperativen Nervenschädigung. Gefahr von Achsdeviationen. Oberflächliche Infektionen sind häufig, tiefe Infektionen hingegen selten. Notwendigkeit der Orthesenbehandlung des Sprunggelenks oder Anlage eines Unterschenkelgehgipses.

Nach Abklingen des postoperativen Schmerzes Teilbelastung mit 10–20 kg, Beginn der Distraktion 10 Tage postoperativ. Obligate Versorgung mit Sandale und daran befestigtem Gummizügel, die hoch zum Fixateur gespannt werden zur Aufdehnung der Achillessehne und der Zehenbeuger. Alternativ hierzu kann während der Distraktionsphase dem Patienten ein Unterschenkelgehgips angelegt werden, der zwischen den Schraubenpaaren endet. Dies wird von vielen Patienten als eine angenehme Art der Versorgung empfunden. Beginn der Distraktion 10 Tage postoperativ mit 4 mal 1/4 Umdrehung/Tag. 4 Wochen nach Distraktionsende Übergang zur Vollbelastung.

Nach fester Konsolidierung von 3 der 4 sichtbaren Kortikaes und Gehen des Patienten ohne Zuhilfenahme von Unterarmgehstützen, ambulantes Entfernen des Apparats. Anlegen einer Unterschenkelgipshülse, welche wegen der Nachblutung nach 4 Tagen wieder gewechselt wird. Fortführung der Vollbelastung (im

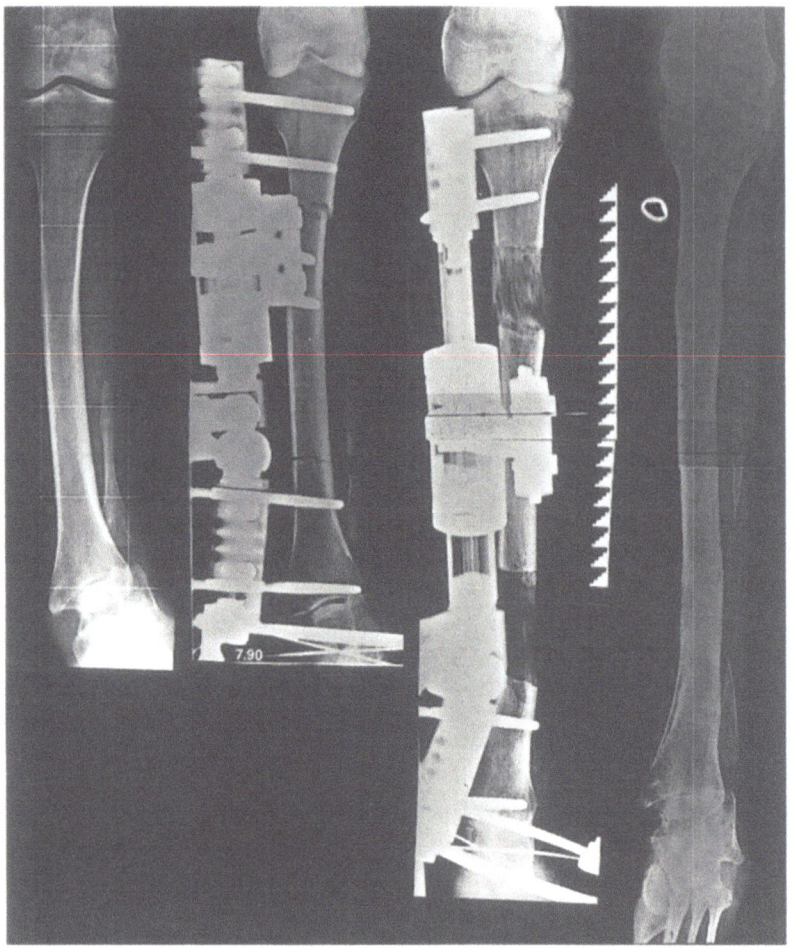

Abb. 8. Beispiel einer bifokalen Unterschenkelverlängerung

Gegensatz zur Oberschenkelverlängerung!) direkt nach der Fixateurabnahme. Vermeiden von sportlichen Belastungen bis 3 Monate nach Fixateurabnahme, wobei die Gipshülse bereits nach 4 Wochen entfernt wird.

Literatur

1. Catagni M (1991) Lengthening of the tibia. In: Bianchi Maiocchi A, Aronson J Operative principles of Ilisarov. Medi Surgical Video Milan 288–309
2. Green SA (1991) The Ilisarov method – Rancho technique. Orthop Clin North Am 22: 677–688
3. Pauschert R, Pfeil J (1993) Achskorrigierende Verlängerungen in unilateraler Technik. Orthop Praxis 11: 737–742
4. Pfeil J. (1993) Heidelberger Erfahrungen mit der Kallusdistraktion am traumatisierten Ober- und Unterschenkel. In: Rehm KE (Hrsg.) Hefte zu „Der Unfallchirurg". Springer, Heidelberg 232: 826–828
5. Pfeil J (1994) Technik der unilateralen Kallusdistraktion an Femur und Tibia. Operat Orthop Traumatol 6 (1): 1–28
6. Pfeil J, Niethard FU, Carstens C (1988) Abwägende Indikationsstellung zur operativen Beinverlängerung. Sozialpäd Prax Klin 10: 154–158
7. Pfeil J, Schneider E (1989) Aktueller Stand der operativen Extremitätenverlängerung. Dtsch Ärztebl 86/42A: 3090–3100
8. Pfeil J, Niethard FU (1990) Unterschenkelverlängerung mit dem Ilisarovsystem: Darstellung der unterschiedlichen operativen Techniken und Analyse der 1986–1990 durchgeführten Unterschenkelverlängerungen. Orthopäde 19: 263–272
9. Pfeil J, Grill F, Graf R (1996) Technik der Verlängerungen, Pseudarthrosenbehandlung und Deformitätenkorrektur. Springer, Berlin Heidelberg New York
10. Saleh M (1990) K-wire transfixation of tibia and fibula during lengthening. Personal communication

Perkutane Achillessehnenverlängerung

J. Pfeil

Technisches Equipment (Abb. 1)

Tenotom oder 15er Messer.

Landmarken und Lagerung

Bauchlage mit über den Operationstisch ragendem Fuß. Eine Blutleere ist fakultativ. Markieren des Ansatzes der Achillessehne, des proximalen Endes der Sehne und der Mitte zwischen diesen beiden Markierungen (Abb. 2).

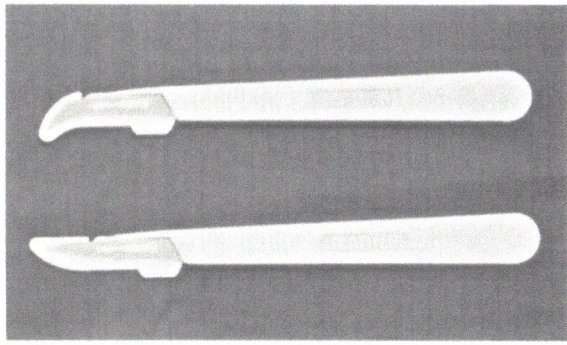

Abb. 1. Technisches Equipment

Operation

Das Tenotom wird in Längsrichtung perkutan so durch die Sehne eingestochen, daß gerade etwas mehr als die Hälfte der Sehne auf der zur Durchtrennung angedachten Seite zu liegen kommt. Die Durchtrennungsrichtung ist abhängig von der valgischen/varischen Fersenstellung. Das Tenotom wird dann um 90° gedreht und in Richtung der Haut unter palpatorischer Kontrolle die aufgeladene Sehne durchtrennt. Zunächst wird fersennah in gleicher Richtung am proximalen Ende der Sehne, zuletzt in Sehnenmitte in entgegengesetzter Richtung unter leichter Anspannung der Sehne die Durchtrennung durchgeführt (Abb. 3). Danach gleiten die Sehnenanteile bei passiver Extension im Sprunggelenk aneinander vorbei (Abb. 4). Das Ausmaß der Verlängerung läßt sich hierbei durch das Ausmaß der Extension dosieren. Dies ist insbesonders für neuromuskuläre Patienten wichtig, um keine iatrogene Hakenfüßigkeit zu verursachen. Hautnähte sind fakultativ. In Narkose erfolgt die Unterschenkelgipsversorgung.

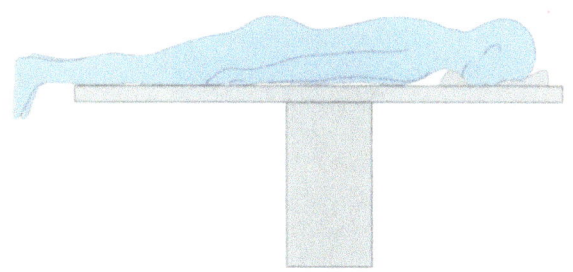

Abb. 2. Lagerung des Patienten zur perkutanen Achillessehnenverlängerung

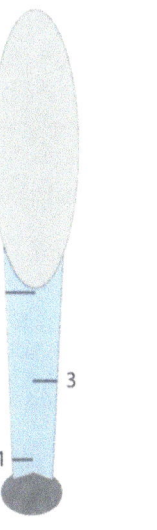
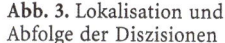

Abb. 3. Lokalisation und Abfolge der Diszisionen

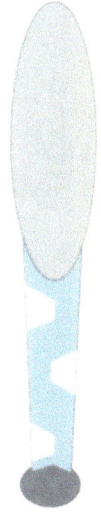

Abb. 4. Sehne nach der Verlängerung

Indikationen/Kontraindikationen

Die perkutane Achillessehnenverlängerung ist der offenen Technik überlegen durch die geringere Invasivität, Komplikationsrate und kürzere Nachbehandlung. Wenn keine wesentliche Kontraktur der Gelenkkapsel vorliegt (Überprüfung des Sprunggelenks bei gebeugtem Kniegelenk), sollte sie deshalb angewandt werden. Auch bei vorausgegangener Verlängerung in perkutaner Technik kann sie wiederholt werden, nach offener Verlängerung ist sie wegen der dann bestehenden Vernarbung nicht indiziert. Es besteht immer die Möglichkeit, von der perkutanen Technik auf die offene Technik überzuwechseln.

Nachbehandlung

Die Nachbehandlung ist abhängig von der Ätiologie der Achillessehnenverkürzung. Bei neuromuskulären Erkrankungen ist eine 3wöchige Gipsversorgung angezeigt. Beim Spitzfuß während oder nach einer Unterschenkelverlängerung genügt eine 10tägige Unterschenkel-L-Schienenversorgung.

Literatur

1. Blasier RD, White R (1998) Duration of immobilisation after percutaneous suding heel-cord lengthening. J Pediatr Orthop 18 (3): 299–303
2. Morrissy RT (1992) Atlas of pediatric orthopaedic surgery. Lippincott, Philadelphia
3. Pfeil J (1994) Technik der unilateralen Kallusdistraktion an Femur und Tibia. Operat Orthop Traumatol 6 (1): 1–28
4. White WJ (1943) Torsion of the achilles tendon: it's significance. Arch Surg 46: 784

Perkutane Naht der frischen Achillessehnenruptur

E. Heijens, M. Krieger

Technisches Equipment

Es besteht aus:

- 2 PDS-Fäden Stärke 0, beidseits mit einer geraden atraumatischen Nadel armiert,
- 2 Vicrylfäden Stärke 0,
- 2 Fadenösen (können einfach aus einem 1,2 mm starken Zuggurtungsdraht gebaut werden) (Abb. 1),
- Weichteil-Operations-Sieb.

Lagerung

Die Lagerung des Patienten erfolgt in Oberschenkelblutleere und Bauchlage. Die Ruptur wurde präoperativ sonographisch lokalisiert und sollte idealerweise gut palpierbar sein (Abb. 2).

Operationsablauf

Nach sterilem Abwaschen und Abdecken des betroffenen Unterschenkels erfolgt zunächst ein 2 cm langer Hautschnitt, quer über der Achillessehnenruptur. Mit der Präparierschere wird nun das Peritendineum eröffnet und jeweils seitlich zwischen Sehne und Peritendineum präpariert, um dort die Fadenöse mühelos einführen zu können. Nach Präparation zwischen Peritendineum und rupturierter Sehne nach proximal und distal werden nun insgesamt 2 Rahmennähte um die frische Ruptur gelegt. Die exakte Lokalisation der Rahmennaht ist in Abb. 3 sowohl in der Frontalansicht als auch in der Seitansicht graphisch dargestellt.

Zunächst erfolgt das Vorgehen im Bereich des proximalen Sehnenstumpfs. Die Fadenöse wird an ihrem Ende leicht nach seitlich abgeknickt, um ein einfacheres Palpieren der Öse im subperitendinösen Bereich zu ermöglichen. Nach Einschieben der Öse in der Schicht zwischen Peritendineum und Sehne auf der medialen Seite der Ruptur läßt sich die Öse subkutan tasten. Mit der geraden Nadel wird nun die Haut perforiert und

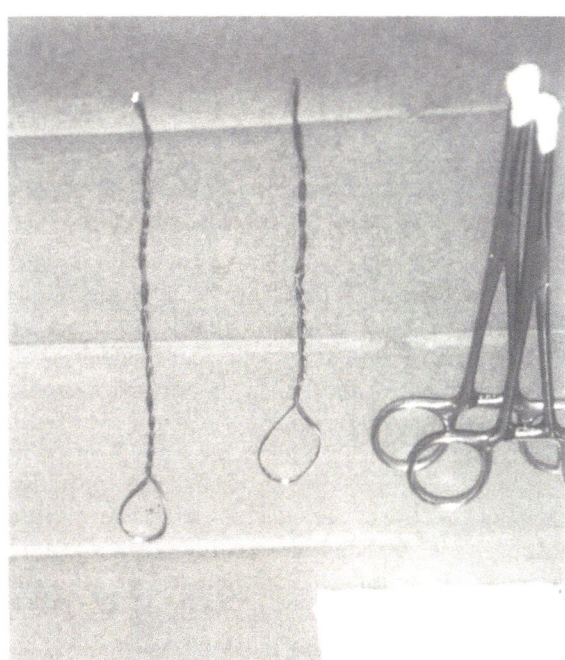

Abb. 1. Zwei Fadenösen aus 1,2-mm-Kirschner-Draht

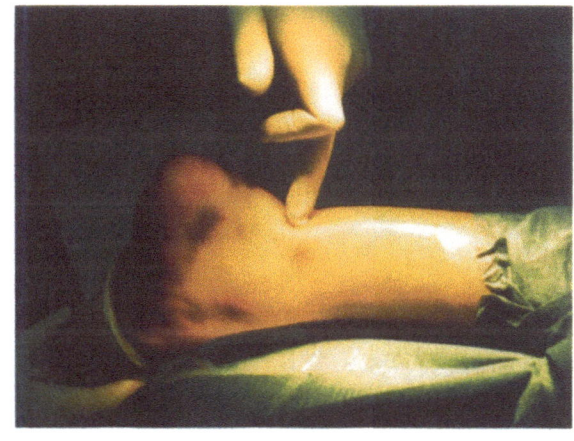

Abb. 2. Palpation der Sehnenruptur zur Identifikation des querverlaufenden Operationszugangs

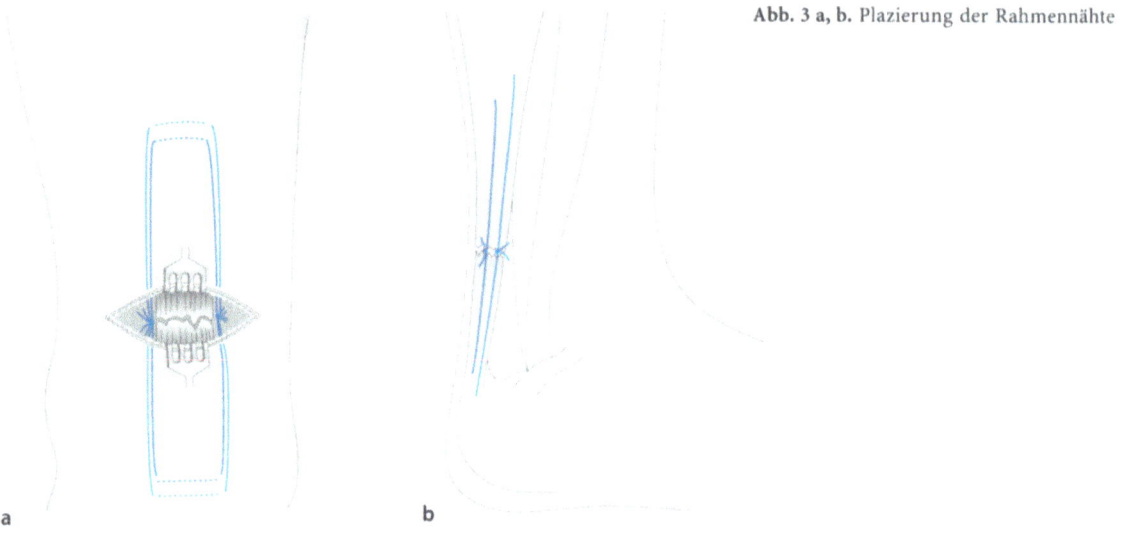

Abb. 3 a, b. Plazierung der Rahmennähte

die Nadel zentral in die Öse plaziert. Eine korrekte Lage der Nadel läßt sich durch einfachen Zug an der Öse überprüfen mit entsprechendem metallischem Kontakt. Mit einer 2. Fadenöse erfolgt ein analoges Unterminieren zwischen Peritendineum und Sehne auf der lateralen Seite der Sehne und nach Durchtritt der Nadel durch die Öse, der Ausstich der Nadel durch die Haut lateralseitig (Abb. 4). Die beiden Nadeln werden nun abgeschnitten. Durch Rückzug der beiden Fadenösen kann nun der PDS-Faden zwischen Peritendineum und Sehne aus dem ursprünglichen operativen Zugang in Höhe der Ruptur ausgeleitet werden (Abb. 5). Die korrekte Lage des Fadens läßt sich durch vorsichtigen Zug an der Sehne überprüfen. Ein analoges Vorgehen wird nun distalseitig durchgeführt (Abb. 6). Nachdem proximal und distal der Faden entsprechend durchgezogen und dann in Richtung Operationszugang ausgeleitet wurde, können die beiden Enden jeweils miteinander verknotet werden. Es emp-

fiehlt sich, vorher die 2. Rahmennaht gemäß der 1. zu plazieren und die Fäden auszuleiten. Nach Verknoten der beiden Rahmennähte läßt sich eine gute Readaptation der Sehnenenden vollziehen. Das Peritendineum kann mit feinen Einzelknopfnähten der Stärke 3,0 readaptiert werden. Es erfolgt danach eine Hautintrakutannaht (Abb. 7a–c).

Indikation

Die Indikation zur perkutanen Achillessehnennaht besteht bei frischen Achillessehnenrupturen.

Abb. 4. Durchstechen beider Ösen und der Sehne mit gerader Nadel proximal

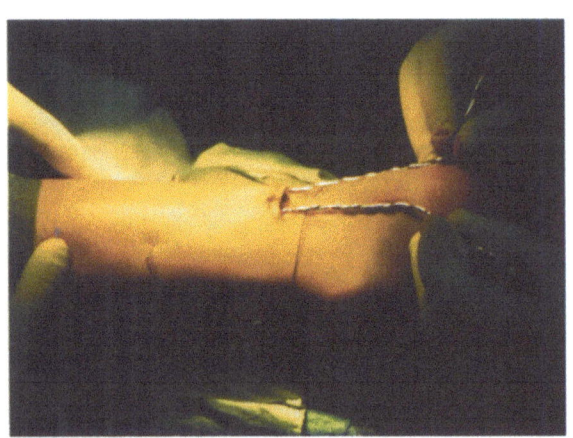

Abb. 5. Rückzug der beiden Fäden mittels Öse

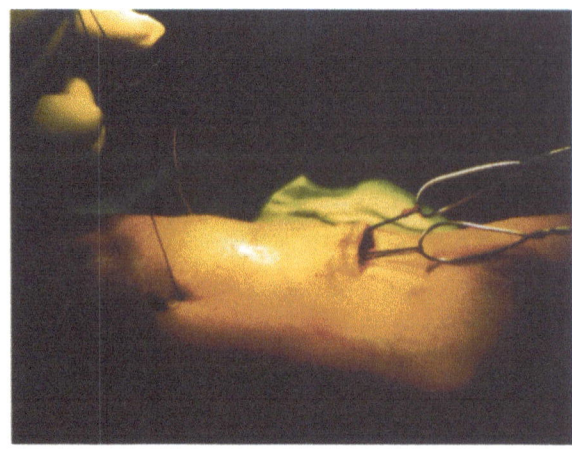

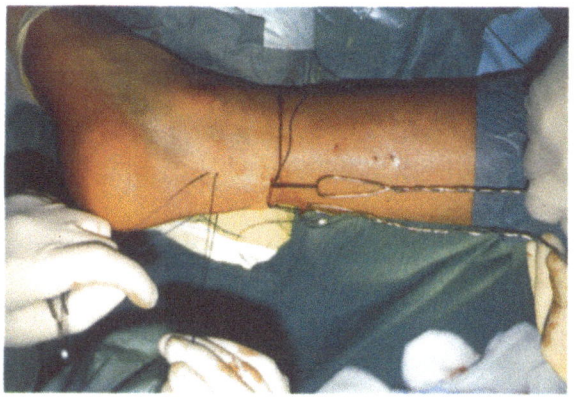

Abb. 6. Perkutan transtendinös eingeführte Fäden werden mit der Öse in das Operationsgebiet ausgeleitet

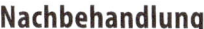

Nachbehandlung

Das entsprechende Bein wird in einer Unterschenkelgipsschiene in 15°-Spitzfußstellung eingegipst bis zum Abschluß der Wundheilung. Danach erfolgt die Mobilisierung in einem Adimed-Schuh, ebenfalls in 15°-Spitzfußstellung für insgesamt 4 Wochen, sowie danach stufenweise Reduktion der Spitzfußstellung innerhalb weiterer 4 Wochen. Nach 8 Wochen erfolgt die Freigabe zu normalem Schuhwerk bei voller Belastung. Für weitere 6 Monate sollte dann eine Absatzerhöhung von 1 cm getragen werden.

Literatur

1. Kakiuchi M (1995) A combined open and percutaneous technique for repair of tendo achillis. J Bone Joint Surg [Br] 77-B: 60–63.

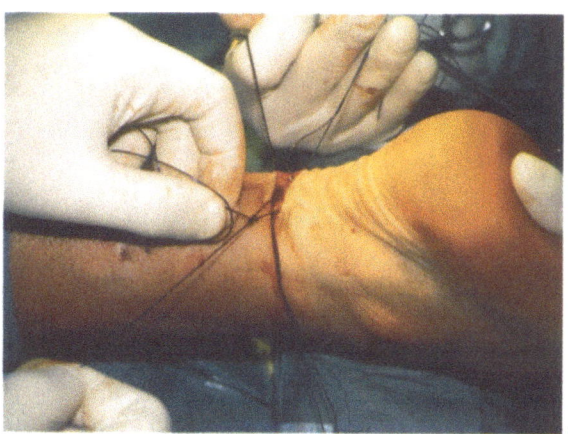

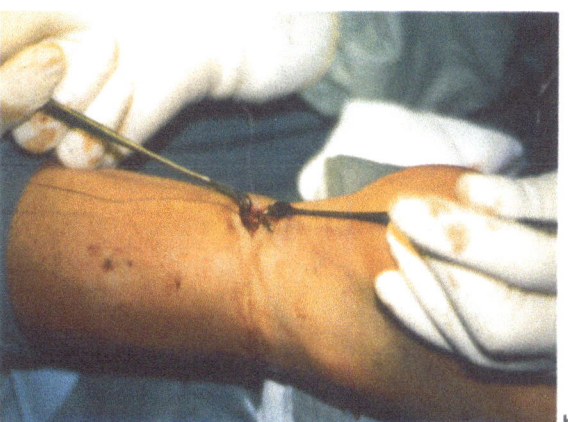

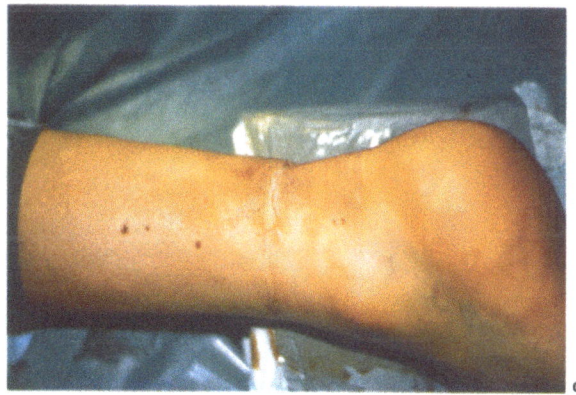

Abb. 7. a Verknoten der Fadenenden in 20°-Spitzfußstellung, **b** Adaptierende Nähte des Peritendineums, **c** Hautnaht intrakutan

Perkutane Versorgung von Tibiakopffrakturen mit und ohne arthroskopischer Kontrolle

H. Lill

Technisches Equipment

Zur Osteosynthese werden das 7,3-mm-kanülierte Schraubensystem der AO aus Titan oder 6,5-mm-Spongiosaschrauben mit durchgehendem Gewinde verwendet [11]. Das kanülierte Klein- und Großfragmentinstrumentarium (3,5 mm und 4,0 mm) aus Titan sollte vorgehalten werden.

Instrumentelle Voraussetzungen sind:

- Kugelspieß,
- gebogene Spongiosastößel (6–8 mm),
- Repositionszangen,
- Kreuzbandzielinstrumentarium mit kanülierten Bohrern,
- Kirschner-Drähte (KD),
- Meißel in unterschiedlichen Größen,
- Raspatorium,
- Osteosynthese- und Spongiosaentnahmeinstrumentarium.

Für die arthroskopisch gestützte Operation ist neben dem arthroskopischen Grundinstrumentarium folgende Ausstattung erforderlich:

- 30°-Weitwinkel-Optik,
- Shaversystem,
- Kaltlichtquelle,
- Video-Mikrochip-Kamera mit Monitor und Printer,
- (druck- und volumengesteuerte Rollenpumpe).

Ein Durchleuchtungsgerät (Bildverstärker BV) mit 100-Hz-Monitor, Bildspeicher und gepulster Durchleuchtungsmöglichkeit, Zoom und Printer ist eine weitere technische Voraussetzung.

Lagerung und Zugangswege

Der Patient wird in Rückenlage auf einem Standardtisch gelagert. Auf einen ausreichenden Strahlenschutz des Patienten und der Operateure ist zu achten. Das verletzte Bein kommt in eine Arthroskopiehalterung, ein Varus- und Valgusstreß sowie eine Beugung von 90° und eine volle Streckung im Kniegelenk müssen möglich sein. Eine Druckmanschette wird am distalen Oberschenkel angelegt. Das kontralaterale Bein wird 30° abgesenkt und 20° abduziert.

Der BV-Monitor befindet sich kopf- und frakturseitig, der Arthroskopieturm kopfseitig auf der Gegenseite. Der C-Bogen des Bildverstärkers wird an der unverletzten Seite des Patienten positioniert (Abb. 1). Die Abdeckung erfolgt durch ein Einmal-Arthroskopie-Set. Der BV wird mit einer sterilen Dreifachabdeckung bezogen. Eine Blutsperre der verletzten Extremität kann durch Aufpumpen der Druckmanschette in Abhängigkeit vom systemischen Blutdruck bis 400 mm Hg erfolgen, eine Blutleere ist nicht erforderlich.

Der arthroskopische Standardzugang zum Kniegelenk ist der anterolaterale, der anteromediale wird unter arthroskopischer Sicht bewerkstelligt. Beide Zugänge können entweder horizontal oder vertikal über eine Länge von 1 cm angelegt werden. Den Zugang für Schleuse und Kamera stellt der anterolaterale dar, als Arbeitskanal dient der anteromediale Zugang. Bei erforderlicher Anhebung einer Impression oder zur Manipulation eines lateralen Kantenfragments wird 1 cm lateral der Tuberositas tibiae ein ca. 4 cm langer, senkrechter Hautschnitt durchgeführt. Bei den sehr seltenen medialen Plateaufrakturen entsprechend medialseitig. Die Tibialis-anterior-Muskulatur wird subperiostal abgelöst und die Kortikalis mit einem Meißel gefenstert und ein entsprechender Arbeitskanal geschaffen. Alternativ kann zur Eröffnung der Kortikalis das kanülierte Bohrersystem mit dem Kreuzbandzielinstrumentarium verwendet werden. Die Schrauben zur Osteosynthese werden über Stichinzisionen am Tibiakopf unter radiologischer Kontrolle angelegt. Bei notwendiger autologer Spongiosaplastik erfolgt die Entnahme aus dem ipsilateralen Beckenkamm dorsal der Spina iliaca anterior superior. Nach „Deckelung" der Kortikalis mit dem Meißel wird mit einem scharfen Löffel Spongiosa entnommen, eine Refixation der Kortikalisschuppe durch eine transossäre Naht ist anzustreben.

Abb. 1. a, b. Lagerung des Patienten. BV-Monitor links, Arthoskopieturm rechts. a C-Bogen in Position für a.-p.-Strahlengang; b C-Bogen in Position für seitlichen Strahlengang

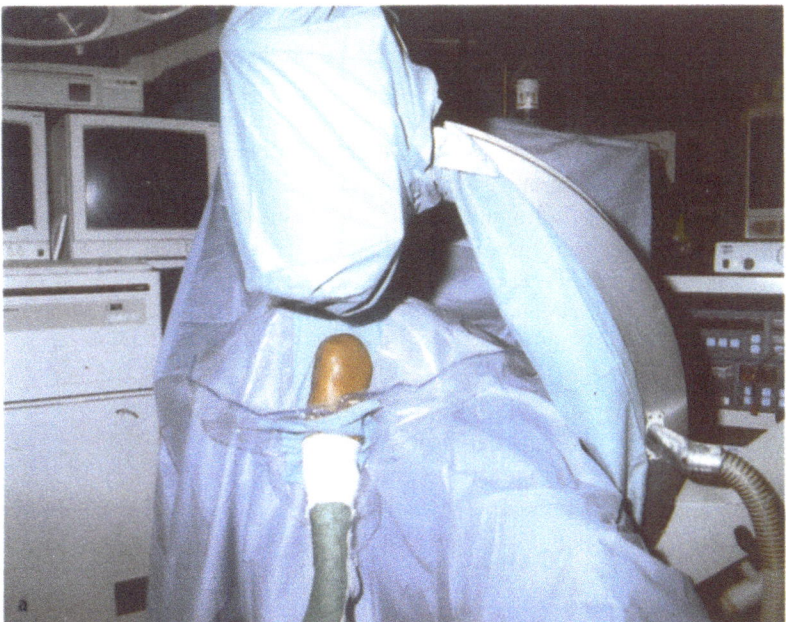

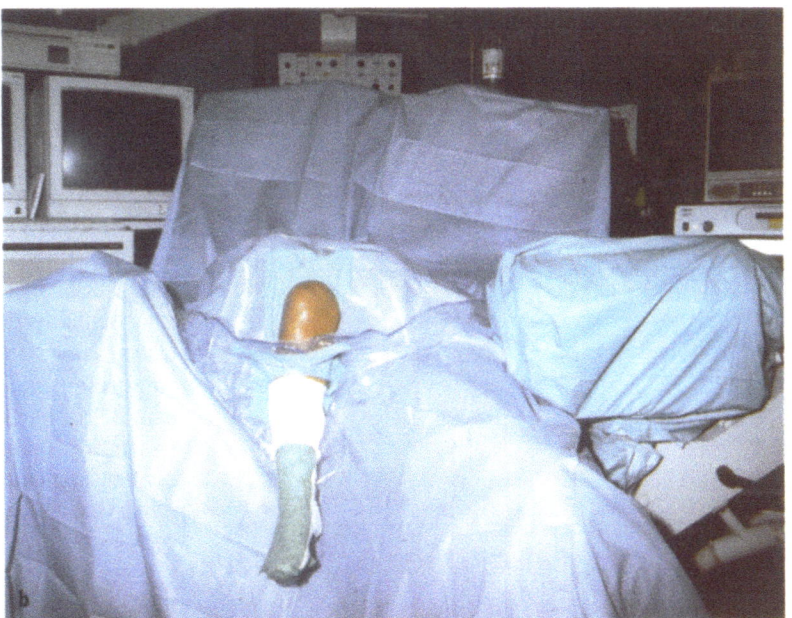

Operationsablauf

Arthroskopisch gestützte Reposition

Vor Beginn der Operation steht die Narkoseuntersuchung des verletzten Kniegelenks. Nach Anlegen der beiden Zugangswege werden zunächst Blutkoagel und altes Hämatom mit dem Shaver entfernt und eine ausgiebige Lavage des Gelenks durchgeführt.

Der systematische arthroskopische Untersuchungsgang mit Beurteilung der Strukturen beinhaltet folgenden Ablauf:

- oberer Rezessus bilateral,
- Femoropatellargelenk,
- Plica para-/infrapatellaris,
- mediales Kompartiment mit Meniskus und Knorpel,
- dorsomedialer Rezessus,
- Fossa intercondylaris mit den Kreuzbändern,
- laterales Kompartiment mit Meniskus und Knorpel,
- dorsolateraler Rezessus mit Popliteussehne.

Sämtliche Strukturen werden mit dem Tasthaken geprüft und eine Bilddokumentation durchgeführt (Abb. 2).

Das laterale Tibiaplateau wird von Koageln befreit und defekter Knorpel entfernt bzw. geglättet. Da es sich häufig um eine dorsolaterale Frakturzone handelt, muß der laterale Meniskus mit dem Tasthaken angehoben werden, um das Ausmaß der Fraktur zu beurteilen. Bei Spaltfrakturen erfolgt die Reposition durch externe, perkutane Manipulation der Fragmente mit Kugelpfriem, Zangen und Raspatorium. Hierdurch werden zum einen die Fragmente reponiert und zum anderen Achsfehlstellungen ausgeglichen. Ein weiteres wesentliches Repositionsprinzip ist der axiale Längszug. Bei Impressionsfrakturen wird durch das tibial-kortikale Fenster das Imprimat mit dem gebogenen Stößel unter arthroskopischer Sicht angehoben (Abb. 3 u. 4). Mehrfache Manipulationen sind häufig notwendig, um die Impressionszone vollständig anzuheben. Ein „Knorpeltrimming" mit dem Shaver im Bereich der Frakturspalten kann eine bessere Sicht gewährleisten.

Radiologisch gesteuerte Reposition

Die radiologisch gesteuerten Repositionstechniken unterscheiden sich prinzipiell nicht von den arthroskopischen Techniken. Auch hierbei werden perkutane Manipulation der Fragmente und ein axialer Längszug durchgeführt. Insbesondere bei den Impressionsfrakturen muß die tibiale Gelenkfläche radiologisch in beiden Ebenen exakt eingestellt werden. Im a.-p.-Strahlengang ist die 0°-Stellung, im axialen Strahlengang die 90°-Beugung zu beachten. Die Einstellung der beiden Projektionsebenen erfolgt durch den 1. Assistenten.

Osteosynthese

Das Repositionsergebnis kann temporär mit Kirschner-Drähten gehalten werden. Bei Verwendung des kanülierten Schraubensystems sind die Kirschner-Drähte so zu plazieren, daß hierüber die Schrauben eingebracht werden können (Abb. 5). Unabhängig von der Repositionstechnik müssen die Schrauben unter radiologischer Kontrolle eingebracht werden. Idealerweise liegen diese 5 mm distal und parallel zur tibialen Gelenkfläche (Abb. 6). Nach der Osteosynthese wird eine Spongiosaunterfütterung des Hebedefekts über das kortikale Fenster vorgenommen. Alternativ können auch Knochenersatzmaterialien wie z. B. Endobon oder Norian SRS verwendet werden (Abb. 7).

Abschließend sollten bei den arthroskopischen Verfahren eine intraartikuläre Bilddokumentation sowie eine radiologische Dokumentation vorgenommen werden. Bei der arthroskopischen Technik empfiehlt sich neben der subfaszialen Redonsaugdrainage am Tibiakopf zusätzlich eine intraartikuläre Drainage für 24 h. Nach Faszien- und Subkutannaht erfolgt der Wundverschluß.

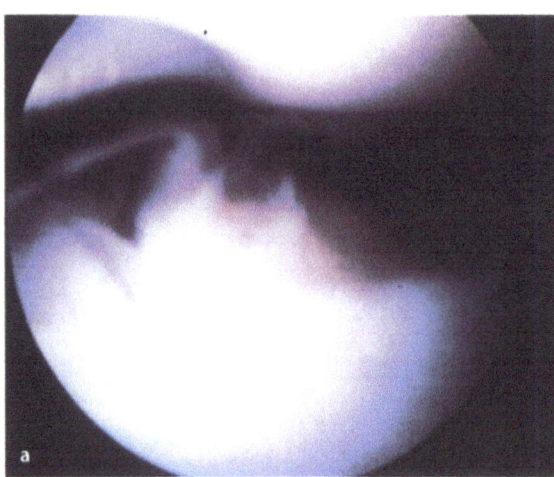

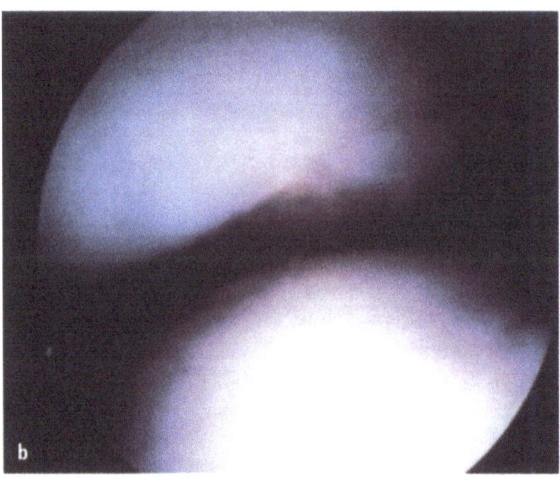

Abb. 2. a, b. Intraoperativer arthroskopischer Befund einer lateralen Tibiakopfimpressionsfraktur (B2.2 nach [11]). **a** Reposition, **b** Nach Reposition

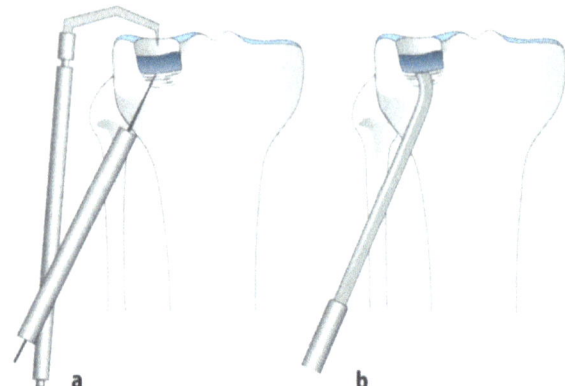

Abb. 3. a, b. Schematische Darstellung der Anhebung eines Imprimats. **a** Mit Kreuzbandzielinstrumentarium, **b** Mit Rundstößel

Operationsvarianten und Besonderheiten

Zusätzliche Zugangswege bei der arthroskopisch gestützten Operation

Beim bimanuellen arthroskopischen Arbeiten, z. B. dem Anheben des lateralen Meniskus bei gleichzeitiger Knorpelglättung mit dem Shaver, kann der transligamentäre Zugang durch das Ligli. patellae hilfreich sein. Dieser wird wie der anteromediale Zugang unter arthroskopischer Sicht bewerkstelligt.

Eine weitere Zugangsmöglichkeit stellt der dorsolaterale dar. Dieser eignet sich besonders gut in den Fällen, bei denen ein ausreichender Überblick auf dorsolaterale Gelenksabschnitte nicht möglich ist. Hierzu wird zunächst mit einer perkutan eingebrachten Kanüle die ideale Position zwischen Außenmeniskus und Tibiaplateau festgelegt und dann mit dem Skalpell der Zugang geschaffen. Eine 5-mm-Schleuse erleichtert das Ein- und Ausführen von Optik und Instrumenten.

Anheben bei Impressionsfrakturen

Prinzipiell empfiehlt es sich, eine Impression und Depression überzukorrigieren, d. h. die Fragmente ca. 1–2 mm über Niveau anzuheben und in dieser Position zu stabilisieren, da hierdurch mit einem „Angleichen" der Fragmente auf Gelenksniveau und somit mit einem Remodelling zu rechnen ist.

Operationstaktik bei Impressions-/Depressionsfrakturen

Beim Vorliegen von Impressions-/Depressionsfrakturen sollten zunächst das Imprimat angehoben, danach das laterale Kantenfragment reponiert und mit Kirschner-Drähten und situationsabhängig mit Spitzzangen temporär stabilisiert werden. Durch diese zeitliche Abfolge wird das Anheben des Imprimats nicht durch ein bereits temporär fixiertes Kantenfragment behindert.

Abb. 4. a Intraoperative Situation. Anheben einer lateralen Impressionszone mit dem Rundstößel unter arthroskopischer und radiologischer Kontrolle (seitlicher Strahlengang), **b** Intraoperatives Durchleuchtungsbild im a.-p.-Strahlengang. Das Arthroskop befindet sich im lateralen Kompartiment, mit dem sichtbaren Rundstößel wird die Impressionszone angehoben

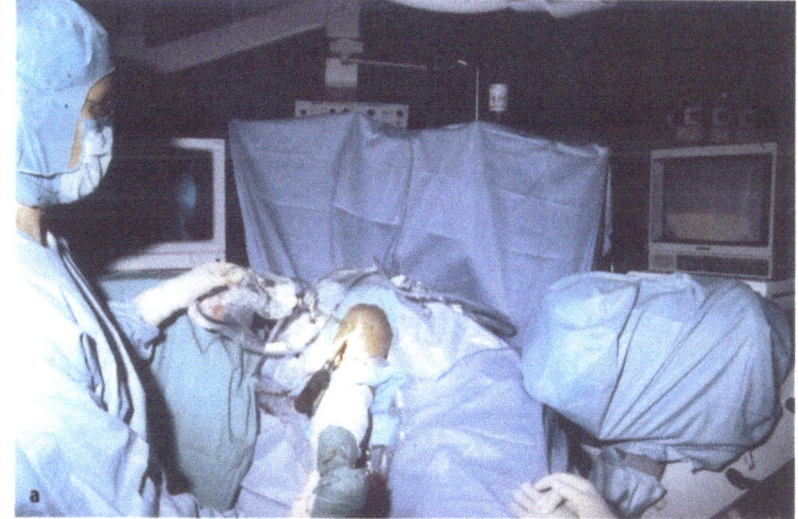

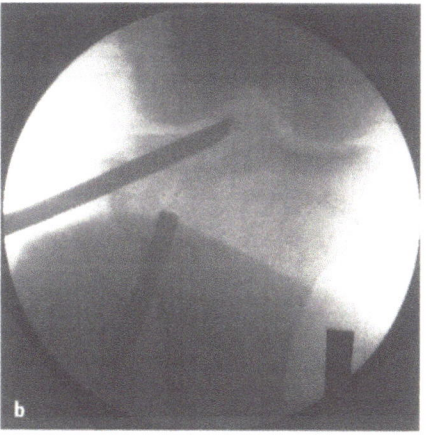

Vorgehen bei Begleitverletzungen

Bei therapiepflichtigen Meniskusläsionen und Kreuzbandrupturen sollte eine Versorgung der verletzten Strukturen in gleicher Sitzung durchgeführt werden.

Bei Meniskusverletzungen erfolgt zunächst die Resektion und Glättung bzw. arthroskopische Refixation, und im 2. Schritt die Versorgung der Tibiakopffraktur. Bei gleichzeitig vorliegender Kreuzbandruptur ist darauf zu achten, daß die Schrauben ausreichend weit dorsal zum Liegen kommen, um den tibialen Bohrkanal für die Kreuzbandplastik korrekt plazieren zu können.

Postoperatives Management

Direkt postoperativ schließt sich eine Kontrolle der peripheren Durchblutung, Motorik und Sensibilität (Cave: N. peronaeus) an. Auf die Entstehung eines Kompartmentsyndroms ist zu achten, da durch die kontinuierliche arthroskopische Insufflation Flüssigkeit über die Fraktur in die Unterschenkelkompartimente gelangen kann und somit eine Druckerhöhung erzeugt wird.

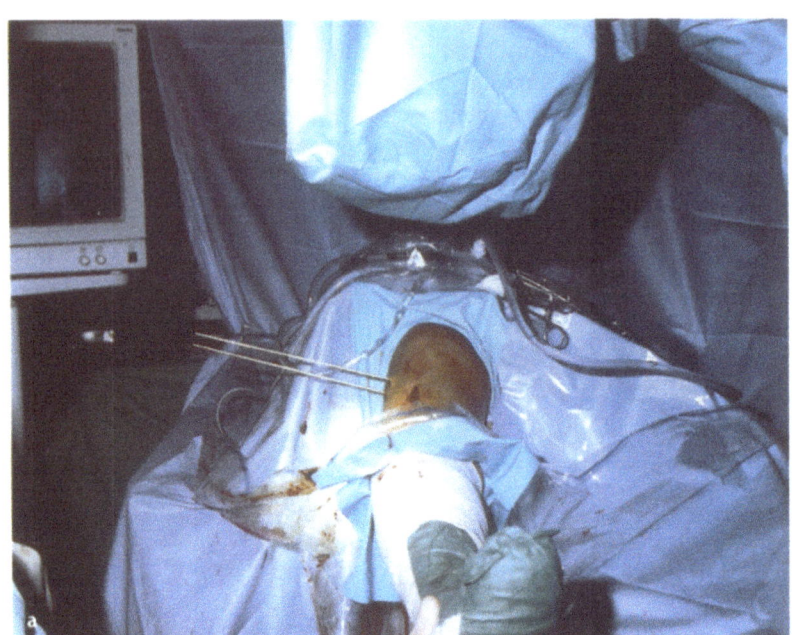

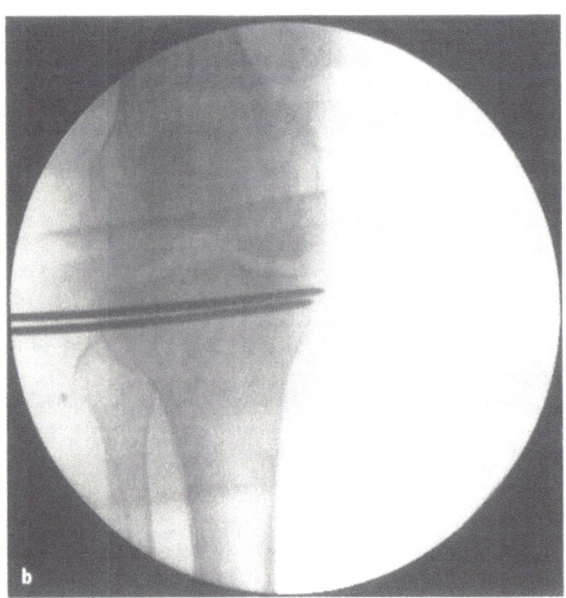

Abb. 5. a Intraoperative Situation. 2 Kirschner-Drähte vom kanülierten Schraubensystem sind von lateral unter radiologischer Kontrolle eingebracht; **b** Intraoperatives Durchleuchtungsbild im a.-p.-Strahlengang mit den 2 plazierten Kirschner-Drähten

Indikationen/Kontraindikationen, Nachbehandlung und Literatur

Die Einsatz minimal-invasiver Techniken scheint insbesondere am Tibiakopf vielversprechend [2, 5, 7, 8, 12]. Hier bestehen aufgrund des geringen Weichteilmantels gute direkte und indirekte Manipulationsmöglichkeiten. Die Weichteil- und Knochentraumatisierung wird durch minimale Zugänge und kleine Implantate (minimal-invasive Osteosynthese, MIO) im Vergleich zu den offenen Verfahren deutlich reduziert.

Die exakte präoperative Diagnostik, Klassifikation und Planung der Operation sind unabdingbar für ein gutes Ergebnis. Die Röntgenaufnahmen des betroffenen Kniegelenks in den 2 Standardebenen stellen die Basisdiagnostik dar. Hilfreich können 45°-Schrägaufnahmen sein. In der Nativröntgendiagnostik läßt sich das Ausmaß der Fraktur mit der Imprimatzone häufig ausreichend darstellen. In Einzelfällen kann eine Computertomographie mit 3-D-Rekonstruktion sinnvoll sein. Eine Magnetresonanztomographie sollte nur bei dem Verdacht auf begleitende Weichteilschäden durchgeführt werden.

Prinzipiell werden die Tibiakopffrakturen entsprechen ihrer Pathogenese und Morphologie in Luxations- und Plateaufrakturen eingeteilt [9]. Die Luxationsfrakturen entstehen durch Dislokationsmechanismen und weisen im Gegensatz zu den Plateaufrakturen eine hohe Instabilität und einen hohen Prozentsatz von Begleitverletzungen auf [13, 14]. Für die Entstehung von Plateaufrakturen ist ein Stauchungsmechanismus verantwortlich. Nach der AO-Klassifikation [11] handelt es sich hierbei um die B-1–3-Frakturen (Abb. 8). Diese Frakturformen stellen eine gute Indikation zur minimal-invasiven Osteosynthese dar, wobei für die B3.2- und B3.3-Frakturen nicht selten eine offene Reposition notwendig ist.

Die Indikation zur operativen Versorgung von Tibiakopffrakturen wird kontrovers diskutiert [4, 7, 10, 13, 14]. Prinzipiell kann man festhalten, daß stabile, wenig oder nichtdislozierte Frakturen eine Domäne der konservativen Therapie darstellen. Für die offenen Verfahren mit Plattenosteosynthese oder Kombinationsosteosynthese (z.B. Hybridfixateur und Schraubenosteosynthese [12]) kommen die A2 und A3 sowie die C-Frakturen in Frage (11). Allgemein wird bei den B1-3-Frakturen die Indikation zur perkutanen Reposition und Osteosynthese bei einer Impression oder Depression größer 2 mm gestellt. Muhr et al. [10] tolerieren Stufen bis 4 mm und berichten über respektable Ergebnisse, wenn sich Achsfehlstellungen und Verbreiterungen des Tibiakopfs beseitigen lassen. Andererseits können auch geringgradige Veränderungen der Beinachse, insbesondere beim älteren Patienten, ohne Beeinträchtigung der Kniefunktion toleriert werden [10]. Bei instabilen Frakturen kann eine geschlossene Reposition mit anschließender Brace-Behandlung gute klinische Ergebnisse liefern [4].

Kontraindikationen zur minimal-invasiven Osteosynthese stellen Weichteilprobleme und Schwierigkeiten der knöcherner Rekonstruktion und Stabilisierung bei komplexer Gelenkszerstörung dar [7]. Diese Kontraindikationen lassen sich aus einer exakten Anamnese und klinischen Untersuchung sowie einer präzisen präoperativen Diagnostik und Klassifikation ableiten.

Zur Kontrolle des Repositionsergebnisses stehen zum einen die Arthroskopie und zum anderen die Röntgendurchleuchtung zur Verfügung. Seit den 70er Jahren [2, 5, 6] hat sich die Arthroskopie bei der Versorgung von Tibiaplateaufrakturen zunehmend etabliert. Im Gegensatz zur offenen Reposition und internen Fixierung (ORIF) spricht Caspari [2] von der arthroskopi-

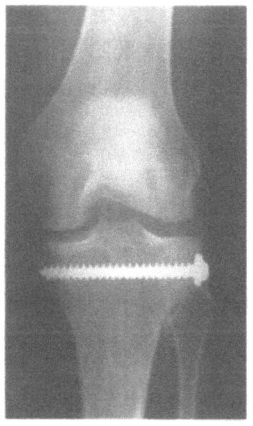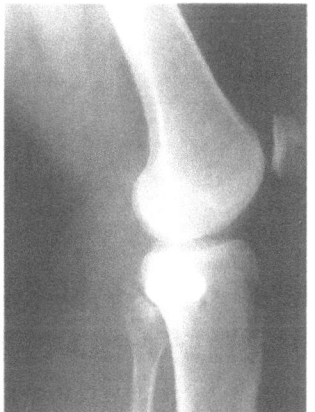

Abb. 6. Postoperatives Röntgenbild nach Schraubenosteosynthese einer lateralen Tibiakopfimpressionsfraktur mit Spongiosaunterfütterung. A.-p.- und seitlicher Strahlengang

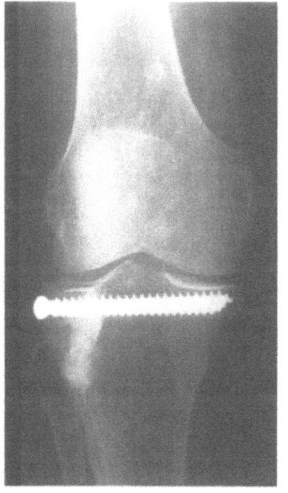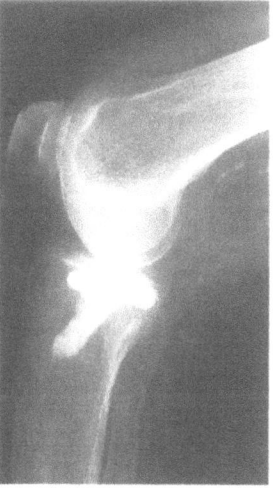

Abb. 7. Postoperatives Röntgenbild nach Schraubenosteosynthese einer lateralen Tibiakopfimpressionsfraktur mit Norian-SRS-Auffüllung. A.-p.- und seitlicher Strahlengang

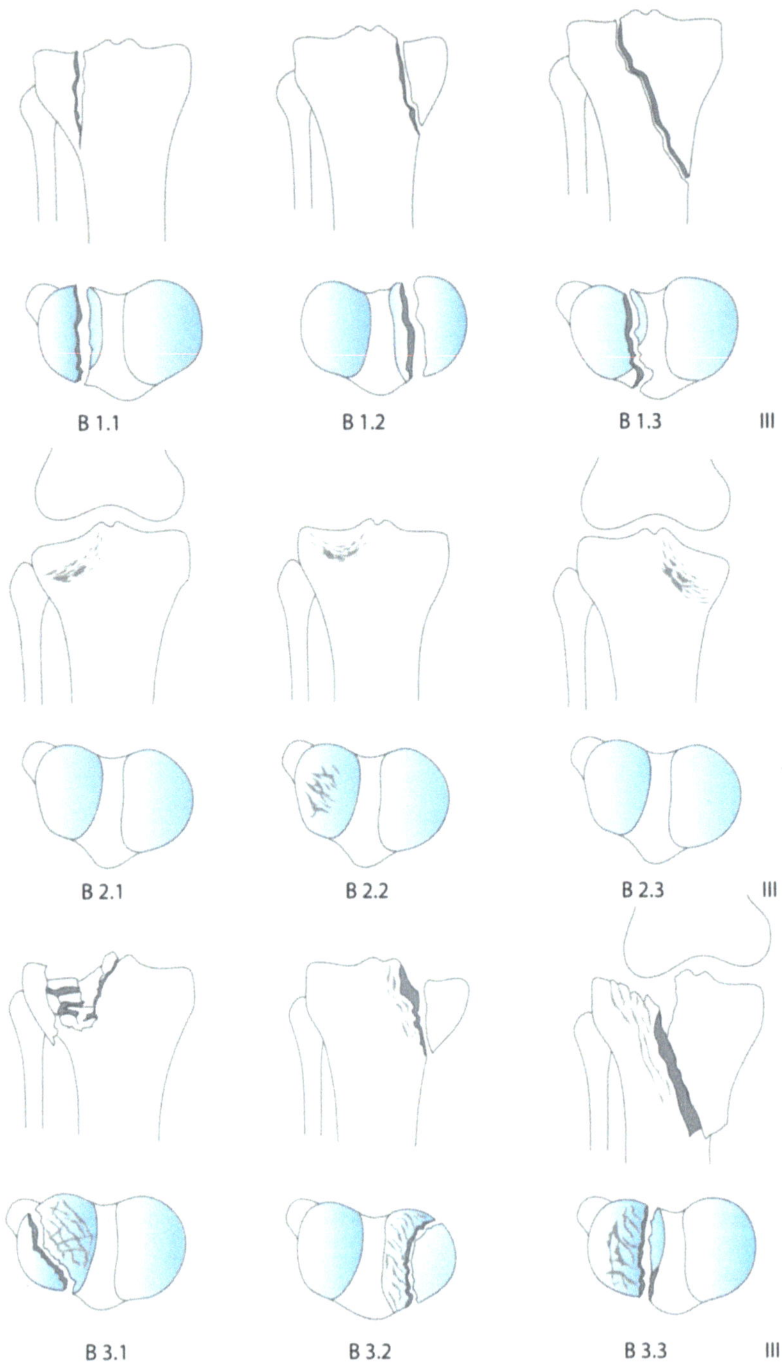

Abb. 8. Klassifikation der Tibiakopfplateaufrakturen (B-Frakturen) der AO [11]

B 1.1   B 1.2   B 1.3   III

B 2.1   B 2.2   B 2.3   III

B 3.1   B 3.2   B 3.3   III

schen Reposition und inter nen Fixierung, der sog. ARIF. Die Arthroskopie weist den großen Vorteil auf, daß Meniskusschäden und Bandverletzungen sofort erkannt und entsprechend behandelt werden können. In einer Arbeit von Bennett u. Browner [1] werden in über 50 % Weichteilverletzungen festgestellt, davon in 10 % Kreuzbandrupturen und in 20 % Meniskusläsionen. Die Mitbeteiligung von ligamentären Strukturen scheint jedoch abhängig von der Lokalisation: Bei lateralen Plateaufrakturen liegt sie bei 17 %, bei medialen bei 71 % [3]. Andere Autoren berichten über keine klinisch relevanten Meniskus- und Bandverletzungen [7].

Der Blick auf das Tibiaplateau wird allerdings durch die Tatsache erschwert, daß der Meniskus ca. 45 % der Fläche bedeckt. Als Möglichkeit zur besseren Darstellung des Frakturausmaßes bietet sich ein zusätzlicher dorsolateraler Zugang an, der unter arthroskopischer Sicht unter dem Außenmeniskus angelegt wird. Nach Einführen der Optik bietet sich eine gute Übersicht über das laterale Plateau.

Generell sind bei der Arthroskopie allerdings die Verzerrung durch die Weitwinkeloptik im wäßrigen Milieu und die anatomische Krümmung des Tibiaplateaus zu berücksichtigen. Nicht selten ist die Sicht durch einströmendes Blut aus der freiliegenden Spongiosa behindert, so daß zum einen zu Beginn der Arthroskopie eine ausreichende Gelenklavage vorgenommen und zum anderen eine Blutsperre angelegt werden sollte. Die Rollenpumpe gewährleistet einen konstanten intraartikulären Druck. Allerdings muß postoperativ auf das Vorliegen eines Kompartmentsyndroms geachtet werden, da es zu einem kontinuierlichen Einstrom von Spülflüssigkeit in die Muskellogen durch die Fraktur kommt.

Die verbesserte Bildwandlertechnik erlaubt mittlerweile eine exakte Darstellung der Fraktur, wobei auch kleine gelenkbildende Fragmente gut zu Abbildung kommen. In einem Nachuntersuchungskollektiv fanden Lobenhoffer et al. [7] keinen Hinweis auf übersehene Meniskus- oder Bandverletzungen mit Auswirkungen auf das Ergebnis. Somit weist die rein bildwandlergestützte Reposition keine nennenswerten Nachteile gegenüber der arthroskopisch gestützten Technik auf. Da zur Einbringung von transkutanen Schrauben ohnehin der Bildwandler benötigt wird, ist die rein bildwandlergestützte Osteosynthese bei geeigneten Frakturen gerechtfertigt, zumal der arthroskopische Aufwand nicht unerheblich ist.

Die Nachbehandlung sollte frühfunktionell sein. Aktive und passive (CPM auf der Elektroschiene) Bewegungsübungen ohne Limitierung des Bewegungsausmaßes sowie isometrische Übungen beginnen am 1. postoperativen Tag. Additiv sollen Kryotherapie durchgeführt und ein Antiphlogistikum verabreicht werden. Die Mobilisation erfolgt ab dem 1. postoperativen Tag mit Teilbelastung von 10–20 kg mit Hilfe und Unterarmgehstützen. In Abhängigkeit vom Frakturtyp, der operativen Versorgung und der Unterfütterung des Imprimats wird die Vollbelastung zwischen der 2. und 6. Woche erreicht. Röntgenverlaufskontrollen empfehlen sich direkt postoperativ, nach einer und nach 6 Wochen. Patienten mit arthroskopisch gestützter Osteosynthese erreichen die Vollbelastung frühzeitiger als Patienten mit offener Reposition und interner Osteosynthese [5].

Die minimal-invasive Operationstechnik mit arthroskopischer Unterstützung bei Tibiaplateaufrakturen hat sich seit Anfang der 80er Jahre zunehmend etabliert [2, 5, 6, 7, 8]. Die Vorteile der arthroskopisch assistierten Technik im Vergleich zu der radiologisch kontrollierten Osteosynthese liegen in der gleichzeitigen Erkennung von begleitenden Weichteilschäden und deren sofortigen definitiven Versorgung. Das arthroskopisch assistierte Verfahren ist anspruchsvoll und dem erfahrenen Arthroskopiker vorbehalten. Aufgrund der verbesserten Gerätetechnik können mit der rein radiologisch kontrollierten Technik vergleichbare Ergebnisse erzielt werden [7]. Das Behandlungsziel ist die Herstellung der Gelenkkongruenz ohne Achsfehler, die vollständige Heilung von Knochen- und Weichteilstrukturen bei voller Gelenksfunktion. Die perkutane Versorgung von Tibiakopffrakturen mit und ohne arthroskopischer Kontrolle bleibt jedoch nur bestimmten Indikationen vorbehalten.

Literatur

1. Bennett WF, Browner B (1993) Tibial plateau fractures: a study of associated soft tissue injuries. J Orthop Trauma 8: 183–188
2. Caspari RB, Hutton PMJ, Whipple TL, Meyers JF (1985) The role of arthroscopy in the management of tibial plateau fractures. Arthroscopy 1: 76–82
3. Dickob M, Mommsen U (1994) Tibiakopffrakturen und Kniebandverletzungen. Unfallchirurgie 20: 88–93
4. Duwelius PJ, Connolly JF (1987) Closed reduction of tibial plateau fractures. Clin Orthopedics 230: 117–126
5. Fowble CD, Zimmer JW, Schepsis AA (1993) The role of arthroscopy in the assessment and treatment of tibial plateau fractures. Arthroscopy 9: 584–590
6. Jennings JE (1985) Arthroscopic management of tibial plateau fractures. Arthroscopy 1: 160–168
7. Lobenhoffer P, Schulze M, Tscherne H (1996) Die minimalinvasive Osteosynthese von Tibiakopffrakturen. 9: 569–575
8. Lobenhoffer P (1997) Minimal invasive Kniegelenkschirurgie. Zentralbl Chir 122: 974–985
9. Moore TM (1981) Fracture-dislocation of the knee. Clin Orthop 156: 128–140
10. Muhr G, Neumann K (1990) Konservative Frakturbehandlung des Tibiakopfes. Chirurg 61: 767–771
11. Müller ME, Allgöwer M, Schneider R, Willenegger H (1992) Manual der Osteosynthese 3. Aufl. Springer, Berlin Heidelberg New York
12. Raschke MJ, Hoffmann R, Khodadadyan C, Windhagen H, Südkamp NP (1996) Supportive Composite-Hybridfixation perkutan verschraubter Tibiakopffrakturen. Unfallchirurg 99: 855–860
13. Tscherne H, Lobenhoffer P, Russe O (1984) Proximale intraartikuläre Tibiafrakturen. Unfallheilkunde 87: 277–289
14. Tscherne H, Lobenhoffer P (1993) Tibial plateau fractures. Management and expected results. Clin Orthop 292: 87–100

Autologe osteochondrale Mosaikplastik

L. Hangody, I. Szigeti

Einleitung

In der Behandlung von Knorpeldefekten an den Belastungsflächen der Gelenke kommt in den letzten Jahrzehnten hyalin- oder hyalinähnlicher Knorpelersatz immer öfter in Frage. Es ist wohlbekannt, daß bei Erwachsenen die hyalinknorpelüberzogene Gleitfläche der Gelenke keine Regenerationsfähigkeit hat, und aus diesem Grund bildet sich an der Stelle des Knorpeldefekts in der Regenerationsphase nur minderwertiger Faserknorpel. Da dieser Knorpelersatz wesentlich schlechtere biomechanische Eigenschaften hat und an den ersetzten Stellen wieder sich ein Knorpeldefekt bilden kann, ist es leicht erklärbar, daß in diesen Gelenken sehr früh eine Arthrose entsteht.

Die sog. traditionellen Methoden zum Knorpelersatz (Debridement, Pridie-Bohrung, Abrasionsarthroplastik, „Microfracture") führen zur Entwicklung von Faserknorpel und aufgrund dessen minderwertiger Eigenschaften können nur kurzfristige Verbesserungen in der Arthroseprophylaxe erreicht werden [7, 8, 12].

Eine hyalinähnlich ersetzte Gelenkoberfläche würde in der Arthrosenprävention große Bedeutung haben, und eben aus diesem Grunde beschäftigt sich die Forschung mit diesem Problem. Nach einigen vielversprechenden Tieruntersuchungen berichteten mehrere Autoren über die Problematik in der klinischen Praxis und auch über die Mißerfolge bzw. über mäßige Ergebnisse. Neben osteochondralen Allografttransplantationen zeigen Periost- bzw. Perichondriumtransplantation, autologe Chondrocytentransplantation und autologe osteochondrale Transplantation die neuen Möglichkeiten [1, 2, 6, 9, 10, 11, 12, 13, 14]. Die Problematik der Allografttransplantation ist, daß der transplantierte Hyalinknorpel nach der Transplantation wegen immunologischer Ursachen sich als Bindegewebsknorpel transformiert und so die günstigen Eigenschaften einer Hyalinoberfläche verliert. Die bei der Implantation autologer osteochondraler Transplantate auftretende Probleme betreffen die Größe des Grafts bzw. der Entnahmestelle und evtl. eintretende Inkongruenzen der Gleitflächen. Die früher angewendeten Methoden, die einen größeren osteochondralen Graft zur Transplantation anwendeten, trafen sich hauptsächlich mit den ersten 2 Beschränkungen. Theoretisch könnte man mit der Verringerung der Masse des Graftes bzw. mit der Vermehrung und mosaikförmigen Verteilung der Transplantate beide Probleme lösen.

Dementsprechend wurde 1991 eine Operationstechnik entwickelt, und nach günstigen Ergebnissen bei Tier- und Kadaveruntersuchungen wurde sie am 6. 2. 1992 in die klinische Praxis eingeführt. Seit dieser Zeit hat sich die autologe osteochondrale Mosaikplastik weltweit verbreitet und ist aufgrund der günstigen klinischen Ergebnisse beliebt geworden [3, 4, 5].

Operationstechnik

Die autologe osteochondrale Mosaikplastik kann im Kniegelenk, vom Typ des Defekts (chondral oder osteochondral) abhängend, durch einen anteromedialen Zugang oder durch eine sog. Miniarthrotomie (Inzision 3–5 cm) bzw. arthroskopisch durchgeführt werden (Abb. 1). Am oberen Sprunggelenk ist immer die offene Operationstechnik empfehlenswert. Bei der Wahl der Zugangswege müssen wir immer die Erreich-

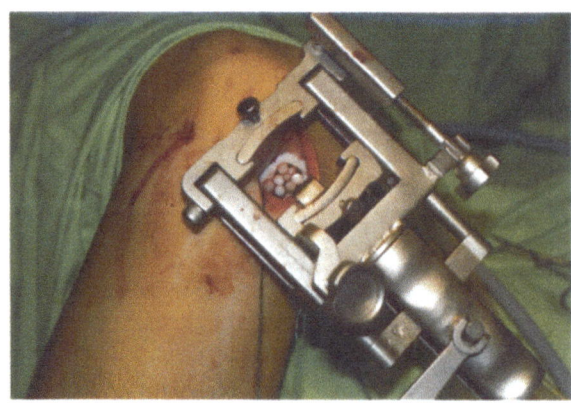

Abb. 1. Mosaikplastik durch Miniarthrotomie am medialen Femurkondylus wegen Osteochondritis dissecans mit der Hilfe der MiniJakoscope

barkeit der Entnahme- und Ersatzstellen im Auge behalten. Die gewünschte und somit kongruente Transplantation kann nur dann erreicht werden, wenn die Entnahme und auch die Implantation im optimalen Winkel, d. h. senkrecht, auf die Oberfläche geschehen.

Die einzelne Operationsschritte sind in beiden Techniken (offen und gedeckt) gleich, werden aber von uns wegen der Wahl der optimalen Zugangswege und auch wegen anderen technischen Problemen getrennt diskutiert. Die offene Methode wird ausführlich vorgestellt, und anschließend werden die Unterschiede der gedeckten Methode besprochen.

Die offene Operationsmethode

Die Indikation zu einem Oberflächenersatz mit autologer osteochondraler Mosaikplastik wird arthroskopisch gestellt. Falls in Folge der präoperativen Untersuchungen (klinische, radiologische Untersuchung, Sonographie, Computer- und Kernspintomographie, arthroskopischer Befund) die Indikation zur Mosaikplastik besteht, muß der Patient über die Art der Operation (Mosaikplastik und evtl. Versorgung von Begleitverletzungen) aufgeklärt und für die Nachbehandlungsfolgen - Entlastung bzw. Teilbelastung, Heilgymnastik - vorbereitet werden.

Der Eingriff wird wie andere arthroskopische Operationen in Rückenlage mit Anwendung einer Blutsperre durchgeführt. Die Lagerung muß eine freie Beweglichkeit des Kniegelenks zwischen 0 und 120° während der Operation sichern. Es werden die standard-anteromediale und anterolaterale-arthroskopische Zugänge verwendet und die Gelenksflächen bzw. die eventuellen Begleitverletzungen werden abgecheckt. Wird an den Belastungsflächen der Femurkondylen oder an der Gelenkfläche der Patella eine isolierte Knorpelschädigung diagnostiziert und die restlichen Oberflächen des Gelenks sind intakt, kommt die Mosaikplastik in Frage. Die Ätiologie der Läsion muß während der Versorgung abgeklärt werden, und bei biomechanischen Veränderungen ist es sinnvoll, in einem Sitz mit der Mosaikplastik zu versorgen (Versorgung von Meniskusverletzungen, Kreuzbandplastik, Umstellungsosteotomie usw.).

Wenn der Durchmesser des Defekts größer als 2 cm ist und zur Transplantation mehr als 4-6 Knochenzylinder notwendig sind, ist es zweckmäßig, die offene Technik anzuwenden. Sind zur Transplantation weniger als 8-10 Transplantate nötig, kann die Donor- und auch die Rezipient Area durch eine 3-5 cm lange parapatellare Inzision erreicht werden. Bei Ersatz von größeren Defekten ist der längere anteromediale Zugangsweg empfohlen. Die Ränder des Knorpeldefekts werden geglättet, die geschädigten Knorpelteile

werden entfernt, und der knöcherne Grund wird mit einer Fräse angefrischt. Durch diese scharfe Kürettage bzw. Abrasionsarthroplastik wird die subchondrale Sequesterzone entfernt. Im folgenden Schritt werden die Zahl und auch die Größe der Transplantate bestimmt. Die in allen Größen (2,7, 3,5, 4,5, 6,5 und 8,5 mm im Durchmesser) vorhandene Bohrhülse wird senkrecht in den Knochengrund des Defekts mit dem Hammer eingeschlagen. Die schneidende Klinge der Bohrhülse hinterläßt einen kreisförmigen Abdruck am Knochengrund, so können diese Abdrücke die Defektstelle fast vollständig ausfüllen, und die Zahl der notwendigen Transplantate kann bestimmt werden. Wenn die Rezipientstelle mit diesen, also vom Durchmesser her gleichen Kreisen ausgefüllt werden kann, können wir eine Abdeckung von 80% erreichen. Falls die Möglichkeit besteht, den Zwischenraum mit kleineren Kreisen im Durchmesser auszufüllen, ist eine Abdeckung mit einem höheren Prozentsatz erreichbar.

Der nächste Operationsschritt ist die Graftentnahme. Die Transplantate werden in der geplanten Menge und Größe von der Peripherie des medialen und lateralen Femurkondylus über dem Sulcus terminalis oberhalb der „notch" entnommen. Der spezielle, für die Entnahme entwickelte Rundmeißel, wird senkrecht bis zur Lasermarkierung eingeschlagen. Zum Ersatz von Knorpeldefekten ist ein Transplantat von 15 mm, für osteochondrale Defekte eines von 25 mm Länge empfohlen. Der Stößel wird durch die Bohrung im Rundmeißel durchgesteckt und als Griff benutzt, und mit deren Hilfe wird der in die gewünschte Tiefe eingeschlagene Meißel vertikal und horizontal hin- und herbewegt. Nachdem das Transplantat so entfernt wurde, wird eine Schutzhülse der passenden Größe über den scharfen Teil des Meißels geschoben, um den Stößel einzuführen und das Transplantat entnehmen zu können. Die Graftentnahme wird mit einem Abstand von 3-4 mm fortgeführt, die Transplantate werden in Kochsalzlösung deponiert.

Nachdem die Transplantate in gewünschter Zahl und Größe zu unserer Verfügung stehen, kehren wir zur Defektstelle zurück. Die Bohrhülse wird genau senkrecht auf die Oberfläche gesetzt und dann in den subchondralen Knochen eingeschlagen. Durch die Hülse wird der Bohrer eingeführt und ein Loch in der gewünschten Länge gebohrt. Im nächsten Schritt werden mit dem speziellem Dilatator die Rezipientkanäle vorbereitet und konisch dilatiert. Die Bohrtiefe und die Dilatation werden mit den Lasermarkierungen kontrolliert. Wegen der „Press-fit-Verankerung" macht man den Kanal für das Transplantat 3-5 mm länger als das Transplantat selber ist. So können wir bei der Implantation den zu hohen Druck auf das Transplantat vermeiden und es leicht ins Niveau der Gelenksoberfläche bringen. Anderseits hilft die auf solche Art entstandene Höhlung unter dem Transplantat, den hohen intraossealen Druck zu minimieren, und hat genau so wie bei der Pridie-Bohrung einen schmerzstillenden Effekt.

Nach der Dilatation wird als letzter Schritt das Transplantat durch die Bohrhülse mit dem Eindrückstempel unter direkter Sicht in das Bohrloch eingeführt. Die einzelnen Implantationsschritte werden wiederholt und die Defektstellen mit Knorpel-Knochen-Zylindern ausgefüllt. Die konische Dilatation der Bohrkanäle verschafft nicht nur ein gutes Aufnahmebett, sondern verringert auch den Druck auf das Transplantat bei der Implantation. Gegebenenfalls sichern die schrittweise durchgeführte Implantation und die Dilatation der Bohrkanäle die sog. Press-fit-Verankerung für die früher implantierten Transplantate (Abb. 2).

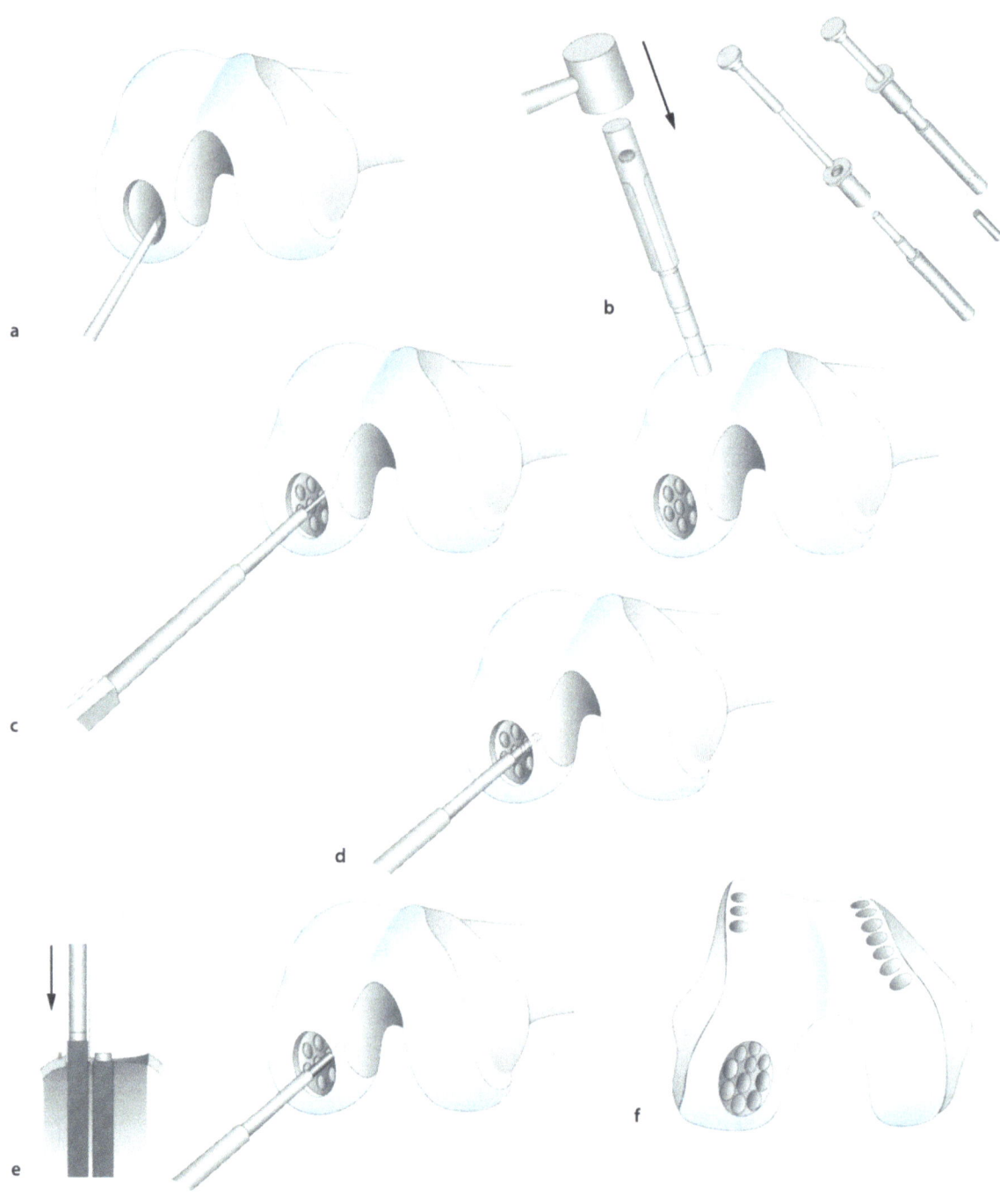

Abb. 2. Autologe osteochondrale Mosaikplastik – Schritte der Operation

Nach vollständiger Ausfüllung der Defektstelle werden das Knie in seinem vollen Bewegungsumfang durchbewegt und danach, bei Implantation am medialen Femurkondylus unter Varusstreß bzw. nach lateralen Implantation unter Valgusstreß, die Kongruenz der ersetzten Gelenkflächen kontrolliert.

Die arthroskopische Operationsmethode

Bei der arthroskopischen Operationsmethode gibt es nur wenige technische Verschiedenheiten, im großen und ganzen sind die Operationschritte gleich der offenen Methode (Abb. 3). Die standard-anteromedialen und anterolateralen Portale geben einen guten Überblick im Gelenk und aus diesem Zugang werden der Debridement und die Abrasionsarthroplastik an der Defektstelle durchgeführt. Mit einer Kanüle können wir die senkrechte Lage der Portale bestimmen. Nach der Hautinzision wird der Dilatator als Obturator zur Defektstelle geführt (bei Knorpelläsionen in der Nähe vom interkondylären Notch ist der Hoffa-Fettkörper manchmal im Weg). Die Bohrhülse mit Dilatator wird ins Gelenk eingeführt, wobei der Dilatator als Obturator benutzt wird. Nach der Entfernung des Dilatators wird die Bohrhülse mit deren scharfer Klinge in den subchondralen Knochen eingeschlagen, und damit wird wie bei der offenen Technik der Knochengrund markiert.

Der folgende Operationsschritt ist die Entnahme von Transplantaten in der erwünschten Menge und Größe. Zur arthroskopischen Graftentnahme ist der Rand des medialen Femurkondylus günstiger, weil wegen der Distension der arthroskopischen Flüssigkeit die Patella lateralisiert wird. Die arthroskopische Optik wird vom standard-anteromedialen Portal ins Gelenk bei gestrecktem Knie nach oben zum medialen Rand des medialen Femurkiondylus geführt. So kommt die Entnahmestelle in optimaler Sicht. Mit einer Kanüle können wir die genaue Lage des Arbeitsportals bestimmen: bei gestrecktem Kniegelenk medialseitig der Patella kann der obere Rand des medialen Femurkondylus erreicht werden. Nach der Hautinzision wird ein Rundmeißel mit innenliegendem Stößel – zum Gewebsschutz – genau senkrecht auf die Gelenkoberfläche aufgesetzt, nach der Entfernung des Stößels wird der Meißel in die gewünschte Tiefe eingeschlagen und das erste Transplantat wird entfernt. Das Kniegelenk wird leicht gebeugt und so können weitere 4–5 (4,5 mm im Durchmesser) Transplantate entnommen werden. Das ist auch die obere Grenze der Entnahme mit dieser gedeckten Methode. Schließlich wird über der Entnahmestelle die Haut dicht geschlossen.

Die einzelnen Schritte der Implantation geschehen wie bei der offenen Technik; um Flüssigkeitsverlust zu vermeiden, ist die Anwendung des Dilatators beim Einführen der Bohrhülse notwendig. Die Bohrtiefe und die Dilatation können mit Hilfe der Lasermarkierungen bzw. unter arthroskopischer Sicht kontrolliert werden.

Bei beiden Techniken wird zum Schluß der Operation die Wunde geschlossen und eine Redondrainage für 24 h ins Gelenk gelegt, um die Blutung aus den Entnahmestellen zu entfernen.

Ab dem 1 postoperativen Tag werden das passive (CPM-) Bewegungstraining und die aktive Heilgymnastik begonnen. Von der Art (chondral – osteochondral)und Größe des Defekts abhängend, wird das Knie für 2–3 Wochen nicht voll belastet; in dieser Zeitperiode ist eine Belastung bis 15 kg erlaubt. Nachher folgt eine 2wöchige Periode mit Teilbelastung (20–40 kg), die volle Belastung kann ab der 5. bzw. 6. Woche erlaubt werden.

Diese Technik wird zum Oberflächenersatz an den Femurkondylen, an den Tibiakondylen und auch an der Patella angewendet. An der Tibia und an der Patella wurde bisher nur die offene Mosaikplastik durchgeführt, die artroskopische Technik und das Instrumentarium werden z. Z. entwickelt. Seit 1994 werden die osteochondralen Defekte am Talus mit der offenen Mosaikplastik ersetzt, medialseitig mit Osteotomie des Innenknöchels, lateralseitig ohne Osteotomie, weil die lateralen Defekte durch das Drehen des Talus gut erreichbar sind (Abb. 4). Die Transplantate zum Ersatz werden vom Kniegelenk derselben Seite arthroskopisch gewonnen.

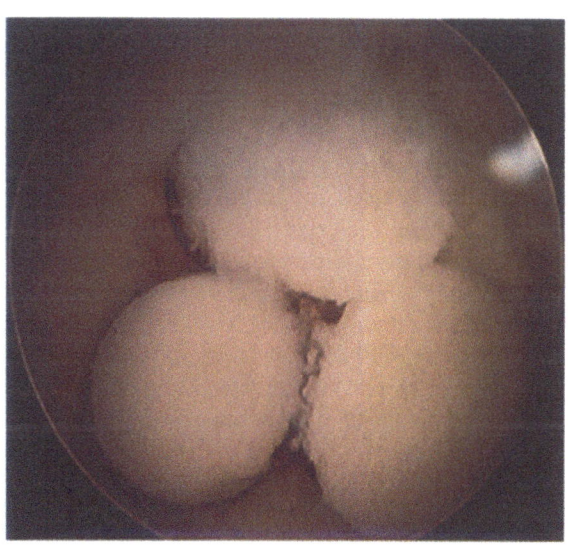

Abb. 3. Arthroskopische Mosaikplastik am medialen Femurkondylus

Indikation

Die Zielsetzung mit der autologen osteochondralen Mosaikplastik ist die Behandlung von kleinen bzw. mittelgroßen, umschriebenen Knorpelschäden an den Belastungsflächen der Gelenke. Im jüngeren Lebensalter, bzw. bei Patienten im mittleren Alter, kommen nach einzelnen Traumen oder wegen biomechanischer Fehlstellungen chondrale bzw. osteochondrale Defekte öfter vor. In diesen Fällen sind die restlichen Gleitflächen des Gelenks intakt, und es handelt sich nur um eine umschriebene Knorpelläsion. Mit den herkömmlichen Versorgungsmethoden kann aber auch bei optimalen Ergebnissen nur die Neubildung eines elastischen Knorpelersatzgewebes erzielt werden, dessen biologische Eigenschaften, verglichen mit einer hyalinknorpelüberzogenen Gelenksfläche, zu wünschen übrig läßt; somit kann lediglich eine Verzögerung in der Fortentwicklung zur Arthrose herbeigeführt werden. Deswegen ist es leicht erklärbar, welche Bedeutung der Oberflächenersatz mit Hyalinknorpel in der Prävention der Arthrose hätte.

Zur Verhinderung der Entstehung einer Panarthrose könnte der Ersatz eines osteochondritischen Defekts und durch Chondropathie verursachte Ulzeration verschiedener Genese durch gut belastbaren Knorpel in die therapeutischen Bemühungen Aufnahme finden. Zur geschilderten Pathologie können verschiedene Ursachen Anlaß geben (Instabilität, Meniskusverletzung, Achsenfehlstellung, patellofemorale Inkongruenz oder Hyperpression usw.). Neben der Behandlung des Grundleidens sollte auch der Ersatz der geschädigten Knorpeloberfläche angestrebt werden.

Den klinischen Nachuntersuchungen (Abb. 5) und den Kadaverstudien zu Folge kann man feststellen, daß wir von den Entnahmestellen (die Ränder des medialen und lateralen Femurkondylus über den Sulcus terminalis bzw. die intracondyläre Notch area) höchstens zum Ersatz von einem Knorpeldefekt von 8–9 cm² genügend Knorpeltransplantat gewinnen können. Das entspricht den Behandlungsansprüchen von kleinen bzw. mittelgroßen umschriebenen Knorpeldefekten. Diese Entnahmemethode ist bei der Behandlung von osteochondralen Defekten ungeignet, denn bei diesen Läsionen, wo der Knochendefekt tiefer als 10 mm ist, fehlen die Bedingungen für eine sog. Press-fit-Verankerung.

Ein anderer und wichtiger Indikationspunkt ist das geeignete Patientenalter. Um Wachstumsstörungen zu vermeiden, muß wegen der Entnahmetechnik die untere Lebensaltersgrenze diesbezüglich in Betracht gezogen werden. Laut Angaben der Literatur ist die Transplantation des Hyalinknorpels bis zum 45.–50. Lebensjahr optimal.

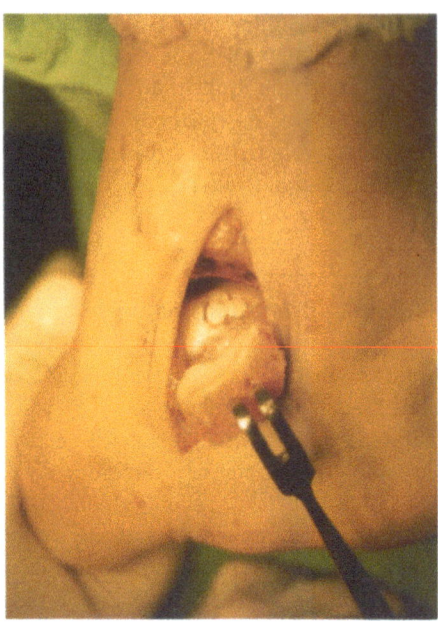

Abb. 4. Offene Mosaikplastik an der medialen Kante des Talus mit 3 Transplantaten

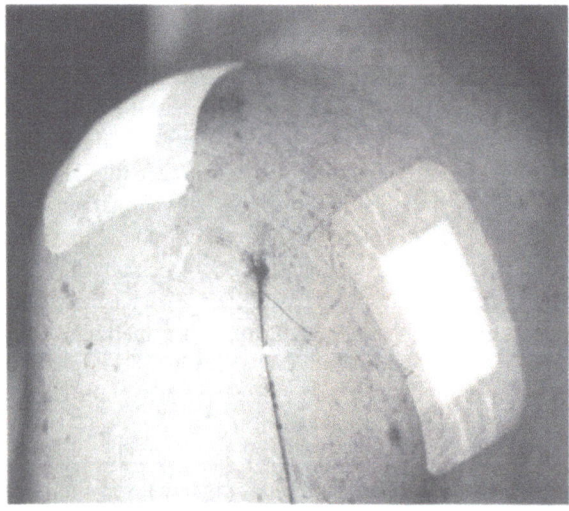

Abb. 5. Kontrollarthroskopie: 5 Jahre alte Mosaikplastik am medialen Femurkondylus

Literatur

1. Brittberg M, Lindahl A, Nilsson A et al. (1994) Treatment of deep cartilage defects in the knee with autologous chondrocyte transplantation. New Engl J Med 331: 889
2. Campanacci M, Cervellati C, Dontiti U (1985) Autogenous patella as replacement for a resected femoral or tibial condyle. A report of 19 cases. J Bone Joint Surg B-67: 557
3. Hangody L, Kish G, Kárpáti Z et al. (1997) Arthroscopic autogenous osteochondral mosaicplasty for the treatment of femoral condylar articular defects. Knee Surg Sports Traumatol Arthrosc 5: 262
4. Hangody L, Kish G, Kárpáti Z (1997) Osteochondral plugs: autogenous osteochondral mosaicplasty for the treatment of focal chondral and osteochondral articular defects. Oper Techn Orthop 7: 312
5. Hangody L, Kish G, Kárpáti Z et al. (1997) Treatment of osteochondritis dissecans of the talus: the use of the mosaicplasty technique – preliminary report. Foot Ankle Int 18: 628
6. Homminga GN, Bulstra SK, Bouwmeester PSM, Van der Linden AL (1990) Perichondrial grafting for cartilage lesions of the knee. J Bone Joint Surg 72-B: 1003
7. Insall JN (1974) The Pridie debridement operation for osteoarthritis of the knee. Clin Orthop 101: 61
8. Johnson LL (1986) Surgical arthroscopy: principles and practice. Mosby, St. Louis
9. Mankin HJ, Doppelt SH, Tomford WW (1983) Clinical experience with allograft implantation: the first 10 years. Clin Orthop 174: 69
10. Matsusue Y, Yamamuro T, Hama M (1993) Arthroscopic multiple osteochondral transplantation to the chondral defect in the knee associated with anterior cruciate ligament disruption: case report. Arthroscopy 9: 318
11. O'Driscoll SW (1997) Cartilage regeneration through periosteal transplantation: basic scientific and clinic studies. Presented at the 64th Annual Meeting of the AAOS in San Francisco, California, February 13-17
12. Steadman JR, Stereet WI (1995) The surgical treatment of knee injuries in skiers. Med Sci Sports Exerc 27(3): 328
13. Tomford WW, Springfield DS, Mankin HJ (1992) Fresh and frozen articular cartilage allografts. Orthopedics 15: 1183
14. Yamashita F, Sakakida K, Suzu F, Takai S (1985) The transplantation of an autogenic osteochondral fragment for osteochondritis dissecans of the knee. Clin Orthop 210: 43

Allgemein

Gelenkpunktionen

A. Stütz

Einführung

Die Punktion von Gelenken erfolgt zu diagnostischen, therapeutischen oder kombiniert zu beiden Zwecken. Neben der Gewinnung von Punktat können mit der Punktion verschiedene flüssige Substanzen in die Gelenkhöhle appliziert werden (Lokalanästhetika, Glukokortikoide, Kontrastmittel, Radionukleide zur Radiosynoviorthese, sog. Chondroprotektiva).

Vorbereitungen

Aseptisches Vorgehen

Die Punktion muß unter sterilen Bedingungen erfolgen. Das Optimum sind Operationssaalbedingungen, als ausreichend werden heute die folgenden Maßnahmen zur Asepsis angesehen. Diese sind in den Empfehlungen zur Durchführung intraartikulärer Injektionen und Punktionen der Deutschen Gesellschaft für Orthopädie und Traumatologie und des orthopädischen Berufsverbandes formuliert [1]:

1. Gelenkpunktionen nur in einem Raum, in welchem keine septischen Eingriffe erfolgen. Im Raum müssen eine regelmäßige Reinigung und Desinfektion der patientennahen Gegenstände und Flächen erfolgen. Nach Kontamination mit infiziertem Material ist eine sofortige, zusätzliche Desinfektion notwendig. Bei bestehendem Verdacht auf eine intraartikuläre Infektion sollten Einmalunterlagen verwendet werden.

2. Saubere, weiße Kleidung für Arzt und Assistenz ist ausreichend (sterile Kleidung ist nicht erforderlich).

3. Während der Punktion sollten sich im Behandlungsraum nur die erforderlichen Personen (Patient, Arzt und Assistenz) aufhalten.

4. Während der Punktion sollten Gespräche auf das notwendige Minimum beschränkt werden.

5. Bei einem Nasen-Rachen-Infekt sollte die betroffene Person einen Mund-Nasen-Schutz tragen.

6. Die zu punktierende Extremität ist vollständig zu entkleiden, so daß die Kleidung das Punktionsfeld nicht kontaminieren kann.

7. Behaarung ist praktisch nie so dicht, daß die Benetzung der Injektionsstelle mit der Desinfektionslösung behindert wird. Störende Haare mit einer Schere abschneiden (nicht Rasieren, Gefahr der Hautläsion); Entfernen der abgeschnittenen Haare mit Pflasterstreifen.

8. 2mal großflächige Wisch- oder Sprühdesinfektion (farbige Desinfizienzien empfehlenswert) mit erwiesenermaßen wirksamen Mitteln mit mindestens 1minütiger Einwirkzeit (Herstellerangaben).

9. Hygienische Händedesinfektion und sterile Handschuhe optimal, ausreichend ist das Überstreifen steriler Handschuhe.

10. Zur Punktion sind sterile Einmalkanülen und Spritzen zu verwenden. Das Öffnen benötigter Medikamente sollte erst unmittelbar vor der Injektion erfolgen, um eine Rekontamination zu vermeiden.

11. Nach der Punktion wird ein steriler Wundverband angelegt.

Vorbereitung Punktion

Vor der Infiltration oder Punktion sind die notwendigen Utensilien und Geräte zu richten. Fehlt eine Assistenz zum sterilen Anreichen, so ist ein steril gedeckter Tisch vorzubereiten.

Folgende Liste umfaßt auch fakultativ notwendige Gegenstände:

- Hautdesinfektionsmittel, möglichst farbig;
- Schere (zur Entfernung von Haaren);
- sterile Einmalhandschuhe;
- sterile Tücher, Lochtücher zum Abdecken;
- verschiedene sterile Einmalspritzen und gelenkentsprechende Kanülen (Tabelle 1);
- Lokalanästhetikum. Bei Verwendung großer Kanülenlumina, wie sie bei dickflüssigem Punktat erforderlich werden können, ist die Installation eines

Tabelle 1. Übersicht über die für Gelenkpunktionen gebräuchlichen Kanülengrößen[a]

Farbkode	Deutsche Norm	Internationale Norm	Durchmesser [mm]	Länge [mm]	Anwendung
Gelb	1	G 20 x 1 1/2 "	0,90	40	Schulter, Knie
Rosa	–	G 18 x 1 1/2 "	1,2	Kurzschliff	–
Grün	2	G 21 x 1 1/2 "	0,80	40	–
Schwarz	12	G 22 x 1 1/4 "	0,70	30	Ellenbogen, Handgelenk, OSG
Blau	14	G 23 x 1 1/4 "	0,60	30	Handgelenk
Blau	16	G 23 x 1 "	0,60	25	Finger, Zeh
Braun/orange	18	G 26 x 1 "	0,45	25	Finger, Zeh
Gelb	–	G 20 x 2 4/5 " bzw 2 3/4 "	0,90	70	Hüftgelenk

[a] In Deutschland ist die Angabe der Kanülengröße nach Nummern gebräuchlich. International gelten die Größenangaben in Gauge (Abkürzung G) und inch (1 " = 1 inch engl. Maß = 1 Zoll deut. Maß = 2,54 cm). Durch Rundung bei der Umrechnung von inch in mm können die Kanülenlängen differieren. Die ISO- (International Standartization Organisation-)Farbkodierung richtet sich nach dem Kanülendurchmesser.

subkutanen Lokalanästhetikumdepots vor der Punktion zweckmäßig;
- Einmalunterlagen (bei Verdacht auf Gelenkinfekt);
- Auffangbehältnisse zur Punktatanalyse und zur Bestimmung der Punktatmenge:
  - ein leeres Röhrchen,
  - ein steriles Röhrchen,
  - ein Heparin- oder EDTA-Röhrchen,
  - Meßbecher zur Ermittlung der Punktatmenge,
  - gesonderte Behältnisse für Spezialdiagnostik. Am besten nach Rücksprache mit dem jeweiligen Labor bereitstellen;
- sterile Tupfer und steriler Wundverband;
- Notfallset (fakultativ); muß bereitgestellt werden, wenn Pharmaka intraartikulär verabreicht werden. Bei potentieller Gefahr eines anaphylaktischen Schocks beinhaltet das Notfallset: großlumigen Venenzugang, Volumen (Kristalloide, Kolloide), Adrenalin (Suprarenin, 0,05–0,2 mg i.v., 1:10 verdünnt), H_1- (z. B. Fenistil 4–8 mg i.v.) und H_2-Rezeptorenblocker (z. B. Tagamet 200–400 mg i.v.), Glukokortikoide (z. B. Prednisolon 0,5 g i.v.), Intubationsset;
- Sonographiegerät (fakultativ). Besonders aufschlußreich ist die sonographische Untersuchung der Schulter, der Hüfte und des oberen Sprunggelenks. Diese Gelenke sollten daher, wenn die Möglichkeit dazu besteht, vor einer Punktion sonographisch dargestellt werden. Bei Schwellungen der Gelenke kann so zwischen intra- (z. B Erguß, Synoviahypertrophie...) und paraartikulären Ursachen (z. B. Prozesse der Kapsel, Sehnenscheiden...) differenziert werden. Die Punktion kann indirekt und direkt sonographiegesteuert erfolgen. Spezielle Punktionsschallköpfe erlauben die direkte Punktion. Praktikabler ist im allgemeinen das indirekte Vorgehen. Hier wird die Punktionskanüle seitlich unabhängig, d. h. nicht an den Schallkopf gekoppelt, in die Gelenkhöhle geführt und der Punktionsweg mit einem konventionellen Schallkopf verfolgt;
- Röntgendurchleuchtungskette (fakultativ).

Vorbereitung Aufklärung

Jegliche intraartikuläre Injektion oder Punktion stellt per se den Straftatbestand der Körperverletzung dar. Der Arzt wird legitimiert zu diesem Vorgehen durch die Aufklärung des Patienten und dessen Einwilligung. Gegenstand der Aufklärung sind die Risiken der Gefäß-Nerven-Sehnen-Knorpel-Verletzungen sowie die Infektion mit möglicher Folge eines Gelenkempyems, einer Osteomyelitis, einer Sepsis.

Aufklärung und Einverständnis des Patienten sind zu dokumentieren. Bei alleiniger Gelenkpunktion wird die mündliche Aufklärung unter Anwesenheit eines Zeugen (z. B. Krankenschwester), dokumentiert in der Krankenakte, als ausreichend angesehen. Werden Substanzen intraartikulär appliziert, ist eine schriftliche Aufklärung mit Unterschrift des Patienten zu empfehlen.

Wird die Punktion ambulant durchgeführt, so ist mit dem Patienten ein Nachschautermin zu vereinbaren. Darüber hinaus sollte der Patient zur Selbstüberwachung instruiert werden, daß er sich bei auftretenden Infektionszeichen wie Schwellung, Rötung, Schmerzen, Überwärmung, Fieber umgehend beim Arzt wieder vorstellt.

Vorbereitung Festlegung des Punktionsweges

Über die Lage des zu punktierenden Gelenks kann man sich orientieren durch Beachtung des Oberflächenreliefs (gebildet durch Muskel und Knochenvorsprünge, variabel verwertbar nach Konstitutionstyp), durch Palpation der tastbaren Strukturen der an der Gelenkbildung beteiligten Knochen. Bei oberflächlichen, von wenig Weichteilen umgebenen Gelenken, kann man den Gelenkspalt beim Durchbewegen ertasten, bei tief gelegenen, von reichlich Weichteilen umgebenen Gelenken, läßt sich aus der Verlängerung der festgestellten Bewegungsachsen zumindest auf das Gelenkzentrum schließen.

Außerdem kann man zur Lokalisation das Sonographiegerät oder das Röntgendurchleuchtungsgerät nutzen.

Grundsätzlich kann die Gelenkhöhle aus unterschiedlichsten Richtungen erreicht werden. Die Wahl des Punktionsweges wird eingeschränkt durch den Verlauf der das Gelenk überbrückenden Gefäß- und Nervenstrukturen. Muskel-, Sehnen- und Bindegewebe können ohne gravierende Schädigung durchstochen werden. Eine versehentliche intratendinöse Kortikosteroidapplikation ist allerdings zu vermeiden, da diese zu Sehnenrupturen führen kann.

Vorbereitung Lagerung

Die Lagerung erfolgt so, daß eine möglichst weite Öffnung des Gelenkspalts erzielt wird, bei einer bequemen Position für Patient und Arzt. Bei der Patientenlagerung ist auch an die Möglichkeit von vegetativen Kollapsreaktionen unter Spritzeneinwirkung zu denken. Daher sollte der Patient bequem sitzen, besser liegen.

Durchführung Punktion spezieller Gelenke

Schultergelenk

Topographische Anatomie

Tastbare knöcherne Strukturen in der direkten Nachbarschaft sind ventral die Klavikula, deren Verlauf nach lateral bis zum Akromioklavikulargelenk getastet werden kann. Von dorsal kann das seitliche Auslaufen der Spina scapulae in das Akromion verfolgt werden. Der Angulus acromialis und der seitliche Rand des Akromions sind zu ertasten. Bei herabhängendem Arm ist in der Tiefe des Trigonum claviopectorale der Processus coracoideus tastbar. Durch Tasten können am Humerus das Tuberculum majus und bei Außenrotation medial gelegen das Tuberculum minus lokalisiert werden.

Die Gelenkkapsel erstreckt sich vom Collum scapulae und Labrum glenoidale bis zum Collum anatomicum humeri. Tuberculum majus und minus befinden sich extrakapsulär. Die Kapsel ist weit und bildet so bei adduziertem Arm in der Fossa axillaris den Recessus axillaris. Dieser hebt sich bei der Abduktion auf. Das Gefäß-Nerven-Bündel zum Arm läuft durchs Trigonum claviopectorale und geschützt im Bindegewebe durch die Fossa axillaris

Dorsaler Zugang

Lagerung: Sitzend, Arm adduziert und etwas innenrotiert. Bei diesem Punktionsweg besteht das geringste Risiko, Nerven und Gefäße zu verletzen. Der Einstich mit der Nadel erfolgt 2 cm distal des Angulus acromialis. Die freie Hand liegt so auf der Schulter, daß mit dem Zeigefinger der Processus coracoideus getastet wird. Die Nadel wird dann Richtung Processus coracoideus gestochen. Das Passieren der Gelenkkapsel wird an einer Widerstandszunahme deutlich (Abb. 1).

Ventraler Zugang

Lagerung: Rückenlage, Arm leicht außenrotiert und abduziert. Dieser Zugang ist vorteilhaft zur Punktion von Ergüssen. 1 cm distal und 1 cm lateral des Processus coracoideus erfolgt das Eingehen mit der Nadel. Die Nadel wird waagerecht Richtung Gelenkhöhle geführt. Auch ventral wird das Erreichen der Gelenkkapsel durch einen spürbaren Widerstand bemerkt (Abb. 1.).

Ellenbogengelenk

Topographische Anatomie

Tastbare knöcherne Punkte sind am Humerus der Epicondylus medialis und lateralis sowie die Margines und Cristae supraepicondylaris medialis und lateralis.

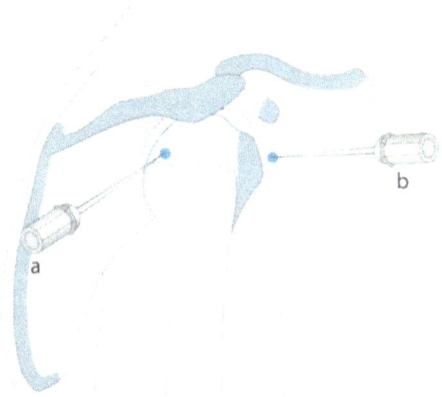

Abb. 1. Punktion des Schultergelenks. a dorsaler Zugang, b ventraler Zugang. (Nach Kaiser u. Fischer [4] und Stock [5]) blaugrau markiert: tastbare knöcherne Punkte, blau markiert: Ausdehnung Gelenkkapsel

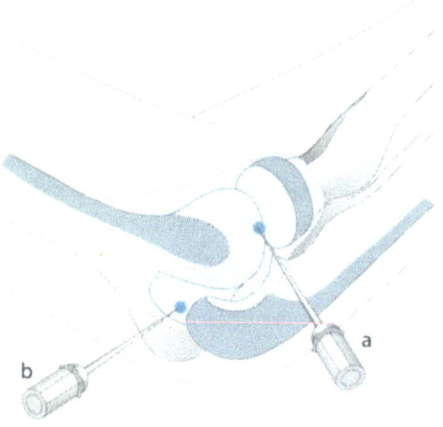

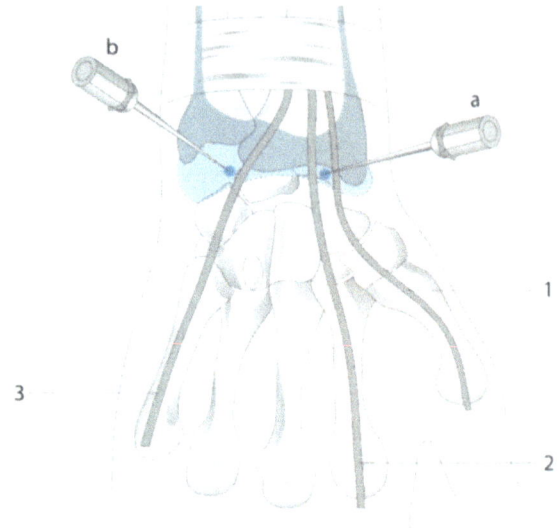

Abb. 2. Punktion des Ellenbogengelenks. **a** lateraler Zugang, **b** dorsaler Zugang. (Nach Kaiser u. Fischer [4] und Stock [5]) blaugrau markiert: tastbare knöcherne Punkte, blau markiert: Ausdehnung Gelenkkapsel

Abb. 3. Punktion des Handgelenks. **a** dorsoradialer Zugang, **b** dorsoulnarer Zugang. *1* M. extensor pollicis longus, *2* M. extensor indicis, *3* M. extensor digiti minimi. (Nach Kaiser u. Fischer [4] und Stock [5]) blaugrau markiert: tastbare knöcherne Punkte, blau markiert: Ausdehnung Gelenkkapsel

Von der Ulna sind das Olekranon und der Margo posterior ulnae palpabel. Tastbarer Knochenanteil des Radius im Bereich des Gelenks ist von dorsal nur das Caput radii. Der Kapselansatz befindet sich am Humerus oberhalb der Fossae coronoidea, radialis und olecrani. Die Epikondylen liegen extrakapsulär. Unter Bildung des Recessus sacciformis proximalis setzt die Kapsel am Collum radii an. An der Ulna liegt der Ansatz direkt am Rand der Incisura trochlearis.

Lateraler Zugang

Lagerung: das 90°-flektierte Gelenk wird in pronierter Stellung aufgelegt gelagert. Der Gelenkspalt ist bei Rotation des Unterarms zwischen Radiusköpfchen und Capitulum radii tastbar. Der Einstichpunkt der Nadel liegt mittig zwischen den tastbaren Knochenpunkten Epicondylus lateralis humeri und Olekranon. Während diese mit der Gegenhand getastet werden, sticht man auf der Hälfte der vorgestellten Verbindungslinie zwischen den beiden Knochenpunkten ein. Die Nadel wird ca. 1 cm Richtung Beugefalte geführt (Abb. 2).

Dorsaler Zugang

Lagerung: 90°-flektiertes Gelenk, aufgelegt gelagert. Der Einstich erfolgt direkt oberhalb des Olekranons. Senkrecht zur Haut wird der Trizepssehnenansatz durchstochen (Abb. 2).

Handgelenk

Topographische Anatomie

Relevante tastbare knöcherne Strukturen sind der Processus styloideus radii, der Margo posterior der Ulna, der bis zum Processus styloideus ulnae verfolgt werden kann. Genauso ist ein Teil des Caput ulnae palpabel. Die Kapsel entspringt und setzt direkt an der Knorpel-Knochen-Grenze der beteiligten Knochen (Os radii, ulnae, scaphoideum, lunatum, triquetum) an. Sie ist mit dem Discus articularis fest vewachsen.

Dorsoradialer Zugang

Lagerung: Arm auf fester Unterlage, Hand mit Unterlagerung leicht volar flektiert und ulnar abduziert. Zwischen M. extensor pollicis longus und M. extensor indicis läßt sich als Vertiefung der Gelenkspalt tasten. Dort erfolgt der senkrechte Einstich ca. 0,5 cm tief zwischen Os scaphoideum und distalem Radius (Abb. 3).

Dorsoulnarer Zugang

Lagerung: wie zuvor, nur leicht radial abduziert. Einstich senkrecht 0,5 cm unterhalb des Processus styloideus am ulnaren Rand der Sehne des M. extensor digiti minimi (Abb. 3).

Hüftgelenk

Topographische Anatomie

Die Gelenkverbindung zwischen Femurkopf und Hüft-pfanne ist von einer Kapsel umgeben, die am Pfannenrand entspringt und ventral am Femur an der Linea intertrochanterica, dorsal etwa 1,5 cm proximal der Crista intertrochanterica am Schenkelhals ansetzt. Knöcherne Tastpunkte zur Orientierung sind Spina iliaca anterior superior, deren Fortsetzung als Crista iliaca palpabel verfolgt werden kann, und der Trochanter major.

Ventraler Zugang

Lagerung: Rückenlage, leichte Flektion des Gelenks durch unterlagerte Kniegelenke. Punktion auf der Hälfte der gedachten Linie zwischen Symphyse und Spina iliaca anterior superior, ca. 2 cm lateral des getasteten Femoralispulses. Der Verlauf des N. femoralis lateral der Arterie ist zu beachten! (Abb. 4).

Lateraler Zugang

Lagerung: Rückenlage, Oberschenkel in Abduktion und geringer Innenrotation. Ungefähr 3 cm proximal der tastbaren Trochanterspitze wird mit der Nadel senk-recht zur Haut und parallel zur Unterlage eingegangen (Abb. 4).

Medial-distaler Zugang

Lagerung: Rückenlage mit abduziertem und außenro-tiertem Bein. Die Falte zwischen Gesäß und Ober-schenkel wird in der Mitte punktiert. Dieser Zugang wird zur Hüftgelenksarthrographie bei Kleinkindern, die an einer Hüftgelenksluxation erkrankt sind, ver-wandt.

Kniegelenk

Topographische Anatomie

Knöcherne Tastpunkte sind die Patella, der Epicondy-lus lateralis und medialis des Femurs und die Kno-chenkanten medial und lateral am Gelenkspalt. An der Tibia kann der Margo anterior proximal bis zur Tuberositas tibiae getastet werden und die Seiten-flächen der Condyli lateralis und medialis.

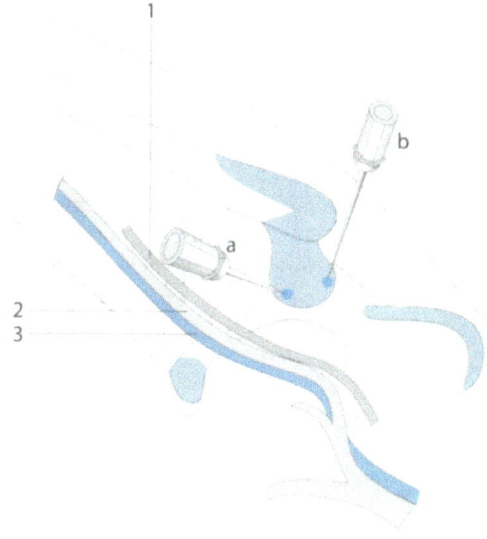

Abb. 4. Punktion des Hüftgelenks. **a** ventraler Zugang, **b** latera-ler Zugang, *1* N. femoralis, *2* A. femoralis, *3* V. femoralis. (Nach Kaiser u. Fischer [4] und Stock [5])
blaugrau markiert: tastbare knöcherne Punkte,
blau markiert: Ausdehnung Gelenkkapsel

Ventral entspringt die Gelenkkapsel 2 cm proximal der Knorpel-Knochen-Grenze, dorsal direkt am Knor-pelrand der Kondylen. Der Ansatzbereich der Kapsel an der Tibia liegt an der Knorpel-Knochen-Grenze. Fibröse und synoviale Schicht der Kapsel spalten sich stellenweise auf und umschließen auf diese Weise Kreuzbänder und Hoffa-Fettkörper. Der Reces-sus superior reicht als Kapselaussackung ca. 5 cm über die Patella hinaus zwischen Quadrizepssehne und Femur.

Lateral-proximaler Zugang

Lagerung: Rückenlage, Gelenk leicht in Beugestellung unterlagern. Dieser Zugang bietet sich bei deutlichem Erguß an. Es wird der obere äußere Rezessus punktiert. Wenn mit der freien Hand der innere Rezessus komprimiert wird, tritt der äußere Rezessus deutlicher hervor. Der Einstich erfolgt an der Stelle der stärksten Vorwölbung. Die Stichrichtung zielt Richtung Knie-mitte (Abb. 5).

Lateraler Zugang

Lagerung: wie zuvor. Bei entspannter Oberschenkel-muskulatur wird die Patella mit der freien Hand ange-hoben. Von seitlich wird schräg in das sich eröffnende Femoropatellargelenk gestochen. In der Regel ist dieser Zugang nicht ganz schmerzfrei (Abb. 5).

Ventraler Zugang

Lagerung: Patient sitzend auf Untersuchungsliege, herunterhängende Unterschenkel; unruhigen, ängstlichen Patienten kann ein Tritt unter die Füße gestellt werden. Der Einstich erfolgt seitlich der Patellarsehne im Dreieck zwischen Tibiakante, Patellarsehne und Femurkondylus. Dieser Bereich läßt sich durch einen weichen Druckwiderstand (soft spot) gut auffinden. Die Nadelführung erfolgt leicht ansteigend und nach medial. Hauptsächlich für Injektionen wird dieser Zugang verwendet (Abb. 5).

Sprunggelenk

Topographische Anatomie

Der Malleolus lateralis der Fibula, die Facies medialis der Tibia auslaufend zum Malleolus medialis, sind tastbare Knochenpunkte. Ist der Fuß plantarflektiert sind Teile des Caput, des Collum und der Trochlea des Talus

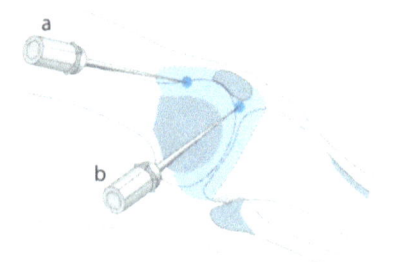

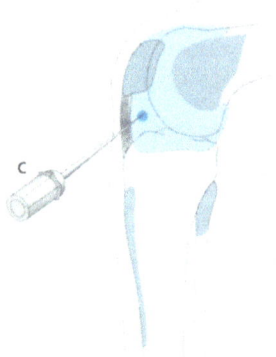

Abb. 5. Punktion des Kniegelenks. **a** lateral-proximaler Zugang, **b** lateraler Zugang, **c** ventraler Zugang. (Nach Kaiser u. Fischer [4] und Stock [5])
blaugrau markiert: tastbare knöcherne Punkte,
blau markiert: Ausdehnung Gelenkkapsel

zu ertasten. Die dünne, weite Gelenkkapsel entspringt direkt von der Knorpel-Knochen-Grenze der 3 beteiligten Knochen, nur im Bereich des Talushals reicht sie weiter nach distal.

Dorsolateraler Zugang

Lagerung: Liegendes Bein auf dem Innenknöchel gelagert. Einstich 2 cm proximal der Fibulaspitze, direkt an der dorsalen Kante. Die Kanüle wird waagerecht nach vorn geführt (Abb. 6).

Ventromedialer Zugang

Lagerung: Rückenlage, Fußgelenk auf einem Polster gelagert und leicht plantarflektiert. Bei aktiver Dorsalextension ist die Sehne des M. tibialis anterior zu tasten, seitlich davon Aufsuchen des Gelenkspalts. Nadel dort leicht proximal ansteigend einstechen (Abb. 6).

Ventrolateraler Zugang

Lagerung: wie bei ventromedialem Zugang. Tasten der Sehne des M. extensor digitorum longus bei aktiver Dorsalextension. Lateral davon erfolgt der Einstich im Winkel zwischen Außenknöchel und Tibiabasis (Abb. 6).

Finger- und Zehengelenke

Topographische Anatomie und Lagerung

Anatomisch bestehen Parallelitäten zwischen den kleinen Zehen- und Fingergelenken. An den Phalangenknochen sind jeweils die Dorsal- und Seitenflächen tastbar. *Lagerung*: Gelenke leicht gebeugt, das jeweilige Gelenk zwischen Daumen und Zeigefinger genommen und über den unterliegenden Mittelfinger ca. 30° flektiert. Im Bereich der Zehen kann leichter Zug in Strahlrichtung den Gelenkspalt öffnen. Unterarm oder Unterschenkel werden aufgelegt gelagert.

Dorsaler Zugang

Einstich direkt medial oder lateral seitlich der Extensorensehne. Der Punktierende nimmt günstigerweise neben dem Patienten Platz. Stichrichtung erfolgt über das Gelenkköpfchen nach vorn und unten (Abb. 7).

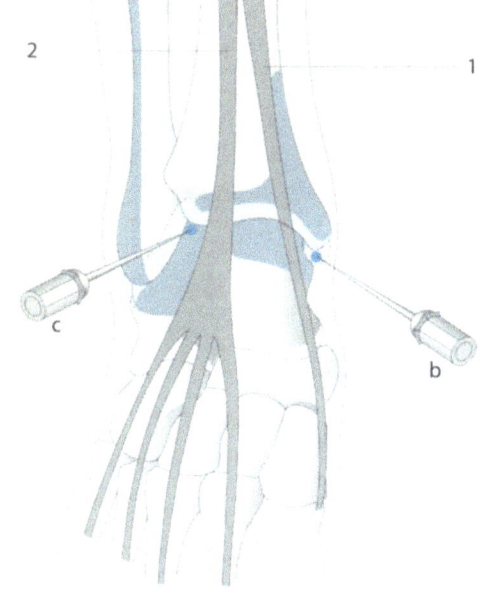

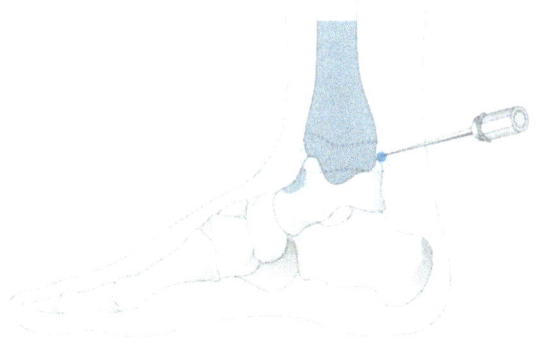

Abb. 6. Punktion des Sprunggelenks. **a** dorsolateraler Zugang, **b** ventromedialer Zugang, **c** ventrolateraler Zugang, *1* M. tibialis anterior, *2* M. extensor digitorum. (Nach Kaiser u. Fischer [4] und Stock [5])
blaugrau markiert: tastbare knöcherne Punkte,
blau markiert: Ausdehnung Gelenkkapsel

Lateraler Zugang

Hier sitzt der Punktierende dem Patienten frontal gegenüber. Die Lagerung erfolgt genauso wie beim dorsalen Zugang. Einstich von der Seite in den Gelenkspalt, der wenig distal der palmaren Hautfalte liegt (Abb. 7).

Indikationen und Kontraindikationen

Indikationen

Die Punktion von Gelenken wird durchgeführt mit diagnostischen und/oder therapeutischen Zielsetzungen. Die Untersuchung von Synoviapunktat ermöglicht die Differentialdiagnostik verschiedener Arthrithiden (aktivierter Arthrose, Infektion, Gicht...). Die Synoviauntersuchung sichert bakteriell verursachte Infektionen, Kristallarthropathien und einen Tumorbefall des Gelenks. Bei Gelenkergüssen führt die Punktion zur Gelenkentlastung. Durch Reduktion der Kapselspannung kommt es zu einer Schmerzverminderung. Punktion eines Hämarthros liefert diagnostisch wichtige Informationen und verhindert Knorpelschädigungen. Zur Injektion therapeutischer Substanzen wird die Gelenkpunktion verwendet. Installation von Lokalanästhetika kann differentialdiagnostisch verwandt werden. Die arthrographische Darstellung durch Einbringung von Kontrastmittel ist heute eine seltene Indikation.

Kontraindikationen

Infektionen, Hautschäden, Hauterkrankungen im Bereich und in der Umgebung des Gelenks stellen Kontraindikationen für eine Punktion dar. Sie erhöhen das Risiko einer iatrogenen Infektion. Bei Blutungsneigung mit Gefahr einer Einblutung ins Gelenk ist eine Punktion erst nach Normalisierung der Gerinnung anzustreben.

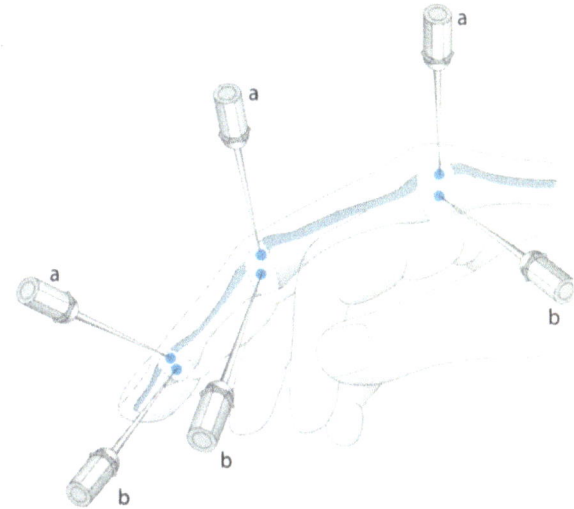

Abb. 7. Punktion Finger- und Zehengelenke (anhand der Fingergelenke). **a** dorsaler Zugang, **b** lateraler Zugang. (Nach Kaiser u. Fischer [4] und Stock [5])
blaugrau markiert: tastbare knöcherne Punkte,
blau markiert: Ausdehnung Gelenkkapsel

Literatur

1. Bernau A, Rompe G, Rudolf H, Werner H-P (1988) Intraartikuläre Injektionen und Punktionen, Dtsch Ärztebl 85: 74–76
2. Casser H-R, Vehr H-J (1995) Ultraschall geführte Punktionen in der Arthrosonographie. In: Graf R, Schuler P (Hrsg) Sonographie am Stütz- und Bewegungsapparat bei Erwachsenen und Kindern, 2. Aufl. Chapman & Hall, S 355–373
3. Kaiser H, Hatz HJ (1996) Punktionen und Injektionen in der Rheumathologie. Enke, Stuttgart
4. Kaiser H, Fischer W (1987) Techniken der Injektion, 6. Aufl. Selecta Verlag
5. Stock M (1996) Gelenkpunktionen. In: Cotta H, Wentzensen A, Holz F, Krämer K-L, Pfeil J (Hrsg) Standardverfahren in der operativen Orthopädie und Unfallchirurgie. Georg Thieme Verlag, pp 21–27
6. Vilarrubia JM et al. (1988) Handbuch der Infiltrationen im Bewegungsapparat und bei Sportverletzungen. UNAS Verlag

Perkutane Knochendurchtrennung

J. Pfeil

Technisches Equipment

Besteht aus:

- Meißel 10 mm breit,
- Fähnchenmeißel
- 4,8-mm-Bohrer mit Gewebsschutzhülse

Landmarken und Lagerung

Die perkutane Knochendurchtrennung wird bei der Deformitätenkorrektur angewandt. Der Patient wird hierzu auf einem röntgendurchlässigen Tisch auf dem Rücken gelagert. Bei kritischen anatomischen Verhältnissen (gelenk- oder fixateurnahe Knochendurchtrennung) Markierung der Höhe der Knochendurchtrennung mittels Bildverstärker und Kirschner-Draht-Auflage auf der Haut des Patienten.

Operation

Der Zugangsweg und die Technik der Knochendurchtrennung sind abhängig von der Lokalisation. Am Femur erfolgt der Zugang meist von lateral, und die Durchtrennung kombiniert mittels Bohrer und Meißel.

An der Tibia meist von ventral proximal zum Teil kombiniert mit einem dorsomedialen Zugang durch Durchmeißelung des Knochens.

Knochendurchtrennung kombiniert Bohrer/Meißel (Femur) (Abb. 2)

1 cm langer Hautschnitt. Mit der Schere stumpfe Präparation zum Knochen. Einführen mittels Trokars eines 4,8-mm-Bohrers mit Gewebsschutzhülse und Durchbohren beider Kortikales in gleicher Technik wie zur Einbringung einer Knochenschraube. Zurückziehen (BV-Kontrolle) des Bohrers in Knochenmitte und

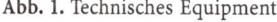
Abb. 1. Technisches Equipment

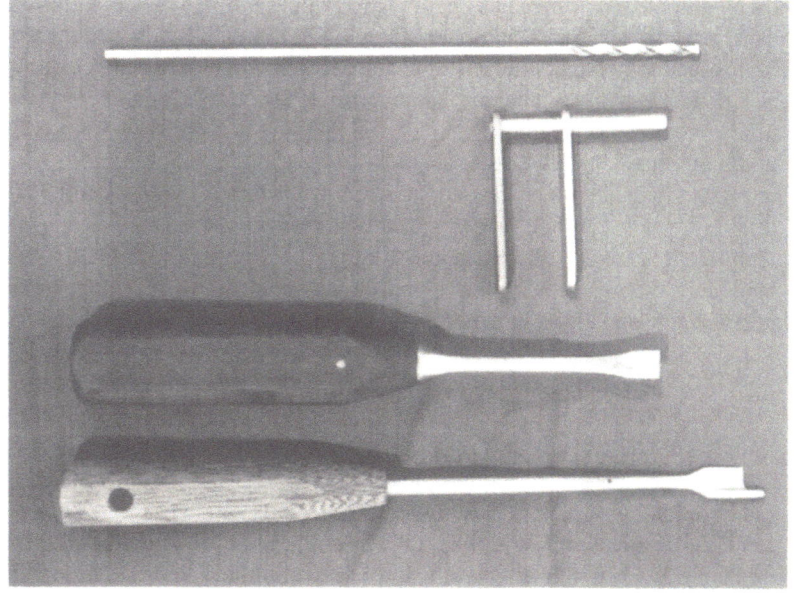

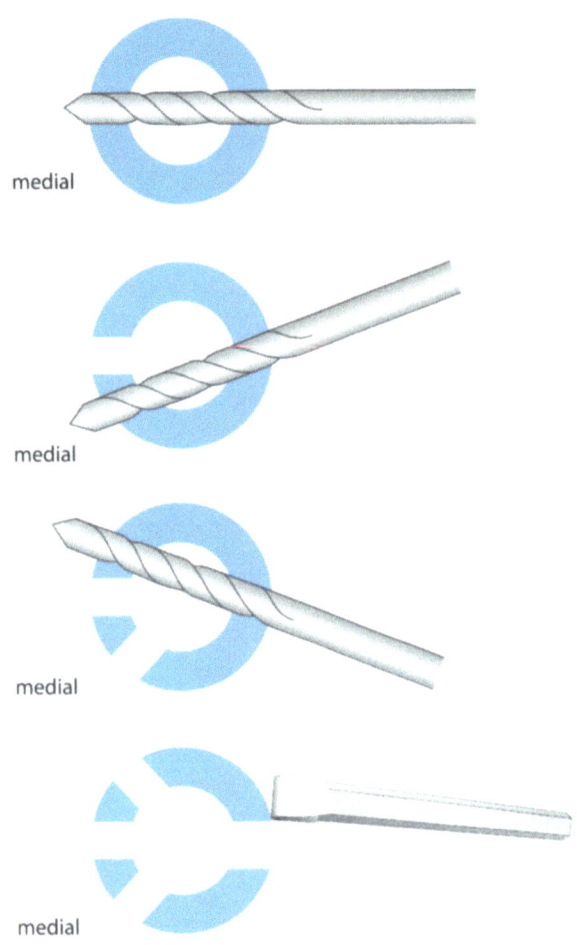

medial

medial

medial

medial

Abb. 2. Abfolge der Knochendurchtrennung beim Femur

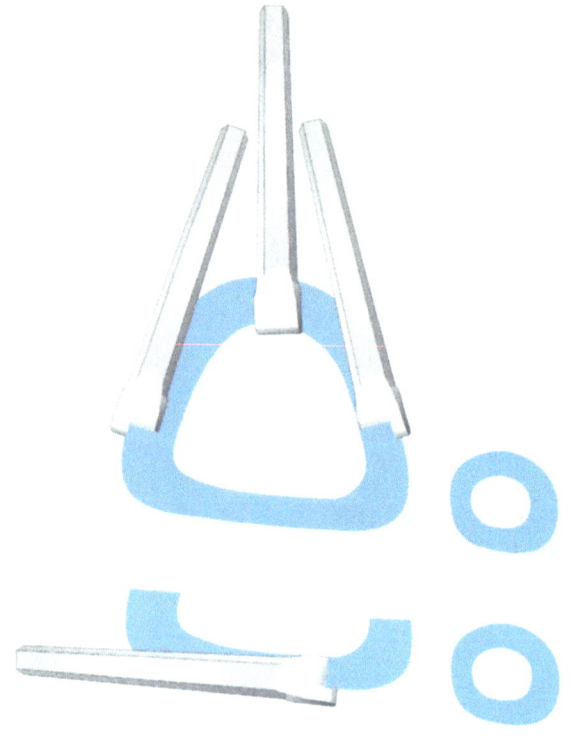

Abb. 3. Abfolge der Knochendurchtrennung an der proximalen Tibia

durch Verkippen nach ventral nachfolgend nach dorsal erneutes Durchbohren der medialseitigen Kortikalis, so daß auf der Innenseite des Knochens die Kortikalis 3mal perforiert ist. Wegnahme des Bohrers und Einführen des 10-mm-Meißels in Längsrichtung bis zum Knochen. In Knochenmitte exakt auf Höhe der Bohrungen (BV-Kontrolle) Drehen des Meißels um 90° und Durchmeißeln des Knochens.

Herausziehen des Meißels und Vollendung der Knochendurchtrennung falls notwendig durch manuelles Manöver. Falls auch dies noch nicht gelingt, weitere Meißelung fakultativ auch mit dem Fähnchenmeißel und Wiederholen des manuellen Manövers.

Knochendurchtrennung Meißel (Tibia) (Abb. 3)

1 cm großer Längsschnitt ventral bis zum Knochen. Mit Minirasp minimales Abschieben abwechselnd medial und lateralseitig des Periosts. Anmeißeln der ventralen Kortikalis mit dem 10-mm-Bohrer. Abwechselnd medi-

al und lateralseitig Durchmeißeln subperiostal der Kortikalis mit dem Fähnchenmeißel. Das Kniegelenk befindet sich hierbei in leichter Flexionsstellung ohne Druck auf die beugeseitigen Weichteile. Manuelles valgisierendes Manöver (vorausgegangene Fibulaosteotomie). Gelingt die Frakturierung hierdurch nicht, 1 cm langer Längsschnitt an der medioposterioren Kante des Knochens. Subperiostales Vorschieben des Minirasps an der Hinterkante der Tibia (gebeugtes Knie) und unter Belassen des Minirasps Durchmeißeln der Hinterkante des Knochens mit dem Fähnchenmeißel.

Operationsvarianten/Besonderheiten

Die Durchtrennung mit Bohrer und erst nachfolgender Meißelung hat den Vorteil, daß selten eine Schrägfraktur, die zu den fixierenden Knochenschrauben hin verläuft, entsteht. Deshalb sollte auch an der Tibia bei sehr enger anatomischer Nähe von Schrauben die dorsolaterale Kortikalis angebohrt werden. Ein weiterer Trick ist, das manuelle Frakturierungsmanöver immer ohne Berührung der Knochenschrauben zu tätigen. Auch dies vermindert die Gefahr des Frakturverlaufs zur Schraube hin. Tritt eine solche Frakturform ein, sollte eine weitere Schraube in den Knochen eingebracht werden.

Beim Fragmenttransport wird statt der oben genannten Technik vorzugsweise die Durchtrennung mittels der Gigli-Säge durchgeführt. Eine weitere Alternative ist die domförmige Durchtrennung des Knochens mittels bogenförmig angeordneter multipler Bohrungen.

Indikationen/Kontraindikationen

Bei allen Deformitätenkorrekuren mittels externer Fixation kommen diese Techniken zur Anwendung. Offene Techniken bringen an Femur und Tibia keinen Vorteil. Hingegen ist durch die offene Durchtrennungstechnik mittels oszillierender Säge der Fibula bei Unterschenkelverlängerungen die Gefahr der vorzeitigen Konsolidierung derselben geringer.

Nachbehandlung

Keine Drainage, Druckverband, Wickeln des Beines und Hochlagerung für einen Tag. Bei Verlängerung mittels Kallusdistraktion Distraktionsbeginn 7–10 Tage postoperativ.

Literatur

1. Cotta H, Holz U, Wentzensen A, Krämer KL, Pfeil J (Hrsg) (1996) Standardeingriffe in der Orthopädie und Unfallchirurgie. Thieme, Stuttgart
2. Paley D (1989) The principles of deformity correction by the Ilisarov technique: technical aspects. Tech Orthop 4(1): 15–29
3. Paley D, Tetsworth K (1991) Percutaneus osteotomies. Orthop Clin North Am 22(4): 613–624
4. Pfeil J (1993) Heidelberger Erfahrungen mit der Kallusdistraktion am traumatisierten Ober- und Unterschenkel. In: Rehm KE (Hrsg) Hefte zu „Der Unfallchirurg". Springer, Berlin Heidelberg New York. 232: 826–828
5. Pfeil J (1994) Technik der unilateralen Kallusdistraktion an Femur und Tibia. Operat Orthop Traumatol 6 (1): 1–28
6. Pfeil J, Grill F, Graf R (1996) Technik der Verlängerungen, Pseudarthrosenbehandlung und Deformitätenkorrektur. Springer, Berlin Heidelberg New York

Osteotomietechniken/Focal-Dome-Osteotomie

B. Gladbach

Einleitung

Die gebräuchlichste Methode zur Achskorrektur an der unteren Extremität ist die Keilentnahme in der Technik nach Coventry [1]. Die Osteotomie erfordert jedoch einen offenen Zugang zum Knochen und belastet die umgebenden Weichteile entsprechend. In Kombination mit der beschriebenen partiellen Resektion des Fibulaköpfchens resultiert hieraus eine potentielle Gefährdung des N. peronaeus. Des weiteren entsteht durch die Keilentnahme (closing wedge) eine oftmals unerwünschte interligamentäre Verkürzung mit relativer Kollateralbandinstabilität. Die Umstellung des Knochens durch einen sich öffnenden Keil (opening wedge) erfordert die Interposition eines Autograft oder einen 180°-gedrehten Halbkeil vom Ort der Umstellung. Perkutane Osteotomietechniken sowie die Verwendung von Fixateursystemen zur Achseinstellung und Osteosynthese reduzieren das Weichteiltrauma erheblich. Die Opening-wedge-Technik erfordert in perkutaner Ausführung die Anlage eines Fixateurs externe zur graduellen Winkelkorrektur durch Hemikallotasis. Ein Vorteil der Wedge-Osteotomien liegt in der Möglichkeit, zusätzlich Rotationskorrekturen durchzuführen. Die Focal-Dome-Osteotomie erlaubt Umstellungen hohen Ausmaßes und gewährleistet einen breiten Kontakt der Osteotomieflächen. Der Längeneffekt und somit der Einfluß auf die Kollateralbandspannung ist vergleichsweise gering.

Methode

Die Focal-Dome-Osteotomie ist eine kreissektorförmige Osteotomie. Der Mittelpunkt des Kreises muß über dem Zentrum der Deformität plaziert werden. Bei artikulären Fehlstellungen, wie der medialen Gonarthrose ohne zusätzlichen Achsfehler, wird als Zentrum der Deformität das Zentrum des Kniegelenks verwendet [6]. In dreidimensionaler Darstellung besitzt die Focal-Dome-Osteotomie eine zylindrische Konfiguration. Die Genauigkeit der Umstellung ist abhängig von der Präzision der kreissektorförmigen Osteotomie. Eine „freihändige" Durchführung der Osteotomie wird daher nicht empfohlen.

Operationstechnik

Die Lagerung des Patienten erfolgt auf röntgendurchlässigem Operationstisch in Rückenlage. Eine Blutsperre wird am Oberschenkel angelegt, aber nicht gesperrt. Über Stichinzisionen werden die Schanzschrauben des Fixateurs in der frontalen Ebene (Femur) bzw. anteromedialen Ebene (Tibia) plaziert. Über das Adaptationsmodul des Heidelberger-External-Fixation-Systems (HEFS) läßt sich eine Hybridkonstruktion mit 5/8-Ring konstruieren [7]. An dem Ring wird ein Scharnier montiert und genau über dem Zentrum des Kniegelenks ausgerichtet. Die Ringgröße ist entsprechend dem Extremitätenumfang auszuwählen. Die Rotationsachse des Scharniers entspricht der Rotationsachse des Osteotomiezylinders. Über dem Scharnier wird eine Mehrlochplatte befestigt, die zur Aufnahme der Weichteilschutzhülsen und Bohrhülsen dient. Über eine zentrale, horizontale Stichinzision von ca. 15 mm wird, nach stumpfer Präparation der Weichteile, die Weichteilschutzhülse bis zum sicheren Knochenkontakt in die Mehrlochplatte eingeführt. Mit dem 4,7-mm-Bohrer aus dem HEFS-Set wird eine Bohrlochosteotomie beider Kortikalizes durchgeführt. Durch kleine Drehungen der Mehrlochplatte am Scharnier können dann weitere Bohrungen erfolgen, die sich alle auf einem Kreissektor befinden. In den Randbereichen kann der Bohrer leicht „wandern", daher empfiehlt sich hier ein kleinerer Bohrerdurchmesser (3,4 mm). Es ist zu beachten, daß die Weichteilschutzhülse beim Versetzen des Bohrers ständigen Knochenkontakt behält, damit keine Weichteile durchbohrt werden und kein seitliches Anfräsen der Patellasehne erfolgt. Bei kniegelenksnaher Durchführung der Focal-Dome-Osteotomie ist auf die dorsalen Gefäß- und Nervenverläufe besonders zu achten. Nach vollständiger Bohrlochosteotomie werden die intermediären Knochenbrücken mit einem schmalen Meißel durchtrennt. Die Umstellung erfolgt nun entweder durch Distraktion des Fixateurs bei offenem Fixateurscharnier oder durch Drehen eines kleinen Meißels in der Osteotomie. Durch die Bohrungen haben die Osteotomieoberflächen eine zahnradartige Konfiguration, und der kleine Meißel kann durch Drehung die Osteotomieenden gegeneinander rotieren. Nach erfolgter Korrektur wird der Fixateur bis zur knöchernen Konsolidierung belassen. Alternativ kann auch eine interne Osteosynthese, vornehmlich durch Marknagelung, erfolgen (Abb. 1–3).

Nachbehandlung

Die Nachbehandlung richtet sich nach dem gewählten Osteosyntheseverfahren und folgt den allgemeinen Regeln der internen und externen Osteosynthese. Eine Teilbelastung sollte immer angestrebt werden können.

Diskussion

Bei der Indikation Varusgonarthrose und offener Umstellungsosteotomie nach Coventry konnte selbst nach 10jähriger Nachkontrolle in 60 % von 213 Knieen eine deutliche Schmerzreduktion erreicht werden [2]. Ein wesentlicher Faktor für den langfristigen Erfolg jeder Umstellungsosteotomie ist u. a. die exakte Aus-

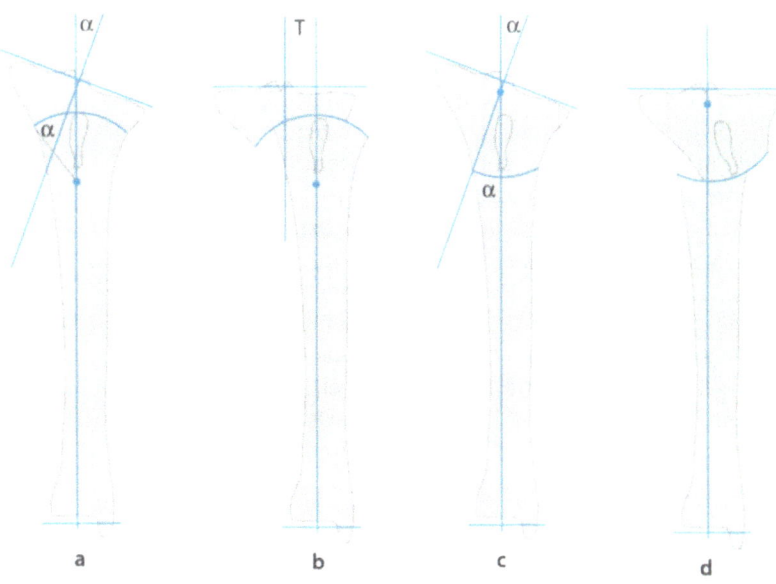

Abb. 1. a–d. Dargestellt ist eine epiphysäre Angulationsfehlstellung mit dem Fehlstellungswinkel *a*. **a** zeigt den Verlauf der Dome-Osteotomie in der Technik nach Marquet. Das Rotationszentrum liegt nicht im Zentrum der Deformität. **b** Nach erfolgter Umstellung resultiert eine Translationsfehlstellung der mechanischen Belastungsachsen. Die geometrisch korrekte Umstellung in der Focal-Dome-Technik ist unter **c, d** dargestellt. Die mechanischen Belastungsachsen sind geometrisch korrekt rekonstruiert

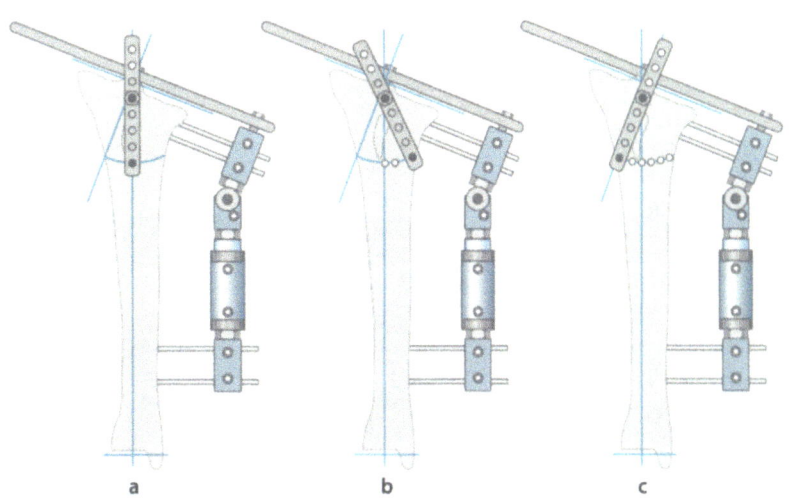

Abb. 2. a–c Das HEFS ist von anteromedial (Tibia) angebracht. Auf der proximalen Längsbacke ist der 5/8-Ring montiert. Hier wird das Scharnier für die Mehrlochplatte exakt über dem Zentrum der Deformität ausgerichtet. Die Mehrlochplatte dient als Bohrlehre und ermöglicht die exakte Plazierung der Bohrosteotomie als Kreissektor

richtung der mechanischen Belastungsachse des Beins [3]. Diese geforderte Präzision ist durch eine „Freihandosteotomie" intraoperativ nur schwer zu realisieren. Ein Vorteil der externen Osteosynthese mit Fixateursystemen ist die Möglichkeit der graduellen postoperativen Nachkorrektur. Bei akuten Umstellungen mit interner Osteosynthese wie der Marknagelung, erlaubt die temporäre Fixateuranlage und Achskorrektur mit Hilfe des Fixateurs eine deutliche Steigerung der Präzision.

Wird die Osteotomie als Focal-Dome ausgeführt, führen die großen spongiösen Kontaktflächen zu einer sicheren und schnellen Durchbauung [6]. Das Prinzip der Dome-Osteotomie wurde 1985 von Marquet beschrieben und die großen spongiösen Kontaktflächen als stabilisierender Faktor der Osteotomie hervorgehoben [5]. Der wesentliche Unterschied ist, daß die Marquet-Osteotomie nach distal konkav gerichtet ist und somit das Zentrum des Kreises nicht im Zentrum der Deformität zu liegen kommt. Hieraus resultiert in der Geometrie der mechanischen Achsen eine Translationsfehlstellung, die nicht in der Osteotomie korrigiert werden kann. Bei der Focal-Dome-Osteotomie liegt die Korrekturachse im Zentrum der Deformität und führt somit zu einer geometrisch korrekten Wiederherstellung der mechanischen Achsverhältnisse. Aus diesem Grund ist die Focal-Dome-Osteotomie der Marquet-Osteotomie vorzuziehen [6]. Tippet (1996) konnte durch die Dome-Osteotomie mit externer Fixation und korrekter Einstellung der mechanischen Achse in 86 % von 133 Knieen gute bis exzellente Ergebnisse erreichen [8]. Kamegaya et al. [4] empfehlen bei Fehlstellungen >20° die Dome-Osteotomie und bei Fehlstellungen <20° die Opening-wedge-Technik.

Literatur

1. Coventry MB (1965) Osteotomy of the upper portion of the tibia for degenerative arthritis of the knee: a preliminary report. J Bone Joint Surg 47-A: 984
2. Coventry MB (1979) Upper tibial osteotomy for gonarthrosis: the evolution of the operation in the last 18 years and long term results. Orth Clin N Am 10: 191
3. Dutkowsky JP (1998) Miscellaneous nontraumatic disorders. In: Canale ST (ed) Campbell's operative orthopaedics, Vol 1, Mosby, St Louis
4. Kamegaya M, Shinohara Y, Shinada Y (1996) Limb lengthening and correction of angulation deformity: immediate correction by using an unilateral fixator. J Pediatr Orthop 16: 477–479
5. Marquet P (1985) The treatment of choice in osteoarthritis of the knee. Clin Orthop 226: 118
6. Paley D, Herzenberg JE, Tetsworth K, McKie J, Bhave A (1994) Deformity planning for frontal and sagittal plane corrective osteotomies. Orth Clin N Am 25-3: 425
7. Pfeil J, Grill F, Graf R (Hrsg) (1996) Extremitätenverlängerung, Deformitätenkorrektur, Pseudarthrosenbehandlung. Springer, Berlin Heidelberg New York
8. Tippet JW (1996) Articular cartilage drilling and osteotomy in osteoarthritis of the knee. In: McGinty JB, Caspari RN, Jackson RW, Poehling GG (eds) Operative arthroscopy, 2nd ed. Lippincott-Raven, Philadelphia

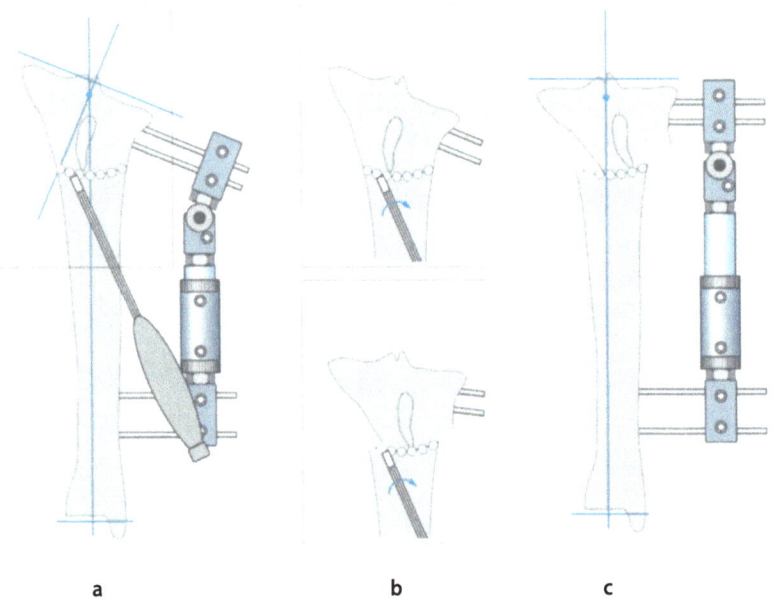

a   b   c

Abb. 3. a–c. a Die Knochenbrücken zwischen den Bohrungen werden mit einem schmalen Meißel durchtrennt. **b** Ist die Osteotomie komplettiert, wird die akute Umstellung durch Drehung des Meißels in der Osteotomie erreicht. **c** Nach erfolgter Umstellung wird der begradigte Fixateur wieder aufgesetzt. Ist als interne Osteosynthese eine Marknagelung geplant, erfolgt die Nagelung nach der Umstellung bei liegendem Fixateur

Beinlängenausgleich und Achskorrekturen durch die perkutane Epiphysiodese nach Canale

B. Gladbach, J. Pfeil, E. Heijens

Einleitung

Funktionsstörungen im Kreuzdarmbeinbereich und in der unteren LWS treten gehäuft ab einer Beinlängendifferenz von 0,5 cm auf [13]. Nach Grill et al. [7] sind Beinlängendifferenzen von mehr als 0,5 –1 cm therapiebedürftig. Differenzen bis 3 cm sind durch orthopädische Schuhzurichtungen hinreichend ausgleichbar. Trotz moderner orthopädietechnischer Maßnahmen gehen höhergradige Beinlängendifferenzen für den Patienten mit funktionellen und kosmetischen Problemen einher. Bei Beinlängendifferenzen über 5 cm liegt zusätzlich gehäuft ein Malalignment der mechanischen Belastungsachse vor, so daß hier vorwiegend Kallusdistraktionsverfahren mit gleichzeitiger Achskorrektur in Frage kommen. Liegt der Beinlängenunterschied zwischen 1 und 5 cm und liegt keine multiplanare Achsabweichung vor, kommt bei offenen Wachstumsfugen die definitive Epiphysiodese des überlangen Beins in Betracht. Die verbreitete Technik nach Phemister [15] erfordert durch die rechteckige Ausmeißelung der Wachstumsfuge einen entsprechend großen operativen Zugang. Nach Beaty [2] erfordert auch die Phemister-Modifikation durch White eine Inzision von 2,5 cm, damit der quadratische Spezialmeißel sicher plaziert werden kann. Eine deutliche Reduktion des operativen Zugangs auf kleine, kosmetisch ansprechende Inzisionen bringt das perkutane Epiphysiodeseverfahren nach Macnicol u. Gupta [10] wie auch die perkutane Epiphysiodese nach Canale [4]. Während für die erstgenannte Methode eine spezielle Hohlfräse benötigt wird, kann die Technik nach Canale ohne spezielles Instrumentarium ausgeführt werden. Unabhängig vom gewählten operativen Verfahren bedarf die Epiphysiodese eines sorgfältig geplanten Operationszeitpunkts, damit am Wachstumsende der gewünschte Beinlängenausgleich resultiert. Die Planung erfolgt anhand von Wachstumskurven und Nomogrammen und ermöglicht eine hohe Präzision des Verfahrens.

Methode

Planung des optimalen Operationszeitpunkts zur Längenkorrektur

Ziel der definitiven Epiphysiodese ist es, durch gezielte Wachstumshemmung der längeren Extremität deren Gesamtwachstum derart zu reduzieren, daß die kürzere Extremität die Längendifferenz bis zum Wachstumsende ausgeglichen hat. Nach Anderson et al. [1] haben die kniegelenksnahen Epiphysenfugen den größten Anteil am Gesamtwachstum der unteren Extremität. Die Femurlänge resultiert hiernach zu 70 % aus der distalen Femurepiphyse und die Tibialänge zu 55 % aus der proximalen Tibiaepiphyse. In Abhängigkeit vom Skelettalter, das nach der Methode von Greulich u. Pyle [6] durch eine a.-p.-Röntgenaufnahme der linken Hand bestimmt wird, kann dann aus der Anderson-Tabelle das Restwachstum der jeweiligen Epiphysenfuge abgelesen werden. Der optimale Operationszeitpunkt ist dann gegeben, wenn das Restwachstum der zu operierenden Epiphysenfuge dem erwarteten Beinlängenunterschied zum Wachstumsende entspricht. Die Ätiologie der Beinlängendifferenz muß in der Kalkulation berücksichtigt werden, damit die Wachstumsdynamik abgeschätzt werden kann [17, 14]. Diese Kalkulation hat eine höhere Präzision im Vergleich zur Methode nach Menelaus [11], der das Skelettalter und ein fester Wachstumswert der kniegelenksnahen Epiphysenfugen zugrunde liegen. Die rechnerisch exakteste Methode ist die nach Moseley [12]. Das hierbei verwendete Diagramm erfordert jedoch mindestens 3 Ganzbeinstandaufnahmen beider Extremitäten in einem Abstand von 6–12 Monaten. Im Hinblick auf die prädiktive Genauigkeit der Beinlängendifferenz am Ende des Wachstums wurde von Little et al. [9] allen 3 Verfahren gleiche Wertigkeit eingeräumt. In unserer Klinik wird die Berechnung des Operationszeitpunkts anhand der beschriebenen Anderson-Tabelle durchgeführt und hat sich in der Praxis als guter Kompromiß zwischen rechnerischer Genauigkeit und klinischer Praktikabilität bewährt.

Beispiel 1: Epiphysiodese bei Beinlängendifferenz

Mädchen, Skelettalter 10,25 Jahre, BL-Differenz -2,7 cm re. Die vorangegangenen Kontrollen zeigen eine jährliche Zunahme der Differenz von 0,3 cm/J.

1. Berechne die erwartete Differenz zum Wachstumsende mit 14 J. 2. Ermittle den Operationszeitpunkt für Femur und Tibia.

Antwort Beispiel 1: Zu 1. BL-Differenz bei Wachstumsende = -2,7 cm + 4 x -0,3 = -3,9 cm. Zu 2. 11,5 Jahre Epiphysiodese distales Femur gesundes Bein = 2,7 cm Wachstumsverzögerung. 11,5 Jahre Epiphysiodese proximale Tibia gesundes Bein = 1,6 cm Wachstumsverzögerung.

Gesamtausgleich bei kombinierter Epiphysiodese von Femur und Tibia mit 11,5 Jahren = 4,2 cm.

Alternative: Nur distales Femur im Alter von 10,5 Jahren. Nachteil sind die größere Standardabweichung und das relative Mißverhältnis der Kniegelenkshöhe nach Wachstumsabschluß (Abb. 1a–f).

Planung des optimalen Operationszeitpunkts zur Achskorrektur

Bei Achsabweichungen in der frontalen Ebene – genu varum oder valgum – kann durch eine der Deformität abgewandte, definitive Hemiepiphysiodese der kniegelenksnahen Fugen eine Begradigung des Beins erzielt werden. Die Begradigung erfolgt durch das verbliebene Restwachstum der deformitätennahen „Hemifuge". Auch hier gilt es, den Operationszeitpunkt genau festzulegen, damit keine Über- oder Unterkorrektur erfolgt. Zur Bestimmung des Operationszeitpunkts der Achskorrektur hat sich das Nomogramm nach Bowen et al. [3] bewährt. Das Prinzip besteht darin, in Abhängigkeit vom Skelettalter und der aktuellen Epiphysenfugenbreite, den zu erzielenden Korrekturwinkel auf einem Nomogramm abzulesen. Dadurch läßt sich der optimale Operationszeitpunkt zur „Hemiepiphysiodese" – proportionales Wachstum vorausgesetzt – vorhersagen. Die Standardabweichungen der Wachstumskurven nehmen mit zunehmendem Alter ab. Eine weitere Steigerung der Kalkulationsgenauigkeit wird möglich, wenn der erforderliche Umstellungswinkel nicht nur an einer Fuge, sondern an beiden Fugen von Femur und Tibia korrigiert wird, da dann die Korrektur in einem späteren Alter erfolgen kann. Dies hat gleichzeitig den Vorteil, daß der Kniegelenksspalt nach abgeschlossener Achsangleichung nicht zur horizontalen Ebene geneigt ist. Wird nur eine Extremität mit der Hemiepiphysiodese operiert, so besteht nach Wachstumsende und Achsausgleich häufig eine Beinlängendifferenz. Der zu erwartende Beinlängenunterschied kann aus dem Nomogramm nach Bowen abgelesen

und eine ggf. notwendige Epiphysiodese der Gegenseite entsprechend der Beschreibung im vorigen Abschnitt geplant werden. Häufiger sind jedoch beide Beine in gleicher Weise von der Deformität betroffen, so daß diese Kalkulation meist entfällt. Vergl. hierzu Pfeil et al. [14].

Beispiel 2: Epihysiodese bei Achsabweichung in der Frontalebene

Junge, Skelettalter 14 Jahre, femorales genu varum von 16°, Fugenbreite femoral und tibial 7 cm.

1. Berechne den Operationszeitpunkt für die Hemiepiphysiodese zum Achsausgleich. 2. Bestimme die zu erwartende Beinlängendifferenz nach Wachstumsabschluß. 3. Bestimme den Operationszeitpunkt der Gegenseite für den erforderlichen kompletten Beinlängenausgleich.

Antwort Beispiel 2: Zu 1. Nach Nomogramm erfolgt bei femoraler Korrektur mit 14 J. Achsausgleich von 16°. Zu 2. Femoraler Beinlängenunterschied zum Wachstumsende -2 cm. Zu 3. Restwachstum distales Femur mit 14 Jahren 2 cm.

Somit erfolgt jetzt die Hemiepiphysiodese distales Femur am varischen Bein und die komplette Epiphysiodese distales Femur am gesunden Bein (Abb. 2).

Operationstechnik

Nach erfolgter Vollnarkose oder Spinalanästhesie wird der Patient auf einem röntgendurchlässigen Operationstisch in Rückenlage gelagert. Eine Blutsperre wird angelegt, aber nicht gesperrt. Nach erfolgter Desinfektion und sterilem Abdecken des Patienten wird die Epiphysenfuge unter Bildwandlerdurchleuchtung orthograd eingestellt. Die Fuge wird über einen von medial bzw. lateral, perkutan eingebrachten K-Draht 1,8–2 mm markiert. Die zentrale Lage des Drahts wird in frontalem und horizontalem Strahlengang überprüft. Hiernach erfolgt eine ca. 1 cm längs verlaufende Stichinzision. Mit der Schere werden die Weichteile im Faserverlauf ein wenig stumpf gespreizt. Insbesondere an der medialen Tibiaepiphyse sind die Sehnen des Pes anserinus superficialis zu schonen. Über den K-Draht wird ein 4,7-mm-Hohlbohrer zu einem Drittel in die Epiphysenfuge eingebohrt. Anschließend wird die Fuge mit dem scharfen Löffel kürettiert, bis das „bull's eye" – eine zentrale Aufhellungszone in der operierten Fuge – in der Bildwandlerdurchleuchtung sichtbar wird. Alternativ kann ein stärkerer Bohrer – wie im Kompressionsschraubenset zur Hüftepiphysiodese enthalten – verwendet werden. Wenn nötig, muß mit einem gewinkelten Löffel nachkürettiert werden. Die

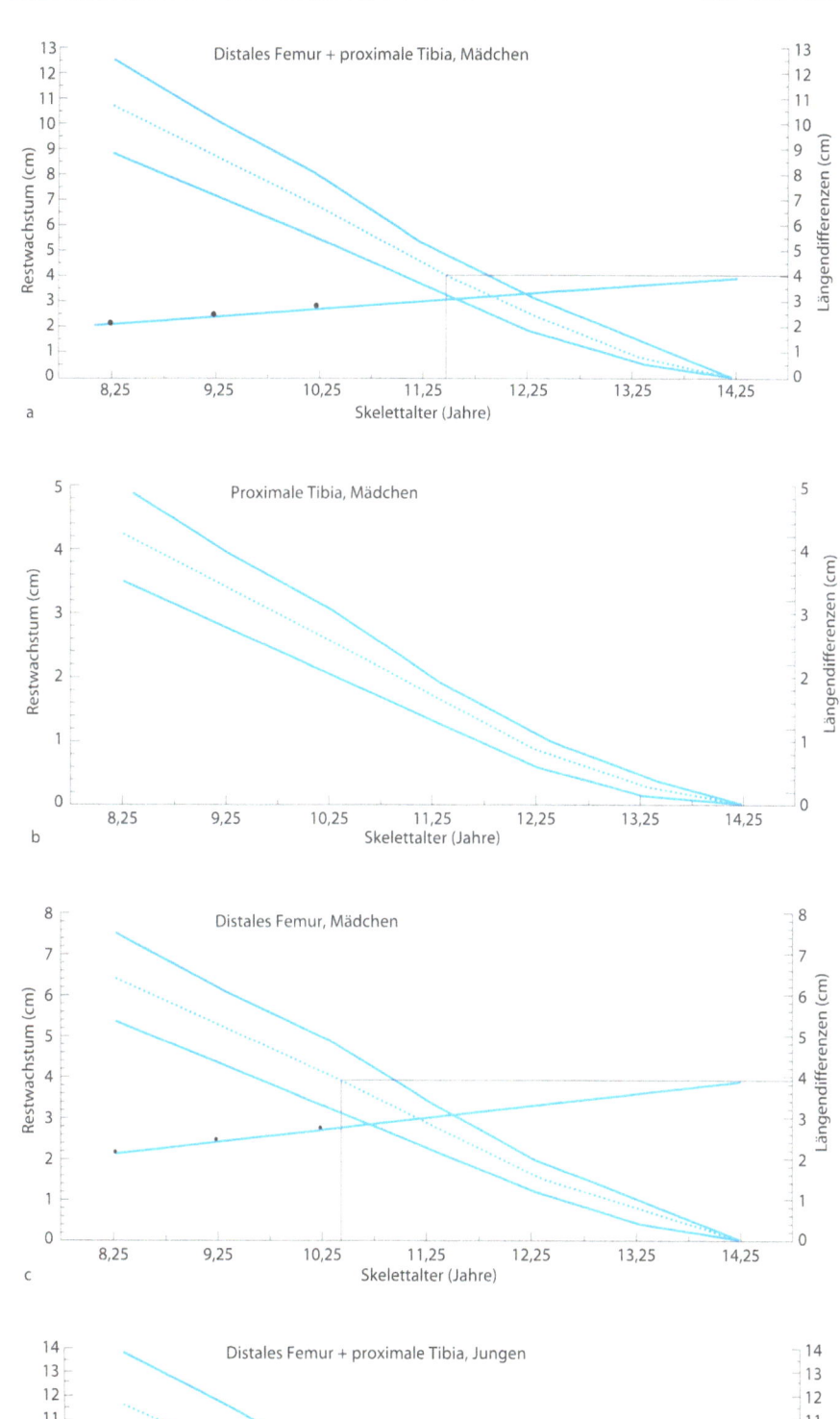

a Distales Femur + proximale Tibia, Mädchen

b Proximale Tibia, Mädchen

c Distales Femur, Mädchen

d Distales Femur + proximale Tibia, Jungen

Abb. 1a–f.
Graphische Darstellung des
Restwachstums der kniege-
lenksnahen Epiphysenfugen,
in Abhängigkeit vom Skelettalter und Geschlecht, modifiziert nach Anderson et al. [1].
Dargestellt sind das Restwachstum der distalen Femurepiphyse und der proximalen
Tibiaepiphyse sowie das
Gesamtwachstum von beiden
Epiphysen mit Mittelwert und
einfacher Standardabwei-
chung. Die bei dem jeweiligen
Skelettalter ermittelte Beinlängendifferenz wird in das
Diagramm eingetragen.
Aus der Steigung der Verbindungslinie der Einzelmessun-
gen kann die Beinlängendifferenz zum Wachstumsende
extrapoliert werden. Die horizontale Verbindungslinie zwischen der Längendifferenz
zum Wachstumsende und der
Mittelwertslinie des Rest-
wachtums der Epiphyse liefert
auf der X-Achse den Alters-
wert, bei dem die Epiphysiodese der entsprechenden
Fuge erfolgen soll

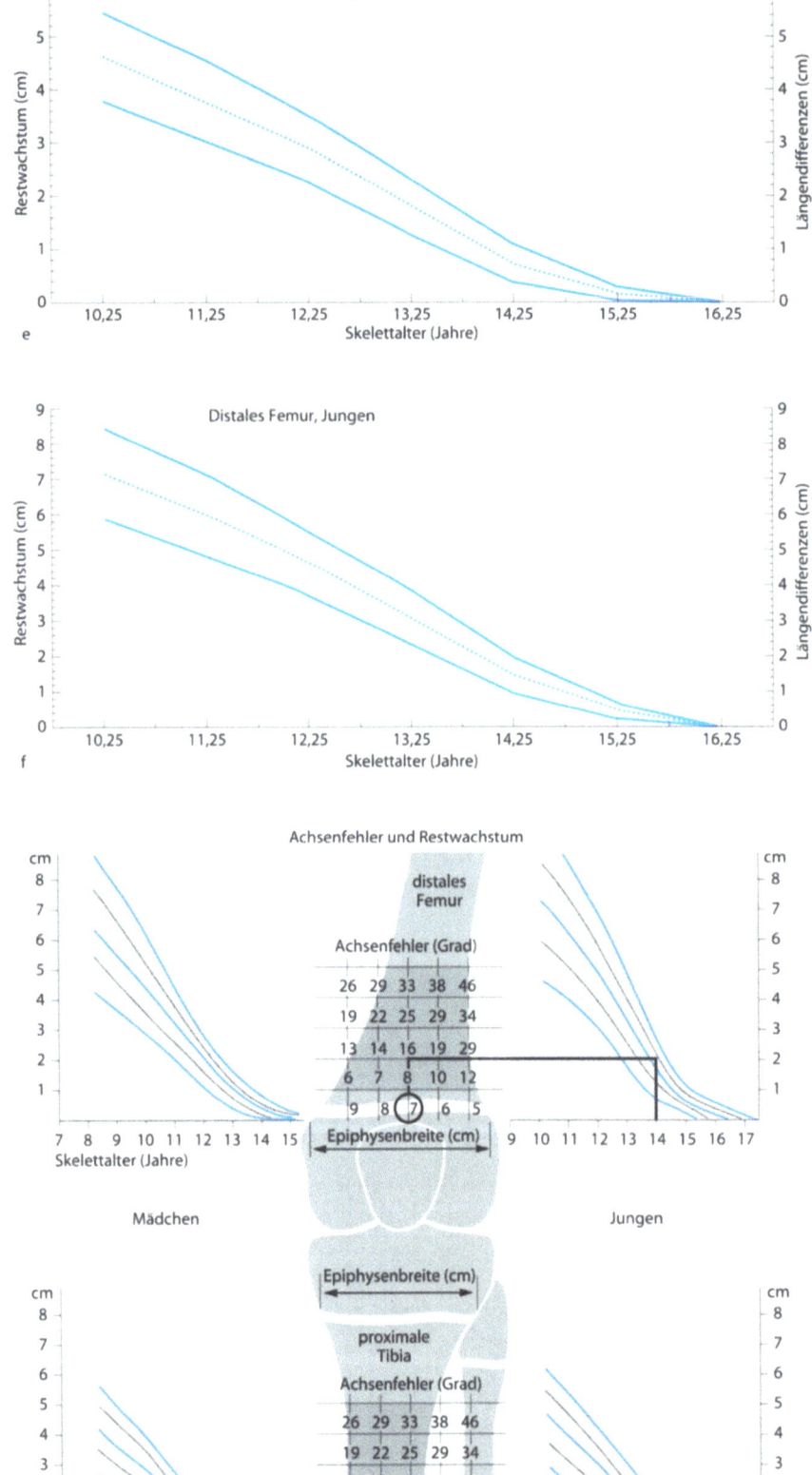

Abb. 2. Nomogramm zur Berechnung der Achskorrektur durch „Hemiepiphysiodese" modifiziert nach Bowen *(3)*, entnommen aus *(14)*. Dargestellt ist jeweils der korrigierbare Achsfehler (Grad) in Abhängigkeit von der Epiphysenfugenbreite (cm) und Skelettalter an distalem Femur und proximaler Tibia für Jungen und Mädchen

kortikale Begrenzung der Epiphysenfuge und das zentrale Drittel der Fuge bleiben erhalten. In gleicher Weise wird an der medialen und lateralen Fuge verfahren. An der Tibia muß wegen des geschwungenen Verlaufs der Fuge das Vortreiben des Bohrers sorgfältig unter Bildwandlerdurchleuchtung in 2 Ebenen kontrolliert werden. An der proximalen Fibula ist eine Epihysiodese nur erforderlich, wenn die erwartete Tibiaverkürzung durch Wachstumsstillstand mehr als 2,5 cm beträgt. Dann wird eine streng ventrale Stichinzision nach Fugenlokalisation durch Bildwandlerdurchleuchtung angelegt. Unter Sicht wird ein Pfriem zur Eröffnung der Fuge verwendet. Es erfolgt die Kürettage mit scharfem Löffel ohne Bohrung, damit eine Verletzung des Peroneusnerven durch Hitze oder Durchbohrung sicher vermieden wird.

Findet die Epiphysiodese zur Achskorrektur statt, wird nur eine Hemiepiphysiodese durchgeführt. Hierbei ist darauf zu achten, daß der Bohrer und die Küretten sicher nur in das erste Drittel der Fuge eingebracht werden. Andernfalls kann das Wachstum der Fuge, in dem kalkulierten Ausmaß zur Ausgradung des Beins, beeinträchtigt werden (Abb. 3–5).

Nachbehandlung

Für 2 Tage wird ein Kompressionsverband angelegt, und die Mobilisation erfolgt unter Teilbelastung mit 20 kg bis zum Abschluß der Wundheilung. Dann erfolgt der Übergang in die zunehmende Vollbelastung bis zum Ende der 4. postoperativen Woche. Klinische Kontrollen sind nach 4–6 Wochen, vor Übergang in die Vollbelastung ohne Gehstützen, notwendig. Eine zusätzliche Physiotherapie ist meist nicht erforderlich. Die 1. Röntgenkontrolle sollte frühestens nach 3 Monaten erfolgen, da erst dann Veränderungen der Fuge sichtbar werden. Weitere klinische und radiologische Kontrollen sind bis zum sichtbaren Fugenschluß bzw. Wachstumsende alle 6 Monate zu empfehlen.

Diskussion

Die perkutane Epiphysiodese ist mit einem sehr geringen Komplikationsrisiko behaftet. Durch die Verkleinerung der Zugänge auf Stichinzisionen kommt es zu keinen Vernarbungen oder Adhäsionen der kniegelenksnahen Weichteile, wie es bei der Methode nach Phemister beobachtet wurde. Von Scott et al. [16] wurde bei 12 % von 24 Epiphysiodesen in der perkutanen Technik und bei 15 % von 24 in der modifizierten Phemister-Technik nach White ein persistierendes Wachstum der Epihysenfuge beobachtet. Diese relativ hohe

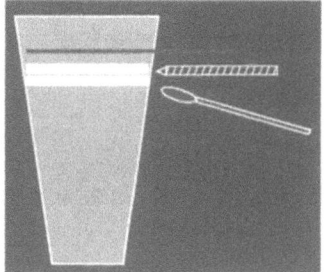

Abb. 3. Schematische Darstellung des Operationsablaufes. Markierung der Fuge mit K-Draht, Anbohrung, Kürettage mit scharfem Löffel

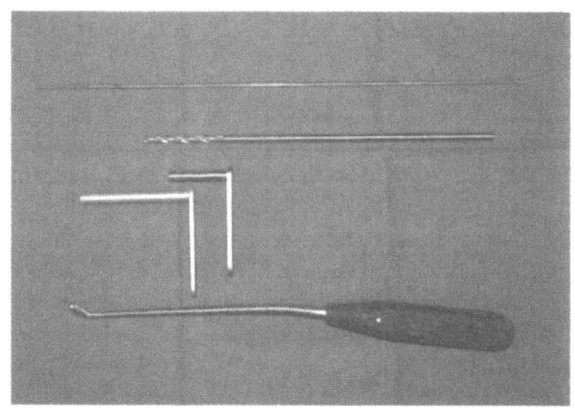

Abb. 4. Instrumentarium zur perkutanen Epiphysiodese bestehend aus: 2-mm-K-Draht, 4,7-mm-Hohlbohrer, Weichteilschutzhülsen, scharfer Löffel

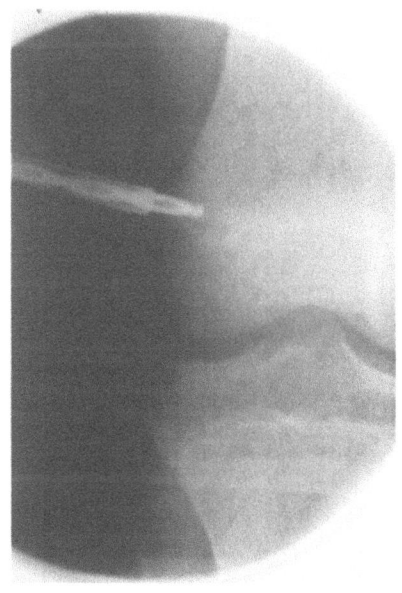

Abb. 5. Intraoperative Darstellung der Epiphysenfugenanbohrung am distalen, lateralen Femur

Anzahl an persistierendem Wachstum konnte von anderen Autoren nicht bestätigt werden [8]. Insgesamt wird die Methode der perkutanen Epiphysiodese als sicher und unkompliziert eingestuft. Dies gilt nicht nur für die Indikation Beinlängenausgleich, sondern auch für die Hemiepiphysiodese zur Begradigung von kniegelenksnahen Fehlstellungen in der Frontalebene [3, 18]. Nach eigenen Erfahrungen ist die perkutane Epiphysiodese in der Technik nach Canale auch eine wertvolle Ergänzung zur Kallusdistraktion bei höhergradigen Beinlängendifferenzen. Bei erwarteten Beinlängendifferenzen von >10 cm kann durch die Wachstumsreduktion der längeren Extremität die erforderliche Distraktionsstrecke und somit die Fixateurtragezeit an der kürzeren Extremität deutlich reduziert werden. Dies ist deshalb von Bedeutung, weil mit steigender Beinlängendifferenz auch zunehmend Achsabweichungen und komplexe Fehlstellungen beobachtet werden. Die Korrektur solcher Deformitäten ist von einer wesentlich höheren Anzahl an Komplikationen begleitet als die reine Beinverlängerung [5]. Wird jedoch das Ausmaß der Verlängerungsstrecke durch eine Epiphysiodese an der längeren Extremität reduziert, läßt sich die Komplikationsrate an der zu verlängernden Extremität senken und in manchen Fällen kann auf eine wiederholte Verlängerungsbehandlung verzichtet werden.

Literatur

1. Anderson M, Messner MB, Green WT (1964) Distribution of leg length of normal femur and tibia in children from one to eight years of age. J Bone Joint Surg Am 46: 1197–1202
2. Beaty JH (1998) Congenital anomalies of lower extremity. In: Canale ST (ed) Campbell's operative orthopaedics, 9th edn, Vol. 1. Mosby, St. Louis
3. Bowen JR, Torres RR, Forlin E (1992) Partial epiphysiodesis to address genu varum or valgum. J Pediatr Orthop 12(3): 359–364
4. Canale ST, Russell TA, Holcomb RL (1986) Percutaneous epiphysiodesis: experimental study and preliminary clinical results. J Pediatr Orthop 6: 150
5. Dahl MT, Gulli B, Berg T (1994) Complications of limb lengthening. A learning curve. Clin Orthop Rel Res 301: 10–18
6. Greulich WW, Pyle S (1959) Radiographic atlas of skeletal development of the hand and wrist, 2nd edn. Stanford University Press, Stanford
7. Grill F, Chochole M, Schultz A (1990) Beckenschiefstand und Beinlängendifferenz. Orthopäde 19: 244–262
8. Horton GA, Olney BW (1996) Epiphysiodesis of the lower extremity: results of the percutaneous technique. J Pediatr Orthop 16/2: 180–182
9. Little DG, Nigo L, Aiona MD (1996) Deficiencies of current methods for the timing of epiphysiodesis. J Pediatr Orthop 16/2: 173–179
10. Macnicol MF, Gupta MS Epiphysiodesis using a cannulated tubesaw. J Bone Joint Surg Br 79/2: 307–309
11. Menelaus MB (1966) Correction of leg length discrepancy by epiphysial arrest. J Bone Joint Surg Br 2: 336–339
12. Moseley CF (1977) A straight line graph for leg length discrepancies. J Bone Joint Surg Am 59: 174–179
13. Pap A, Kolarz G (1989) Funktionsstörungen der Lendenwirbelsäule und der Sacroiliacalgelenke bei Beinlängendifferenz. Vortrag Symposium „Kreuzschmerz im Wechsel der Lebensabschnitte", Wien
14. Pfeil J, Grill F, Graf R (Hrsg) (1996) Extremitätenverlängerung, Deformitätenkorrektur, Pseudarthrosenbehandlung, Springer, Berlin Heidelberg New York
15. Phemister DB (1933) Operative arrestment of longitudinal growth in bones in the treatment of deformities. J Bone Joint Surg 15: 1
16. Scott AC, Urquhard BA, Cain TE (1996) Percutaneous vs modified phemister epiphysiodesis of the lower extremity. Orthopedics 19/10: 857–861
17. Shapiro F (1981) Fractures of the femoral shaft in children: the overgrowth phenomenon. Acta Orthop Scand 52: 649–654
18. Timperlake RW, Bowen JR, Guille JT, Choi IH (1991) Prospective evaluation of fifty-three consecutive percutaneous epiphysiodesis of the distal femur and proximal tibia and fibula. J Pediatr Orthop 11/3: 350–357

Grundlagen der Stoßwellenanwendungen am Bewegungsapparat

M. Buch, H. Hahne

Einführung

Bei Stoßwellen handelt es sich um energiereiche, unter Wasser erzeugte Wellen, die z. B. durch akustische Linsen auf einen wenige mm^3 großen Fokus gebündelt werden. Hier entfalten sie ihre Wirkung. Die Fokuszone beschreibt ein Areal, in dem sich 80% der Stoßwellenenergie um den Fokuspunkt befinden. Sie hat die Figur einer kleinen Zigarre. Zur Beschreibung des Stoßwellenfeldes sind mindestens 7 Parameter nötig (Abb. 1 und 2, Tabelle 1) [42].

Die Erzeugung der Stoßwellen kann auf 3 Arten erfolgen (elektromagnetisch, elektrohydraulisch, piezoelektrisch), wobei die elektromagnetischen Stoßwellenemitter am häufigsten in der Orthopädie verwendet werden.

In der Urologie wie in der Orthopädie sind direkte und indirekte Wirkmechanismen der Stoßwellentechnologie zu unterscheiden. Insbesondere durch den schnellen Wechsel von Druck- und Zugwelle kommt es an Grenzflächen von Objekten mit verschiedener akustischer Impedanz zum Überschreiten der Materialbelastbarkeit und damit zum Microfracturing der Oberfläche (direkte Effekte). Indirekte Effekte werden durch

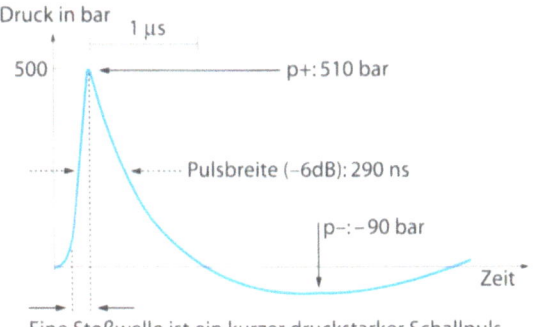

Eine Stoßwelle ist ein kurzer druckstarker Schallpuls

a Stoßwelle

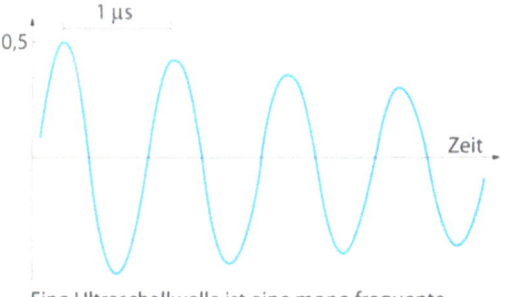

Eine Ultraschallwelle ist eine mono frequente Schallwelle kleiner Amplitude

b Ultraschallwelle

Abb. 1 a, b. Der Vergleich Stoßwelle – Ultraschallwelle

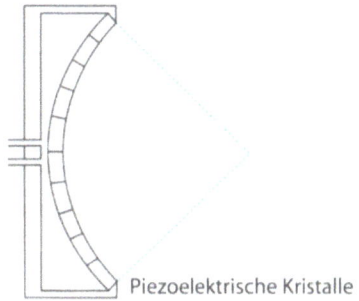

a Piezoelektrisches Prinzip

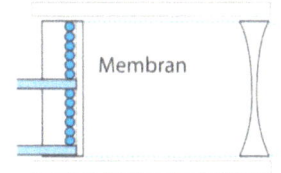

b Elektromagnetisches Prinzip

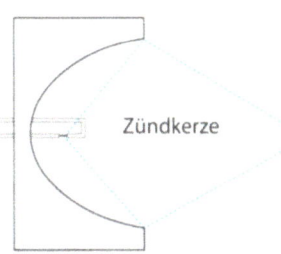

c Elektrohydraulisches Prinzip

Abb. 2 a, b. Verfahren zur Stoßwellenerzeugung

Tabelle 1. Parameter zur Beschreibung der Bagriffe Spitzendruck, Energieflußdichte, Gesamtenergie etc.

Name	Definition	Symbol	E min.	E med.	E max.
Peak Positive Pressure	Positiver Spitzendruck in MPa (1 MPa = 10 bar)	P_+	Erf.[a]	Erf.	Erf.
–6 dB Focal Extend in x, y and z Direction	–6 dB-Fokalausdehnung – Fokale Ausdehnung in mm bis zur Dämpfung auf die Hälfte des Spitzendrucks	$f_{x(-6\,dB)}$, $f_{y(-6\,dB)}$, $f_{z(-6\,dB)}$	Erf.	Erf.	Erf.
5 MPa Focal Extend, lateral	5 MPa-Fokalausdehnung – Fokale Ausdehnung in mm bis zum 5 MPa Niveau des Drucks, lateral	$f_{x(5\,MPa)}$, $f_{y(5\,MPa)}$	Erf.	Erf.	Erf.
5 mm Focal Zone, lateral	5-mm-Fokalzone – Druckniveau in MPa, bei 5 mm Abstand um den Spitzendruck, lateral	$P_{x(5mm)}$, $P_{y(5mm)}$	Erf.	Erf.	Erf.
Positive Energy Flux Density	Positive Energiedichte in mJ/mm², $D_+ = E_+/A = 1/\rho c \int p_+^2 dt$	ED_+	Erf.	Erf.	Erf.
Total Energy Flux Density (special hydrophones required)	Gesamtenergiedichte in mJ/mm², $ED = E/A = 1/\rho c \int p^2 dt$	ED	Opt.[a]	Opt.	Opt.
Positive Energy of the –6 dB Focus	Positive fokale Energie in mJ in der –6-dB-Fokalausdehnung, Integral der Energiedichte ED_+ über $f_{x(-6\,dB)}$, $f_{y(-6\,dB}$	$E_{+(-6\,dB)}$	Erf.	Erf.	Erf.
Total Energy of the –6 dB Focus (special hydrophones required)	Fokale Energie in mJ in der –6-dB-Fokalausdehnung, Integral der Energiedichte ED über $f_{x(-6\,dB}$, $f_{y(-6\,dB}$	$E_{(-6\,dB)}$	Opt.	Opt.	Opt.
Positive Energy of the 5 MPa Focus	Positive fokale Energie in mJ in der 5-MPa-Fokalausdehnung, Integral der Energiedichte ED_+ über $f_{x(-6\,dB}$, $f_{y(-6\,dB}$	$E_{+(5\,MPa)}$	Erf.	Erf.	Erf.
Total Energy of the 5 MPa Focus (special hydrophones required)	Fokale Energie in mJ in der 5-MPa-Fokalausdehnung, Integral der Energiedichte ED über $f_{x(-6\,dB}$, $f_{y(-6\,dB}$	$E_{(5\,MPa)}$	Opt.	Opt.	Opt.
Positive Energy of the 5 mm Focal Area	Positive fokale Energie in mJ in der 5-mm-Fokalausdehnung, Integral der Energiedichte ED_+ über $f_{x(-6\,dB}$, $f_{y(-6\,dB}$	$E_{+(5\,mm)}$	Erf.	Erf.	Erf.
Total Energy of the 5 mm Focal Area (special hydrophones required)	Fokale Energie in mJ in der 5-mm-Fokalausdehnung, Integral der Energiedichte ED über $f_{x(-6\,dB}$, $f_{y(-6\,dB}$	$E_{(5\,mm)}$	Opt.	Opt.	Opt.

[a] Erf.: erforderlich, Opt.: optional.

die Kavitation verursacht. Durch den innerhalb von Nanosekunden stattfindenden Wechsel von Über -und Unterdruck beim Durchlauf einer Stoßwelle entstehen Gasblasen. Beim Kollaps dieser Blasen strömt Wasser mit einer Geschwindigkeit von ca. 700 m/s ins Blaseninnere (mechanische Effekte der Kavitation). Ferner treten hohe Temperaturen im Inneren der Kavitationsblasen auf (bis zu 1000°C), die chemische Reaktionen beeinflussen (chemische Effekte der Kavitation) [3–5]. Durch Verwendung von Koppelmedien (zwischen Therapiekopf und Haut des Patienten) mit geringer Viskosität, d. h. von Medien, in denen nur geringe Kavitationsaktivität vorkommt, läßt sich der subjektiv vom Patienten empfundene Schmerz bei der Therapie vermindern [25].

Abhängig von der Energie sowie der Anzahl der Stoßwellen kann man folgende zelluläre Reaktionen beobachten [1, 8–11, 22]:
- Permeabilisierung der Zellmembran mit Zellödem,
- Beeinflussung von Zellorganellen und Nukleus,
- Vakuolisierung des Zytoplasma,
- Läsion des Zytoskeletts,
- Zellruptur.

Die nachfolgend aufgeführten Nebenwirkungen erklären die Kontraindikationen für eine Stoßwellenapplikation: Stoßwellen schädigen den heranwachsenden Embryo/Fötus. Direkte Fokussierung der SW auf die Leibesfrucht führt je nach Lage des Fokus aufgrund von Hämatothorax, Hämatozephalus etc. zum Abort. Ob teratogene Effekte eine Rolle spielen, konnte bis heute nicht zu 100% ausgeschlossen werden. Stoßwellenanwendungen sollten aus diesen Gründen nicht bei Schwangeren erfolgen. Eine versehentliche SW-Therapie am Bewegungsapparat bei Schwangeren muß aber nicht zwangsweise zum Schwangerschaftsabbruch führen [3, 4, 42, 55].

An Blutgefäßen kommt es ab einer Energieflußdichte von 0,1 mJ/mm^2 zur Bildung von Aktin und Vimentinfasern (sog. Streßfasern). Konsekutiv retrahieren sich die Zellen, die Interzellularräume vergrößern sich. Ab 0,3 mJ/mm^2 kommt es zu Ablösungen des Endothels, was der Bildung von Thrombosen den Weg bereitet. Die Fokussierung auf Blutgefäße sowie Therapie von Patienten mit Blutgerinnungsstörungen werden daher nicht praktiziert [42–44].

Die Fokussierung der Stoßwellen auf Nerven führt zur Produktion sog. Summenaktionspotentiale. Die Erregbarkeit des Nerven bleibt erhalten. Histologische Untersuchungen zeigen, daß es auch bei höheren Energieflußdichten zu keiner morphologischen Schädigung kommt. Die Behandlung von Nervenzellen führt für die Dauer von einer Stunde zur Hyperpolarisation der Zellmembran [43, 51, 55].

Bei der Behandlung gasgefüllter, von Flüssigkeit umgebener Hohlräume im Körper, kommt es zur Schädigung der behandelten Strukturen (Lungenbluten, Magen-Kolon-Erosionen mit Hämatochezie). Die Fokussierung auf Lungengewebe ist daher nicht erwünscht [1, 3, 4, 9, 10, 12, 42].

Die Fokussierung der Stoßwelle auf die Herzspitze kann Herzrhythmusstörungen erzeugen [3, 4, 12].

Die Stoßwellentherapie von Sehnengewebe führt ab einer Energieflußdichte von 0,6 mJ/mm^2 zur Tenozytennekrose. Bei geringeren Energiemengen kommt es zu reversiblen Veränderungen (Sehnenödem) [31, 32, 42].

Wird die Stoßwelle auf Tumor- oder Infektherde fokussiert, können Teile des Tumors/Infekts durch die Behandlung aus der ursprünglichen Lage herausgelöst werden und zur Verbreitung der Erkrankung führen. Daher zählen auch diese beiden Krankheitsbilder zu den Kontraindikationen [1, 3, 4, 10–12, 42].

Die Fokussierung auf Knorpelgewebe führt auch bei sehr hoher Energieflußdichte (1,9 mJ/mm^2) zu keinen Veränderungen [25].

Bei der Stoßwellenbehandlung offener Wachstumsfugen sind Schäden an der Epiphysenfuge mit konsekutiven Achsabweichungen beobachtet worden [55].

Wirkmechanismen

Die bei der Stoßwellenbehandlung von Insertionstendopathien beobachtete Schmerzlinderung läßt sich bis heute nicht schlüssig erklären. Es existieren lediglich Theorien zum Wirkmechanismus [3, 4, 42]:

- Beeinflussung des Rezeptorpotentials der Nervenzelle,
- Bildung schmerzhemmender Substanzen,
- Gate-control-Theorie,
- lokale Verbesserung der Durchblutung.

Die Stoßwellenbehandlung schmerzhafter Verkalkungen der Schultersehnen wurde von Loew eingeführt [23, 24]. Seinen Überlegungen zufolge spielen 2 Mechanismen bei der SW-induzierten Kalkauflösung eine Rolle:

- 1. Direkte Effekte: durch die Fokussierung auf das Kalkdepot kommt es zum Microfracturing an der Kalkoberfläche und damit zum Durchbruch des Kalks in die Bursa subacromialis mit konsekutiver Auflösung.
- 2. Indirekte Effekte: durch die SW-induzierten Risse in der Oberfläche des Kalkdepots dringen Blutzellen in den Kalk ein und führen zu einer zellenvermittelten Auflösung (Abräumung durch Makrophagen).

Aktuelle Veröffentlichungen legen die Vermutung nahe, daß die zellenvermittelte Auflösung wahrscheinlicher ist als diejenige mit Kalkdurchbruch in die subakromiale Bursa (geht meist mit stark schmerzhafter Bursitis einher) [2].

Der genaue Wirkmechanismus der stoßwelleninduzierten Osteoneogenese wird gegenwärtig noch erforscht. Einerseits konnte tierexperimentell ein Microfracturing der Spongiosa gesehen werden [6], andererseits werden aber auch stimulierende Effekte der SW auf Osteoblasten beschrieben [42]. Da es tierexperimentell kein anerkanntes Pseudarthrosemodell gibt, ist der Wirksamkeitsnachweis bisher nicht erbracht. Je nach Versuchsaufbau und applizierter SW-Energie reichen die tierexperimentellen Ergebnisse von „eindeutig SW-induzierter Knochenneubildung" über „keine Wirkung erkennbar" bis hin zu „hemmenden Einflüssen durch die SW". Ähnlich schwanken die Erfolgsquoten in der Klinik zwischen 55% und 96% knöcherner Durchbauung von Pseudarthrosen/verzögerter Knochenbruchheilung nach Stoßwellenanwendung [13–18, 20, 37, 38, 42, 48, 50–52].

Literatur

1. Brümmer F, Bräuner T, Hülser D (1990) Biological effects of shock waves. World J Urol 8: 224
2. Buch M (1998) Prospektiver Vergleich der hochenergetischen Stoßwellentherapie und des Needlings bei der Tendinosis calcarea der Schulter. Abstractband des 3. Kasseler Stoßwellensymposiums
3. Chaussy C, Eisenberger F, Jocham D, Wilbert D (1995) Die Stoßwelle. Attempto Verlag
4. Chaussy C, Eisenberger F, Jocham D, Wilbert D (1993) Stoßwellenlithtrypsie. Attempto Verlag

5. Coleman A, Saunders J (1987) Acoustic cavitation generated by an extracorporal shock wave lithotrypter. Ultrasound Med Biol 13/2: 69
6. Delius M (1995) Biologische Wirkung von Stoßwellen – mehr als „nur" Steinzertrümmerung? Zentralbl Chir 120: 259–273
7. Delius M, Hofschneider P (1997) Extracorporal shock waves for gene therapy? The Lancet 345, No 8961: 1377
8. Delius M, Weiss N (1989) Tumor therapy with shock waves requires modified Lithotrypter shock waves. Naturwissenschaften 76: 573–574
9. Delius M, Denk R (1990) Biological effects of shock waves: cavitation by shock waves in piglet liver. Ultrasound Med Biol 16/5: 467
10. Delius M, Enders G (1989) Biological effects of shock waves. Lung hemorrage by shock waves in dogs- pressure dependence. Ultrasound Med Biol 13/2: 61
11. Delius M, Gambihler S (1992) Sonographic imaging of extracorporal shock wave effects in the liver and galbladder of dogs. Digestion 52: 55
12. Delius M. Hoffmann E (1994) Biological effects of shock waves: Induction of arrythmia in piglet hearts. Ultrasound Med Biol 20/3: 279
13. Ekkernkamp A, Haupt G et al. (1992) Der Einfluß der extracorporalen Stoßwellen auf die Standardisierte Tibiafraktur am Schaf. In: Ittel H, Siebert W, Matthiaß H Aktuelle Aspekte der Osteologie. Springer, Berlin Heidelberg New York, S 307
14. Forriol F (1994) The effect of shock waves on mature and healing cortical bone. Int Orthop (SICOT) 18: 325–329
15. Graff J (1989) Die Wirkung hochenergetischer Stoßwellen auf Knochen- und Weichteilgewebe. Habilitationsschrift Bochum
16. Haist J, Reichel W et al. (1993) Die extracorporale Stoßwellenbehandlung der gestörten Frakturheilung – eine Alternative zu operativen Verfahren? Orthop Praxis 12: 842
17. Haist J, Reichel W et al. (1993) Einsatz der extracorporalen Stoßwelle bei der osteosynthetisch versorgten Pseudarthrose – eine experimentelle Studie. Orthop Praxis 5: 345
18. Haupt G, Haupt A et al. (1992) Influence of shock waves on fracture healing. Endourology 39/6: 529
19. Haupt G, Chvapil M (1990) Effect of shock waves on the healing of partial thickness wounds in piglets. J Surg Res 49: 45
20. Johannes E, Dinesh E et al. (1994) High energy shock waves for the treatment of non-unions: an experiment on dogs. J Surg Res 57: 246
21. Kim JK (1994) Effect of shock wave treatment on femoral prothesis and cement removal. Biomed Mater Eng 4 (6): 451
22. Lingeman JE, Mcateer JE et al. (1988) Bioeffects of extracorporal shock wave lithotrypsie. Urol Clin North Am 15/3: 507
23. Loew M, Jurgowski W (1993) Erste Erfahrungen mit der Extrakorporalen Stoßwellenlithotrypsie in der Behandlung der Tendinosis calcarea der Schulter. Z Orthop 131: 470–473
24. Loew M, Jurgowski W, Thomsen M (1995) Die Wirkung extracorporaler Stoßwellen auf die Tendinosis calcarea der Schulter. Urologe(A) 34: 49–53
25. Lüssenhop S (1998) Der Effekt von Stoßwellen auf Gelenkknorpel. Abstractband des 3. Kasseler Stoßwellensymposiums
26. Maier M (1998) Einfluß des Koppelmediums auf den Applikationsschmerz bei der ESWT des Stütz- und Bewegungsapparates. Abstractband des 3. Kasseler Stoßwellensymposiums
27. Newman RC (1987) ESWL Effect on canine spinal cord. Urology 24/1: 116
28. Rompe JD, Rumler F, Hopf C et al. (1995) Extracorporal shock wave therapy for calcifying tendinitis of the shoulder. Clin Orthop Rel Res 321: 196
29. Rompe JD, Hopf C, Nafe B, Bürger R (1996) Low energy extracorporal shock wave therapy for painful heel: a prospective controlled single blind study. Arch Orthop Trauma Surg 115: 75–79
30. Rompe JD, Hopf C, Küllmer K et al. (1996) Low energy extracorporal shock wave therapy for persistent tennis elbow. Int Orthop (SICOT) 20: 23–27
31. Rompe JD, Hopf C, Küllmer K et al. (1996) Analgesic effect of extracorporal shock wave therapy on chronic tennis elbow. JBJS 78 B/2: 233
32. Rompe JD (1996) Stoßwellentherapie: Therapeutische Wirkung bei spekulativem Mechanismus. Z Orthop 134/4: 21–34
33. Rompe JD, Hopf C, Rumler F (1994) 2 Jahre extracorporale Stoßwellentherapie in der Orthopädie- Indikationen und Resultate? Orthop Mitteil 3: 173
34. Schelling G, Delius M (1993) Pain during shock wave lithtrypsie is not a direct shock wave effect but results from cavitation mediated stimulation of nerve fibres. Anesthesiology 79/3a: A824
35. Schelling G, Delius M, Gschwender M et al. (1994) Extracorporal shock waves stimulate sciatic frog nerves indirectly via a cavitation mediated mechanism. Biophys J 66: 133
36. Schelling G, Mendl G (1992) Patient controlled analgesia for extracorporal shock wave lithotrypsy of galstones. Pain 48: 355
37. Schleberger R, Senge T (1992) Non invasive treatment of long bone pseudarthrosis by shock waves. Arch Orthop Trauma Surg 111: 224–227
38. Seemann O, Rassweiler J (1992) Effect of low dose shock wave energy on fracture healing: An experimental study. J Endourol 6/3: 219
39. Seidl M, Steinbach P et al. (1994) Induction of stress fibers and intercellular gaps in human vascular endothelium by shock waves. Ultrasonics 32/5: 397
40. Seidl M, Steinbach P (1994) Shock wave induced endothelial damage – in situ analysis by confocal laser scanninig microscopy. Ultrasound Med Biol 20/6: 571
41. Seitz R, Seidl M, Steinbach P et al. (1993) The effects of high energy shock waves on cell membranes and mitochondria. Ultrasonics International 93 conference proceedings, p 643
42. Siebert W, Buch M (1997) Extracorporeal shock waves in orthopedics. Springer, Berlin Heidelberg New York
43. Smits G, Jap P (1990) Biological effects of high energy shock waves in mouse skeletal muscle: Correlation between 3P Magnetic resonance Spectroscopic and microscopic alterations. Ultrasound Med Biol 19/5: 399
44. Steinbach P, Hofstaedter F (1993) Determination of energy dependent extent of vascular damage caused by high energy shock waves in an umbilical cord model. Urol Res 21: 279
45. Steinbach P, Hofstaedter F (1992) In vitro investigations on cellular damage induced by high energy shock waves. Ultrasound Med Biol 18/8: 691
46. Stranne S, Callaghan J (1992) The effect of extracorporal shock wave lithotrypsie on the prothesis interface in cementless arthroplasty. J Arthropl 7: 173
47. Stranne S, Callaghan J (1993) Would revision arthroplasty be facilitated by extracorporal shock wave lithotrypsy? An evaluation including whole bone strength in dogs. Clin Orthop Rel Res 287: 252
48. Sucul K, Johannes EJ (1994) Extracorporal shock waves for treatment of non unions. Hefte zu Der Unfallchirurg 232: 392
49. Suhr D, Brümmer F (1991) Cavitation generated free radicals during shock wave exposure: Investigations with cell free solutions and suspended cells. Ultrasound Med Biol 17/8: 761
50. Sukul K, Johannes E (1993) The effect of high energy shock waves focussed on cortical bone: an in vitro study. J Surgical Res 54: 46
51. Vachalnov V, Michailov P et al. (1991) Extrakorporal exposure with shock waves on bone tissue as a factor for local osteogenesis. Abstr
52. Vachalnov V, Michailov P (1991) High energy shock waves in treatment of delayed and nonunion of fractures. Intern Orthop (SICOT) 15: 181–184
53. Wehner H, Sellier K (1981) Shockwave induced compound action potentials in the peripheral nerve. Z Rechtsmed 86: 239
54. Weinstein J, Oster D et al. (1988) The effect of the extracorporal schock wave lithotrypter on the bone-cement interface in dogs. Clin Orthop Rel Res 235: 261
55. Williams C, Kaude J (1988) Extracorporal shock wave lithotrypsie: long term complications. AJR 150: 311
56. Yang C, Heston W et al. (1988) The effect of high energy shock waves on human bone marrow. Urol Res 16: 427–429
57. Yeaman LD (1989) Effects of shock waves on the structure and growth of the immature rat epiphysis. J Urol 141: 670

Stoßwellentherapie bei Pseudarthrosen/ verzögerter Knochenbruchheilung

M. Buch, H. Hahne

Bildliche Darstellung und Erläuterung des technischen Equipments

Die Abb. 1 und 2 zeigen das technische Equipment.

Landmarken/Lagerung

Um bei der Stoßwellentherapie von Pseudarthrosen einen Effekt zu erzielen, sollte nach dem heutigen Kenntnisstand mit hohen Energieflußdichten behandelt werden. Entsprechend sind Verfahren zur Analgesie erforderlich. In der Klinik werden hier die Bruchspaltanästhesie, die Neuroleptanalgesie oder andere Anästhesieverfahren angewendet. Die Behandlung erfolgt daher meist am liegenden Patienten [15].

Vor Beginn der Therapie werden die anatomischen Landmarken auf der Haut aufgezeichnet. Neben den Knochen/Frakturkonturen sollten die Gefäße und Nerven sonografisch identifiziert und ihr Verlauf auf der Haut markiert werden, um sie bei der Behandlung zu schonen [11, 12, 15].

Operationsablauf/Varianten

Wie bereits im allgemeinen Teil ausgeführt, spielen wahrscheinlich das Microfracturing und die Bildung eines subperiostalen Hämatoms die entscheidende Rolle bei dieser Therapieform [15]. Die besten Resultate lassen sich erzielen, wenn der Fokus nicht in den Frakturspalt, sondern auf die knöchernen Frakturenden plaziert wird. Dabei sollte unter Schonung der Weichteile (s. o.) die gesamte Fraktur mit Stoßwellen behandelt werden, d. h. der SW-Kopf von verschiedenen Seiten angekoppelt werden. Zeitlich sind hier abhängig von der Größe des Knochens bis zu 2 h/Therapie einzuplanen [15].

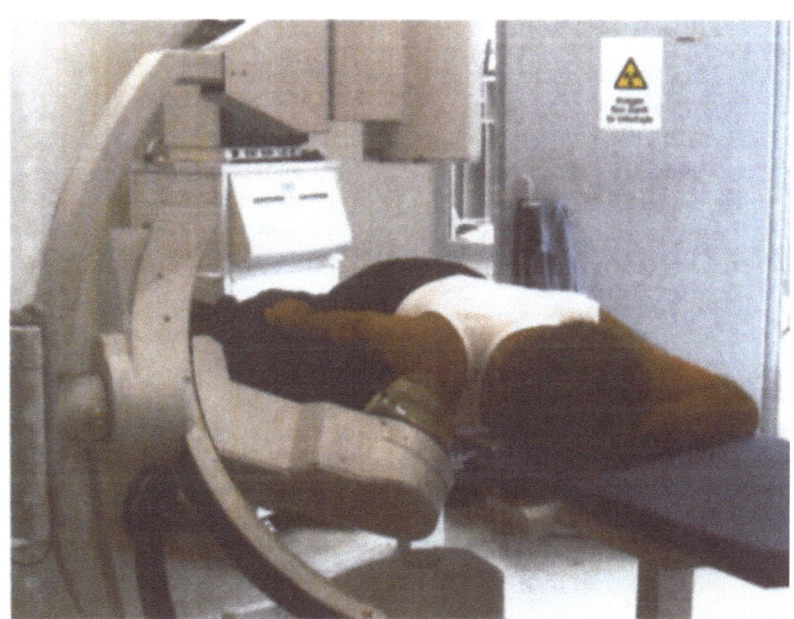

Abb. 1. Dornier Epos Fluoro. Elektromagnetischer Stoßwellenemitter mit isozentrischem 7,5-MHz-Linearschallkopf und isozentrischer Röntgenortung durch integrierten C-Bogen (dual imaging); frontale Ankopplung der Schulter an den SW-Kopf, sonografische Kontrolle des Fokus von lateral, radiologische Kontrolle in 2 Ebenen

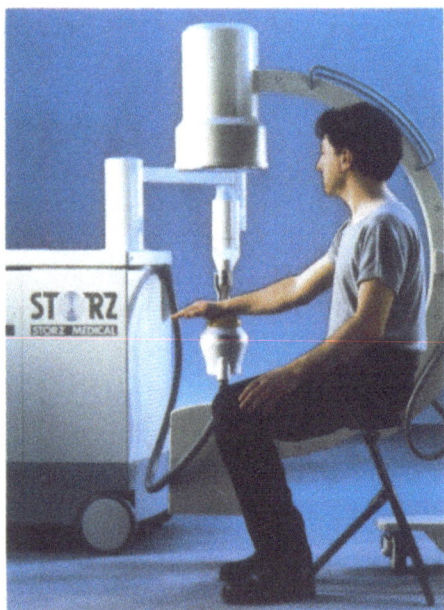

Abb. 2. Minilith SL1 (Storz). Elektromagnetischer Stoßwellenemitter mit Sector-Ultraschall-Scanner, der den Fokus in axialer Richtung zeigt. Frontale Ankopplung mit Inlinesonoortung/Inlineröntgenortung

Einen Golden Standard bei der SW-Therapie von Pseudarthrosen gibt es z. Z. noch nicht. Während manche Arbeitsgruppen eine „single shot solution" propagieren [13], führen andere Zentren, je nach radiologischem Effekt der vorherigen Behandlung, regelmäßige Wiederholungen der Therapie nach 4 Wochen durch, bis die knöchernen Durchbauung erreicht ist [15].

Häufig kann man nach der Behandlung eine Analgesie der therapierten Region beobachten. Die Rate erfolgreicher Behandlungen schwankt in der Literatur zwischen 55 und 96% [15]. Mit zunehmendem Anteil echter (älter als 6 Monate) und atropher Pseudarthrosen sinkt die Erfolgsrate [11, 12].

Wie auch bei anderen Verfahren, bei denen mit hohen Energieflußdichten behandelt wird, können Petechien und Hämatome beobachtet werden. Weitere Nebenwirkungen sind bis zum heutigen Tage nicht bekannt geworden [11, 12, 15].

Indikation/Kontraindikation/Nachbehandlung

Die Anwendung der Stoßwellentherapie bei Pseudarthrosen zielt darauf ab, eine Heilung ohne weitere operative Maßnahmen zu erreichen. Die ungestörte Knochenbruchheilung wird durch die SW-Applikation nicht beschleunigt [14, 15].

Nach erfolgter Behandlung ist die Therapieregion wie ein frischer Knochenbruch zu behandeln. Behandlungen, bei denen die Fraktur nicht ausreichend stabilisiert wurde, sind meist nicht von Erfolg gekrönt [15, 20, 21].

Osteosynthesematerial im Zielgebiet stellt keine Kontraindikation dar. Es kommt durch die SW-Therapie zu keiner Lockerung eingebrachter Materialien. Allerdings sollte nicht direkt auf Osteosyntheseplatten gezielt werden, da der darunter gelegene Knochen quasi im Schatten der Platte liegt. An ihrer Oberfläche wird die Stoßwelle reflektiert [6, 7].

Die Erfolgsquoten bei der Behandlung atropher Pseudarthrosen liegen deutlich unterhalb derer von hypertrophen Pseudarthrosen. Ferner sind auch geringere Erfolgsraten bei Knochenstoffwechselstörungen beschrieben (Morbus Recklinghausen, fibröse Dysplasie) [6, 7, 11, 12].

Nachfolgend sind die Indikationen und Kontraindikationen aufgelistet:

Indikationen:
- Pseudarthrose mit ausreichender mechanischer Stabilität,
- keine Weichteilinterposition im Frakturspalt.

Kontraindikationen:
- Alter <18 Jahre,
- Gravidität,
- pathologische neurologische/vaskuläre Befunde,
- lokale Infektionen,
- Tumorleiden,
- Gerinnungsstörungen.

Die Liste der Kontraindikationen ergibt sich aus den im allgemeinen Teil erklärten Umständen.

Literatur

1. Chaussy C, Eisenberger F, Jocham D, Wilbert D (1995) Die Stoßwelle. Attempto Verlag
2. Chaussy C, Eisenberger F, Jocham D, Wilbert D (1993) Stoßwellenlithtrypsie. Attempto Verlag
3. Ekkernkamp A, Haupt G et al. (1992) Der Einfluß der extracorporalen Stoßwellen auf die Standardisierte Tibiafraktur am Schaf. In: Ittel H, Siebert W, Matthiaß H Aktuelle Aspekte der Osteologie. Springer, S 307
4. Forriol F (1994) The effect of shock waves on mature and healing cortical bone. Int Orthop (SICOT) 18: 325–329
5. Graff J (1989) Die Wirkung hochenergetischer Stoßwellen auf Knochen- und Weichteilgewebe. Habilitationsschrift Bochum
6. Haist J, Reichel W et al. (1993) Die extrakorporale Stoßwellenbehandlung der gestörten Frakturheilung – eine Alternative zu operativen Verfahren? Orthop Praxis 12: 842
7. Haist J, Reichel W et al. (1993) Einsatz der extrakorporalen Stoßwelle bei der osteosynthetisch versorgten Pseudarthrose – eine experimentelle Studie. Orthop Praxis 5: 345
8. Haupt G, Haupt A et al. (1992) Influence of shock waves on fracture healing. Endourology 39/6: 529
9. Johannes E, Dinesh E et al. (1994) High energy shock waves for the treatment of non-unions: an experiment on dogs. J Surg Res 57: 246
10. Kim JK (1994) Effect of shock wave treatment on femoral prothesis and cement removal. Biomed Mater Engin 4 (6): 451
11. Rompe JD (1996) Stoßwellentherapie: Therapeutische Wirkung bei spekulativem Mechanismus. Z Orthop 134/4: 21–34
12. Rompe JD, Hopf C, Rumler F (1994) 2 Jahre extrakorporale Stoßwellentherapie in der Orthopädie- Indikationen und Resultate? Orthop Mitteil 3: 173
13. Schleberger R, Senge T (1992) Non invasive treatment of long bone pseudarthrosis by shock waves. Arch Orthop Trauma Surg 111: 224–227
14. Seemann O, Rassweiler J (1992) Effect of low dose shock wave energy on fracture healing: An experimental study. J Endourol 6/3: 219
15. Siebert W, Buch M (1997) Extracorporeal shock waves in orthopedics. Springer, Berlin Heidelberg New York
16. Stranne S, Callaghan J (1992) The effect of extracorporal shock wave lithotrypsie on the prothesis interface in cementless arthroplasty. J Arthropl 7: 173
17. Stranne S, Callaghan J (1993) Would revision arthroplasty be facilitated by extracorporal shock wave lithotrypsy? An evaluation including whole bone strength in dogs. Clin Orthop Rel Res 287: 252
18. Sucul K, Johannes EJ (1994) Extracorporal shock waves for treatment of non unions. Hefte zu Der Unfallchirurg 232: 392
19. Sukul K, Johannes E (1993) The effect of high energy shock waves focussed on cortical bone: an in vitro study. J Surgical Res 54: 46
20. Vachalnov V, Michailov P et al. (1991) Extrakorporal exposure with shock waves on bone tissue as a factor for local osteogenesis. Abstr
21. Vachalnov V, Michailov P (1991) High energy shock waves in treatment of delayed and nonunion of fractures. Intern Orthop (SICOT) 15: 181–184
22. Weinstein J, Oster D et al. (1988) The effect of the extracorporal schock wave lithotrypter on the bone-cement interface in dogs. Clin Orthop Rel Res 235: 261

Postoperative Schmerztherapie nach minimal-invasiver Chirurgie am Bewegungsapparat

P. Saur

Einleitung

Die Schmerzlinderung gehört zu den genuinen Aufgaben des Arztes. Gleichwohl fehlt bisher in einem Großteil unserer Krankenhäuser eine effektive und systematische Schmerztherapie, obwohl in den letzten Jahrzehnten außerordentliche Fortschritte bei der Behandlung postoperativer Schmerzen erzielt worden sind, so daß heute ein reichhaltiges Repertoire von Medikamenten bzw. Analgesietechniken zur Verfügung steht.

Lehmann u. Henn [16] führten eine repräsentative Umfrage zur postoperativen Schmerztherapie an 430 bundesdeutschen Anästhesieabteilungen durch. Die Auswertung von 188 (38%) zurückgesandten Fragebögen ergab, daß innerhalb der ersten 24 h postoperativ 94% der Abteilungen eine systemische Pharmakotherapie und 23% Regionalanästhesien durchführten. Am häufigsten wurden lumbale Periduralkatheter verwendet. Thorakale Periduralkatheter, Plexus- und Spinalkatheter kamen seltener zur Anwendung. Die Analgesieverfahren und Dosierungen wurden vorwiegend postoperativ im Operationssaal, Aufwachraum oder auf der Normalstation festgelegt, eine präoperative Festlegung der postoperativen Schmerztherapie fand selten statt. Die Kriterien der bevorzugten Therapieform wurde im wesentlichen bestimmt durch die eigene klinische Erfahrung und organisatorischen Voraussetzungen im Zuständigkeitsbereich. Erst in zweiter Linie waren Literaturbefunde und eigene Untersuchungen für die Auswahl des Therapieverfahrens ausschlaggebend.

Minimal-invasive Chirurgie

Die endoskopische Chirurgie hat den Einzug in sämtliche Bereiche der operativen Medizin gehalten. Um die Vorteile des kürzeren Klinikaufenthalts nach minimal-invasiver Chirurgie [2, 28] zu unterstützen, gilt es, die postoperative Schmerztherapie möglichst effektiv zu gestalten. Ein wesentlicher Aspekt ist dabei die postoperative Mobilisation der Patienten durch die Physiotherapeuten, die nur effektiv unter Schmerztherapie möglich ist und eine Kooperation des Patienten voraussetzt.

Allgemeinchirurgische Studien [33, 45] belegen, daß nach minimal-invasiver Chirurgie ein deutlich geringerer Opioidverbrauch zu verzeichnen ist als nach konventioneller Operation. Allerdings gibt es bisher nur wenige Daten zur postoperativen Schmerztherapie nach minimal-invasiver Chirurgie im orthopädischen Fachbereich. Regan [27] zeigte, daß eine endoskopische thorakale Diskektomie mit weniger postoperativen Schmerzen einherging als nach offener Thorakotomie. Die Schmerzqualität wird durch die minimal-invasive Chirurgie nicht beeinflußt [45].

Nozizeption und postoperativer Schmerz

Die Nozizeption ist ein hochentwickeltes Sinnessystem, welches einen wichtigen Schutz für den menschlichen Organismus darstellt. Andererseits können Fehlfunktionen innerhalb der neuronalen Verarbeitungssysteme der Nozizeption auch die Ursachen für quälende Schmerzen sein.

Die Schmerzempfindung in den einzelnen Körpergeweben ist unterschiedlich. Die Haut besitzt ein hochentwickeltes nozizeptives System [9]. Hier ruft eine Vielzahl von mechanischen, thermischen oder chemischen Reizen Schmerzen hervor. Schleimhäute, Nerven, Hirnhäute, Pleura parietalis und Peritoneum parietale sind ebenfalls recht schmerzhaft im Gegensatz zu den Blutgefäßen, der Lunge und Bauchorganen. Eine weitere Quelle von Schmerzen sind reflektorische Muskelspasmen, wie man sie häufig nach TEP-Operationen in der Hüft- und Oberschenkelmuskulatur findet.

Oberflächenschmerzen sind gut zu orten. Tieferliegende Gewebe wie Muskeln, Gefäße, Periost und Gelenke reagieren auf Verletzungen, Entzündungen oder Mangeldurchblutung ebenso mit schmerzhaften Signalen. Hier ist die Lokalisation schwieriger, da die Schmerzen häufig weit entfernt von ihrem Entstehungsort wahrgenommen werden. Dieses wird als übertragener Schmerz bezeichnet. Von Brust- und Bauchorganen gehen bei traumatischen Verletzungen, Entzündungen, Mangeldurchblutung und plötzlicher Kapseldehnung sowie bei isometrischen Kontraktionen von Hohlorganen heftigste Schmerzen aus. Bei Eingeweideschmerzen tritt der übertragene Schmerz häufig in Regionen auf, die von denselben Rückenmarksegmenten wie das erkrankte Organ versorgt werden. Schmerzen aus tiefen Geweben oder Eingeweiden werden häufig auch von somatomotorischen oder autonomen Reflexen begleitet, die selbst zusätzliche Schmerzen verursachen können. Solche reflektorisch entstandene Schmerzen können die ursprüngliche Schmerzursache überdauern und zu trophischen Störungen führen.

Stärke, Ort und Art von Schmerzen werden kognitiv wahrgenommen. Dies ist verbunden mit einer subjektiven Beeinträchtigung, die mit einer Abnahme von Antrieb, Appetit und Vigilanz führt. Kognitive und affektive Anteile des Schmerzerlebens können sehr unterschiedlich ausgeprägt sein. So besitzt ein kurzdauernder Oberflächenschmerz nur geringe, Tiefen- und Eingeweideschmerz dagegen ausgeprägte affektive Komponenten, die durch Angst und Ungewißheit weiter verstärkt werden können.

Schädigung oder Zerstörung von Geweben bei operativen Eingriffen sind ein heftiger direkter Reiz für die Nozizeptoren. Die Durchtrennung von Nerven führt zusätzlich zu blitzartigen Impulsströmen in den verletzten Axonen. Dieser schon während des Eingriffs heftige Signaleinstrom in das Rückenmark führt zu langanhaltenden Erregbarkeitssteigerungen der nozizeptiven Empfängerzellen und macht sie besonders empfindlich für den nachfolgenden anhaltenden, nozizeptiven Impulseinstrom während des postoperativen Zeitraums. Letzterer wird ausgelöst durch die Sensibilisierung und Reizung der Nozizeptoren durch Schmerzstoffe, die in den frischen Wunden freigesetzt werden. Weiter werden die sensibilisierten Nozizeptoren durch den vom Wundödem ausgehenden Gewebsdruck gereizt. Zu diesem von der Wunde ausgehenden Signalstrom addiert sich die Spontanaktivität regenerierender Nozizeptoraxone. So werden die schon empfindlichen nozizeptiven Empfängerzellen im Rückenmark auch in der postoperativen Phase zu einer starken Aktivität angetrieben. Der so vermittelte Ruheschmerz wird durch Bewegung und die damit verbundene Reizung von Nozizeptoren weiter verstärkt. Die Einschränkung jeder unnötigen Bewegung zur Unterdrückung zusätzlicher Bewegungsschmerzen ist jedoch nachteilig für Atmung, Kreislauf und Verdauung.

Atelektasen und Bronchopneumonien können dann vermieden werden, wenn eine hochwirksame Schmerztherapie durch eine gute Mobilisation, tiefe Ventilation und einen effektiven Hustenstoß eine Minderbelüftung mit Sekretverhalt verhindert. Das kann durch eine Periduralanalgesie mit Lokalanästhesika und/oder Opiaten ermöglicht werden. Unbehandelte Schmerzen können den postoperativ ohnehin erhöhten Sympathikotonus weiter verstärken. Ein wesentliches Ziel der postoperativen Schmerztherapie ist daher, einer überschießenden sympathoadrenergen Kreislaufreaktion entgegenzuwirken, ohne die notwendige Leistungssteigerung des Herz-Kreislauf-Systems zu unterdrücken.

Als Hauptursache der postoperativen Darmatonie gilt neben der mechanischen Alteration des Darms nach einer Laparotomie der postoperativ erhöhte Sympathikotonus. Jedes Verfahren der postoperativen Schmerztherapie hat neben der analgetischen Wirkung auch Einfluß auf das autonome Nervensystem und die Peristaltik. Eine epidurale Lokalanästhesie verursacht eine Blockade präganglionärer Sympathikusfasern im Epiduralraum. Damit werden die Splanchnikusaktivität gehemmt und die Darmpassage verkürzt [49]. Systemische Opioide haben eine direkte peristaltikhemmende Wirkung. Ebenso vermindern epidurale Opioide den Kardiatonus, verzögern die Magenentleerung und hemmen die Darmperistaltik. Durch die Kombination von Lokalanästhetika mit Opioiden kann eine ausgezeichnete Analgesie durch das Opiat mit einem fördernden Einfluß auf die Peristaltik durch das Lokalanästhetikum erreicht werden [31, 35, 34, 52].

Es gibt Hinweise, daß die Abschirmung des Zentralnervensystems gegen nozizeptive Signale die Streßreaktionen des Organismus reduziert, die für die Schwächung des Immunsystems verantwortlich sind [37].

Stärke und Verlauf postoperativer Schmerzen werden einmal durch die Aktivität der Nozizeptoren in der postoperativen Phase, zum anderen durch das Ausmaß der zentralnervösen Funktionsstörung bestimmt. Der neurogene Anteil postoperativer Schmerzen wird dabei wesentlich durch den heftigen Einstrom nozizeptiver Signale während des Eingriffs hervorgerufen. Er kann aber auch durch eine schmerzhafte Grunderkrankung bereits präoperativ angelegt sein. Eine wirkungsvolle Behandlung postoperativer Schmerzen sollte daher mit einer Abschirmung des Zentralnervensystems gegen den Einstrom nozizeptiver Signale vor dem operativen Eingriff beginnen und bis in die Heilungsphase hinein fortgesetzt werden [47].

Diese Empfehlung wurde durch Ergebnisse zahlreicher Studien gestützt. So haben Patienten mit starken präoperativen Schmerzen vor einer Extremitätenamputation weniger postoperative Schmerzen, wenn sie bereits präoperativ mit einer Periduralanalgesie versorgt wurden [3, 8, 51]. Weiterhin entstehen Phantomschmerzen häufiger nach Allgemeinanästhesien als nach Regionalanästhesien [32]. McQuay et al. [21] zeigten an 929 Patienten nach orthopädischen Eingriffen, daß die Patienten nach Allgemeinanästhesien postoperativ schneller nach einer Schmerzmedikation verlangten als die Patienten unter Regionalanästhesie. Eine Analgesie sollte möglichst durch die Steuerung des intraoperativen Anästhesieverfahrens in der frühen und auch weiteren postoperativen Phase gewährleistet werden [25].

Die prä- und intraoperative Abschirmung des Zentralnervensystems vermindert also postoperative Schmerzen und beugt dem Auftreten von neurogenen Schmerzen und trophischen Störungen vor. Eine wirksame Schmerzbehandlung ist aber auch in der postoperativen Phase von großer Bedeutung.

Schmerzmessung und -dokumentation

Wenn Schmerz adäquat behandelt werden soll, muß er gemessen und dokumentiert werden. Dazu werden Kategorial- und Analogskalen eingesetzt. Kategorialskalen enthalten eine begrenzte Zahl von verbalen Schmerzdeskriptoren, die sich sowohl auf die Intensität als auch den Charakter des Schmerzes beziehen. Diese Skalen sind in Form einer Rangordnung angelegt, deren Lage und Abstände weder exakt definiert noch konstant sind (z. B. 0 = kein Schmerz, 1 = geringer Schmerz, 2 = mäßiger Schmerz, 3 = starker Schmerz, 4 = maximal vorstellbarer Schmerz). Andererseits sind verbale Deskriptoren leicht verständlich und auch bei postoperativen Patienten einigermaßen zuverlässig anwendbar [42].

Bei der Verwendung von Analogskalen wird der Proband aufgefordert, die Empfindungsstärke in einem vorgegebenen Kontinuum einzuordnen. Die weiteste Verbreitung haben die visuellen Analogskalen (VAS) gefunden, bei denen üblicherweise eine 10 cm lange Linie mit den Extremen „überhaupt kein Schmerz" und „maximal vorstellbarer Schmerz" an den Enden verwendet wird, zwischen denen die Versuchsperson mit einem Bleistiftstrich ihre aktuelle Schmerzintensität angeben muß [43]. Numerische Ratingskalen stellen einen Kompromiß zwischen den leicht verständlichen verbalen Deskriptoren und den visuellen Analogskalen dar. Hierbei wird der Proband aufgefordert, eine Zahl zwischen 0 und 100 zu nennen, die seine Schmerzintensität am besten beschreibt. Die Extreme sind dabei wie bei der VAS definiert [7, 15].

Das Schmerzerleben ist niemals unidimensional. Die bloße Bestimmung der Schmerzintensität und -dauer für eine adäquate Beschreibung reicht also nicht aus, sondern die reaktive Schmerzkomponente mit ihrer emotionalen Dimension muß erfaßt werden [4, 23]. Daher fordert man heute für die Klinik mehrdimensionale algesiemetrische Verfahren, die überwiegend auf einer Selbstbeurteilung beruhen. Das international wohl verbreiteste Instrumentarium ist das sog. McGill Pain Questionaire (MPQ). In der Kurzfassung werden sensorisch-diskriminative, affektivmotivationale und quantitativ-evaluative Schmerzparameter erfragt [12, 22]. Leider stehen in der frühen postoperativen Phase häufig medizinische und organisatorische Probleme dem Ausfüllen solcher relativ umfangreicher Fragebögen im Wege. Daher werden in der klinischen Routine eher Schmerzlinderungsscores oder Skalen, die einen aktuellen bzw. retrospektiven Schmerzscore abfragen, empfohlen, um aus diesen die Behandlungserfolge zu berechnen. Eine grundlegende Verbesserung von Anwendbarkeit und Aussagekraft algesiemetrischer Tests ist letztlich nur von einer verstärkten interdisziplinären Zusammenarbeit all derjenigen Fachrichtungen zu erwarten, die sich mit dem Schmerz und der Schmerztherapie beschäftigen.

Prädiktoren postoperativer Schmerzen

Der postoperative Schmerz ist nach den intrathorakalen, intraabdominellen, renalen Eingriffen am stärksten bei ausgedehnten Knochen-, Gelenk- und Wirbelkörperoperationen [10]. Nach Extremitäteneingriffen leiden 5–15% der Patienten unter schweren sowie 30–50% unter mäßigen Schmerzen. Es bleiben immerhin über 50% der Patienten, die nur leichte, nicht behandlungsbedürftige Schmerzen verspüren.

Bei Osteosynthesen und Osteotomien kann es unmittelbar postoperativ zu starken Schmerzen kommen, die insbesondere vom durchtrennten und abgeschobenen Periost herrühren [14]. Denton u. Beecher [6] zeigten, daß ein subkostaler Schnitt bei Cholezystektomien geringere postoperative Schmerzen nach sich zog als ein Mittellinienschnitt. Die transversale abdominelle Inzision scheint ebenfalls schmerzärmer als eine vertikale zu sein, weil weniger Interkostalnerven verletzt werden [5]. Bisher herrscht jedoch keine Einigkeit in der Literatur, welchen Einfluß die Schnittführung, Operationstechnik, Lagerung und Operationsdauer auf die postoperative Schmerzintensität haben [10].

Ob das Alter der Patienten in einem Zusammenhang mit der postoperativen Schmerztherapie steht, bleibt bisher umstritten und ist eher unwahrscheinlich. Dies gilt auch für das Gewicht, die Größe und Körperfläche der Patienten. Während Sherman [38] fand, daß Frauen eine niedrigere Schmerzschwelle aufweisen als Männer, kamen zahlreiche spätere Studien zu keinem klaren Ergebnis [10].

Zuverlässige Prädiktoren für den klinischen Alltag stehen uns also kaum zur Verfügung. Letztlich sind

Ärzte und Pflegepersonal gefragt, sich am Einzelfall zu orientieren und die Schmerztherapie individuell zu gestalten.

Analgesieverfahren

Die systemische Gabe von Opiaten stellt z. Z. die verbreitetste Form der Schmerztherapie dar. Sie ist jedoch aufgrund ihrer möglichen Nebenwirkungen, vor allem auf die Atmung und den Darm im Sinne einer Atemdepression und Darmmotilitätsverminderung, häufig keine ideale Therapie. Andererseits ist sie jederzeit und überall verfügbar, benötigt den geringsten Zeitaufwand und ist in ihren Wirkungen und Nebenwirkungen allen Therapeuten bekannt. Es handelt sich bei sorgfältiger Dosisanpassung und Überwachung um ein wirkungsvolles und komplikationsarmes Verfahren.

Regionale Schmerzverfahren besitzen auf einige Organe einen günstigeren Einfluß als die systemische Opiatgabe. Eine Epiduralanästhesie mit Lokalanästhetika senkt den Sympathikotonus durch das Unterdrücken schmerzhafter Afferenzen im Bereich der hinteren Spinalwurzeln und führt so zu einer Dämpfung des zentralen Sympathikotonus. Weiterhin werden präganglionäre Sympathikusfasern blockiert, was einer peripheren Sympathikusblockade entspricht. Ein verminderter Sympathikotonus am Herzen wirkt negativ inotrop, vermindert den myokardialen Sauerstoffbedarf und begünstigt die Durchblutung subendokardialer Myokardschichten. Bei Patienten mit einer instabilen Angina pectoris wurden unter Epiduralanästhesie eine verbesserte koronare Durchblutung und myokardiale Globalfunktion des Herzens auch unter körperlicher Belastung nachgewiesen [13]. Allerdings kann unter Epiduralanästhesie durch die Hemmung des Baroreflexes die Blutdruckregulation beeinträchtigt sein. Weiterhin kann der Plasmaspiegel des Lokalanästhetikums negativ inotrop auf das Myokard wirken [48]. Es ist also empfehlenswert, eine thorakale Epiduralanästhesie nach abdominellen und thorakalen Eingriffen nur bei Patienten mit einer guten Ventrikelfunktion einzusetzten.

Durch eine unter Epiduralanästhesie verbesserte Perfusion der durch die Sympathikusblockade vasodilatierten Gefäßgebiete von Becken und unterer Extremität wird die Thromboembolierate der Patienten gesenkt [20], die postoperative Gesamtmorbidität aber nicht eindeutig gebessert [26].

Nachteilig bei den Epiduralanästhesien ist, daß sie eine zeitaufwendige und korrekte Technik erfordern und einer intensiven Überwachung bedürfen. Schwere Nebenwirkungen sind insbesondere der Pneumothorax nach Interkostalblockaden, intravasale und intrathekale Injektionen bei Epiduralanästhesie, postspinaler Kopfschmerz, späte Atemdepression nach rückenmarksnaher Opiatapplikation, Allergien, Hämatome, spinale Infarkte und Infektionen in Form von Arachnoiditis und epiduralen Abszessen [46].

Die intravenöse, patientenkontrollierte Analgesie (PCA) führt im Vergleich zur Epiduralanalgesie bei Oberbauch- und thorakalen Eingriffen zu einer befriedigenden Analgesie, wobei jedoch die Vigilanz und die subjektive Befindlichkeit der Patienten mit Epiduralanalgesie besser sind [39].

Langanhaltende Analgetika in Kombination mit Lokalanästhetika bzw. Regionalanästhesieverfahren bieten entscheidende Vorteile in der postoperativen Schmerztherapie, wenn eine ausreichende Vigilanz gesichert wird.

Nebenwirkungsärmere Methoden wie die transkutane Nervenstimulation oder psychologische Verfahren [19], sind in der postoperativen Schmerztherapie noch nicht ausreichend evaluiert und haben daher noch keinen festen Stellenwert.

Medikamentöse postoperative Schmerztherapie

Es gibt heutzutage zahlreiche Substanzen, die für die postoperative Schmerztherapie zur Verfügung stehen.

Während die rückenmarksnahe Anwendung von Opiaten eine effektive Methode zur Analgesie darstellt, ist die transdermale oder enterale Applikation wegen eines variablen Wirkungsbeginns und unterschiedlicher Effektivität eher unbefriedigend [36].

Nichtsteroidale Antiphlogistika – wie beispielsweise Diclofenac und Paracetamol – haben seit vielen Jahren ihren festen Stellenwert in der postoperativen Analgesie und werden am häufigsten zur postoperativen Analgesie eingesetzt [11, 24]. Alternativ zu Opiaten und nichtsteroidalen Antiphlogistika wird insbesondere bei spastischen Schmerzen erfolgreich Metamizol eingesetzt.

Im klassischen Sinne zwar nicht zu den Analgetika gehörend, stellen jedoch die trizyklischen Antidepressiva, Neuroleptika, Clonidin, Spasmolytika und Antiemetika oft eine sinnvolle Begleittherapie zur postoperativen Analgesie dar [1, 30, 41].

Die Tabelle 1 gibt eine Übersicht über die wichtigsten und gebräuchlichsten Medikamente in der Anwendung zur postoperativen Schmerztherapie.

Tabelle 1. Medikamentöse Schmerztherapie und Adjuvanzien

Substanz	Indikation	Dosierung (70 kg)	Kontraindikationen	Nebenwirkungen	Hinweise
Nicht-Opioidanalgetika Diclofenac	Muskuloskeletale oder muskulofasziale Schmerzen, Entzündungsschmerzen	1 mg/kg KG rektal oder oral alle 8 h, maximale Tagesdosis 300 mg	Sectiones, hohes Nachblutungsrisiko, Nierenfunktionsstörung, Magen-Darm-Erkrankungen, Oligurie, Asthma bronchiale, Herzinsuffizienz, Aszites, Gerinnungsstörungen, Allergie	Bei einer Anwendung von >2 Tagen: Pantoprazol (Pantozol®, z. B. 1mal 40 mg) oder Omeprazol (Antra®, z. B. 1mal 20 mg)	Für Kinder ab dem 1. Lebensjahr möglich (0,5–2 mg/kg/Tag, 12,5 und 25 mg supp.)
Metamizol	Alternative zu Diclofenac, bei viszeral spastischen Schmerzen	Loading mit 2,5 g auf 250 ml kristalliner Infusionslösung über 2 h i.v. oder orale Gabe von 500–1000 mg	Erkrankungen des Knochenmarks, Leukopenie, thrombozytäre Störungen, akute hepatische Porphyrie, Schwangerschaft, allerg. Asthma bronchiale, Nierenfunktionsstörung	Blutdrucksenkung	Dosisreduktion im höheren Alter und bei reduziertem Allgemeinzustand, Tageshöchstdosis 6 g
Paracetamol	Alternative zu Diclofenac	15 mg/kg initial supp. oder oral, nach 4 h Repetition mit 10 mg/kg	Vorbestehende Lebererkrankung, Glucose-6-Phosphat-Dehydrogenasemangel	Lebertoxizität	Tageshöchstdosis 50 mg/kg (4–6 g/70 kg KG), Cave: Lebertoxizität
Opioide Piritramid		50 ug/kg KG i.v.		Übelkeit, Schwindel, Erbrechen, Pruritus, Atemdepression	Kontinuierliche Überwachung der Sauerstoffsättigung, Dosisreduktion bei: höherem Lebensalter, Hypothyreose, Niereninsuffizienz, Lebererkrankungen, potenzierende Wirkung anderer Pharmaka
Pethidin	Postoperative Schmerzen in Verbindung mit generalisiertem Muskelzittern	12,5–50 mg als Bolus langsam i.v.	Eingeschränkte Nierenfunktion, eingeschränkte Leberfunktion	Kumulationsgefahr (HWZ 15–20 h), toxischer Metabolit Norpethidin (ZNS-Krämpfe)	
Adjuvanzien Clonidin	Postoperative Hypertension und Shivering, zur Analgesie	75–150 ug als Bolus langsam i.v.	(Latente) Hypovolämie	Sedierung, Blutdruckabfall	
Ondansetron	PONV[a]	4 mg langsam i.v.	Verlängertes QT-Intervall, AV-Block II–III	Bradykardie, EKG-Veränderungen, Kopfschmerzen	
Droperidol	PONV[a]	1,25 mg langsam i.v.		Extrapyramidale Nebenwirkungen, neuroleptisches Syndrom, maligne Hyperthermie, Vigilanzminderung, Sedierung, Hypotension	

[a]PONV = Postoperative Nausea and Vomiting

Tabelle 1. Medikamentöse Schmerztherapie und Adjuvanzien (Fortsetzung)

Substanz	Indikation	Dosierung (70 kg)	Kontraindikationen	Nebenwirkungen	Hinweise
Adjuvanzien Metoclo-pramid	PONV[a]	10 mg per os oder i.v.		Extrapyramidale Nebenwirkungen	
Dimen-hydrinat	PONV[a]	Für Säuglinge (ab 6 kg) 40 mg supp., für Schulkinder 70 mg supp., für Jugendliche und Erwachsene 150 mg supp.	Epilepsie, Früh- und Neugeborene	Vigilanzminderung, Sedierung, Hypotension	
N-Butyl-scopolamin		10 mg supp. oder 20 mg i.v.		Beeinträchtigung der Darmmotilität, Hypotension	
Tilidin		50–100 mg alle 3–4 h			Kurze Wirkdauer (2–3 h), Naloxonanteil

[a]PONV = Postoperative Nausea and Vomiting

PCA-Pumpe

Eine gute postoperative Analgesie und hohe Patienten-akzeptanz können mittels einer On-demand-Analgesie mit Opiaten in ungefähr 80% der Fälle erzielt werden [29]. Dabei ist eine sorgfältige Überwachung der Vigilanz, Atmung und Darmmotilität von unabdingbarer Bedeutung.

Die On-demand-Analgesie mittels PCA-Pumpe findet mittlerweile eine breite Anwendung in der postoperativen Schmerztherapie. Ein in der klinischen Routine üblicher Perfusorenansatz besteht aus 45 mg Dipidolor auf 45 ml NaCl 0,9% (1 ml = 1 mg Dipidolor). Als Grundeinstellung wird ein Bolus von 1,5 mg mit einer Sperrzeit von 10 min gewählt.

Die Pumpe sollte nur an einen sicheren peripher-venösen oder zentralvenösen Zugang angeschlossen werden, um eine subkutane Depotbildung bei Fehllage zu vermeiden. Die Pumpe muß grundsätzlich als erste Infusion direkt am Zugang angeschlossen sein. Alle Dreiwegehähne und weitere Infusionen sind durch Rückschlagventile gegen eine retrograde Förderung zu sichern. Der Opiatantagonist Naloxon (z. B. Narcanti) sollte jederzeit verfügbar sein. Die Pumpe muß durch eine abschließbare Abdeckung vor unbefugtem Zugriff gesichert sein.

Zunächst wird der Patient für 2 h im Aufwachraum zur Kontrolle der Pumpenbedienung überwacht. Jeder Patient, der eine PCA-Pumpe erhält und mit dieser auf Normalstation verlegt werden soll, ist vom weiterbetreuenden Arzt zu überwachen und die Therapie zu dokumentieren. Während der ersten 24 h sollte die Atemfrequenz stündlich kontrolliert und dokumentiert werden. Änderungen an der Einstellung einer PCA-Pumpe entsprechen der Verordnung eines Medikaments, daher kann diese Tätigkeit nur von einem Arzt durchgeführt werden.

Eine postoperative Schmerztherapie mittels PCA-Pumpe ist kritisch abzuwägen und ggf. ungeeignet bei Patienten mit:

- Einschränkungen der Kooperativität,
- Einschränkungen der Vigilanz,
- Hypovolämie,
- Leber- und Niereninsuffizienz,
- respiratorischer Insuffizienz.

Durchführung der postoperativen Schmerztherapie

Da sich die fachlichen Zuständigkeiten zwischen Chirurgie und Anästhesie überschneiden, bedarf es lokaler Vereinbarungen über die Aufgabenverteilung. Die Intensität der Zusammenarbeit reicht von der Zuziehung des Anästhesisten zur postoperativen Schmerzbehandlung auf der Bettenstation bis zur Einrichtung gemeinsamer fachübergreifender Schmerzdienste, denen neben Chirurgen und Anästhesisten auch Vertreter anderer Fachgebiete angehören können [26, 44, 50].

Eine engmaschige und effektive Rückkopplung zwischen Patient und Therapeut ist für eine erfolgreiche postoperative Schmerztherapie unabdingbar. Zur Therapie gehören die Erfolgskontrolle und adäquate Adaptation der Behandlung an die individuellen Bedürfnisse. Dies erfordert eine gute Organisation, die in den letzten Jahren zunehmend von Acute-Pain-Service-Teams erarbeitet wurde [17, 18, 40]. Dabei hat sich die Anbindung des Schmerzdienstes an den Aufwachraum bewährt. Auf den allgemeinen Pflegestationen muß mittels täglicher Visiten und standardisierter Überwachungsprotokolle der weitere Verlauf systematisch überwacht werden.

Ein multimodales Behandlungskonzept, das neben einer balancierten Analgesie eine forcierte Mobilisation, frühe enterale Ernährung und präoperative Aufklärung der Patienten zu einer frühen Entlassung beinhaltet, könnte ein Wegweiser für eine effektive Reduktion der Morbidität und Mortalität sein sowie die Patientenzufriedenheit entscheidend positiv beeinflussen.

Literatur

1. Acalovschi I, Bodolea C, Manoiu C (1997) Spinal anesthesia with meperidine. Effects of added α-adrenergic agonists: epinephrine versus clonidine. Anesth Analg 84: 1333–1339
2. Aronowitz ER, Kleinbart FA (1998) Outpatient ACL reconstruction using intraoperative local analgesia and oral postoperative pain medication. Orthopedics 21: 781–784
3. Bach S, Noreng MF, Tjellden NU (1988) Phantom limb pain in amputees during the first 12 months following limb amputation, after preoperative lumbar epidural blockade. Pain 33: 297–301
4. Beecher HK (1957) The measurement of pain. Prototype for the quantitative study of subjective responses. Pharmacol Rev 9: 59–209
5. Bonica JJ (1979) The relation of injury to pain. Pain: 203–207
6. Denton JE, Beecher HK (1949) New analgesics. I: Methods in the clinical evaluation of new analgesics. JAMA 141: 1051–1057
7. Downie WW, Leatham PA, Rhind VM, Wright V, Branco JA, Anderson JA (1978) Studies with pain rating scales. Ann Rheum Dis 37: 378–381
8. Fisher A, Meller Y (1991) Continuous postoperative regional analgesia by nerve sheath block for amputation surgery. A pilot study. Anesth Analg 72: 300–303
9. Hempel V, Rothe KF (1986) Ziele der postoperativen Analgesie, Schmerzempfindlichkeit und Schmerzhaftigkeit. In: Hempel V, May R (Hrsg) Postoperative Schmerztherapie. Urban & Schwarzenberg, München Wien Baltimore, S 15–20
10. Henn C, Lehmann KA (1990) Prädiktoren des postoperativen Schmerzes. In: Lehmann KA (Hrsg) Der postoperative Schmerz. Springer, Berlin Heidelberg New York, S 55–85
11. Joris J (1996) Efficacy of nonsteroidal antiinflammatory drugs in postoperative pain. Acta Anaesthesiol Belg 47: 115–123
12. Kiss I, Müller H, Abel M (1987) The McGill pain questionaire – German version. A study of cancer pain. Pain 30: 195–207
13. Kock M, Blomberg S, Emanuelsson H, Lomsky M, Ricksten SE (1990) Thoracic epidural anesthesia improves global and regional left ventricular function during stress – induced myocardial ischemia in patients with coronary artery disease. Anesth Analg 71: 625–630
14. Krämer J, Laubenthal H (1993) Spezielle Probleme der postoperativen Schmerzbehandlung in der Orthopädie. Anästh Intensivmed 34: 401–403
15. Lehmann KA (1990) Der postoperative Schmerz. Springer, Berlin Heidelberg New York
16. Lehmann KA, Henn C (1987): Zur Lage der postoperativen Schmerztherapie in der Bundesrepublik Deutschland: Ergebnisse einer Repräsentativumfrage. Anästhesist 36: 400–406
17. Lehmann KA, Grond S, Hempel V (1993) Medikamentöse Verfahren zur postoperativen Schmerztherapie. Anästh Intensivmed 34: 303–311
18. Maier C, Kibbel K, Mercker S, Wulf H (1994) Postoperative Schmerztherapie auf allgemeinen Krankenpflegestationen. Anaesthesist 43: 385–397
19. Mauer MH, Burnett KF, Ouellette EA, Ironson GH, Dandes HM (1999) Medical hypnosis and orthopedic hand surgery: pain perception, postoperative recovery, and therapeutic comfort. Int J Clin Exp Hypn 47: 144–161
20. McKenzie PJ, Wishart HY, Gray I, Smith G (1985) Effects of anaesthetic technique on deep vein thrombosis. A comparison of subarachnoid and general anaesthesia. Br J Anaesth 57: 853–857
21. McQuay HJ, Carroll D, Moore RA (1988) Postoperative orthopaedic pain – the effect of opiate premedication and local anaesthetic blocks. Pain 33: 291–295
22. Melzack R (1987) The short-form McGill pain questionaire. Pain 30: 191–197
23. Neugebauer E, Ure B, Driever R, Troidl H (1993) Schmerzmessung und -dokumentation. Anästh Intensivmed 34: 391–397
24. Nolli M, Apolone G, Nicosia (1997) Postoperative analgesia in Italy. Acta Anaesthesiol Scand 41: 573–580
25. Pellino TA, Ward SE (1998) Perceived control mediates the relationship between pain severity and patient satisfaction. J Pain Symptom Manage 15: 110–116
26. Pogatzki E, Brodner G, Van Aken H (1997) Qualitätsverbesserung durch multimodale postoperative Therapie. Anaesthesist 46 [suppl 3]: S187–193
27. Regan JJ (1996) Percutaneous endoscopic thoracic discectomy. Neurosurg Clin N Am 7: 87–98
28. Rosenberg AD (1998) Ensuring early discharge following major surgery: orthopedic surgery. J Cardiothorac Vasc Anesth 12 [suppl 2]: 7–10
29. Runciman WB, Mather LE, Owen H (1990) Opiatagonisten: Anwendung und Dosierung. In: Lehmann KA (Hrsg) Der postoperative Schmerz. Springer, Berlin Heidelberg New York, S 174–189
30. Saur P, Kazmaier S, Buhre W, Neumann P (1996) Die klinische Anwendung von Antiemetika zur Prophylaxe und Therapie der postoperativen Übelkeit und des Erbrechens. Anaesthesiol Reanim 21: 153–158
31. Scholz J, Steinfath M, Koch C, Rundshagen I (1997) Pharmakologische Grundlagen der postoperativen Schmerztherapie. Anaesthesist 46 [suppl 3]: S154–158
32. Schregel K (1987) Der Einfluß der Anaesthesiemethode auf das Auftreten postoperativer Phantombeschwerden. Medizinische Dissertation, Universität Mainz
33. Schwenk W, Bohm B, Muller JM (1998) Postoperative pain and fatigue after laparoscopic or conventional colorectal resections. A prospective randomized trial. Surg Endosc 12: 1131–1136
34. Seeling W (1993) Postoperative Schmerztherapie und Morbidität. In: Zenz M, Jurna I (Hrsg) Lehrbuch der Schmerztherapie. Wissenschaftliche Verlagsgesellschaft, Stuttgart, S 527–538
35. Seeling W, Bothner U, Eifert B et al. (1991) Patientenkontrollierte Analgesie versus Epiduralanalgesie mit Bupivacain oder Morphin nach großen abdominellen Eingriffen: Kein Unterschied in der postoperativen Morbidität. Anaesthesist 40: 614–623
36. Sevarino FB, Paige D, Sinatra RS, Silverman DG (1997) Postoperative analgesia with parenteral opioids: does continuous delivery utilizing a transdermal opioid preparation affect analgesic efficacy or patient safety? J Clin Anesth 9: 173–178
37. Shavit Y, Terman GW, Martin FC, Lewis JW, Liebeskind JC, Gale RP (1985) Stress, opioid peptides, the immune system, and cancer. J Immunol 135 (Suppl): S834–837
38. Sherman ED (1943) Sensitivity to pain. Can Med Assoc J 48: 437–441
39. Stehr-Zirngibl S, Doblinger L, Neumeier S, Zirngibl H, Taeger K (1997) Intravenöse versus thorakale-epidurale, Patientenkontrollierte Analgesie bei ausgedehnten Oberbauch- und Thoraxeingriffen. Anaesthesist 46 Suppl 3: S172–178
40. Strumpf M (1993) Organisation der Schmerztherapie. In: Zenz M, Jurna I (Hrsg) Lehrbuch der Schmerztherapie. Wissenschaftliche Verlagsgesellschaft, Stuttgart, S 539–549
41. Stumpf C, Hempel V, Lehmann KA (1990) Andere Analgetika. In: Lehmann KA (Hrsg) Der postoperative Schmerz. Springer-Verlag, Berlin, S 215–229

42. Syrjala KL, Chapman CR (1984) Measurement of clinical pain: a review and integration of research findings. Adv Pain Res Ther 7: 71–101

43. Tigerstedt I, Wirtavouri K, Tammisto T (1988) Conceptiualization of pain categories on different visual analogue scales. Schmerz-Pain-Douleur 9: 66–69

44. Ulsenheimer K (1997) Die rechtliche Verpflichtung zur postoperativen Schmerztherapie. Anaesthesist 46 Suppl 3: S138–142

45. Ure BM, Neugebauer E, Troidl H (1993) Endoskopische Chirurgie – eine Möglichkeit zur postoperativen Schmerzreduktion? Anästh Intensivmed 34: 404–409

46. Vandermeulen E, Gogarten W, Van Aken H (1997) Risiken und Komplikationsmöglichkeiten der Periduralanästhesie. Anaesthesist 46 Suppl 3: S179–186

47. Wall PD (1988) The prevention of postoperative pain. Pain 33: 289–290

48. Wattwill M, Sundberg A, Olsson J, Nordström S (1985) Thoracolumbar epidural anaesthesia blocks the circulatory response to laryngoscopy and intubation. Acta Anaesthesiol Scand 29: 849–855

49. Wattwil M, Thorén T, Hennerdal S, Garville JE (1989) Epidural analgesia with bupivacaine reduces postoperative paralytic ileus after hysterectomy. Anesth Analg 68: 353–358

50. Weißauer W (1993) Juristische Aspekte der postoperativen Schmerzbehandlung. Anästh Intensivmed 34: 361–365

51. Wiebalck A, Zenz M (1997) Neurophysiologische Aspekte von Schmerz und ihre Konsequenzen für den Anästhesisten. Anaesthesist 46 Suppl 3: S147–153

52. Zenz M, Jurna I (1993) Lehrbuch der Schmerztherapie. Wissenschaftliche Verlagsgesellschaft, Stuttgart

Sachverzeichnis

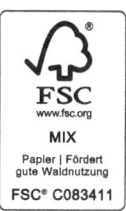

FSC
www.fsc.org

MIX

Papier | Fördert
gute Waldnutzung

FSC® C083411

Zeitfracht Medien GmbH
Ferdinand-Jühlke-Straße 7
99095 Erfurt, Deutschland
produktsicherheit@kolibri360.de